实用甲状腺外科学

第2版

主 编 田兴松 刘 奇

科学出版社

北京

内 容 简 介

本书共10章，保留了第1版中甲状腺组织形态和生理功能，甲状腺常见疾病的发病原因、临床表现、诊断方法、治疗措施、术后随访，甲状腺与免疫系统的关系，甲状腺疾病再手术等内容。更新了近10年甲状腺外科诊治相关进展；补充了围术期及手术相关知识点，包括围术期处理、手术操作技巧、喉返及喉上神经保护、甲状旁腺保护等；介绍了新的诊疗技术，包括超声/CT/MRI检查、有创检查、腔镜手术、射频消融技术等。

　　本书内容前沿、系统全面、图文并茂、实用性强，适合甲状腺外科医师、普通外科医师学习参考。

图书在版编目 (CIP) 数据

实用甲状腺外科学 / 田兴松，刘奇主编 . —2 版 . —北京：科学出版社，2019.5
　ISBN 978-7-03-061011-9

Ⅰ . ①实… Ⅱ . ①田… ②刘… Ⅲ . ①甲状腺疾病－外科学 Ⅳ . ① R653

中国版本图书馆 CIP 数据核字（2019）第 067518 号

责任编辑：程晓红 / 责任校对：郭瑞芝
责任印制：赵　博 / 封面设计：吴朝洪

科 学 出 版 社 出版
北京东黄城根北街 16 号
邮政编码：100717
http://www.sciencep.com

三河市春园印刷有限公司 印刷
科学出版社发行　各地新华书店经销

*

2019 年 5 月第 一 版　开本：787 × 1092　1/16
2022 年 2 月第三次印刷　印张：24 1/4
字数：560 000
定价：180.00 元
（如有印装质量问题，我社负责调换）

编著者名单

主　编　田兴松　刘　奇
副主编　周文红　田　铧　王新刚
编　委　（以姓氏笔画为序）
　　　　丁　峰（山东大学齐鲁医学院）
　　　　马　姝（济宁医学院附属医院）
　　　　马宏岩（山东省立医院）
　　　　王　勇（浙江大学医学院附属第二医院）
　　　　王　乾（山东省立医院）
　　　　王甜甜（山东省立医院）
　　　　王强修（山东省立医院）
　　　　王新刚（青岛大学附属医院）
　　　　田　铧（山东大学齐鲁医学院）
　　　　田兴松（山东省立医院）
　　　　宁进尧（烟台毓璜顶医院）
　　　　吕　伟（山东省立医院）
　　　　朱　见（解放军第960医院）
　　　　刘　奇（山东省立医院）
　　　　齐　鸣（山东省立医院）
　　　　许　浩（山东省立医院）
　　　　阮永威（山东省立医院）
　　　　苏安平（四川大学华西医院）
　　　　杜力成（山东省立医院）
　　　　李　杰（中山大学附属第一医院）
　　　　李　霞（山东省立医院）
　　　　李玉阳（山东省立医院）
　　　　李迅庚（山东省立医院）
　　　　李志伟（山东省立医院）
　　　　李济宇（山东省立医院）

李福年（青岛大学附属医院）

杨　青（山东省立医院）

肖连祥（山东省立医院）

吴国君（山东省立医院）

时　鹏（山东省立医院）

张　玄（山东省立医院）

张　弛（山东省立医院）

张华伟（山东省立医院）

陈　晓（山东省立医院）

陈悦之（山东省立医院）

林晓娜（淄博市中心医院）

周小明（山东省立医院）

周文红（山东省立医院）

侯连泽（山东省立医院）

耿　冲（山东省立医院）

徐嘉雯（山东省立医院）

商星辰（山东省立医院）

董天一（山东省立医院）

程志强（山东大学齐鲁医院）

程显魁（山东省立医院）

谢秋萍（浙江大学医学院附属第二医院）

潘　俊（浙江大学医学院附属第一医院）

潘晓华（山东省立医院）

绘　图

王英力（自由职业）

孙志刚（山东大学齐鲁医学院）

再 版 前 言

2018年是我从事甲状腺外科工作的第32个年头，32年来，随着临床经验的积累，以及对甲状腺精细的解剖结构及重要的内分泌功能越来越深的理解，我越来越清晰地意识到，甲状腺外科的专科化是时势所趋，为甲状腺专科医师提供专业的工具书亦是当务之急。自1997年至2018年，全球分化型甲状腺癌的发病率从4/10万增至15/10万，已成为发病率最高的内分泌恶性肿瘤。随着甲状腺癌发病率的急剧增长，大量的大样本临床研究的开展，甲状腺外科学术进展迅速：国内外诊治指南多次改版，相继发布了细化的诊治指南，如甲状腺微小癌诊治指南、喉返神经监测指南、甲状旁腺保护专家共识、喉上神经外支保护指南等；出现了诸如神经监测、能量设备、淋巴结示踪等新技术新设备；同时，也出现了关于手术方式及方法方面的诸多争论。这就要求甲状腺外科医师应当系统、完整、客观地认识和掌握甲状腺有关正常和异常的解剖、生理功能知识及临床表现，应当熟练掌握甲状腺疾病诊断和治疗的技术技能，更重要的是应该共同建立和拥有科学、合理、实用、有效的临床诊疗思维、思路。

在科学技术日新月异发展的时代背景下，受科学出版社邀请，我们进行了本书第2版的编写工作。本次改版是2009年版的再版，更新了近10年甲状腺外科诊治相关进展，补充围术期及手术相关知识点（围术期处理、手术操作技巧、喉返及喉上神经保护、甲状旁腺保护等），补充新的诊疗技术（超声/CT/MRI检查、有创检查、腔镜手术、射频消融技术等）。改版后将进一步系统化介绍甲状腺外科治疗应当学习掌握的理论知识和技术技能，结合近年甲状腺外科的前沿进展，纳入公认且可信度高的内容，尽量减少研讨性问题的篇幅，从而将一本工具书、教科书般的著作呈现于读者面前。

谨以此书缅怀、纪念孙靖中先生。

山东省立医院　田兴松

2018年10月21日

目　　录

　　　　甲状腺与甲状旁腺的胚胎发育与解剖

第一节　甲状腺组织胚胎学

一、甲状腺的组织结构

甲状腺（thyroid gland）表面被覆以薄层结缔组织被膜（甲状腺真被膜），结缔组织伸入腺体实质，将腺体实质分为大小不均、形状不规则的小叶，又伸入小叶之中，围绕在甲状腺滤泡周围。因此，甲状腺实质是由许多甲状腺滤泡及其周围的结缔组织组成。甲状腺滤泡是甲状腺的基本结构和功能单位，能产生和储存机体不可缺少的甲状腺激素。滤泡周围的结缔组织内有密集的有孔毛细血管、毛细淋巴管和交感神经与副交感神经纤维（图1-1）。毛细血管位于滤泡周围，再向周围为毛细淋巴管。交感神经与副交感神经纤维支配微动脉和毛细血管，支配血管的舒张和收缩，并有神经末梢分布于滤泡上皮细胞的基底膜附近。甲状腺滤泡上皮的形态和功能状态主要受垂体促甲状腺激素（thyrotropic-stimulating hormone，TSH）调节，其次还受交感神经与副交感神经的调节。

甲状腺滤泡形态一般呈球形、卵圆形或管形，大小不一，直径100～300μm，通常甲状腺中央的滤泡较周围的要小。滤泡由单层上皮细胞及其基板围成，中央为滤泡腔，内含可被伊红染成粉红色黏液样的胶质，是甲状腺激素的储存场所，内含碘化

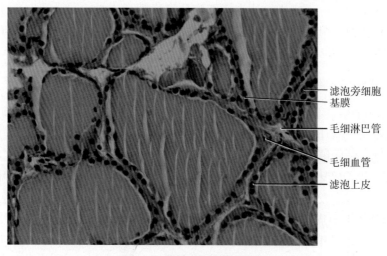

滤泡旁细胞
基膜

毛细淋巴管

毛细血管

滤泡上皮

图1-1　甲状腺组织结构模式

甲状腺球蛋白，即甲状腺激素——三碘甲腺原氨酸（T_3）和四碘甲腺原氨酸（T_4）的前体。

滤泡的上皮呈单层扁平至高柱状不等，其形态视功能状态不同而不同，并受循环中TSH的调控。当缺乏TSH时，滤泡细胞呈扁平形，功能处于"静止"状态，腔内胶体多，说明碘化甲状腺球蛋白储存增多。TSH的分泌可引起滤泡细胞的胞吞作用，靠近上皮的胶体被胞吞而出现腔隙，血中TSH的持续升高可诱导滤泡细胞变高，甚至增生，胶体不断被吸收，滤泡缩小，间质内血管也增加。

滤泡细胞的超微结构有明显的极性，与其功能相适应。滤泡细胞外围是一层基板。细胞顶部（腔面）的细胞膜有微绒毛，细胞核呈圆形，位于细胞的中心或基底部。细胞基底部有丰富的粗面内质网。细胞的顶部有分散的高尔基复合体，在高尔基复合体与顶部之间有分泌小泡，分泌小泡来自高尔基复合体。线粒体分散在细胞质中，还能见到游离的核糖体。

甲状腺滤泡细胞有强大的吸收碘化物的能力，碘化物通过碘泵等作用吸收到滤泡细胞内，后被氧化成为活性的有机碘，然后通过碘化酶和聚合酶等的作用，在甲状腺球蛋白上合成碘化甲状腺球蛋白，并通过胞溢储存在滤泡腔内。当机体需要甲状腺激素时，甲状腺激素可从滤泡腔内通过胞饮作用进入滤泡细胞内，在溶酶体的作用下，从甲状腺球蛋白上分离出甲状腺激素并释放入血液循环，进而随血液循环带到全身而发挥生理作用。

甲状腺实质的第二类细胞是滤泡旁细胞，又称亮细胞或C细胞。滤泡旁细胞属胺前体摄取及脱羧（amine precursor uptake and decarboxylation，APUD）型细胞，单个或成小群出现，位于滤泡外缘，在滤泡基膜之内；细胞呈椭圆形或多边形，比滤泡细胞大；常部分插在相邻滤泡细胞之间，但不到达滤泡腔。与滤泡细胞不同，滤泡旁细胞没有明显的神经支配。滤泡旁细胞是神经嵴的衍生物，有神经元样特性，在其表面表达一种神经细胞黏附因子。胞质内有许多膜包分泌颗粒，依据免疫细胞化学研究，泡内可能含储存形式的降钙素（或称甲状腺降钙素）；胞质含较丰富的粗面内质网，其数量随功能活动水平而变，还有发达的高尔基复合体、许多线粒体和游离核糖体。细胞核卵圆形，一般偏位，核膜平滑或稍不规则。滤泡旁细胞分泌降钙素（thyrocalcitonin），其分泌作用完全受血钙浓度直接调节，与甲状腺、甲状旁腺和脑垂体的功能无关。人体内不仅甲状腺产生降钙素，胸腺也产生降钙素。

二、甲状腺的胚胎发育

胚胎第3周时，在第1与第2对咽囊之间的咽底壁内胚层内陷，形成甲状腺囊。甲状腺囊随即变成实体上皮细胞团，向远侧伸展，并由一细颈（即甲状舌管）与咽底相连。甲状舌管在胚胎第5～6周时开始退化、闭锁、消失，但在其起源点留一凹窝，即舌盲孔。而甲状舌管尾端的实体上皮细胞团下降到正常甲状腺处，发育成甲状腺。上皮细胞索在甲状腺内发出分支，并出现腔，形成甲状腺滤泡，腔内充以黄色黏稠物质。一般认为，内胚层上皮索发育成独立的、大致成球形的滤泡，直径100～300μm。滤泡中央为胶体，围以单层上皮，即滤泡细胞及其基板。滤泡旁细胞是APUD系统的成员，由后鳃体发育而来。APUD细胞系统是来源于神经嵴的一系列内分泌细胞、弥散在许多器官及内分泌腺体内的内分泌细胞总称，能够从细胞外摄取胺的前体，并通过细胞内氨基脱羧酶的作用，使胺前体形成相应的胺（如多巴胺、5-羟色胺等）和多肽激素。

（田　铧　程显魁）

第二节　甲状腺的发育异常

甲状腺的发生开始于胚胎第3周，在咽底部（相当于舌盲孔处）的内胚层增生形成一上皮细胞团，并由甲状舌管连接下降到颈部，发育成甲状腺，而甲状舌管在胚胎第5～6周时即开始退化、闭锁、消失。甲状腺发育异常包括以下3种情况。

一、甲状舌管囊肿及瘘

发生率较高，约占79%。由于甲状舌管退化受阻所致，可在出生后有不同程度的残留，残留的甲状舌管扩张，形成甲状舌管囊肿，若囊肿自行破溃可形成瘘管。发生的位置常见于舌骨下，其次发生于舌骨上舌根部，发生于喉前最少见。尚有部分病例在甲状舌管囊肿中，残留有功能或无功能的甲状腺组织。日本伊藤惠子曾提出，在甲状腺下降路线上，仔细用^{131}I检查，正常人约有30%残存甲状腺组织，而显微镜检发现甲状腺组织的概率更高。

二、异位甲状腺

发生率次之，约占19%。在甲状腺下降路线上，若甲状腺原基不下降或下降中途停止或过于下降，即发生异位甲状腺。多发生于舌骨下或舌骨上舌根部，其他情况较少见，例如，可发生于喉前、气管内、胸腔内等。卵巢甲状腺罕见，统计世界文献仅200余例，但畸胎瘤中含甲状腺组织的例数要远远超过卵巢甲状腺（畸胎瘤约50%以上含甲状腺组织）。

三、甲状腺发育不全或缺如

很少见，约占2%。表现为固有部位甲状腺发育不完整或缺如。实际发生率可能较高，原因是一部分显示功能低下的病例，掩盖在甲状腺功能减退症的病例中，特别是出生后的甲状腺功能减退症或幼儿期甲状腺功能减退症，一般的甲状腺扫描又常常不能显示，一部分功能尚正常的发育不全，识别的难度更大，常在其他疾病的掩盖中或术中意外发现甲状腺发育不全。

（田　铧）

第三节 甲状腺的形态、位置、解剖结构和毗邻关系

一、甲状腺的位置

甲状腺位于下颈部前方,平对第5颈椎至第1胸椎水平。甲状腺侧叶位于喉下部和气管上段的前外侧,上极达甲状软骨中部,下极至第5或第6气管软骨;有时侧叶的下极可伸至胸骨柄的后方,称为胸骨后甲状腺;峡部常位于第2~4气管软骨前方,有时可偏高或偏低(图1-2)。

二、甲状腺的形态和解剖结构

甲状腺呈棕红色,富含血管,外裹以颈深筋膜的气管前层。甲状腺重约25g,但女性的稍重,且在月经期和妊娠期有不同程度的增大。甲状腺腺体呈"H"形或"U"形,分为左、右侧叶和连结两侧叶的峡部。峡部的上缘常发出一锥状叶,据国人资料统计,约有70%的人出现锥状叶,且多连于左侧叶。锥状叶长短不一,常从峡部或邻近的左或右侧叶向上延伸达舌骨。

甲状腺2个侧叶大致呈锥形,尖部又称上极,向上至甲状软骨板中分;底部又称下极,达第5或第6气管软骨环水平;前缘薄,后缘钝圆。侧叶长约5cm,最大横径约为3cm,最大前后径约为2cm。

甲状腺峡部连接两侧叶的下部,其横径和上、下径约为1.25cm,常位于第2~4气管软骨的前方,有时可偏高或偏低,其位置和大小变化较大。

甲状腺本身具有纤维结缔组织膜,即甲状腺真被膜,又称纤维囊,纤维囊的纤维束伸入腺实质内,与腺实质内的结缔组织相延续。甲状腺真被膜的外面是甲状腺假被膜,

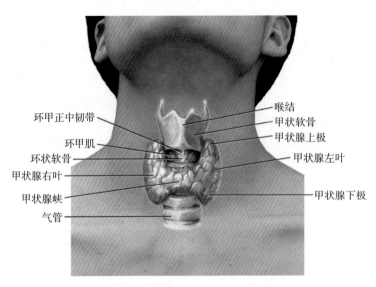

图1-2 甲状腺的形态、位置和毗邻

由气管前筋膜包绕甲状腺形成。甲状腺假被膜包绕甲状腺后，在腺体的两侧叶内侧缘和峡部后面，与甲状软骨、环状软骨及气管软骨环的软骨膜愈合，形成甲状腺悬韧带，将甲状腺固定于喉及气管壁上。因此，吞咽时甲状腺随之上下移动，临床上借此可判断是否为甲状腺肿的疾病。喉返神经通常在甲状腺悬韧带的后面经过，因而在甲状腺切除术中处理悬韧带时，应注意保护喉返神经。甲状腺真、假被膜之间填充以疏松结缔组织，其内有血管及甲状旁腺，喉返神经位于甲状腺真被膜之外。所以，若在甲状腺真被膜内进行甲状腺手术时，可避免损伤喉返神经。

三、甲状腺的毗邻关系

甲状腺前面由浅入深依次为皮肤、浅筋膜、颈筋膜浅层、舌骨下肌群和气管前筋膜。气管前筋膜在此处包绕甲状腺形成甲状腺假被膜，并附着于甲状软骨、环状软骨及气管软骨环，形成甲状腺悬韧带。

甲状腺侧叶的表面覆以胸骨甲状肌，再向浅面是胸骨舌骨肌和肩胛舌骨肌上腹；侧叶的内侧面分别与喉和气管、咽和食管、喉返神经等相毗邻，喉上神经喉外支经甲状腺上极的内侧抵达环甲肌。侧叶的后外侧面邻颈动脉鞘及鞘内的颈总动脉、颈内静脉和迷走神经，以及与位于椎前筋膜深部的颈交感干相邻。当甲状腺肿大时，可压迫气管、食管，出现呼吸、吞咽困难；若压迫神经，则引起声嘶；甲状腺癌时，如压迫交感干，可出现Horner综合征，即瞳孔缩小，眼裂变窄（上睑下垂）及眼球内陷等症状。侧叶后缘与甲状旁腺相邻接，左侧叶后缘下端邻近胸导管。

甲状腺峡部连接两侧叶的下部，后面为第2~4气管软骨；表面覆以胸骨甲状肌，但峡部正中宽0.5~1.0cm处无肌肉覆盖，再向浅层依次是颈前静脉、浅筋膜和皮肤；左、右甲状腺上动脉沿峡部上缘吻合；在峡部下缘，甲状腺下静脉离开甲状腺。

（田　铧）

第四节　甲状腺的血液供应和附近的神经

一、甲状腺的动脉及神经

甲状腺的血液供应极为丰富，有成对的甲状腺上、下动脉，行程中分别与支配喉的喉上神经和喉返神经位置关系密切（图1-3、图1-4）。有时，还有1条来自头臂干或主动脉弓等处的甲状腺最下动脉。此外，气管和食管动脉的分支也分布于甲状腺。各动脉的分支在腺体表面和内部互相吻合。因此，甲状腺次全切除术结扎甲状腺上、下动脉，以及甲状腺最下动脉时，由于气管和食管动脉的分支也供应血液的缘故，残留的甲状腺组织不至于发生缺血坏死。

（一）甲状腺上动脉与喉上神经

1.甲状腺上动脉　起自颈外动脉起始部的前面，伴喉上神经外支行向前下方，至侧叶上极附近分为前、后2支。①前支，沿侧叶前缘下行，分布于侧叶前面，并有分支沿甲状腺峡的上缘与对侧的分支吻合；②后支，沿侧叶后缘下行，与甲状腺下动脉的升支吻合。该动脉沿途的分支有喉上动脉、胸锁乳突肌支和环甲肌支。喉上动脉与喉上神经内支伴行，穿甲状舌骨膜，分布于喉内。

2.喉上神经　是迷走神经的分支，在舌骨大角处分为内、外2支。①内支，伴喉上动脉穿甲状舌骨膜入喉，分布于声门裂以上的喉黏膜；②外支，伴甲状腺上动脉行向前下方，在距侧叶上极约1cm处，与动脉分开，弯向内侧，发出分支，支配环甲肌和咽下缩肌。甲状腺次全切除术结扎甲状腺上动脉时，应紧贴腺的上极进行，以免伤及喉上神经外支，致声音低钝、呛咳等。

（二）甲状腺下动脉与喉返神经

1.甲状腺下动脉　起自锁骨下动脉的甲状颈干，初沿前斜角肌内侧缘上行，至第6颈椎横突下方转向内侧，行经椎动、静脉前方，以及颈动脉鞘后方，继而弯向内下，近甲状腺侧叶下极再弯向上内，至侧叶后面分为上、下支，分布于甲状腺、甲状旁腺、气管和食管等（图1-5）。甲状腺下动脉在甲状腺下极后方与喉返神经的位置关系在外科非常重要。有时，一侧甲状腺下动脉缺如（约19.73%），且多见于左侧。甲状腺下动脉也有发自头臂干或主动脉弓者。

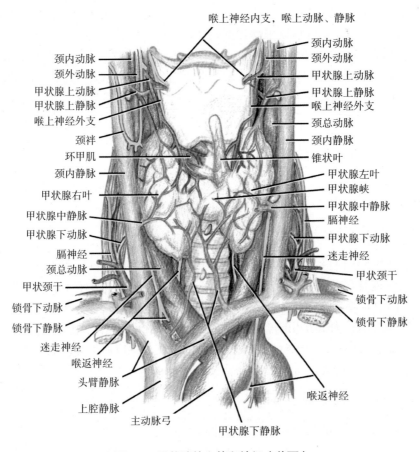

图1-3　甲状腺的血管和神经（前面）

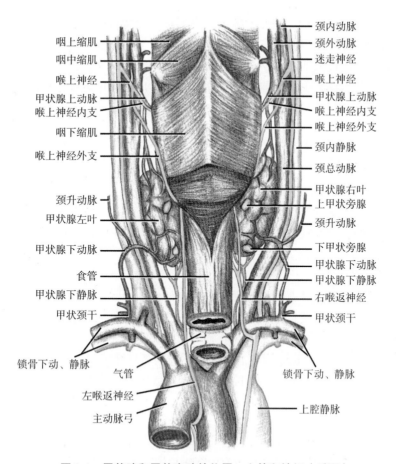

咽上缩肌
咽中缩肌
喉上神经
甲状腺上动脉
喉上神经内支
咽下缩肌
喉上神经外支
颈升动脉
甲状腺左叶
甲状腺下动脉
食管
甲状腺下静脉
甲状颈干
锁骨下动、静脉
气管
左喉返神经
主动脉弓

颈内动脉
颈外动脉
迷走神经
喉上神经
甲状腺上动脉
喉上神经内支
喉上神经外支
颈内静脉
颈总动脉
甲状腺右叶
上甲状旁腺
颈升动脉
下甲状旁腺
甲状腺下动脉
甲状腺下静脉
右喉返神经
甲状颈干
锁骨下动、静脉
上腔静脉

图 1-4　甲状腺和甲状旁腺的位置、血管和神经（后面）

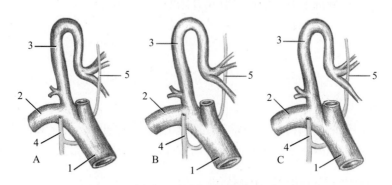

图 1-5　右侧甲状腺下动脉与喉返神经关系示意

1.头臂干　2.右锁骨下动脉　3.颈总动脉　4.右迷走神经　5.右喉返神经

　　2. 喉返神经　是迷走神经的分支。左喉返神经勾绕主动脉弓，右喉返神经勾绕锁骨下动脉，两者均沿气管与食管之间的沟内上行，至咽下缩肌下缘、环甲关节后方进入喉内，称为喉下神经；其运动支支配除环甲肌以外的所有喉肌，感觉支分布于声门裂以下的喉黏膜。左喉返神经行程较长，位置较深，多行于甲状腺下动脉的后方；右喉返神经行程较短，位置较浅，多行于甲状腺下动脉前方。两者入喉前都经过环甲关节后方，故甲状软骨下角可作为寻找喉返神经的标志。喉返神经通常行经甲状腺腺鞘之外，多在甲状腺侧叶下极的后方，与甲状腺下动脉有复杂的交叉关系。在右侧，右喉返神经常位于甲状腺下动脉分支的前面或后面，或在动脉分支之间交叉；在左侧，左喉返神经一般位于甲状腺下动脉的后面。施行甲状腺次全切除术时，应远离甲状腺下极结扎甲状腺下动脉，以免损伤喉返神经，引起声嘶。在左侧，靠近甲状腺下动脉起始处，胸导管自动脉前方跨过行向外下。

（三）甲状腺最下动脉

出现率约为13%。该动脉细小而多变，可起自头臂干、主动脉弓、右颈总动脉、右锁骨下动脉或胸廓内动脉等处。发出后沿气管前面上行，进入甲状腺峡部，并参与甲状腺动脉之间在腺内、外的吻合。当低位气管切开或甲状腺手术时，应当注意此动脉。

二、甲状腺的静脉

甲状腺的静脉在甲状腺表面和气管前面形成丛，从静脉丛发出甲状腺上、中、下静脉。其中，甲状腺上静脉与同名动脉伴行，其余2对静脉单独走行，甲状腺上、中静脉注入颈内静脉，甲状腺下静脉注入头臂静脉。

1.甲状腺上静脉　自甲状腺侧叶上极穿出，与同名动脉伴行，汇入颈内静脉。

2.甲状腺中静脉　粗而短，自甲状腺侧叶外侧缘中部穿出，单独走行，横过颈总动脉前方，汇入颈内静脉。多为1支，亦可为2～3支或缺如。甲状腺次全切除术时，要仔细结扎此静脉，以免出血或空气栓塞。

3.甲状腺下静脉　自甲状腺侧叶下极穿出，经气管前面下行，汇入头臂静脉。在甲状腺峡部下方、气管前面，两侧甲状腺下静脉与峡部的属支吻合，形成甲状腺奇静脉丛。因此，在甲状腺峡部下方做低位气管切开术时应注意止血。

（田　铧）

第五节　甲状腺的淋巴回流

甲状腺滤泡周围的毛细血管丛附近有毛细淋巴管。毛细淋巴管逐级汇集成淋巴管，走行于小叶间结缔组织内，常围绕动脉，并与被膜淋巴网相通，最后注入颈部淋巴结。

一、颈部淋巴结的分群及引流范围

颈部淋巴结数目较多，借淋巴管彼此连接，其输出管最后汇入胸导管或右淋巴导管。颈部淋巴结除了收纳位于头、颈交界处的头部淋巴结的输出管，以及颈部器官的淋巴外，还直接收纳胸部的一些淋巴。根据颈部淋巴结的位置，可大致分为3组：颈前淋巴结、颈外侧淋巴结和咽后淋巴结，各组又可进一步分为若干群。

（一）颈前淋巴结

分为浅、深两群。

1.颈前浅淋巴结 位于胸骨舌骨肌浅面，沿颈前静脉排列，有1～2个，收纳颈前部皮肤和肌肉的淋巴，其输出管汇入颈外侧下深淋巴结。

2.颈前深淋巴结 排列在颈部器官的周围，它们的输出管亦汇入颈外侧下深淋巴结。

（1）喉前淋巴结：位于喉的前面，数目很不恒定，按位置可分为上、下两群。

①上群：位于甲状舌骨膜前面。多为1个小淋巴结，且常不出现，引流喉上部的淋巴，输出管汇入下群的淋巴结。

②下群：位于环状软骨中央及环甲正中韧带的前面，有时也出现于甲状软骨下部前面。有1～3个，多数为1个，如果存在甲状腺锥状叶时，则可多达3个。引流上群的输出淋巴管、喉下部和甲状腺的淋巴，输出淋巴管注入气管前淋巴结、气管旁淋巴结或向外下直接注入颈外侧下深淋巴结。

（2）甲状腺淋巴结：位于甲状腺峡部的前面，多为1个，但有无不定。引流甲状腺的淋巴，输出淋巴管注入气管前淋巴结、气管旁淋巴结和颈外侧上或下深淋巴结。

（3）气管前淋巴结：位于甲状腺峡以下的气管颈部前面，包裹在气管前筋膜深侧的结缔组织中，有1～6个，收纳气管颈部和甲状腺的淋巴及喉前淋巴结的输出管，其输出淋巴管多注入气管旁淋巴结，一部分注入颈外侧下深淋巴结或是向下注入上纵隔淋巴结。

（4）气管旁淋巴结：位于气管颈部和食管之间的沟内，沿喉返神经排列，有1～7个。资料记载，该处的淋巴结位于一个四边形的区域内，即其上界为甲状腺侧叶下缘，下界为胸骨柄颈静脉切迹，外侧界为颈总动脉，内侧界为气管。由于左、右喉返神经在该区的走行位置不同，因此，左、右气管旁淋巴结与喉返神经的位置关系也不相同：在甲状腺侧叶下缘高度，左侧的淋巴结多位于喉返神经的前面，右侧的淋巴结多位于喉返神经的后面。当感染或肿瘤转移引起气管旁淋巴结肿大时，可压迫喉返神经，出现声嘶。气管旁淋巴结引流甲状腺、甲状旁腺、喉下部、气管颈部和食管颈部的淋巴，并收纳喉前淋巴结、甲状腺淋巴结和气管前淋巴结的输出管，其输出淋巴管注入颈外侧下深淋巴结，有时直接汇入颈干。

（二）颈外侧淋巴结

包括颈外侧浅淋巴结和颈外侧深淋巴结。

1.颈外侧浅淋巴结 沿颈外静脉的上份排列，其上部的淋巴结位于腮腺后缘与胸锁乳突肌前缘之间，下部的淋巴结位于胸锁乳突肌表面。每侧1～5个，多数为1～2个。收纳腮腺淋巴结、乳突淋巴结和枕淋巴结的输出管，其输出管汇入颈外侧上、下深淋巴结。

2.颈外侧深淋巴结 根据位置大致分为3群：沿颈内静脉周围排列者称为颈内静脉淋巴结，沿副神经周围排列者称为副神经淋巴结，位于颈横动脉周围者称为锁骨上淋巴结。

（1）颈内静脉淋巴结：沿颈内静脉周围纵行配布，上至颅底，下达颈根部，总数可多达30个左右。通常以肩胛舌骨肌与颈内静脉交叉处为界，将颈内静脉淋巴结分为上、下两群。

①颈内静脉淋巴结上群：在胸锁乳突肌深面，颈内静脉上段周围，上达乳突尖，下至肩胛舌骨肌。该群有6～22个，多数位于颈内静脉前面，一部分位于颈内静脉的内侧和外侧，少数在颈内静脉的后面。其中，在面总静脉、颈内静脉与二腹肌后腹之间，有1～5个（多数为1～2个）淋巴结，又称为颈内静脉二腹肌淋巴结，临床称其为角淋巴结。它主要收纳鼻咽部和腭扁桃体及舌根的淋巴；患鼻咽癌、舌癌和腭扁桃体炎时，常可累及该淋巴结；临床检查时，可在平对舌骨大角水平、胸锁乳突肌前缘，扪到肿大的淋巴结；在肩胛舌骨肌与颈内静脉交叉处或稍上方，常有1个较大的淋巴结，称为颈内静脉肩胛舌骨肌淋巴结，多位于颈内静脉的外侧，其次位于颈内静脉的内侧，仅少数位于静脉的前面，该淋巴结直接收纳来自舌的淋巴，舌癌常直接侵及此淋巴结。

颈内静脉淋巴结上群直接或间接收纳头面部和颈上部的淋巴：接收颏下淋巴结、下颌下淋巴结、腮腺淋巴结、乳突淋巴结、枕淋巴结、颈前淋巴结及颈外侧浅淋巴结的输出管；并直接收纳舌、鼻腔、咽、喉、甲状腺侧叶、气管颈部及食管颈部的淋巴管。其输出管注入颈内静脉淋巴结下群或直接注入颈干。

②颈内静脉淋巴结下群：为颈内静脉淋巴结上群的延续。在胸锁乳突肌深面，肩胛舌骨肌以下，沿颈内静脉下段排列。有2～12个，多为2～7个。主要位于颈内静脉的外侧面及后面，一部分位于颈内静脉的前面和内侧。该淋巴结群接收颈前淋巴结、颈外侧浅淋巴结及颈内静脉淋巴结上群的输出管，并直接收纳胸壁上部和乳房上部的淋巴管，其输出淋巴管合成颈干，左侧汇入胸导管，右侧汇入右淋巴管。

（2）副神经淋巴结：位于肩胛舌骨肌下腹上缘与胸锁乳突肌后缘和斜方肌前缘之间的三角区（枕三角）内，沿副神经周围配布，有2～13个，多为4～7个。多数淋巴结位于副神经的上外侧，并与颈内静脉淋巴结上群相连；少数淋巴结位于副神经的下内方，并与锁骨上淋巴结相延续。术中游离该群淋巴结时，应注意勿伤副神经。副神经淋巴结接收乳突淋巴结和枕淋巴结的输出管，并直接收纳枕部、项部及肩部的淋巴管，其输出管注入颈内静脉淋巴结下群和锁骨上淋巴结。

（3）锁骨上淋巴结：位于肩胛舌骨肌下腹下缘与胸锁乳突肌后缘和锁骨上缘之间的三角区（锁骨上三角）内，沿颈横动、静脉周围配布，有1～8个，多为1～4个。外侧部的淋巴结借淋巴管与副神经淋巴结相连接，内侧部的淋巴结借淋巴管与颈内静脉淋巴结下群相续。锁骨上淋巴结的输出管可注入颈内静脉淋巴结下群或直接注入右淋巴导管或胸导管。

与颈内静脉淋巴结下群相续处的淋巴结较大，恰位于前斜角肌前方，靠紧静脉角，故称为斜角肌淋巴结。左侧的斜角肌淋巴结又称Virchow淋巴结。当胸、腹部器官癌细胞转移时，癌细胞栓子可经胸导管逆流至Virchow淋巴结；临床检查时，常可在胸锁乳突肌后缘与锁骨上缘形成的夹角处触摸到肿大的淋巴结。通常左侧的锁骨上淋巴结与腹部和左半胸部器官有关；而右侧的仅与右半胸部器官有关。

（三）咽后淋巴结

有1～3个，位于咽后面与椎前筋膜之间的咽后间隙内，多位于舌骨大角水平以上，少数可下达环状软骨水平。可分为咽后外侧淋巴结和咽后内侧淋巴结。接收鼻腔后部、鼻咽部、鼓室、咽鼓管和口咽部的淋巴管，其输出管汇入颈内静脉淋巴结上群。

二、甲状腺的淋巴引流

甲状腺不同部位的淋巴管引流去向不同，可分为上、下两部分，每部又分为内侧部、外侧部及后部3部分（图1-6、图1-7）。

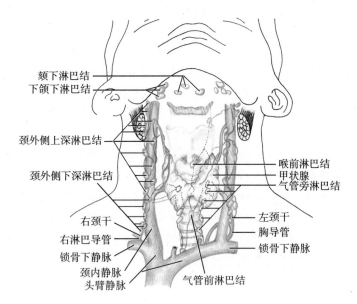

图1-6　**甲状腺淋巴引流：前面观**

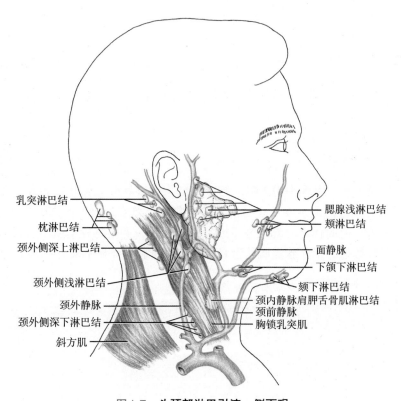

图1-7　**头颈部淋巴引流：侧面观**

（一）上部分

1.上内侧部淋巴管　起自甲状腺峡的上半部及其附近侧叶的上内侧部；如有锥状叶，其淋巴管也包括在该部范围之内。上内侧部的淋巴管一部分向上注入喉前淋巴结；多数经过环甲肌前面向外上方，注入颈内静脉二腹肌淋巴结，或注入平对舌动脉起点至甲状腺上动脉起点处之间的颈内静脉淋巴结上群。

2.上外侧部淋巴管　起自甲状腺侧叶上外侧部，沿甲状腺上动静、脉走行，注入平对甲状腺上动脉起点及颈总动脉分叉处的颈内静脉淋巴结上群。

3.上后部淋巴管　起自侧叶的上后部，向后注入咽后淋巴结。

（二）下部分

1.下内侧部淋巴管　起自甲状腺峡的下半部及其附近的侧叶下内侧部，沿甲状腺下静脉下行，注入气管前淋巴结及气管旁淋巴结。

2.下外侧部淋巴管　起自甲状腺侧叶的下外侧部，沿甲状腺下动脉的分支，经过颈总动脉的后方或前方，注入颈内静脉淋巴结上群。在55例的研究材料中，见到3例该部的淋巴管终止于颈内静脉的后外侧壁，通过组织学方法观察，证明其中1例与颈内静脉外膜的淋巴管网吻合，其余2例则与外膜上的静脉汇合。因此，认为甲状腺的一部分淋巴管可直接注入静脉。

3.下后部淋巴管　起自侧叶的下后部，注入沿喉返神经排列的气管旁淋巴结。在55例的研究材料中，见到5例该部的淋巴管绕过气管旁淋巴结，斜过左颈总动脉，而直接注入胸导管。

（田　铧）

第六节　甲状腺的解剖变异

一、锥状叶的变异

锥状叶长短不一，出现率为70%，约30%的人无锥状叶。锥状叶多连于左侧叶，从峡部或邻近的右侧叶向上延伸。有时锥状叶与侧叶脱离或分成2个以上部分。锥状叶向上延伸可达舌骨；有时代之一纤维性带或纤维肌性带，即甲状腺提肌，从舌骨体连接到峡部；或锥状叶较短，甲状腺提肌从舌骨体连接到锥状叶（图1-8、图1-9）。

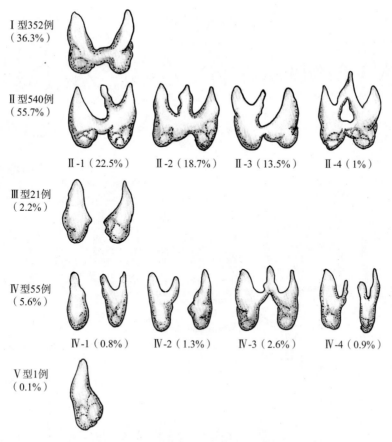

I 型352例
（36.3%）

II 型540例
（55.7%）

II -1（22.5%） II -2（18.7%） II -3（13.5%） II -4（1%）

III 型21例
（2.2%）

IV 型55例
（5.6%）

IV-1（0.8%） IV-2（1.3%） IV-3（2.6%） IV-4（0.9%）

V 型1例
（0.1%）

图1-8 甲状腺形态变异（国人体质调查969例）

二、甲状腺发育不全

甲状腺峡部缺如出现率约10.12%，一侧叶缺如占0.1%。

三、副甲状腺

小块游离的甲状腺组织可出现于两侧叶的任何部位或峡部之上，称为副甲状腺。

四、甲状舌管囊肿或瘘

甲状舌管的遗迹可能存留于峡部和舌盲孔之间，有时成为中线附近、甚或舌内的甲状腺组织副小结或囊泡。

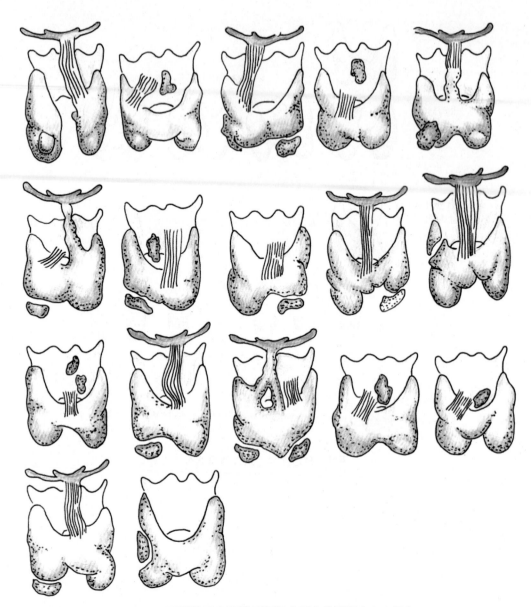

图1-9　副甲状腺和甲状腺提肌（国人体质调查100例）

（田　铧）

第七节　甲状旁腺的胚胎发育和解剖

一、形态

甲状旁腺（parathyroid glands）是扁圆形小体，左、右各有2个，长约6mm，宽3～4mm，前后径1～2mm，每个约重50mg；腺体呈棕黄色或黄色，有时呈淡红色，表面光滑。甲状旁腺的数目通常有上、下2对，共4个；但也有约6%的人多于4个，约14%的人少于4个。

二、位置

甲状旁腺通常位于甲状腺侧叶后缘、真假被膜之间的疏松结缔组织内，但有时有1或多个或藏于甲状腺实质内（又称为迷走甲状旁腺），或位于假被膜之外、气管周围的结缔组织内，也有低达纵隔的。上甲状旁腺的位置比下甲状旁腺恒定，通常多位于甲状腺后缘中间或中上1/3交界处。下甲状旁腺的位置变化较大，且与甲状腺下动脉的关系十分密切（图1-10、图1-11）。

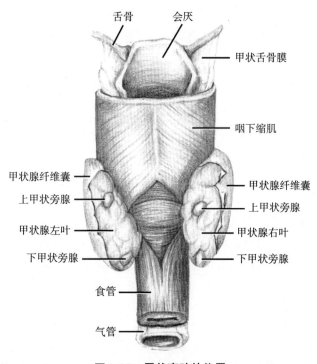

图1-10　**甲状旁腺的位置**

1.若位于甲状腺下动脉下方，通常是在侧叶下极附近、真假被膜之间，或近下极处的甲状腺实质内。

2.若位于甲状腺下动脉上方，则可能居于假被膜之外。

这些变异在外科上很重要，下甲状旁腺肿瘤如果在甲状腺下动脉下方的真假被膜之间，则可能沿甲状腺下静脉在气管前下降到纵隔；如果在甲状腺下动脉上方，则可能向下延伸到食管后面进入后纵隔。上甲状旁腺常在喉返神经背侧，下甲状旁腺则多在喉返神经腹侧。

三、血管、淋巴回流

甲状旁腺的血液供应丰富，甲状腺上、下动脉的吻合支沿甲状腺后缘行经甲状旁腺

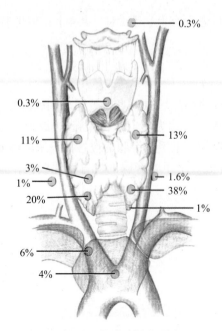

图 1-11   甲状旁腺的位置变异

近旁，分支营养该腺。

一般认为，甲状旁腺实质内没有毛细淋巴管，甲状旁腺的淋巴管在其被膜和周围的脂肪组织内，其淋巴流向与甲状腺相同。

神经支配为交感神经，或直接来自颈上、中神经节，或来自甲状腺侧叶后面筋膜内的神经丛。神经支配仅为血管运动性，而非内分泌运动性。甲状旁腺的活动受血钙水平变化的调控：血钙升高，可抑制甲状旁腺活动；血钙降低，可刺激甲状旁腺活动。

四、胚胎发育

甲状旁腺发生自咽囊内胚层，下一对来自第3对咽囊，称甲状旁腺Ⅲ；上一对来自第4对咽囊，称为甲状旁腺Ⅳ。下甲状旁腺在发育早期与形成胸腺的第3咽囊憩室相连，并随之向尾侧迁移。正常时下甲状旁腺只下移到甲状腺下极，但也可能随胸腺下降入胸腔，或完全不下降，仍停留在颈动脉分叉处附近的正常水平之上。甲状旁腺的数目不定，一般有4个，有时少于或多于4个，出现多个甲状旁腺时，可散在于其正常位置附近的结缔组织中。

五、组织结构

每个甲状旁腺覆有薄层结缔组织被膜，并伸入腺内形成小隔，同网状纤维融合起来，支持着排成长索条状的分泌细胞。甲状旁腺实质由两种细胞组成：主细胞和嗜酸性细胞，以主细胞最多。

在儿童，甲状旁腺由宽而不规则、相互连接的主细胞条索构成，终身都司甲状旁腺激素（parathyroid hormone，PTH）的合成与分泌。细胞为多边形，细胞核呈空网状，胞质呈均质性、弱酸性。依据胞质染色深浅，主细胞可分3型，即亮细胞、暗细胞和透明细胞。细胞索之间为密集的窦样毛细血管，激素经这些毛细血管运出腺体。主细胞的超微结构按其功能活动水平呈现不同的结构特点。活性主细胞胞质内有发达的高尔基复合体，并附有许多小泡和小的膜包颗粒，膜包颗粒可能是前分泌颗粒；胞质内的分泌颗粒少见，糖原稀少，有大量平行排列的粗面内质网扁囊。相反，静止主细胞的高尔基复合体小，仅有少量成群小泡和膜包分泌颗粒；糖原和脂褐素颗粒丰富，但粗面内质网少而散在。人正常甲状旁腺的静止主细胞比活性主细胞多，二者之比为（3～5）∶1。

活性主细胞合成、组装和分泌PTH。所有哺乳动物的主细胞的膜包致密核芯颗粒都含PTH。在分泌间期，颗粒首先移动到细胞周边，然后在适当刺激下颗粒膜与质膜融合，释放PTH。然后，溶酶体活性增加，高尔基复合体和粗面内质网减少；糖原重新聚集；脂褐素颗粒形成，细胞进入暂时的静止期。在甲状腺，相邻细胞的活动是同步的，但与此相反，每个甲状旁腺主细胞似乎独立地经历其分泌周期。

约从7岁起，开始出现第2种细胞，即嗜酸细胞，并随着年龄增长而增加。嗜酸细胞也呈多边形，但比主细胞大，胞质染色深，充满嗜酸颗粒。超微结构观察，光镜下所见的"颗粒"实际上是线粒体，数量多，密集，形状特殊。胞质也含少量粗面内质网、糖原，偶尔可见小的高尔基复合体。未见有分泌颗粒的报道。这些特点提示嗜酸粒细胞不涉及激素的合成与分泌，但丰富的线粒体提示其代谢活动旺盛。

六、甲状旁腺的生理功能

甲状旁腺主细胞分泌的PTH为含84个氨基酸残基的单链多肽，参与调控钙、磷代谢，即促使血钙浓度升高和血磷浓度降低。另外有两种激素，即降钙素和1,25-羟胆钙化醇（1,25-hydroxycholecalciferol）也与钙、磷代谢有关，降钙素由甲状腺滤泡旁细胞分泌，1,25-羟胆钙化醇是肝细胞和肾细胞对维生素D连续作用而产生的。

PTH的分泌直接由流经甲状旁腺血流中的钙离子浓度调节：①血钙降低能直接刺激甲状旁腺分泌PTH。PTH能激活破骨细胞，使破骨细胞增殖，促使钙化骨基质的吸收，使钙从骨组织释放入血液；PTH还影响肾的离子转运，抑制肾小管对磷、钠和钾的重吸收，使尿中磷酸盐排泄增加，并促进对钙的重吸收；PTH也可增加小肠对钙的吸收。②血钙升高能抑制甲状旁腺PTH的生成。降钙素能抑制破骨细胞吸收骨基质、释放钙的作用，所以能降低血钙和增加骨的形成。1,25-羟胆钙化醇的产生受PTH调节，而它也具有PTH的许多作用，并可能有"调节"PTH的作用。PTH对靶细胞的作用途径是通过激活腺苷酸环化酶，随之发生细胞内cAMP的升高而起作用的。

甲状旁腺功能亢进时，血磷降低，血钙升高。由于钙离子从骨移出，使骨软化形成多个骨囊肿，即所谓全身性纤维性骨炎。高钙血症常引起若干器官发生病理性钙沉积，如钙由尿中排泄，可在肾小管内钙化，结果产生致命性肾病。

如果甲状旁腺全部被去除，则发生血磷升高，血钙降低。低钙血症可引起骨骼肌痉挛、全身抽搐等现象，若呼吸肌和喉肌受累，可导致死亡。所以，在甲状腺次全切除术时应避免切除甲状旁腺。

（田　铧　吴国君）

第一节   甲状腺的生理功能

甲状腺能产生两种激素：甲状腺激素与降钙素。甲状腺激素由滤泡细胞产生，降钙素由滤泡旁细胞产生。

一、甲状腺激素的合成、储存、释放与运输

甲状腺主要分泌两种具有生理活性的甲状腺激素：L-3，5，3′，5′-四碘甲腺原氨酸（以 T_4 表示）和 L-3，5，3′-三碘甲腺原氨酸（以 T_3 表示）。甲状腺分泌的甲状腺激素主要是 T_4，约占总量的90%以上，T_3 的分泌量较少，但 T_3 的生物活性是 T_4 的 3～4 倍。

（一）甲状腺激素的合成

甲状腺激素在滤泡细胞合成，包括以下3个步骤。

1. 甲状腺滤泡聚碘   碘是合成甲状腺激素的必要元素。甲状腺腺泡上皮细胞聚碘是与 Na^+-K^+-ATP 酶相耦联的主动转运过程。食物中的碘在胃肠首先还原成碘离子（I^-）后，才能被吸收入血液。甲状腺从血液中摄取、浓缩碘的能力很强（称聚碘作用），其碘含量占全身碘总量的 1/5～1/3，甲状腺细胞内的碘化物浓度为血清中的 20～40 倍。这种浓集碘的作用是在甲状腺滤泡细胞的基底膜上进行的。由于甲状腺滤泡细胞内负电性较组织间液强，故推测碘通过钠泵而摄入细胞内，这是一种主动转运并需要 ATP 提供能量，与细胞呼吸密切相关。抑制细胞呼吸的化合物，如氰化物，可使碘的主动转运遭受破坏。强心苷或哇巴因可抑制钠泵，同时抑制甲状腺的聚碘作用。SCN^-、ClO_4^- 等一价负离子也可为甲状腺细胞所浓集，而且与细胞的亲和力大于 I^-，因此与碘的转运有竞争作用。大剂量给予 SCN^-、ClO_4^- 时，可使甲状腺细胞内未与蛋白质结合的 I^- 释出。因此，这几种盐类常用来检测甲状腺细胞中游离碘化物的数量。

临床上利用甲状腺的聚碘能力诊断和治疗甲状腺疾病。例如，给患者口服小剂量 [131]I，经过一定时间后，测定甲状腺区的放射性强度，可检查甲状腺功能。若功能亢进，则吸碘力强，甲状腺区放射强度就比正常大；功能不足则相反。甲状腺功能亢进患者，可口服适量 [131]I，[131]I 被甲状腺大量吸收，并放出 β 射线破坏部分甲状腺组织，以达到治疗的目的。

因为唾液腺与甲状腺同样来源于前肠，它们具有同样的浓集碘能力。正常时唾液 I^- 与血浆 I^- 的比值为 20∶1。因此，临床上可通过测定唾液 I^- 与血浆 I^- 的比值来简单地判断甲状腺浓集碘能力。

2.碘的氧化　碘离子进入甲状腺滤泡细胞后，移向细胞顶部。通过放射性自显影技术显示，在细胞顶部的微绒毛与胶质接壤处，I^-在过氧化物酶催化下很快被氧化成为"活性碘"，以"$I°$"表示。这是碘得以取代酪氨酸残基上的氢原子的先决条件。若过氧化物酶受抑制或先天性缺乏，或H_2O_2缺乏，均可阻碍碘的活化，导致甲状腺激素合成不足。

$$2H_2O_2 + 2I^- \xrightarrow{\text{过氧化物酶}} \text{"}I°\text{"} + O_2 + 2H_2O$$

3.酪氨酸碘化与甲状腺激素的合成　甲状腺激素的合成是在甲状腺球蛋白分子上进行的。甲状腺球蛋白是一种糖蛋白，分子量为660 000，在甲状腺滤泡细胞的粗面内质网和高尔基体上合成，并逐步以微小的分泌泡的形式排入滤泡腔。每分子甲状腺球蛋白含115个酪氨酸残基，其中18%可被"活性碘"碘化成一碘酪氨酸（monoiodotyrosine，MIT）或二碘酪氨酸（diiodothyronine，DIT）。催化酪氨酸碘化作用的酶也是过氧化物酶，活性碘$I°$与活化酪氨酸的结合非常迅速。因此，碘的活化与酪氨酸的碘化可以认为是一个反应过程，故在甲状腺中根本检测不到游离的活性碘$I°$。二分子DIT缩合成T_4，一分子MIT与一分子DIT缩合成T_3，此缩合过程也是由过氧化物酶所催化。甲状腺激素的合成以T_4为主，约占总量的98%，分泌的T_3量较少，约占2%。人体内的T_3约80%是由T_4在外周血液或组织中的脱碘酶的作用下脱碘而生成，由甲状腺直接分泌的不足20%。甲状腺激素的生物合成受硫脲与硫脲嘧啶等抑制。

（二）甲状腺激素的储存

合成的甲状腺激素以甲状腺球蛋白的形式储存于腺泡腔内，呈胶体状，储存量很大，内分泌腺中只有甲状腺能大量储存其分泌产物。甲状腺滤泡细胞合成的甲状腺球蛋白以微小分泌泡的形式移向滤泡腔，可能这种小泡先结合于细胞顶部的细胞膜表面，即细胞膜与胶质交界处，并在此甲状腺球蛋白发生碘化，然后向胶质中弥散。据估计，一个人的甲状腺滤泡中所有的甲状腺激素够身体使用2个月左右。由此可见，当食物中短期缺碘时，不会立即出现甲状腺功能不足。

（三）甲状腺激素的释放

甲状腺激素在被释放以前一直同甲状腺球蛋白结合在一起，储存于腺泡腔内。垂体分泌的促甲状腺激素可作用于甲状腺上皮细胞，促进其顶端通过胞吞和胞饮摄取滤泡中储存的甲状腺球蛋白，在细胞内再经溶酶体中的蛋白酶水解，产生游离的MIT、DIT、T_4和少量的T_3。游离出来的大量MIT、DIT经酶的作用发生脱碘，这些碘离子又可重新进入甲状腺球蛋白中，用于甲状腺激素的合成。T_4和T_3被释放到毛细血管中。

（四）甲状腺激素的运输

释放入血的甲状腺激素绝大部分（约99%）立即与血浆蛋白结合而运输，极少部分呈游离状态且主要是T_3。血浆中有3种蛋白质可与甲状腺激素进行特异结合：即甲状腺激素结合球蛋白、前白蛋白和白蛋白。其中，以甲状腺结合球蛋白与甲状腺激素的亲和力最大，占总结合量的70%～75%。甲状腺激素与血浆蛋白结合后可以防止这些激素从肾丢失，但无生理活性，只有游离的T_3和T_4才能发挥生物学效应。血浆中游离甲状腺激素和结合甲状腺激素之间维持动态平衡，当游离甲状腺激素浓度降低时，结合甲状腺激素就解离。

正常情况下，血浆中98%为T_4，其浓度为60～80μg/L；T_3仅为2%，其浓度为0.8～1.5μg/L。

血浆蛋白所结合的含碘物主要是甲状腺激素，所以测定血浆蛋白结合碘量（称蛋白结合碘；protein bound iodine，PBI），可以了解甲状腺激素的分泌情况。正常血清PBI为40～80μg/L。甲状腺功能亢进时，PBI增加，功能减退时降低。

甲状腺分泌的T_4约有40%在周围组织转变为T_3。T_4在周围组织由5′脱碘酶催化，脱去5′位上的碘而生成T_3。T_3的生理活性是T_4的3～4倍。有学者提出T_4是前激素，而T_3才是活性激素。据估计，甲状腺激素的活性至少有2/3是由T_3来完成。

二、甲状腺激素的生理作用

甲状腺激素有促进物质代谢、增加耗氧量及产热作用。此外，甲状腺激素促进机体的生长发育，并对机体各器官系统（如神经系统、心血管系统等）的功能状态均有调节作用。

（一）促进机体产热、提高基础代谢率

甲状腺激素有促进物质代谢、增加耗氧量及产热作用。甲状腺激素可以广泛促进机体绝大多数组织的氧化代谢与产热，尤其以心、肝、骨骼肌和肾等组织最为显著，但脑、淋巴系统、睾丸、精囊、前列腺、卵巢、子宫、胃平滑肌等少数组织除外。故甲状腺功能亢进的患者常有低热、消瘦和基础代谢升高的现象。

研究认为，甲状腺激素的上述作用可能主要是通过提高细胞膜上的钠-钾泵（Na^+-K^+-ATP酶）活性实现的。甲状腺激素使心肌、肝、肾、骨骼肌等组织的细胞膜上Na^+-K^+-ATP酶活性增加，ATP分解，ADP/ATP比值增大，氧化磷酸化加强，促进物质分解代谢，从而增加氧耗与产热。

（二）调节物质代谢

甲状腺激素几乎刺激所有的代谢途径，包括合成代谢和分解代谢过程，而且对代谢环节的影响也十分复杂。因此，常表现为双相作用。生理状态下，甲状腺激素对蛋白质、糖和脂肪的合成和分解代谢均有促进作用；而甲状腺激素过高时，促进分解代谢的作用更明显。

1.蛋白质代谢　生理情况下，T_4或T_3能加速蛋白质及各种酶的生成，使肌肉、肝与肾等组织的蛋白质合成明显增加，细胞数量增多，体积增大，尿氮减少，表现为正氮平衡；但对皮下组织中的黏蛋白的有促进分解作用。T_4与T_3分泌不足时（甲状腺功能减退），蛋白质合成减少，肌肉无力，尿氮增加；但皮下组织中的黏蛋白增多，可结合大量的正离子和水分子，引起黏液性水肿。若甲状腺功能减退发生在幼儿，会导致其生长发育停滞。T_4与T_3分泌过多时（甲状腺功能亢进），则加速蛋白质分解，特别是加速骨骼肌的蛋白质分解，使肌酐含量降低，肌肉无力；由于蛋白质分解，尿中钾的排除也增多，尿酸增加；此外，由于促进骨组织的蛋白质分解，从而导致血钙升高和尿钙的排出

量增加，可出现一定程度的骨质疏松。

2. 糖代谢　甲状腺激素促进小肠黏膜对糖的吸收，促进糖原分解，抑制糖原合成，使血糖升高；但 T_4 与 T_3 可同时加强机体组织对糖的利用，也可使血糖降低。甲状腺激素还能增加一些组织对肾上腺素、胰高血糖素、皮质醇和生长激素的敏感性，使细胞内环磷酸腺苷（cyclic adenosine monophosphate，cAMP）升高，故能促进糖原分解，并加强肝的糖异生作用，因此，甲状腺激素有使血糖升高的趋势。甲状腺功能亢进时，血糖常升高，有时出现糖尿，但随后血糖又快速降低。甲状腺激素水平升高还能增强胰岛素抵抗、加速胰岛素降解，使血糖水平升高。

3. 脂肪代谢　甲状腺激素可增强脂肪代谢的各个环节。甲状腺激素促进脂肪组织动员脂肪，促进脂肪酸氧化；还能增加脂肪组织对肾上腺素与胰高血糖素的敏感性，使 cAMP 升高，激活三酰甘油脂肪酶，促进脂肪分解，加速细胞内脂肪酸的氧化。通常，甲状腺激素对脂肪分解的影响大于对脂肪合成的影响，因此，甲状腺功能亢进患者脂肪分解与合成代谢均加强，但总体来说脂肪减少。甲状腺激素既促进胆固醇的合成，又可通过肝加速胆固醇的降解转变成胆汁酸，从粪便中排出，其分解的速度超过合成，使血浆胆固醇水平降低。甲状腺功能亢进患者血中胆固醇含量低于正常。

（三）促进机体生长发育

甲状腺激素对机体生长发育有重要作用，尤其是对骨骼和中枢神经的发育影响最大。甲状腺激素刺激骨化中心发育、软骨骨化，促进长骨和牙齿的生长；T_3、T_4 诱导某些神经生长因子的合成，促进神经元树突与轴突的形成，促进胶质细胞生长及髓鞘的形成。甲状腺激素与生长激素（growth hormone，GH）具有协同作用，甲状腺激素缺乏时，可影响 hGH 发挥正常作用，导致长骨生长缓慢和骨骺愈合延迟。甲状腺功能低下的儿童，表现为以智力迟钝和身材矮小为特征的"呆小症"。

（四）对机体各系统器官的广泛调节作用

甲状腺激素几乎对机体各系统器官都有不同程度的影响，但多数作用都是继发于甲状腺激素促进机体代谢的耗氧过程。

1. 对神经系统活动的作用　甲状腺激素不但影响中枢神经系统的发育，对已分化成熟的神经系统活动也有作用。甲状腺激素能通过易化儿茶酚胺对神经系统的效应，增强交感神经的活动，提高中枢神经的兴奋性，维持正常的精神意识活动状态。甲状腺功能亢进时，中枢神经系统的兴奋性增高。

2. 对心血管系统活动的作用　甲状腺激素对心血管系统的活动有明显影响：T_4 与 T_3 可使心率增快，心肌收缩力增强，心输出量增加，外周血管舒张。

离体培养的心肌细胞实验证实，甲状腺激素可直接作用于心肌，促进心肌细胞的肌质网释放 Ca^{2+}，激活与心肌收缩有关的蛋白质，增强肌球蛋白重链 ATP 酶的活性，从而加强心肌的收缩力，引起正性变力和变时效应。T_3 能增加心肌细胞膜上 β- 肾上腺素能受体的数量和亲和力，提高心肌对儿茶酚胺的敏感性。生热效应引起的热负荷增加，使外周血管舒张，有助于输送更多的热量从体表散发。

3.对血液系统的影响　促进红细胞生成素升高，促进红细胞生成。促进氧合血红蛋白释放氧，有助于向组织供氧。

4.对呼吸系统的影响　保持低氧和高碳酸血症驱动呼吸中枢的作用；使肺泡表面活性物质生成增加；使呼吸频率加快、深度加大。

5.对消化系统的影响　维持正常的胃肠蠕动，促进肠黏膜的吸收功能。

6.对泌尿系统的影响　提高肾小球滤过率，促进水的排出量，使细胞外液量减少。

7.对骨骼的影响　通过对IGF-1的允许作用促进骨生长；维持GH基因的表达；促进骨质吸收和骨的形成，促进骨的生长和转化，使血钙和尿钙均升高。

8.对骨骼肌的影响　使肌球蛋白ATP酶活性增加，提高最大缩短速度；促进肌肉糖原分解，促进肌细胞结构蛋白质合成和分解；提高肌肉收缩与舒张速度。

9.对内分泌和生殖系统的影响　使组织对其他激素的需要量增加，促进激素的分泌和代谢率；维持正常性欲、性功能和性腺功能。

三、甲状腺激素的作用机制

关于甲状腺激素在细胞内的作用机制现在尚未完全明确，主要的学说如下。

1.通过核受体作用于转录与翻译过程　目前已发现，在人和动物的肝、肾、脑、肺和其他组织中（如T淋巴细胞）有T_3核受体。核受体对T_3的亲和力较T_4大$4 \sim 10$倍。T_3与核受体结合$5 \sim 10h$后，细胞核上合成mRNA的聚合酶活性即逐渐增强，使转录能力增强，24h后达到最高水平。除转录外，T_3与T_4也可能作用于mRNA的翻译过程，因为T_3有可能促进mRNA在核糖体上的运动速度。

研究发现，与核受体结合的主要是T_3，其来源有2个：①细胞外液T_3穿过细胞膜进入细胞质继而再进入细胞核中；②细胞外液中的T_4进入细胞质后脱碘变为T_3，然后再进入细胞核中。而且，不同组织细胞核受体结合的T_3主要来源有所差异。例如，肝、肾等组织细胞的核受体结合的T_3主要来自血浆；而大脑皮质、小脑核、垂体细胞的核受体结合的T_3主要由细胞质中的T_4转化而来。由此我们可以考虑，在缺碘情况下，一般以T_3升高来代偿T_4的不足。这种情况下对肝、肾等组织来说，甲状腺激素是足够的，因此患者没有能量代谢降低等甲状腺功能低下症状。但大脑、小脑等仍会由于甲状腺激素不足而出现分化发育障碍。

2.甲状腺激素直接作用于线粒体　过去有学者认为，甲状腺激素直接作用于线粒体，改变了线粒体上的磷酸化过程与氧化过程的比值（P/O），这个学说可以通俗地解释甲状腺功能亢进的一些症状。但是，在甲状腺功能亢进患者，以及在给予大剂量甲状腺激素的动物身上并没观察到P/O比值出现明显变化。

3.甲状腺激素作用于胞膜受体　有学者观察到肝细胞膜上也有受体，这种受体可能控制甲状腺激素的不同代谢作用。家族性甲状腺肿聋哑综合征患者具有甲状腺肿、聋哑、骨发育落后症状，但血液中的PBI极高。说明患者对甲状腺激素有拮抗；给予放射性核素标记的激素，发现淋巴细胞核上结合的很少，说明有核受体的障碍。这种障碍可能是受体数量少，也可能是受体亲和力低。

四、甲状腺激素的排出与代谢

1. 甲状腺激素直接由体内排出　血液流经肝脏时，有 1/3 的甲状腺激素被肝脏所摄取。在肝细胞内，约 15% 的 T_4 和 15% 的 T_3 分子上的羟基与葡萄糖醛酸或硫酸结合，再经胆汁排入肠腔。在肠腔内，结合的 T_4 和 T_3 又被细菌水解分开，然后大部分以游离的形式随粪便排出，少量被肠道重吸收，形成甲状腺激素肠肝循环。

体内约 5% 的 T_4 和 5% 的 T_3 由肾脏排出。其中，大部分是以结合形式排出的，少部分是以游离形式排出的。

2. 甲状腺激素脱碘后排出　约 75% 的 T_4 通过脱碘而降解。T_4 脱碘变为 T_3 是不断进行的，这是一个活化过程。然后，体内的 T_3 脱碘变为 T_2 和无碘甲腺原氨酸而失活。T_4、T_3 也可以通过脱氨和脱羟而失活。

五、降钙素

降钙素由甲状腺滤泡旁细胞（C 细胞）分泌，其主要作用是降低血钙和血磷。

降钙素的主要靶器官是骨，能抑制破骨细胞的生成，抑制骨的吸收，减弱骨盐溶解；并能促进破骨细胞转变为成骨细胞，增强成骨过程，从而使骨释放钙、磷减少，钙、磷沉积增加，结果使血钙与血磷下降。

另外，降钙素能直接作用于肾的近曲小管，抑制肾小管对钙、磷的重吸收，使这些离子从尿中排出增多。

降钙素的分泌直接受血钙浓度的调节：当血钙浓度升高时，降钙素的分泌随之增加；血钙浓度降低时，其分泌受抑制。降钙素与甲状旁腺素对血钙的作用相反，两者共同调节，使血钙浓度维持相对稳定。比较降钙素与甲状旁腺素对血钙的调节作用，有 2 个主要差别：一是降钙素的分泌启动较快，在 1h 内即可达到高峰，而甲状旁腺素分泌高峰的出现则需几个小时；二是降钙素只对血钙水平产生短期调节作用，其效应很快被甲状旁腺素的有力作用所克服，后者对血钙浓度发挥长期调节作用。由于降钙素的作用快速而短暂，它对高钙饮食引起的血钙升高回复到正常水平起重要作用。

另外，几种胃肠激素，如胃泌素、促胰液素及胰高血糖素，均有促进降钙素分泌的作用，其中以胃泌素的作用为最强。

（田　铧）

第二节　甲状腺功能的调节与控制

甲状腺分泌甲状腺激素主要受丘脑 - 垂体 - 甲状腺轴的调节与控制。研究发现，其他激素或神经递质，以及交感神经、副交感神经和舒血管肠肽能神经均参与调节甲状腺激素的分泌（图 2-1）。

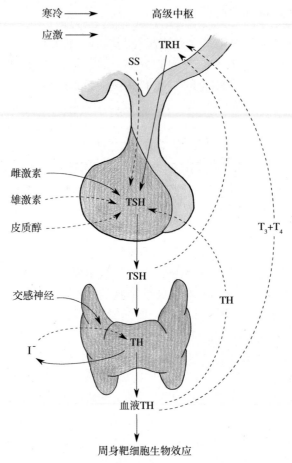

图2-1　甲状腺功能的调节与控制

一、下丘脑-垂体-甲状腺轴的调控

下丘脑释放促甲状腺激素释放激素（thyrotrophin-releasing hormone，TRH），作用于腺垂体，促使腺垂体分泌促甲状腺激素（thyroid-stimulating hormone，TSH），TSH能刺激甲状腺滤泡细胞分泌T_4和T_3，血液中游离的T_4和T_3达到一定水平时，又能反馈地抑制TRH和TSH的分泌，从而实现外周激素稳态的反馈控制。

（一）下丘脑的调控

下丘脑TRH神经元，通过释放TRH，直接控制腺垂体TSH的分泌；下丘脑还可通过分泌生长抑素，减少或终止TRH的合成与分泌；并可接收神经系统其他部位传来的信息，把环境因素与TRH神经元的活动联系起来。

1.下丘脑对腺垂体TSH分泌的促进作用　下丘脑通过释放TRH，促进腺垂体分泌TSH，从而实现对甲状腺功能的促进调节作用。TRH是一种三肽结构，主要由下丘脑室旁核及视前区TRH神经元合成，通过正中隆起处的末梢释放到垂体门脉系统的初级毛细血管网，继而通过垂体门脉血流将TRH带到腺垂体，调节腺垂体促甲状腺激素细胞的活动。作为神经递质，TRH也分布于其他脑区。血清中的TRH水平极低，仅25～100μg/ml，半衰期5min，代谢迅速。TRH可特异性地作用于垂体促甲状腺细胞和催乳素细胞。TRH经由促甲状腺激素细胞膜上的促甲状腺激素释放激素受体（thyrotropin releasing hormone receptor，TRH-R）耦联的G蛋白激活磷脂酰肌醇信号转导系统发挥作用。1分子TRH大约可使垂体释放1000分子TSH。TRH还可促进TSH的糖化，使TSH保持完整的生物活性。垂体促甲状腺激素细胞对TRH的敏感性取决于细胞内T_3的浓度，80%的T_3来源于垂体内T_4的脱碘转化。循环血液中的T_4浓度降低可使垂体促甲状腺激素细胞的TRH受体数量增加，对TRH的敏感性提高，故TSH合成增加。

2.下丘脑对腺垂体TSH分泌的抑制效应　下丘脑室周核、弓状核等能分泌生长抑素，抑制体外培养的垂体促甲状腺激素细胞分泌TSH。在体应用生长抑素时，可降低TRH引起的TSH分泌反应。应激刺激（如外科手术与严重创伤）均可引起生长抑素的释放，从而使腺垂体分泌TSH减少，T_4与T_3的分泌水平相应降低，其意义在于减少机体的代谢性消耗，有利于创伤的修复过程。此外，电刺激下丘脑后部或注入微量吗啡等都能抑制TSH的分泌。

3.应对环境刺激、调节腺垂体TSH的分泌　下丘脑与上、下位中枢均有广泛的神经联系，使TRH神经元能够接收神经系统其他部位传来的信息，将环境刺激与TRH神经元的活动联系起来。寒冷是促进TRH释放的最强刺激因素。寒冷刺激的信号传入中枢神经系统，同时到达下丘脑体温调节中枢及与其相邻近的TRH神经元，促进TRH释放，进而使腺垂体TSH分泌增加。去甲肾上腺素（noradrenaline，NA）是这一过程中重要的神经递质，NA可增强TRH神经元的分泌，若阻断NA的合成环节，则机体对寒冷刺激所引起的这一适应性反应大大减弱。神经降压素和多巴胺等也具有刺激TRH释放的作用，而5-羟色胺则抑制TRH的释放。

TRH还广泛存在于脑外其他器官组织中，如脊髓、胰岛、胃肠道、胎盘、心脏、前列腺、性腺等。除了作为神经递质作用外，TRH的许多作用的生理意义目前尚不清楚。

（二）腺垂体的调控

腺垂体分泌TSH，直接调节甲状腺功能。其短期效应是促进甲状腺激素的释放与合成，长期效应是刺激甲状腺滤泡细胞增生。TSH由腺垂体嗜碱粒细胞中的含硫细胞（即S-细胞）分泌。TSH是一种由211个氨基酸残基组成的分子量为28k的糖蛋白，由α和β两条肽链组成的异二聚体。TSH的生物活性取决于β链，但单独的β链却仅有微弱活性，只有在与α链结合后才显现全部生物活性。TSH虽然有种属间的差异，但其他动物的TSH对人类也有生物效应。

正常人血清中TSH的浓度为2～8μU/ml，分泌量为45～165μU/d，半衰期约为54min。TSH的基础分泌在每日内呈现一定周期性节律：在睡眠前几小时开始升高，22：00～4：00达高峰，以后逐渐下降，9：00～12：00达最低值。该节律正好与肾上腺皮质激素在每日内的周期性分泌节律相反，可能与肾上腺皮质激素能通过抑制TRH的作用，继而使TSH分泌减少有关。同时，TSH的分泌又表现脉冲式特征，2～4h出现1次波峰。

在甲状腺滤泡细胞的基底侧细胞膜上存在促甲状腺激素受体（thyroid-stimulating hormone receptor，TSH-R），每个滤泡细胞约有1000个TSH-R。TSH-R是含有764个氨基酸残基的单链糖蛋白，分子量为84.5k，属于G蛋白耦联受体。通过G蛋白激活腺苷酸环化酶，使cAMP生成增多，进而增强甲状腺对碘的摄取，刺激过氧化酶活性，促进甲状腺激素的合成。TSH还可通过促进磷脂酰肌醇转换率、Ca^{2+}流出和糖磷酸化途径促进甲状腺激素的合成与释放。

TSH全面促进甲状腺的功能活动，可归纳为短期和长期效应2个方面。

1. TSH的短期效应

（1）促进甲状腺激素的释放：正常人在给予TSH后，最初出现的效应是血浆蛋白结合碘（PBI）增加，这表明最先刺激了甲状腺激素的释放。随之出现心动过速、代谢率升高等甲状腺激素促进其他组织物质代谢的症状。研究发现，在给予TSH后，数秒内就可出现溶酶体内TG水解酶的活性增加；TG水解酶使碘化酪氨酸与甲状腺球蛋白分离，致使在数分钟内T_4与T_3就能从甲状腺释放出来。

（2）促进甲状腺的吸碘能力：在给予TSH 24 h后，甲状腺滤泡细胞肥大呈高柱状，此时碘捕获、转运和TG的碘化过程加速，甲状腺浓集碘的能力较正常增加2～3倍。

（3）促进甲状腺激素的合成：TSH对甲状腺激素合成的各个环节均有促进作用。在给予TSH 48 h后，TG和甲状腺过氧化酶（TPO）mRNA含量增加，还能促进腺泡细胞内葡萄糖的氧化，尤其是经己糖氧化旁路的途径，可提供TPO作用所必需的还原型辅酶Ⅱ（NADPH），有助于增加甲状腺激素的合成。

2. TSH的长期效应　TSH能刺激腺泡上皮细胞核酸与蛋白质合成增强，甲状腺滤泡细胞增生，腺体增大，细胞内线粒体发达，内质网扩大，胞质顶部的胶质小滴增多。TSH作为甲状腺细胞生存因子（thyrocyte survival factor），能保护细胞不发生凋亡。TSH的这一效应出现较晚，一般在数周至数个月内逐渐出现。切除动物垂体后，血中TSH迅速消失，甲状腺发生萎缩，甲状腺激素分泌明显减少。

某些甲状腺功能亢进患者的血中可出现甲状腺刺激免疫球蛋白（human thyroid-stimulating immunoglobulin，HTSI），其化学架构与TSH相似，并通过与TSH竞争甲状腺滤泡细胞的膜受体而刺激甲状腺，引起甲状腺功能亢进。

（三）甲状腺激素等对下丘脑和腺垂体分泌活动的负反馈调节

1. 甲状腺激素对腺垂体TSH分泌的负反馈调节　血中游离的T_3或T_4水平增高时，抑制腺垂体TSH的分泌，同时降低腺垂体对TRH的反应性。

临床上很早已发现，当甲状腺功能亢进、血中甲状腺激素水平升高时，TSH的水平降低；而甲状腺功能减退时则正好相反。血中游离甲状腺激素（T_4或T_3）水平的变化，对腺垂体分泌TSH具有负反馈调节作用。在体实验中如果将微量T_4直接注入腺垂体，在尚未出现全身反应时，血中的TSH水平即明显降低。为排除TRH的影响，先损毁下丘脑的"促甲状腺区"，但上述效应依然出现。在离体实验中，将T_3和T_4直接加到有腺垂体薄片的孵育液中，发现腺垂体对TRH的敏感性降低。

目前认为，甲状腺激素对TSH分泌的负反馈效应主要机制是调节腺垂体促甲状腺细胞对TRH的敏感性。腺垂体内的T_3主要由循环血中的T_4脱碘而来（由Ⅱ型5′脱碘酶催化）。当腺垂体促甲状腺激素细胞内的T_3水平升高时，细胞上的TRH受体下调，细胞对TRH的敏感性降低；相反，在T_3水平降低时，细胞对TRH的敏感性提高。T_3对腺垂体分泌TSH的抑制作用较强，这与核内甲状腺激素受体的亲和力及影响基因转录的速度有关。腺垂体促甲状腺细胞核内特异的T_3受体对T_3的亲和力比对T_4的亲和力高20倍，当甲状腺激素与T_3受体结合后，可直接引起TSH亚单位基因转录的改变。但也有实验表明，甲状腺激素抑制TSH的分泌作用，是由于其刺激腺垂体促甲状腺激素细胞产生一种抑制性蛋白，导致TSH的合成与分泌减少，同时也降低腺垂体对TRH的反应性。血中T_4与T_3对腺垂体的反馈抑制作用与TRH的刺激作用相互拮抗，相互影响，决定腺垂体TSH的分泌水平。

2.甲状腺激素对下丘脑TRH反馈调节 甲状腺激素对下丘脑TRH分泌的反馈调节作用目前尚无统一认识。

一种观点认为T_4与T_3对下丘脑TRH的分泌有负反馈调节作用。实验中观察到，血浆中游离的T_4与T_3升高时，引起下丘脑分泌TRH减少，从而使TSH分泌也减少，反之依然。研究发现，血浆中有一种酶在体外能迅速灭活TRH，而T_4、T_3能促进这种酶对TRH的灭活作用，从而使血浆中的TRH降低，腺垂体TSH分泌减少。

另一种观点认为T_4与T_3对下丘脑TRH的分泌有正反馈调节作用。因为实验发现，甲状腺功能减退的大鼠，TRH合成减少，给予T_4、T_3和去甲肾上腺素时，可使下丘脑TRH合成升高。因此，甲状腺激素对下丘脑TRH分泌的反馈调节机制仍需要进一步研究证实。

3.其他激素对腺垂体TSH分泌的调节 其他一些激素也可影响腺垂体分泌TSH。如雌激素可增强腺垂体对TRH的反应，使TSH分泌增加，因此甲状腺激素分泌增加。雄激素和糖皮质激素能抑制TSH的分泌。因治疗需要而应用药理剂量的糖皮质激素，或在库欣综合征患者，腺垂体促甲状腺细胞对TRH的敏感性降低，导致TSH分泌受抑制，进而使甲状腺激素分泌减少。在这种情况下，暴露于寒冷环境时机体的基础代谢率（BMR）并不升高，表明御寒能力降低。

二、交感神经-甲状腺轴的调控

目前认为，甲状腺的功能调节除下丘脑-垂体-甲状腺轴系统以外，尚受交感神经-甲状腺轴的调节。

1.交感神经在甲状腺的分布 颈交感干的颈上、中、下神经节发出分支，至甲状腺被膜处攀绕甲状腺的供血动脉，分布至微动脉和毛细血管，司血管舒张。应用荧光组织化学法及电镜放射自显影术研究证明，在动物及人类正常甲状腺组织的滤泡均可观察到交感神经末梢，且随年龄增长而减少。交感神经末梢攀附血管分布至甲状腺滤泡，直接对甲状腺激素的分泌起促进调节作用。

2.交感神经对甲状腺功能的调节及调节机制 研究证明，甲状腺血流量与甲状腺激素分泌速率之间并无直接关系，在儿茶酚胺类物质中，缩血管的肾上腺素与舒血管的异丙肾上腺素均可促使甲状腺激素释放。这些研究结果排除了早年人们设想的交感神经是通过血流、舒血管、缩血管、TSH、肾上腺髓质等因素间接影响甲状腺分泌的可能性。

目前的研究发现，甲状腺滤泡细胞膜上存在α受体和β受体。甲状腺内交感神经末梢释放去甲肾上腺素，直接作用于甲状腺滤泡细胞膜上的β-肾上腺素能受体，通过激活腺苷酸环化酶，使细胞内第二信使cAMP的生成增加，从而使甲状腺细胞内胶滴的形成及甲状腺激素的释放；去甲肾上腺素与细胞膜上的α-肾上腺素能受体结合，可能通过促进磷脂酰肌醇转换率、钙流出和糖磷酸化途径发挥作用。去甲肾上腺素的这些作用可被α受体阻滞药酚妥拉明所阻断。另外，甲状腺功能亢进患者短期使用β-肾上腺素能受体阻滞药（普萘洛尔），能控制并改善临床症状，并可降低血液中的甲状腺激素水平（有学者认为尚可降低甲状腺的吸碘率），这一作用可能是由于阻断了交感神经末梢递质与β受体结合过程，从而抑制了甲状腺激素的分泌与合成。

Melander等的研究显示，在小鼠，阻断TSH分泌以避免它对甲状腺分泌的间接影响，然后刺激单侧交感神经，则只引起同侧交感神经支配区域甲状腺激素的分泌。人甲状腺组织的体外研究也提示，去甲肾上腺素可直接诱导滤泡的变化并伴随激素的分泌，包括胶体小滴的形成和溶酶体的移动。体外研究还显示，在分离出的小牛甲状腺细胞培养中加入儿茶酚胺，能增强碘的掺入和甲状腺激素的合成，该作用在体内、外均可被阻断肾上腺素能受体的药物所抑制，但不影响细胞对TSH反应的能力。因此，儿茶酚胺和TSH虽然分别与滤泡细胞上的不同受体作用，但效应相似。两者均可激活腺苷酸环化酶，使细胞内cAMP升高，从而促进甲状腺激素的释放。TSH在持续调节方面发挥主要作用，而交感神经可能主要介导滤泡细胞对外界影响的迅速而短暂的反应。

总之，下丘脑-垂体-甲状腺轴系统的调节中，通过TSH对甲状腺发挥持续刺激作用，并通过负反馈机制，使甲状腺激素水平在血内达到一定浓度后即不再升高，维持相对稳定；交感神经-甲状腺轴的调节，则随各种内外环境的急剧改变而兴奋，反应迅速而短暂，这样能确保在应急情况下，甲状腺能迅速地分泌激素以适应高水平激素的需要。

三、副交感神经-甲状腺轴的调控

1.副交感神经在甲状腺的分布　采用荧光组织化学等方法研究证实，动物和人的甲状腺内均存在含有乙酰胆碱酯酶活性的神经纤维末梢，确认为副交感神经胆碱能神经纤维。这些纤维末梢有的呈网状缠绕在血管周围，司血管收缩。有的以单根纤维形式伸入到滤泡间或盘绕在甲状腺滤泡上。副交感神经在人的正常甲状腺滤泡分布不均衡，有些滤泡几乎完全被胆碱能神经末梢缠绕，而有的相邻的滤泡可能没有或仅有很少的神经纤维末梢缠绕。

分布于甲状腺的副交感神经纤维可能来源于迷走神经。迷走神经中的副交感神经纤维随迷走神经的分支到达甲状腺的供血动脉，缠绕血管分布至微动脉和毛细血管，司血管收缩。副交感神经末梢攀附血管分布至甲状腺滤泡，对甲状腺激素的分泌起抑制调节作用。

2.副交感神经对甲状腺功能的调节及调节机制　研究发现，动物和人的甲状腺滤泡细胞膜上均存在胆碱能M受体，甲状腺内副交感神经末梢释放乙酰胆碱（Ach），直接作用于甲状腺滤泡细胞膜上的M受体，使细胞内第二信使cAMP降低，Ca^{2+}浓度和

cGMP升高，结果抑制甲状腺激素的释放。体外研究还证明，用T_4抑制小鼠TSH分泌后，无论单独给予胆碱能M受体兴奋剂氨甲酰胆碱（CCh）或胆碱能M受体阻断剂阿托品，对血液的放射性碘（BRI）都没有影响；但预先用CCh处理，可降低TSH所致的BRI增加；预先用阿托品处理，则可促进TSH所致的BRI增加。因此，Ach可能通过影响细胞对TSH的反应能力而发挥调节作用。

综上所述，交感神经-甲状腺轴可随机体应激而兴奋，提高甲状腺激素水平以适应机体的应激需要。而副交感神经-甲状腺轴则可能是一种平衡调节，以调节因甲状腺激素分泌过多所致的影响。因此，在一些病理情况下，副交感神经-甲状腺轴系的改变颇引人注意。

四、舒血管肠肽能神经的作用

有学者发现，在甲状腺存在舒血管肠肽（vasoactive intestinal polypeptide，VIP）能神经，并参与调节甲状腺激素的释放。

1.甲状腺内的VIP能神经分布　Ahren等用免疫组化等方法研究了多种动物和人的甲状腺肽能神经分布。他们发现，所研究的动物甲状腺内均有VIP能神经分布，但小鼠最多，其次是大鼠和猫，而豚鼠、猪及人最少。这些神经纤维有的分布在血管周围，有的分布于甲状腺滤泡间或沿滤泡走行。人甲状腺VIP能神经以单根纤维形式分布于滤泡周围的基质内。

2.VIP对甲状腺活动的影响　研究发现，给小鼠静脉注射VIP后，甲状腺滤泡上皮中的胶质小滴显著增加，若先用^{125}I和甲状腺激素处理，则VIP可使血中^{125}I增加，甲状腺内cAMP浓度增加。因此，VIP的作用与TSH相似，即通过促使甲状腺滤泡细胞内兴奋性信使cAMP的升高，促进甲状腺激素的释放。

目前，VIP能神经对甲状腺功能调节的研究尚处于起步阶段，它与其他调节途径的关系有待通过进一步研究来证实。

五、甲状腺的自身调节

除下丘脑-腺垂体-甲状腺轴和自主神经-甲状腺轴的调节机制外，甲状腺本身具有根据血碘水平调节其自身对摄取碘和甲状腺激素合成的作用。人每日摄入碘量的差别很大，有时摄入的碘量很少，有时则呈10倍或100倍地增加。当日摄入碘量变动于$50\mu g$至数毫克之间时，甲状腺滤泡细胞摄取的碘量依然保持恒定，甲状腺激素的合成与分泌变化不大。这些都与甲状腺的自身调节功能有关，不受TSH的影响。甲状腺这种自身调节作用具有重要意义，可以缓冲食物中摄入碘量的变化对甲状腺激素合成和分泌的影响。

1.机体摄入碘量对甲状腺聚碘及甲状腺激素合成与分泌功能的影响　血碘水平升高初期，甲状腺聚集碘的能力提高，甲状腺激素的合成有所增加；但当血碘水平超过一定限度（1mmol/L）时，甲状腺的聚集碘能力开始下降。若血碘水平达到10mmol/L时，碘的主动转运机制受抑制，聚集碘作用完全消失，甲状腺激素的合成和分泌即显著降低。过量血碘抑制甲状腺聚碘能力并抑制甲状腺激素合成的效应，即所谓Wolff-Chaikoff效应，又称碘阻断效应。过量碘抗甲状腺效应的机制尚不清楚，可能是高浓度碘抑制TPO活性，使I⁻的运输、有机化和碘化酪氨酸的缩合（耦联）等环节活动减弱，以及甲状腺滤泡细胞内合成甲状腺激素所必需的H_2O_2的生产受抑制所致。但当持续摄入过量碘一定时间后，甲状腺激素的合成反而又重新增加，即发生碘阻断"脱逸"现象。因此，过量碘对甲状腺的抑制效应不能长久持续。在相反的情况下，即当血碘水平低下时，甲状腺的"碘捕获"能力增强，甲状腺激素的合成也增加。

2. D甲状腺对碘渗漏程度的调节   正常情况下，甲状腺在释放T_4、T_3时，同时伴有碘化物以非激素形式丢失，称为碘渗漏。漏出的碘主要是一碘酪氨酸（MIT）及二碘酪氨酸（DIT）脱碘后不能被重吸收的碘，约占1/5，其余4/5脱下的碘不被渗漏，能够重新被细胞利用，再合成甲状腺激素。当机体进食碘多时，碘漏出也多，反之亦然。这一作用可以使甲状腺内的有机碘库保持恒定，甚至在血内碘化物浓度尚未达到产生碘阻断效应之前，已出现这种自主调节功能。

3. D甲状腺对自身合成T_4与T_3比例的调节   在碘供应充足时，甲状腺产生的T_4与T_3的比例为20:1。但在缺碘情况下，产生的T_3增加，T_4与T_3的比值减小。这是由于碘缺乏时，甲状腺球蛋白碘化水平降低，结果使甲状腺内MIT/DIT比值增高，结果使T_3合成增多。这是甲状腺自身调节的一种代偿机制，使进入机体内有限的碘制造出含碘原子少而生理活性高的T_3，使甲状腺功能尽量维持在正常状态。

六、免疫系统参与甲状腺功能的调节

甲状腺活动还受免疫系统的调节，如B淋巴细胞可以合成TSH受体抗体（TSH-R antibody，TSHR-Ab）、TSH受体刺激抗体（TSH-R stimulating antibody）和TSH受体阻断抗体（TSH-R antagonizing antibody）等，分别产生类似于激动或者阻断TSH的效应。自身免疫性甲状腺功能亢进患者体内存在TSH受体刺激抗体，萎缩性甲状腺炎引起的甲状腺功能减退患者体内存在TSH受体阻断抗体。

有些白细胞介素（interleukin，IL）、干扰素（interferon，IFN）等可抑制体外培养的甲状腺滤泡细胞甲状腺球蛋白（TG）和甲状腺过氧化酶（TPO）mRNA的表达，从而抑制TSH对甲状腺滤泡细胞的刺激作用。此外，IL-1等细胞因子可促进甲状腺滤泡细胞的生长，而干扰素等则可抑制TSH对甲状腺滤泡细胞的促生长作用。

（田　铧）

第三节　碘与甲状腺疾病的关系

一、碘的自然分布

碘（Iodine）原子序数：53，属于Ⅶ族卤素元素，它的最外层电子结构是$5s^2 5p^5 5d^0$，有获得一个电子成为I⁻的倾向。由于有空的d轨道，因此氧化数还有＋1、＋3、＋5、＋7。地壳中含量0.14μg/g，海水中含量0.05μg/g，人体内含量0.18μg/g。

1.碘在体内的含量和分布   成年人，每人10～15mg，平均12mg。质量约25g重的甲状腺约含10mg的碘，接近总人体碘的80%，其余分布在各种脏器、肌肉和血液中。

含量见表2-1～表2-3。

表2-1　人血液和部分组织碘含量

名称	样本数	碘含量（μg/g）
全血	103	0.038
脑	10	0.02
肾	8	0.04
肝	11	0.20
肺	11	0.07
淋巴结	6	0.03
肌肉	6	0.01
卵巢	5	0.02
甲状腺	—	400.00

表2-2　体内碘元素含量范围

名称	含量
全血	0.015～0.072mg/L
血清	0.045～0.100 83mg/L
尿样	66～388μg/L
血浆	0.052～0.085mg/L
发样	0.085～1.571μg/g

表2-3　各种食品中碘的含量（μg/kg）

名称	鲜品		干品	
	平均值	范围	平均值	范围
谷物	47	22～72	65	34～92
豆类	30	23～36	234	223～245
蔬菜	29	12～201	385	204～1636
水果	18	10～29	254	62～277
牛奶	47	35～56	—	—
鸡蛋	93	—	—	—
肉	50	29～97	—	—
淡水鱼	30	17～40	—	—
海鱼	832	163～3180	—	471～1591
贝类	798	308～1300	3866	1292～4958

2.碘的摄入　人体中的碘完全依赖自然环境的供应，而且必须每日摄入，所以是人体必需的微量元素。人体中的碘80%～90%来自食物，10%～20%通过饮水获得，5%来自空气。

3.碘的体内代谢　摄入的碘以碘化物的形式在胃就开始吸收，但主要吸收部位在小肠。每日平均有100～200μg无机碘化物被吸收。入血后与蛋白质松散结合，由血液运至甲状腺组织，约有1/3被甲状腺选择性地吸收，其余的2/3在2～3d经尿、胆汁、粪便排出体外，从尿中排出的为绝大部分。脑垂体分泌的促甲状腺激素（TSH），可促进甲状腺细胞对碘的吸收，而促甲状腺激素自垂体的释放又受血液中甲状腺激素浓度的负反馈制约。这种相互制约的关系即可保持正常碘的代谢和供需平衡。

二、碘的功能

碘是合成甲状腺激素的重要微量元素。甲状腺激素促进蛋白质的合成，活化100多种酶，调节能量代谢。甲状腺激素对机体的作用是多方面的，归纳起来主要可分为2个方面：对物质代谢的作用和对生长发育的作用。

1.对物质代谢的作用　对物质代谢和能量代谢的影响可说是全面的。它不仅刺激蛋白质、核糖核酸、脱氧核糖核酸的合成，而且还参与了糖、脂肪、维生素、水和盐类代谢。机体的新陈代谢是由同时进行的物质代谢和能量代谢组成的，甲状腺激素恰好作用在这两种代谢相联系的环节，即氧化磷酸化的过程上。生理剂量的甲状腺激素可促进糖与脂肪的生物氧化，使氧化与磷酸化两者相对协调，并使释放出来的能量一部分储存于ATP中，另一部分以热的形式散出体外，用以维持体温。

2.对生长发育的作用　甲状腺激素通过血液作用于靶器官，尤其是肝、肾、心脏和发育中的大脑。碘缺乏可影响儿童身高、体质量及骨骼、肌肉和性的发育，其中对于胎儿和婴幼儿脑发育与神经系统发育形成的损伤不可逆转。而长期摄入过量的碘，可以引起甲状腺功能亢进症、甲状腺肿大、甲状腺功能减退等甲状腺疾病；如果人在幼年时甲状腺功能低下，则其生长发育过程将显著受到阻滞，特别是骨骼和神经系统方面更为明显，往往形成呆小病。患者的神经细胞发育迟缓或发育不全，智力低下，反应迟钝。又因这种患者的组织蛋白合成发生障碍，基础代谢率降低，故患者体形矮小，性器官发育不良。

三、碘与甲状腺疾病

（一）正常人的碘摄入量

膳食参考摄入量是营养学的一个新名词，这是美国科学院医学研究所下设的食品和营养理事会的膳食参考摄入量科学评价分委会提出的。它涉及一套至少四组以营养素为基础的参考值：估计的平均需要量（estimated average requrement，EAR）；适宜摄入量（adequate intake，AI）；推荐膳食许可量或推荐供给量（recommended dirtary allowance，RDA）；可耐受最高摄入量或上限值（tolerable upper intake level，UI或tolerable upper limits）（表2-4）。

WHO/UNICEF/ICCIDD 2001年的最新的每日碘的推荐供给量如下。

1. 0～59月龄学龄前儿童　90 μg/d。

2. 6～12岁学龄儿童　120μg/d。

3. 12岁以上及成人　150μg/d。

4. 妊娠期妇女和哺乳期妇女　200μg/d。

表2-4　中国营养学会和美国制定的碘摄入推荐量（μg/d）

人员	适宜摄入量		推荐供给量		上限值	
	中国	美国	中国	美国	中国	美国
0～6月龄婴儿	—	110	50	—	—	—
7～11月龄幼儿	—	130	50	—	—	—
1～8岁儿童	—	—	90	90	（7～14岁）800	—
9～13岁儿童	—	—	120	120		
14岁至成人	—	150	150			
妊娠期妇女	—	—	200	220	1000	1100
哺乳期妇女			200	290	1000	1100

注：以成人的上限按比例减少；中国是指：中国营养学会于2001年正式发表的资料；美国是指：美国国家科学院下属的医学研究所食品与营养理事会于2000年公布的资料

（二）缺碘性甲状腺疾病

人体内一般含碘20～25mg，正常人每日从饮食中摄取0.07mg就能维持体内的碘平衡，通俗地讲，一个人一生只需要一平汤匙碘。然而人体一旦缺碘就会患上"碘缺乏病"（IDD），如成人的甲状腺肿病；婴、幼儿的克汀病、亚克汀病等。适量而足够的碘除维持人体健康外，还对胎儿、婴幼儿良好的智力发育起着关键的其他元素不可替代的作用（图2-2）。因此，碘又有"人类智慧的元素"之美称。

我国是IDD流行比较严重的国家之一，我国许多地区的土壤环境和饮水食物中均缺少碘，这类地区往往大面积地发生甲状腺肿病，故又称"地方性甲状腺肿病"，简称"地甲病"，民间称"大脖子病"。患者表现为脖子肿大、眼球突出、呈痴呆状，呼吸不畅、时时感到憋气，体力减退，在从事劳动和活动时会出现心搏、气短的感觉，严重的甚至完全丧失劳动能力。若在缺碘时怀孕（尤其是怀孕2～4个月）或哺乳期缺碘，这必将影响胎儿和婴儿神经系统的正常发育，导致智力低下，患上克汀病（又称呆小病）而成为弱智儿。这种孩子不同程度地出现聋哑、呆傻和矮小症状，听力和语言发育障碍，有的八九岁还不会走路，20多岁还像几岁的孩子；有的肌肉疼痛、下肢瘫痪，生活不能自理。而克汀病患者的特点是轻度智力低下，反映在学习、生活中总是比不缺碘的人反应迟钝，学习成绩总是上不去。成人则表现为精力不足、容易疲乏和工作效率低下等。

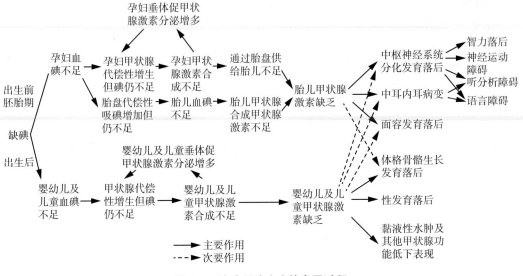

图2-2 缺碘所致疾病的发展过程

常见的疾病如下。

1.甲状腺肿 多为地方性甲状腺肿，简称"地甲"。原因：碘缺乏是造成地方性甲状腺肿流行的主要因素，但不是唯一的因素。通过长期的研究发现，地方性甲状腺肿流行地区除了缺碘以外，还存在着某些致甲状腺肿的物质。这些物质在导致甲状腺肿的时候，直接或间接与碘相联系。其主要作用如下。

（1）影响消化道对碘的吸收：许多地甲病区，饮水中钙高，但头发中钙却低于正常人，可能两者存在拮抗作用。

（2）影响甲状腺对碘的浓集：同碘类似的单价阴离子存在，如SCN^-、F^-、Br^-等。

（3）影响甲状腺激素的合成：硫脲类物质，如硫氧嘧啶类（六元环）、他巴唑（对硫代环烯，五元环）、甲亢平（对硫代简酯代环烯，五元环）和硫尿［$(NH_2)_2CS$］，这些物质可能在服用某些药物时带来。

（4）影响甲状腺激素的分泌：金属锂可用来治疗痛风、精神病和甲状腺肿，但锂使甲状腺激素分泌减少。

2.碘与地方性克汀病

（1）甲状腺功能调节系统正常：甲状腺激素分泌与TSH（促甲状腺激素）协调一致，下丘脑的腺垂体分泌TSH促进甲状腺合成和分泌激素，同时促进甲状腺细胞增长和增生。T_3/T_4合成正常。

（2）甲状腺功能调节系统不正常：当较长时间得不到碘的补充时，激素的合成和分泌都随之减少，使得TSH不断的作用于甲状腺，甲状腺的腺细胞不断增长和增生，导致甲状腺肿大；甲状腺由于缺碘，T_3/T_4正常合成受到障碍，形成有缺陷的碘甲腺原氨酸，不能分泌出腺体外，大量贮积于滤胞腔中，形成胶体样甲状腺肿。而肿大的腺体相对碘浓度更加降低，T_3/T_4合成障碍更大。显然，肿大的甲状腺加剧了由缺碘引起的碘代谢紊乱，促进了甲状腺肿的恶化。

（三）高碘性甲状腺疾病

1. 高碘性甲状腺肿　由摄碘过多引起的甲状腺肿常见于因患某种疾病而长期服用含碘药物的人。地方性高甲状腺肿的报道最早见于日本北海道沿海渔民，沿海渔民常吃一种高碘海藻（0.8～4.5g/kg），甲状腺肿发病率6%～12%，学生患病率达25%。1978年，我国学者也报道了河北省渤海湾沿海渔民饮用高碘水有甲状腺肿流行的报道，此后这方面的报道日益增多。这种患者的显著特点是停止食用高碘制品或饮水后，在几周之内症状可得到明显缓解乃至消失。高碘所致甲状腺肿的机制：①由于无机碘过高，生成了过多的I^2，使"活性碘"失活，抑制了腺体内酪氨酸的碘化；②碘抑制了与腺体分泌激素有关的酶，使甲状腺蛋白的硫基难于保持还原状态，因而不容易在甲状腺蛋白水解酶的作用下释放出甲状腺激素，导致血液中激素的水平下降，促甲状腺激素水平升高，引起甲状腺肿大。

2. 甲状腺癌　摄碘过量或缺碘均可使甲状腺的结构和功能发生改变。如瑞士地方性甲状腺肿流行区的甲状腺癌发病率为2‰，较柏林等非流行区高出20倍。相反，高碘饮食也易诱发甲状腺癌，冰岛和日本是摄碘量最高的国家，其甲状腺癌的发现率较其他国家高。这可能与TSH刺激甲状腺增生的因素有关。实验证明，长期的TSH刺激能促使甲状腺增生，形成结节和癌变。

（四）甲状腺肿的"U"形规律

"U"形规律是指碘对甲状腺发生的影响具有双向性：当水碘在5μg/L以下时，碘越少，甲状腺肿患病率越高；当水碘在200μg/L以上时，碘越多，甲状腺肿患病率越高。当尿碘在50μg/g肌酐以下时，碘越少，甲状腺肿患病率越高；当尿碘在500μg/g肌酐以上时，碘越多，甲状腺肿患病率越高（肌酐：肌肉磷酸肌酸的能量代谢产物）（图2-3）。

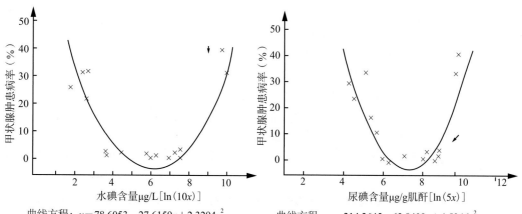

A 曲线方程：$y=78.6053-27.6159x+2.3294x^2$，$R^2=0.7936$，以患病率5%为标准，水碘最适浓度为$[\ln(10x)]=4\sim8$，即5～300μg/L

B 曲线方程：$y=214.2645-62.8409x+4.5346x^2$，$R^2=0.7099$，以患病率5%为标准，尿碘最适浓度为$[\ln(5x)]=5.52\sim8.29$，即50～800μg/g肌酐

图2-3　缺碘和甲状腺肿的发生关系

四、碘缺乏和碘过多所引起甲状腺疾病预防对策

(一)碘缺乏

主要的措施是补充碘，但碘的补充必须在实际检测下进行。

1.多食含碘食物　如海带、海蜇、蛤蜊、海菜、鱼、虾、紫菜、发菜、芹菜、柿子、鸡蛋等，尤以被营养学家称为"碘之宝库"的海带最好。

2.加碘盐　更为简易可行又最经济有效、政府推广采用的方法是改吃普通精盐（为加碘精盐）。我国对碘盐浓度的基本规定是在用户水平盐碘含量不低于20mg/kg，按每人每日食用食盐10g计算，可获得碘200μg，这对所有人都是适宜的和安全的。国家根据监测系统提供的科学数据，不断地调整碘盐的加碘浓度，建立了监测-反馈-行动的机制。

联合国卫生组织对碘的补充有明确的规定和标准。

（1）联合国世界卫生组织/联合国儿童基金会/国际控制碘缺乏病理事会2001年公布的最新的每日碘的推荐供给量：0～59月龄的婴幼儿是90μg/d，6～12岁学龄儿童是120μg/d，12岁以上及成人是150μg/d。妊娠期妇女和哺乳期妇女是200μg/d。

（2）中国营养学会和美国制定的不同人群碘摄入的推荐量（表2-4）。

（3）儿童碘缺乏的检测：2001年联合国世界卫生组织/联合国儿童基金会/国际控制碘缺乏病理事会发表了"评估碘缺乏病和对其消除的监测——项目管理的指导"。提出了评估儿童碘营养和尿碘中位数的流行病学原则，是以尿碘为基本判定原则。

①理想适宜的碘营养水平。

尿碘中位数＜20μg/L，碘营养严重碘缺乏；

尿碘中位数20～49μg/L，碘营养中度碘缺乏；

尿碘中位数50～99μg/L，碘营养轻度碘缺乏。

②大于适宜量：尿碘中位数200～299μg/L，食盐加碘后5～10年对碘敏感的人群存在碘性甲状腺功能亢进的危险性。

③碘摄入量过多：尿碘中位数＞300μg/L，存在对健康副作用的危险性（碘性甲状腺功能亢进，自身免疫性甲状腺疾病）。

（4）可持续消除碘缺乏病的标准：联合国世界卫生组织、联合国儿童基金会、国际控制碘缺乏病理事会3个国际组织制定了一个国家是否消除了碘缺乏，是否建立了可持续消除碘缺乏的运行机制的标准。

进程指标：碘盐，家庭食用合格碘盐的比率＞90%。

生化指标：尿碘，儿童尿碘水平＞100μg/L。

管理指标：至少要有以下10项中的8项达标。①有一个有效的持续功能运转的国家级是实体（或委员会）对政府和国家消除碘缺乏病计划负责，这个实体应当是多部门参与的；②对全民食盐加碘要有政治承诺；③各级都要任命负责碘缺乏病防治的常设官员；④对全民食盐加碘要有法律或法规的保证；⑤建立尿碘、盐碘监测的实验室和监测系统，以评价碘缺乏病消除的现状和进展；⑥要有对碘盐在生产、销售、用户水平的监测资料，并作为常规工作；⑦要有对学龄儿童进行常规监测的尿碘资料；⑧同盐业的密切合作，以保证碘盐的质量控制；⑨要有社会动员和健康教育的计划，以保证人们对碘盐的需求；

⑩要有尿碘、盐碘（可能的话要有新生儿促甲状腺激素的数值）的数据和资料库。

（5）当前食盐加碘的水平及其安全性：我国的全民食盐加碘政策。我国于1993年论证全民食盐加碘时，根据我国近35年实施碘盐防治碘缺乏病的历史和国际上发达国际近100年的全民食盐加碘的经验，充分考虑到有两部分人群是不能食用碘盐的：高碘地区的人群和因治疗疾病（特别是甲状腺疾病）而不宜食用碘盐的。

（6）对全民食盐加碘的实施建立了监测-反馈-调整策略的运行机制：我国对碘盐浓度的基本规定是在用户水平盐碘含量不低于20mg/kg，按每人每日食用食盐10g计算，可获得碘200μg，这对所有人都是适宜的和安全的。国家根据监测系统提供的科学数据，不断地调整碘盐的加碘浓度，建立了监测-反馈-行动的机制。

碘的补充应遵循上述规定，补碘不能太多、过量摄入会减少甲状腺激素的释放，测血清内甲状腺激素（T_3、T_4）会有下降，促甲状腺激素（TSH）升高。甲状腺体积增大，称为碘诱发性甲状腺功能低下或甲状腺肿。

①容易产生碘诱发性甲状腺功能低下或甲状腺肿情况碘补充需要注意：胎儿或新生儿，由于孕妇产前碘摄入多，碘经胎盘进入胎儿；出生后给胎儿饮高碘水。②成人摄入高碘食品，有报道，日本人摄入高碘食物海藻碘（200mg/d）后，10%发生碘诱发甲状腺肿。老年人有器官病或自家免疫甲状腺炎时。有慢性疾病，如囊性纤维病，慢性肺部病变，地中海贫血，肾病进行慢性透析治疗者。

②补碘不宜过多的情况碘补充需要注意：原来有过甲状腺病者，补碘不能过多。有甲状腺炎者，如摄入180mg/d碘，60%会发生甲状腺功能低下。做过甲状腺部分切除者。用过抗甲状腺药物者。产生患淋巴细胞性甲状腺炎者。甲状腺功能亢进者。

（二）高碘的对策

国际卫生权威组织在报告中还特别指出，不应该鼓励碘摄入量超过300μg/L，特别是在碘缺乏地区。因为碘过量可以导致对健康的不良影响，包括碘致甲状腺功能亢进症（IIH）和自身免疫甲状腺病（AITD）。2002年，美国著名的医学杂志《美国内分泌代谢杂志》也发表了类似的文章，认为碘摄入量的增加会导致自身免疫甲状腺病和乳头状甲状腺癌的发病率的增加。根据国际上公认的碘研究成果发现，碘的摄入量与甲状腺疾病的关系成"U"形的关系。即碘摄入量的过高与过低都会导致甲状腺疾病的增加。由于碘是人类生存的生态环境中的一个重要要素，要改变这种生态环境必须十分谨慎。国际上一些发达国家在食盐加碘这个问题上也有不同的看法，例如欧洲多数的国家居民都自愿食用碘盐，丹麦更是立法禁止碘盐，但是欧洲至今还有32个国家属于碘缺乏地区，所以欧洲是目前国际上碘摄入量最低的地区之一。

有学者在我国3个含碘量明显不同的地区，用世界上最一流的设备和最先进的手段方法进行了全民碘营养检查。结果发现碘摄入量导致甲状腺功能减退症和自身免疫甲状腺炎的患病率显著增加，在最严重的高碘地区——河北黄骅地区甲状腺癌的平均年发病率为13.12/10万，显著高于美国4.5/10万的发病率。当然，黄骅地区可能属于严重碘过剩的地区，但是我国现有的碘营养过剩的状态也确实让人担心。自从国家1994年实行食盐全部加碘，市场上只允许销售加碘食盐的规定颁布以后，对于原来5亿左右的碘营养状态充足的人口来说就存在着碘过量的危险。碘首先是通过环境对人体产生影响，对于无法从自然界获取的那部分碘才需要从其他渠道进行弥补，因此全民加碘势必会导致一部分人的碘过剩。这里存在着一个错误的观念就是碘摄入量的安全剂量范围问题。国际权威组织多年来一直认为"每日1000μg的碘摄入量对健康成年人是安全的"。实际上这里所提出的"健康人群"的概念是难以界定的。不通过普查，是难以发现普通人群中隐藏着的具有甲状腺疾病发病倾向的庞大易感群体的。而随着各国实施了全民食盐加碘政策以后，甲状腺疾病的发病率也急剧增加，国际权威组织的观点也开始发生了转变，2001年，国际权威组织首次对碘过量进行了定义。

碘过量的原因还有一个就是我国的碘盐浓度严重超标。根据1996年的国家规定，我国碘盐的含量标准为加工50mg/kg，出厂不低于40mg/kg，销售不低于30mg/kg，用户不低于20mg/kg。根据国家级的监测报告，1997年我国居民家庭碘盐的中位数达到37mg/kg，1999年该数字达到42.3mg/kg。也就是说，如果按每日一个成人食用10g盐来计算的话，每日仅从食盐中获取的碘的数量就已经达到了碘过量的标准。

如何控制和监测碘的补充和摄入，有学者提出以下建议。

①尽快实行有区别的食盐加碘政策，停止在非碘缺乏地区和碘过量地区供应碘盐。这种区别政策应该细化到县级水平。

②即使在碘缺乏地区补充碘盐也应该根据碘缺乏程度补充不同浓度的碘盐。

③废止全国统一的食盐加碘政策，取而代之以各地区根据自然碘环境制定的食盐加碘标准。

④强化各地区的防治碘缺乏病的监测系统，严格控制居民的尿碘中位数在100～200μg/L，根据尿碘中位数的监测情况，调整该地区的碘盐浓度。

⑤普及碘与健康的科学知识，同时说明碘缺乏和碘过量的危害。摒弃"补碘宁多勿少"的错误观点，提倡科学补碘。鼓励居民主动接受尿碘监测，慎用或不用其他含碘食物。

⑥保证自身免疫甲状腺病和其他易感人群食用无碘食盐。实行食盐加碘地区应当为这个人群供应无碘食盐。

⑦建议召开修改全民食盐加碘法规工作的听证会，由地方病学界和内分泌界专家共同参加，根据专家的意见修改有关法规。

（田兴松　周文红）

参 考 文 献

［1］高英茂.组织学与胚胎学［M］.北京：人民卫生出版社，2005

［2］贾弘.生物化学［M］.北京：人民卫生出版社，2005

［3］姚泰.生理学［M］.北京：人民卫生出版社，2005

［4］都健，刘国良，张峻. 先天性甲状腺发育异常97例临床分析［J］. 中国医科大学学报，1996，25（6）：643

［5］伊藤惠子，山下耕太郎，古川滋，他. 舌根甲状腺の1症例［J］. 耳鼻と临床，1989，35：21

［6］赵彦，钱和年. 卵巢甲状腺肿［J］. 实用妇产科杂志，1988，4（6）：302

［7］佐藤言业，田川俊郎，中川英俊，他. 舌甲状腺の1症例ならびにその文献の考察［J］. 日本口腔外科志，1985，31：754

［8］李克莉. 舌骨区异位甲状腺［J］. 天津医学院学报，1979，2：179

［9］邹仲之.组织学与胚胎学［M］.8版.北京：人民卫生出版社，2013

［10］查锡良.生物化学与分子生物学［M］.8版.北京：人民卫生出版社，2013

［11］朱大年.生理学［M］.8版.北京：人民卫生出版社，2013

［12］Ana A，Angel P.Nuclear hormone and gene expression［J］.Physiol Rev，2001，81：1269

［13］戴为信.碘与甲状腺［J］.医学内分泌分册，1996，16（1）：24-26

［14］Rasmussen UF.Iodine and Cancer［J］.Thyroid，2001，11：483-486

［15］Glinoer D.Pregnancy and Iodine［J］.Thyroid，2001，11：471-481

［16］Ruwhof C，Drexhage HA.Iodine and Thyroid Autoimmune Disease in Animal Models［J］.
Thyroid，2001，11：427-436

［17］Roti E，Uberti ED.Iodine Excess and Hyperthyroidism［J］.Thyroid，2001，11：493-500

［18］Markou K，Georgopoulos N，Kyriazopoulou V，et al.Iodine-Induced Hypothyroidism［J］.
Thyroid，2001，11：501-510

［19］Bodei L，Kassis AI，Adelstein SJ，et al.Radionuclide Therapy with Iodine-125 and Other Auger-
Electron-Emitting Radionuclides：Experimental Models and Clinical Applications［J］.Cancer
Biotherapy Radiopharmaceuticals，2003，18：861-877

［20］郑合明，王羽，王明臣.不同碘浓度对小鼠抗氧化能力的研究［J］.中国地方病防治杂志，
2002，04：219-221

［21］张世勇，高秋菊，刘天鹏，等.高碘、低碘对亲代及仔一代小鼠甲状腺形态定量体视学的影响
［J］.中国地方病防治杂志，2001，04：198-200

［22］于志恒，刘守军.在"有无碘干预性高碘甲肿"的学术争鸣中我们的论点与获得的感悟［J］.中
国地方病学杂志，2002，06：95-97

［23］杨长春，尹桂山，朱惠民，等.高碘对豚鼠脑和甲状腺细胞凋亡影响的实验研究［J］.中国地方
病学杂志，2000，05：24-26

［24］陈祖培，阎玉芹.碘与甲状腺疾病研究的最新进展与动态［J］.中国地方病学杂志，2001，01：
74-75

［25］李颖，王丹娜，陈秀洁.碘缺乏和碘过多对大鼠甲状腺形态和抗氧化能力的影响［J］.中国地方
病学杂志，2002，02：14-16

［26］宋玉国，张吉林，毕胜利，等.地方性甲状腺肿细胞周期检测与DNA倍体分析［J］.中国地方病
防治杂志，2006，03：139-141

［27］杨桂荣，黄宁波.碘酸钾和碘化钾对动物机体影响的研究进展［J］.地方病通报，2005，02：
81-82

［28］王俊艳，刘金宝，康亚尼，等.碘过量对大鼠子代大脑锥体细胞的形态学影响［J］.解剖学研
究，2006，03：190-192

［29］刘永孝.碘过多与人体健康综述［J］.安徽预防医学杂志，2005，01：23-25

［30］刘守军，于钧，李颖，等.高碘性甲状腺肿及酪蛋白对其拮抗作用的实验研究［J］.中国地方病
防治杂志，2003，04：193-195

［31］郑丽娜，康亚妮，刘皓，等.碘过量对大鼠仔鼠垂体促甲状腺激素细胞的影响［J］.中国地方病
防治杂志，2006，05：260-262

［32］毕强，金伟，周勇，等.高碘对小鼠红细胞免疫功能及过氧化脂质的影响［J］.中国地方病防治
杂志，2000，04：254-255

［33］骆效宏，王玲芳，郭晓尉，等.2002年山东省碘缺乏病监测结果及分析［J］.地方病通报，
2003，03：62-65

第一节 体 格 检 查

详细的甲状腺体格检查是甲状腺疾病诊断的重要依据。甲状腺的体格检查应在光线充足的室内进行，患者取坐位，充分暴露颈部，头稍后仰。医师按视诊、触诊、听诊的顺序进行检查。

一、视诊

正常甲状腺不能看到，如能看到其轮廓即可认为甲状腺增大。青春发育期和妊娠期常存在甲状腺轻度增大，并非甲状腺病。对肿大的甲状腺，应注意是否两侧对称，能否随吞咽而上下移动。如不对称，可能为甲状腺发育不均或有结节存在。如结节不能随吞咽活动，表明该结节非甲状腺，或甲状腺和周围组织有紧密粘连，如甲状腺癌、慢性纤维性甲状腺炎和手术后瘢痕粘连等。正中部的结节应与甲状腺舌导管囊肿相鉴别，甲状腺舌导管囊肿可随吞咽而上下移动，还可随舌的伸缩而上下移动。当甲状腺向胸骨下伸展时，可见胸骨上窝饱满、气管移位和颈静脉怒张。另外应注意，颈部皮肤有无红肿、颈动脉搏动是否增强等。

二、触诊

甲状腺触诊，应注意甲状腺的大小、硬度、对称性、表面光滑度、有无结节、移动度、有无细震颤及有无压迫气管。

甲状腺的触诊方法有两种。

1.双手触诊法　检查者可位于患者的背面，分别对甲状腺两侧叶及峡部进行触诊。检查左叶时，右手示指及中指在甲状软骨下气管右侧向左轻推甲状腺右叶，左手示、中、环指触摸甲状腺左叶的轮廓、大小、有无结节等，用同法检查右叶，再以双侧示指和中指指尖触诊甲状腺峡部。检查时嘱患者配合做吞咽动作，随吞咽上下移动者即为甲状腺。双手检查法也可在患者前面进行，检查者以左手拇指置于甲状软骨下气管右侧向左轻推右叶，右手示、中、环指触摸左叶，换手检查右叶（图 3-1）。

2.单手触诊法　检查者右手拇指置于环状软骨下气管右侧，将甲状腺轻推向左侧，其余示、中、环指触摸甲状腺左叶，换手以同样方法检查右叶。

正常甲状腺：如中指末节大小且不易触及。单纯性甲状腺肿和弥漫性毒性甲状腺肿：甲状腺对称性肿大，有时右叶较大，质软，表面光滑，活动佳。桥本病：甲状腺对称性肿大，质中，有的可触及锥体叶。慢性纤维性甲状腺炎和甲状腺癌：质地硬，表面不光滑，与周围组织有粘连。甲状腺腺瘤和囊肿：多为孤立性结节，表面光滑，质中；有些囊肿，内压较高，质地很硬。急性和亚急性甲状腺炎：可为弥漫性或结节性肿大，表面不光滑，质中，有触痛。甲状腺功能亢进症：在甲状腺双侧上下极可触及细震颤。

三、听诊

正常甲状腺区听不到血管杂音。甲状腺功能亢进时，用钟型听诊器直接放在肿大的甲状腺上，在部分患者可以听到连续性血管杂音，对诊断甲状腺功能亢进很有帮助。在弥漫性甲状腺肿伴功能亢进时还可听到收缩期动脉杂音。但有时杂音由心脏或颈动脉传来，应注意鉴别。

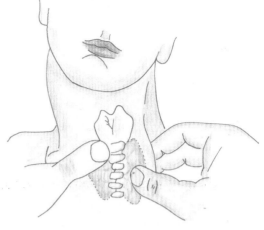

图 3-1　面对患者双手触诊法

临床上习惯将甲状腺肿大分为 3 度：Ⅰ度，不能看出肿大但能触及者。Ⅱ度，能看到肿大又能触及，但在胸锁乳突肌以内者。Ⅲ度，超过胸锁乳突肌者。Ⅰ、Ⅱ、Ⅲ度甲状腺肿也分别称为轻、中、重度肿大（图 3-2）。

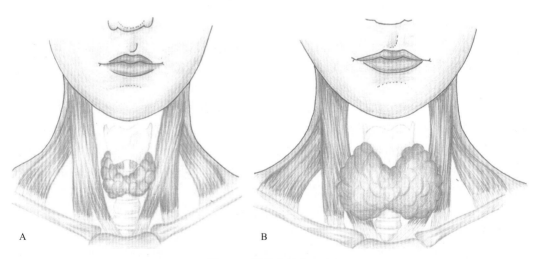

图 3-2　甲状腺肿大示意

A. Ⅱ度肿大；B. Ⅲ度肿大

（田兴松　朱见　丁峰）

第二节　实验室检查

一、一般血液检查

甲状腺功能检查的项目较多，一般有甲状腺激素水平和抗体水平检查。

（一）甲状腺激素水平检查

1.血清总三碘甲状腺原氨酸（TT_3）　三碘甲状腺原氨酸（T_3），由甲状腺滤泡上皮细胞产生。TT_3是甲状腺激素对各种靶器官作用的主要激素。血清TT_3浓度反映甲状腺对周边组织的功能优于反映甲状腺分泌状态。TT_3是查明早期甲状腺功能亢进症、监控复发性甲状腺功能亢进症的重要指标。TT_3测定也可用于T_3型甲状腺功能亢进症的查明和假性甲状腺毒症的诊断。总T_3水平能够作为一种简单有效的指标评估急性脑卒中患者的神经功能预后。

（1）增高：甲状腺功能亢进症，高TBG血症，医源性甲状腺功能亢进症，甲状腺功能亢进症治疗中及甲状腺功能减退症早期TT_3呈相对性增高；碘缺乏性甲状腺肿患者的TT_4可降低，但TT_3正常，亦呈相对性升高；T_3型甲状腺功能亢进症，部分甲状腺功能亢进症患者TT_4浓度正常，TSH降低，TT_3明显增高。

（2）降低：甲状腺功能减退症，低T_3综合征（见于各种严重感染，慢性心、肾、肝、肺功能衰竭，慢性消耗性疾病等），低TBG血症等。血清低T_3水平能够作为评估急性脑卒中患者神经功能缺损程度及预后的重要指标。

（3）正常参考值：$0.45 \sim 1.37$ng/ml。

2.血清总甲状腺素（TT_4）　甲状腺素（T_4）全部由甲状腺产生。检测血中总T_4含量（TT_4）是判断甲状腺功能亢进症或甲状腺功能减退症的常用指标，同时对病情严重程度评估、疗效监测有应用价值。

总甲状腺素（TT_4）水平在早孕期开始上升，其妊娠期参考值约为非孕期正常范围的1.5倍，由于妊娠期FT_4的方法特异性与孕期特异性的参考体系相对较难建立，而TT_4则相对简单，2012版美国内分泌医师学会和美国甲状腺学会成人甲状腺功能减退症诊治指南推荐了后者。

（1）增高：甲状腺功能亢进症，高TBG血症（妊娠，口服雌激素及口服避孕药，家族性），急性甲状腺炎，亚急性甲状腺炎，急性肝炎，肥胖症，应用甲状腺激素时，进食富含甲状腺激素的甲状腺组织等。

（2）降低：甲状腺功能减退症，低TBG血症（肾病综合征，慢性肝病，蛋白丢失性肠病，遗传性低TBG血症等），全垂体功能减退症，下丘脑病变，剧烈活动等。

（3）正常参考值：$4.5 \sim 12\mu$g/dl。

3.血清游离三碘甲状腺原氨酸（FT_3）与血清游离甲状腺素（FT_4）　尽管FT_3仅占T_3的0.35%，FT_4仅占T_4的0.25%，但它们与甲状腺激素的生物效应密切相关，所以是诊断临床甲状腺功能亢进症的首选指标。FT_3、FT_4是T_3、T_4的生理活性形式，是甲状腺代谢状态的真实反映，FT_3、FT_4 比 T_3、T_4 更灵敏，更有意义。FT_3、FT_4 测定的优点是不受其结合蛋白质浓度和结合特性变化的影响，因此不需要另外测定结合参数。

（1）FT_3：能够诱导乳腺癌细胞系 MCF-7、胶质母细胞瘤和前列腺癌（前列腺癌细胞 LNCaP）细胞增殖。FT_3 含量对鉴别诊断甲状腺功能是否正常、亢进或低下有重要意义，对甲状腺功能亢进症的诊断很敏感，是诊断 T_3 型甲状腺功能亢进症的特异性指标。可以作为早期预测高脂血症性急性胰腺炎严重程度的指标。

血 FT_3 水平是冠状动脉钙化程度和心血管事件发生的重要影响因素，低 FT_3 水平是急性失代偿性心力衰竭患者全因死亡的独立危险因素。

（2）FT_4：测定是临床常规诊断的重要部分，可作为甲状腺抑制治疗的监测手段。当怀疑甲状腺功能紊乱时，FT_4 和 TSH 常一起测定。

TSH、FT_3 和 FT_4 三项联检，常用以确认甲状腺功能亢进症或甲状腺功能减退症，以及追踪疗效。

（3）正常参考值：FT_3 1.45 ～ 3.48pg/ml；FT_4 0.71 ～ 1.85ng/dl。

4.促甲状腺激素（TSH）　由垂体促甲状腺激素细胞分泌，主要负责调节甲状腺细胞的增殖、甲状腺血液供应，以及甲状腺激素的合成和分泌，在维持正常甲状腺功能中起最重要的调节作用。同时，TSH 的合成和分泌也受到下丘脑分泌的促甲状腺素释放激素（TRH）正反馈调节和甲状腺分泌的甲状腺激素的负反馈调节。

主要作用是控制甲状腺，它能促进甲状腺激素的合成，还能促进已合成的甲状腺激素释放入血液中，对甲状腺本身的生长和新陈代谢也起着重要的作用。血清 TSH 浓度的变化是反映甲状腺功能最敏感的指标。TSH 检测是查明甲状腺功能的初筛试验。游离甲状腺浓度的微小变化就会带来 TSH 浓度向反方向的显著调整。因此，TSH 是测试甲状腺功能的非常敏感的特异性参数，特别适合于早期检测或排除下丘脑-垂体-甲状腺中枢调节环路的功能紊乱。可能用于评价结节性甲状腺肿患者恶性肿瘤的危险程度。

分泌 TSH 的垂体瘤的患者血清 TSH 升高，TSH 是甲状腺癌术后或放疗以后采用甲状腺素抑制治疗监测的重要指标。TSH 水平与冠心病具有显著的相关性，是冠心病发生的重要危险因素，TSH 与肥胖严重程度之间呈正相关关系。

（1）增高：原发性甲状腺功能减退症，异位 TSH 分泌综合征（异位 TSH 瘤），垂体 TSH 瘤，亚急性甲状腺炎恢复期。

（2）降低：继发性甲状腺功能减退症，第三性（下丘脑性）甲状腺功能减退症，甲状腺功能亢进症 CTSH 瘤所致者例外，EDTA 抗凝血者的测得值偏低。

（3）正常参考值：0.49 ～ 4.67mIU/L。

（二）甲状腺抗体水平检查

1.甲状腺球蛋白抗体（TGA）与甲状腺微粒体抗体（TMA）　血清中 TGA 和 TMA 是两种主要的特异性甲状腺自身抗体。自身免疫性甲状腺疾病 TGA 与 TMA 升高，其他甲状腺疾病及健康人群血中亦可检出，TGA 是慢性淋巴细胞性甲状腺炎的特异性诊断指标，常显著增高。

（1）TBG：是一种潜在的自身抗原，当进入血液后可刺激机体产生 TGA。TGA 是激活的效应性B细胞针对自身抗原Tg分泌的。甲状腺自身抗体在自身免疫甲状腺疾病（AITD）的发病中起着较重要作用，具有诊断意义；是甲状腺疾病中首先发现的自身抗体，具有高度种属特异性，是诊断AITD常用指标。

在自身免疫性甲状腺炎患者中可发现TGA浓度升高，出现频率是70%～80%。Graves病TGA的阳性率约为60%，经治疗后滴度下降提示治疗有效，如果滴度持续较高，易发展成黏液性水肿。甲状腺功能亢进症患者测得TGA阳性且滴度较高，提示抗甲状腺药物治疗效果不佳，且停药后易复发。甲状腺癌与TGA呈一定的相关性，阳性率可达13%～65%，TGA值的升高是肿瘤恶化的一种标志。TGA可以影响PTC患者的清甲疗效，TgAb越高者清甲疗效越差。增加^{131}I治疗剂量未能进一步提高患者的清甲成功率。

正常参考值：0～34IU/ml。

（2）TMA：是由自身免疫甲状腺疾病所引起的自身抗体之一，和TGA一样已公认是甲状腺自身免疫过程中的重要标志，是最具代表性的抗体，对自身免疫性甲状腺疾病的诊断上，是不可或缺的指标，是除组织学诊断自身免疫性甲状腺疾病的特定手段之一。

在自身免疫性甲状腺炎（即Graves病）时，血清TGA和TMA显著高于正常人及其他非自身免疫性甲状腺疾病，对鉴别诊断自身免疫性甲状腺炎有重要价值，两者联合应用其诊断符合率可达98%。

桥本甲状腺炎、原发性甲状腺功能减退症及甲状腺功能亢进症等免疫性疾病患者血清TMA和TGA显著高于正常人，尤其桥本甲状腺炎更为突出，血清TMA和TGA是诊断此类疾病的"特异指标"。

①甲状腺功能亢进症：TGA、TMA均强阳性，TMA高于TGA，两种抗体均低于桥本甲状腺炎。部分患者治疗后TGA、TMA可转为阴性，但多数临床治愈的甲状腺功能亢进症患者TGA、TMA长期测定弱阳性。因此，应定期复查甲状腺功能，以防复发。

②桥本甲状腺炎、肾上腺皮质功能不全：TGA、TMA均表现强阳性，亦有少部分患者TMA强阳性，TGA弱阳性或阴性。亚甲炎患者两种抗体明显高于正常人，低于桥本甲状腺炎。

③原发性甲低症：TGA、TMA均阳性，但继发性甲低TGA、TMA阴性，用以鉴别继发性甲低。

④甲状腺癌：TGA增高明显。

⑤妊娠期自身免疫疾病：TGA、TMA均可增高。

正常参考值：0～50 IU/ml。

2.促甲状腺素受体抗体（TRAb） TRAb又称甲状腺刺激性抗体（TSAb）或甲状腺刺激性免疫球蛋白（TSI）。针对促甲状腺素受体的自身抗体，与Graves病和自身免疫性甲状腺功能减退症的发病密切相关。TRAb是一种甲状腺的自身抗体，是在恶性弥漫性甲状腺肿自身免疫过程中产生的，可以刺激甲状腺产生甲状腺激素，测定TRAb有利于对弥漫性恶性甲状腺肿发病机制的研究。

（1）意义

①辅助甲状腺功能亢进症和甲状腺炎的诊断：约95%甲状腺功能亢进症患者TRAb

阳性，对Graves甲状腺有早期诊断意义。

②判断甲状腺功能亢进症病情及疗效：经治疗恢复过程中TRAb趋向正常然后转阴，表明患者病情得到有效缓解。

③指导抗甲状腺功能亢进症用药：TRAb持续阳性，如停药很易复发。

④预测甲状腺功能亢进症复发：若TRAb转阴一段时间后又重新转阳，虽无临床症状，常是病情复发的预兆。

⑤其他：鉴别诊断"无症状甲状腺炎-V"。预测新生儿甲状腺功能亢进症。

（2）正常参考值：＜5U/L。

二、选择性血液检查

（一）抗甲状腺过氧化物酶抗体（Anti-TPO，TPOA）

TPOA是主要的甲状腺组织自身抗体，存在于甲状腺滤泡细胞顶端的细胞膜上，是甲状腺激素合成过程的关键酶，与甲状腺组织免疫性损伤密切相关。主要包括甲状腺刺激性抗体（TSAb）和甲状腺刺激阻滞性抗体（TSBAb）。TPOAb的抗体有IgG1、IgG2、IgG3和IgG4等亚型。其表位的异常表达或免疫反应，都是引起桥本甲状腺炎（HT）和Graves病（GD）患者的甲状腺损伤的重要因素之一，也是AITD的重要抗体。有研究表明抗甲状腺过氧化物酶抗体是慢性淋巴细胞性甲状腺炎的特异性诊断指标。

TPOA直接对抗甲状腺过氧化物酶（TPO），TPO在生物合成T_3和T_4过程中催化甲状腺球蛋白酪氨酸的碘化，近来的研究证实TPO是甲状腺微粒体抗原的主要成分，TPOA是TMA的活性成分，因此存在于患者体内的TPOA就是TMA。

TPOA与自身免疫性甲状腺疾病（AITD）的发生、发展密切相关，可通过细胞介导和抗体依赖的细胞毒作用使甲状腺激素分泌不足造成自身免疫相关的甲状腺功能减退症，作为自身免疫性甲状腺疾病的诊断和监测指标，TPOA比TMA具有更好的灵敏度、特异性、更可靠和有意义，已成为诊断甲状腺自身免疫性疾病的首选指标。TPOA的主要临床应用：诊断桥本病（HD）和自身免疫性甲状腺功能亢进症，毒性弥慢性甲状腺肿（Graves），监测免疫治疗效果，检测家族甲状腺疾病的发病可能，预测孕妇产后甲状腺功能障碍的发生。妊娠早期甲状腺功能正常而甲状腺自身抗体TPOAb和TgAb均阳性的孕妇在妊娠中期临床甲状腺功能减退症发生率较高，胎膜早破的发生率较高，故在妊娠早期就应对孕妇开展TPOAb及TgAb的筛查，定期监测甲状腺功能，以减少不良妊娠的发生。孕妇的TPOAb增高与新出生的婴儿甲状腺功能障碍密切相关。

对原发性甲状腺功能减退症患者，结合TSH升高，可以发现早期甲状腺功能减退症患者。对可疑甲状腺功能减退症患者，若TPOA升高，有助于原发和继发甲状腺功能减退症的鉴别。HT患者，TPOA终身存在，如临床表现典型且TPOA持续高水平，可作为诊断依据确诊。

对于甲状腺激素替代治疗的指征，包括TSH水平升高及抗甲状腺过氧化物酶TPOA阳性患者，临床联合检测TPOA、TGA主要用于来鉴别免疫治疗的效果、查明具有家族甲状腺疾病的人的患病的可能性、预测孕妇产后甲状腺功能障碍的发生。

检测 TPOA 有助于解决临床诊断出现的难题，比如异常的高 TSH 水平同时伴随正常水平的游离 T_4（FT_4），若 TPOA 升高，应考虑亚临床甲状腺功能减退和早期慢性淋巴细胞性甲状腺炎。低水平的 TPOA 在无症状患者中占 10%，预示易患甲状腺自身免疫性疾病；85% 甲状腺功能亢进症和甲状腺功能减退症患者表现高水平的 TPOA，因此，在大多数甲状腺自身免疫性疾病的诊断中，TPOA 和 TGA 联合检测具有更高的临床价值。

TgAb、TPO-Ab 对甲状腺疾病的临床诊断具有重要意义，尤其是对桥本甲状腺炎患者和非桥本甲状腺炎患者的临床鉴别价值较高，同时也能够反映患者病情控制情况，可为治疗方案的确定提供依据。术前 TSH、TgAb/TPOAb 升高是甲状腺结节为癌的危险因素，且与甲状腺多灶癌及浸润程度相关。

此外，产后甲状腺炎、萎缩性甲状腺、部分结节性甲状腺肿患者，TPOA 可为阳性；某些自身免疫性疾病如类风湿疾病、系统性红斑狼疮可见 TPOA 升高。

正常参考值：0 ～ 12 IU/ml。

（二）甲状腺素结合力（T-uptake，甲状腺摄取试验）

测定甲状腺素含量是鉴别甲状腺功能正常与否的重要手段，大部分甲状腺素与其运载蛋白质结合，结合部分与游离部分处于平衡状态。在很多情况下，尽管游离的甲状腺素在正常范围，但运载蛋白质含量的变化可导致总甲状腺素测定值的改变。因此，只有在 T-uptake 正常的情况下，测定总甲状腺素才能提供准确的信息。

T-uptake 测定可了解甲状腺素的结合位点数。由总甲状腺素（T_4）和 TBI（甲状腺素结合指数，T-uptake 测定结果）的商得出的游离甲状腺素指数（FT_4I），反映了运载蛋白质含量和甲状腺素含量这两种变化因素。

正常参考值：0.66 ～ 1.27 TBI。

（三）甲状旁腺素（PTH）

PTH 由甲状旁腺合成并分泌入血流中，它和降钙素相互作用以维持血钙水平的稳定性，甲状旁腺素（PTH）可精细调节骨的合成、分解代谢，对成骨细胞和破骨细胞的分化、成熟、凋亡发挥重要作用。PTH 对骨形成和骨吸收具有双重效应，持续大剂量 PTH 促进骨吸收，间歇性小剂量 PTH 促进骨形成。血钙升高抑制 PTH 的分泌，血钙降低则促进 PTH 的分泌。

PTH 水平增高，见于原发性甲状旁腺功能亢进、异位性甲状旁腺功能亢进、继发于肾病的甲状旁腺功能亢进、假性甲状旁腺功能减退等。

PTH 水平减低，见于甲状腺手术切除所致的甲状旁腺功能减退症、肾衰竭和甲状腺功能亢进所致的非甲状旁腺性高钙血症等。

甲状旁腺功能紊乱可引起 PTH 分泌改变，进而导致血钙水平的升高或降低（高钙血症或低钙血症）。甲状旁腺腺瘤可引起甲状旁腺功能亢进症，进而导致 PTH 分泌上升，因此，在甲状旁腺腺瘤切除手术前后测定 PTH 能帮助外科医师了解手术效果。

正常参考值：15 ～ 65ng/L。

（田兴松　朱　见　宁进尧）

第三节　甲状腺的超声检查

超声是甲状腺评估的首选影像学检查方法。自20世纪中叶B型超声应用于甲状腺疾病诊断以来，甲状腺超声经历了灰阶成像、超声引导下细针穿刺、彩色多普勒显像等多种技术的发展。进入21世纪以来，新的超声技术，如超声造影、三维超声和超声弹性成像逐渐发展并应用于临床，新技术与常规超声联合应用，明显提高了甲状腺疾病的诊断准确性。近年来，甲状腺的介入超声取得长足发展，粗针活检在甲状腺病理诊断、基因检测和消融治疗方面均进行了初步探索，并取得了一定的成果。

临床上甲状腺超声主要应用于以下情况：患者出现甲状腺局部症状或体征；其他辅助检查（如CT、MRI、FDG-PET）发现甲状腺形态、结构及功能的异常；甲状腺外科术前及术后评估，包括术前明确肿块数目、位置、大小，对周围毗邻结构的影响，判断有无引流区淋巴结转移，初步进行TNM分期；术后用于了解病变的切除情况，排除并发症，跟踪随访局部复发和区域淋巴结转移等。甲状腺超声还可引导甲状腺结节的细针穿刺，从而提高穿刺的准确性。在评估新生儿和胎儿甲状腺的应用中，超声也具有举足轻重的地位。

甲状腺超声检查对仪器的分辨率要求较高，一般采用频率＞11MHz的高频线阵探头。探头频率越高，病变细微结构显示越清晰，但探测深度会随之下降，不利于腺体深部和较大病变显示。临床上需要根据患者颈部条件，病变位置和深度适当调节频率范围。当包块过大，甚至部分突至胸骨后时，要用低频率的凸阵探头予以补充扫查（图3-3）。

超声图像上，甲状腺位于气管和食管前方、双侧颈部大血管之间，分为左右侧叶和峡部。被膜清晰，呈线状高回声带。腺体内部结构均匀，分布一致，呈中等偏高回声（图3-4）。峡部周围可见形态和位置变异较大的锥状叶，侧叶外侧和下方偶尔见到迷走的甲状腺组织（图3-5），需要与病变结节进行鉴别。正常甲状腺实质内血流信号呈稀疏点状、条状，显示情况与机器的彩色灵敏度有关。

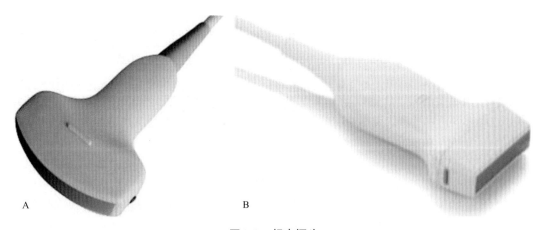

A　　　　　　　　　　　B

图3-3　**超声探头**

A.凸阵探头；B.线阵探头

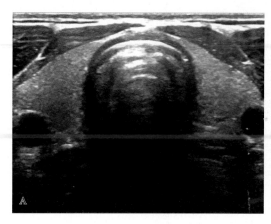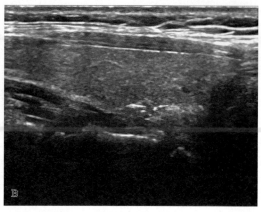

图 3-4　正常甲状腺超声图像

腺体被膜纤细光滑，回声中等、均匀；A.横切面；B.纵切面

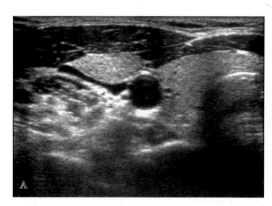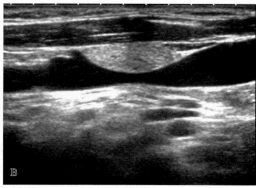

图 3-5　迷走的甲状腺组织

位于右侧颈内静脉前方，质地、回声同甲状腺；A.横切面；B.纵切面

一、甲状腺炎性病变

（一）急性化脓性甲状腺炎

主要由同侧梨状隐窝窦道感染导致。90%发生在甲状腺左叶，多位于甲状腺中上区域，近颈前肌的包膜下。出现脓肿时，甲状腺局限性不对称增大，内为边界不清的混合回声，暗区内透声差，充满细密光点。脓肿可突破甲状腺包膜蔓延至周围软组织，此时颈外侧各层软组织层次消失，代之以范围不等的脓肿区。脓肿吸收后为表现为不规则斑片状回声，边界模糊，甲状腺内残留片状低回声。很少见到同侧淋巴结肿大（图3-6、图3-7）。

（二）亚急性甲状腺炎

是自限性疾病，病程长短不一，双侧病变可以交替出现。患者临床表现不同，典型病例患侧甲状腺疼痛，血常规检查通常表现为一过性甲状腺功能亢进症，红细胞沉降率加快，部分患者红细胞沉降率和甲状腺功能与病变发展不平行。无痛的局限性病灶需要与甲状腺的恶性病灶进行鉴别。炎症的范围与进程有关。早期甲状腺实质内出现单发或

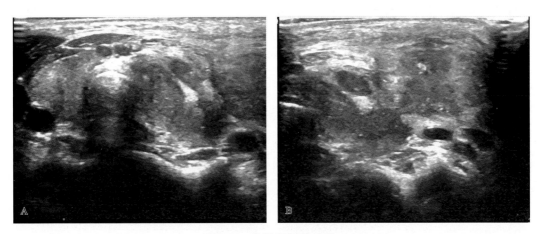

图3-6 化脓性甲状腺炎

女性，9岁。病变位于甲状腺左叶，边界不清，内为透声差的脓液。炎症破坏甲状腺被膜，向外累及左侧颈部组织间隙，形成大范围的脓肿；A.横切面；B.纵切面

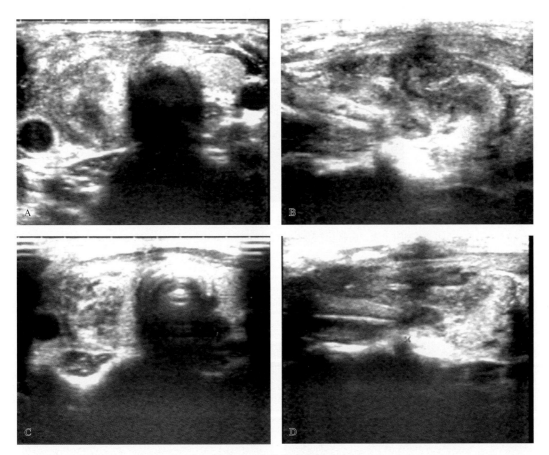

图3-7 化脓性甲状腺炎

男性，13岁。病变位于甲状腺右叶，边界不清；A.横切面；B.纵切面14d后患者复查，病灶吸收；C.横切面；D.纵切面

多发、散在的异常回声区，甚至累及一侧叶，边界模糊。分布不均匀，外带为重，表现为低回声区自外向内逐渐减低（图3-8、图3-9）。随着炎症消退，病灶可逐渐缩小。超声表现为病灶完全消失，或者由于腺体破坏明显，纤维组织增生显著，病变区呈局限性

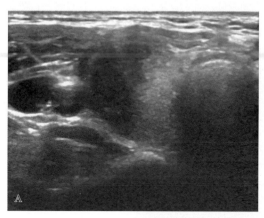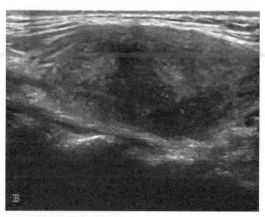

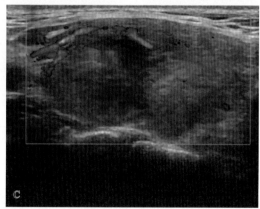

图3-8　亚急性甲状腺炎

女性，33岁。甲状腺右侧叶受累，病灶边缘模糊，内部回声减低，外带为重；A.横切面；B.右叶纵切面；C.病灶内血流信号不丰富

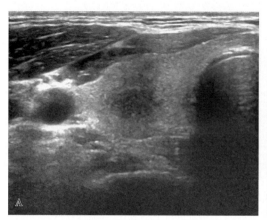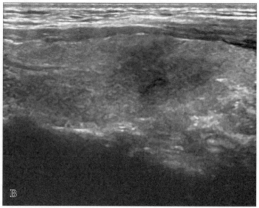

图3-9　亚急性甲状腺炎

女性，28岁。甲状腺右叶受累，边界模糊；A.横切面；B.纵切面

扁平片状低回声区，边界模糊，无明显占位效应。腺体周边区域的病灶可累及颈前肌群，出现炎性粘连，甲状腺动度下降。由于实质破坏，炎症区域内血流信号不丰富。

（三）桥本甲状腺炎

常累及整个甲状腺，腺体增大明显，呈弥漫性非均匀性肿大，以峡部增大为著，厚度一般＞4mm，病程后期出现萎缩、体积减小。部分病例甲状腺形态、体积没有明显改变。内部结构一般分为3种图像类型：弥漫型、局限型和结节型。从血流信号上看，腺体实质内血流明显增多，也可以表现为正常分布。腺体萎缩后血流信号明显减少。

弥漫型是桥本甲状腺炎最常见的类型，以腺体弥漫性肿大伴淋巴细胞浸润的图像为主，表现为弥漫分布的低回声（图3-10），回声减低程度与促甲状腺素水平负相关。病程中可以出现广泛的纤维组织增生，表现为实质内出现线状高回声，相互分隔，呈不规则网格样改变，这是桥本的特征性表现。此型病变血流信号表现丰富（图3-11）。

局限型是甲状腺局部区域淋巴细胞浸润导致的局部低回声区，也可能是相对于其他区域，甲状腺的某一部分淋巴细胞浸润较为严重。超声上表现为甲状腺局限性不均匀低回声区，形态不规则，呈地图样改变。部分局限性低回声区内血流丰富，对此型病变的诊断有一定价值（图3-12）。

结节型是腺体实质内纤维组织增生，将病变甲状腺分隔，形成结节。一般为多结节，病变明显者呈双侧甲状腺内布满多个大小不等的结节样回声，边界不甚清晰，回声均匀。这种结节不改变甲状腺实质的血管走向，是一种假结节（图3-13）。

需要注意的是，桥本甲状腺炎可以和多种甲状腺病变共存，比如结节性甲状腺肿、甲状腺乳头状癌、亚急性甲状腺炎等。

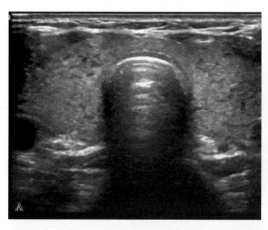
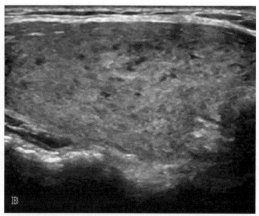

图3-10　弥漫型桥本甲状腺炎

女性，31岁。甲状腺弥漫性肿大，腺体内见弥漫分布的细小低回声区，各低回声区边界清晰；A.横切面；B.纵切面

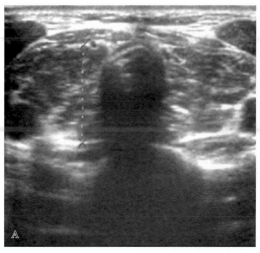
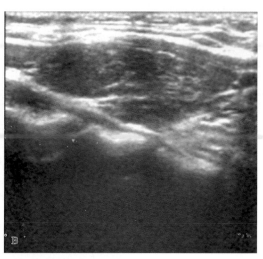
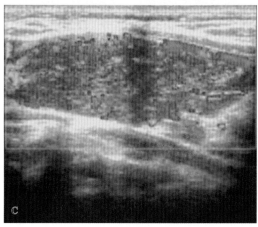

图3-11　弥漫型桥本甲状腺炎

女性，43岁。甲状腺不肿大，被膜增厚，腺体回声弥漫性减低，内部见多发条索样高回声带；A.横切面；B.纵切面；C.腺体内血流信号丰富

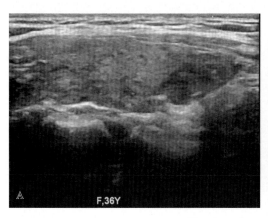
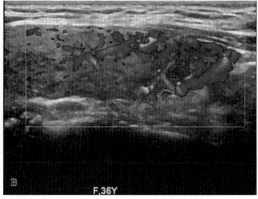

图3-12　局限型桥本甲状腺炎

女性，42岁。甲状腺左叶下极局限性低回声区，形态不规则，局部血流信号丰富；A.左叶纵切；B.左叶纵切彩色多普勒图像

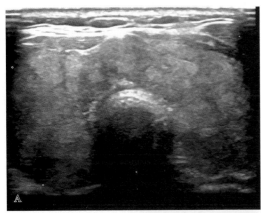
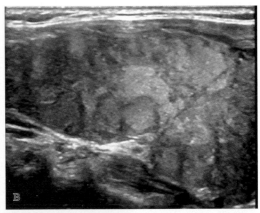
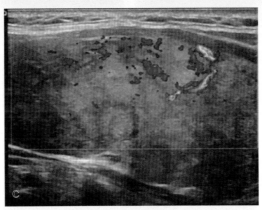

图3-13　结节型桥本甲状腺炎

女性，39岁。甲状腺体积弥漫性肿大，内部多发结节样高回声，边界不清晰；A.横切面；B.纵切面；C.结节不改变血流走行方向

（四）侵袭性甲状腺炎

是一种少见的甲状腺慢性炎性病变。炎性组织增生，穿透甲状腺被膜向腺体外组织侵犯，图像上有时和甲状腺癌鉴别困难。受累甲状腺体积增大，质地坚硬，被膜不清晰，表面模糊，腺体内回声明显减低；由于实质内结缔组织含量增加，腺体后方可见程度不同的声衰减。彩色多普勒显示腺体内血流信号稀少，甚至难以测出血流信号。侵袭性甲状腺炎缺乏典型声像图表现，需要经组织学活检确诊（图3-14）。

二、甲状腺功能亢进

甲状腺功能亢进是常见的内分泌疾病，原因多种，比较常见的是毒性甲状腺肿，即Graves病。多数Graves病患者甲状腺肿大，质地致密，表面光滑，伴有神经系统、心血管系统和消化系统等多系统、多器官程度不同的甲状腺激素毒性改变。

超声图像上，双侧甲状腺轻度到中度增大，被膜增厚不明显，实质内呈粗糙的低回声，也可以见到弥漫分布的低回声区，径线一般＜1cm。部分低回声区边界清晰，"镶嵌"于等回声的甲状腺实质内；部分低回声区边界不清，与周边粗糙的甲状腺实质分界模糊。腺体内可见少量纤维结缔组织增生。彩色多普勒超声显示，腺体内血流信号

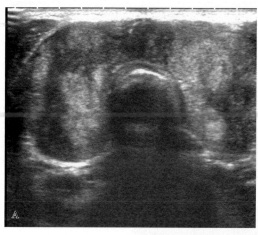
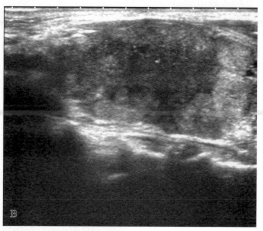
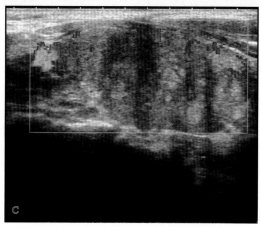

图3-14　桥本甲状腺炎合并木样甲状腺炎

女性，65岁。A.甲状腺明显肿大；B.双侧甲状腺内见范围不等的低回声区，边界不清，与甲状腺被膜分界不清；C.内部血流信号略增多。此例经穿刺病理证实

丰富，流速快，呈闪烁跳跃状，称"火海征"。双侧甲状腺上动脉内径增宽，一般＞2mm，动脉流速加快，峰值流速＞40cm/s，甚至高达70～90cm/s（图3-15）。经过治疗后，甲状腺内低回声区显示更加模糊，实质结构粗糙，血流的流速明显下降，"火海征"消失，甚至血流信号仅表现为轻度丰富，此时与其他甲状腺弥漫性病变鉴别困难，其中最易混淆的疾病即为桥本甲状腺炎。

三、甲状腺结节性病变

2017年4月，美国放射学会（ACR）公布了甲状腺结节分类诊断的白皮书，制定了甲状腺影像报告和数据系统（TI-RADS），旨在以相对简单且统一的分类方法识别恶性肿瘤，以指导细针穿刺活检（FNA）和手术，同时减少良性结节的穿刺率。ACR的TI-RADS适用于所有甲状腺结节。根据结节特征不同，赋予不等分值，按照评分将结节分为1～5类。分类指标包括成分、回声、形态、边缘和局灶性强回声，每项对应一定的评分（表3-1）。

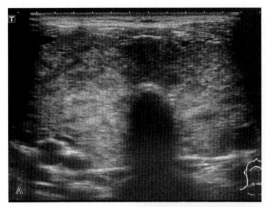
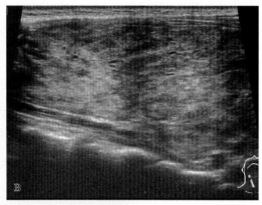
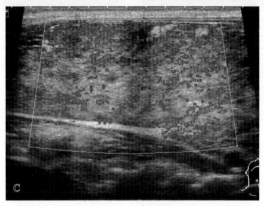

图3-15　**毒性甲状腺肿**

女性，45岁。甲状腺双侧叶弥漫性肿大，内部见粗糙的低回声区，边界不清，腺体内血流信号丰富（A～C）

表3-1　**甲状腺结节描述的标准术语和对应分值**

成分	回声	形态	边缘	局灶性强回声
囊性或几乎完全为囊性 0分	无回声 0分	宽>高 0分	光滑 0分	无或"大彗星尾" 0分
海绵状 0分	高回声或等回声 1分	高>宽 3分	不清 0分	粗大钙化 1分
囊实性 1分	低回声 2分	——	分叶状或不规则 2分	周边钙化 2分
实性或几乎完全为实性 2分	极低回声 3分	——	腺体外侵犯 3分	点状强回声 3分

　　根据结节的超声特点评分，最后计算总分，按照总评分的多少来评定TI-RADS分类水平。0～1分为TI-RADS 1类，良性；2分为2类，不怀疑恶性；3分为3类，低度可疑恶性；4～6分为4类，中度可疑恶性；7分以上为5类，高度可疑恶性。每一观察内容中，如果多种征象同时具备，按照评分最高的图像特征加分。但在局灶性强回声一项中，如果同时具备多种钙化特点，则按每种钙化赋分取和。如结节内既有粗大钙化，又

有边缘钙化，则评3分。ACR推荐根据TI-RADS分类和结节大小进行穿刺活检或定期随访。

（一）良性结节

1.胶质结节　一般认为是甲状腺增生所致。结节呈囊性，直径多＜1cm，典型特征是囊性结节内有数量不等、大小不一的强回声，后方伴"大彗星尾"征（图3-16）。"大彗星尾"征指的是囊性结节内，强回声后方彗尾深度＞1mm的超声伪像，这种特征强烈提示结节为良性。与实性结节内的"小彗星尾"不同，后者往往提示恶性可能（图3-17）。

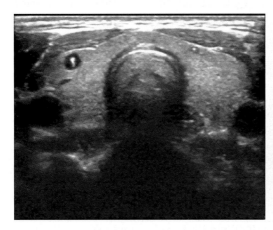 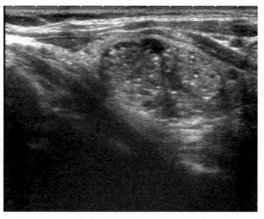

图3-16　甲状腺胶质结节（囊性内伴"大彗星尾"征）　　图3-17　甲状腺实性结节（内部见多发点状强回声，后方伴"小彗星尾"）

2.结节性甲状腺肿　一般认为是甲状腺反复增生和复旧形成的增生性结节。甲状腺不规则肿大，甚至出现变形。随着超声查体的普及，发现结节也可出现在形态及腺体实质背景均正常的甲状腺内。结节单发或多发，形态规则，边界清晰。当结节布满整个甲状腺时，边界"隐没"于周围结节内，变得模糊不清，此时结节大小测量不精确，随访对照意义有限。结节内部结构呈囊性、囊实性或实性，实性部分结构不均质，为网格状，或"海绵样"。病变进展结节可以继发出血、囊性变和钙化，其中钙化呈良性表现，形态粗大，边界清晰，呈斑块状位于结节内部或边缘，或者呈薄层规则的"蛋壳样"包裹于结节外缘，边缘显示锐利、清晰（图3-18）。后期机化吸收的结节性甲状腺肿由于纤维结缔组织收缩，形态极不规则，需与甲状腺恶性肿瘤相鉴别（图3-19）。

3.甲状腺滤泡状腺瘤　瘤体形态规则，呈类圆形或椭圆形。边界清晰，边缘可见特征性的低回声晕，晕环薄而规则。肿瘤内部为均匀的实性结构，可以为高回声、等回声或低回声。大的腺瘤可以发生退行性改变，如囊变和钙化。彩色多普勒超声显示血流模式多样，多数为边缘环绕血流，以及向肿瘤内部流向的"轮辐状"血流。当肿瘤周边的晕环变得宽大不规则，"轮辐状"血流不典型，肿瘤内部出现高速穿支血流时，对滤泡癌的诊断有一定价值（图3-20）。

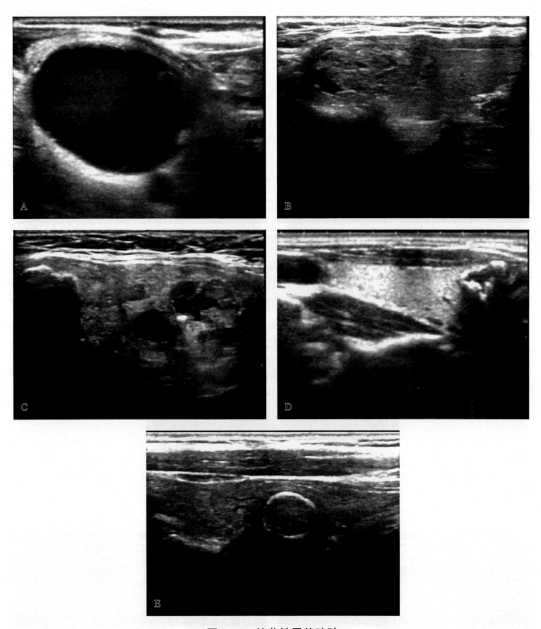

图3-18 结节性甲状腺肿

A.囊性结节;B.实性结节,内部为海绵样结构;C.囊实性结节,实性部分为海绵样结构;D.结节内部粗大钙化;E.结节边缘蛋壳样钙化

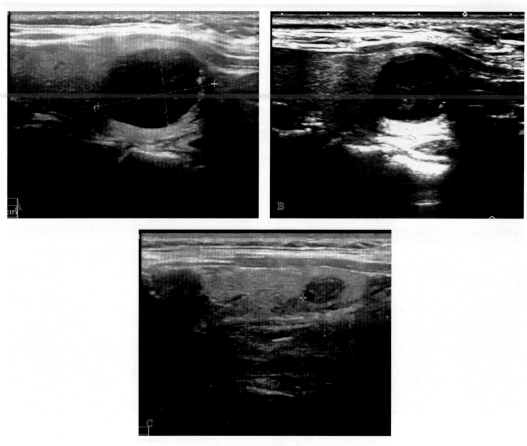

图3-19 结节性甲状腺肿机化

　　A.2016年11月，病灶为囊性结节；B.2017年12月，病灶为囊实性结节；C.2018年1月，病灶明显缩小，呈类实性结节

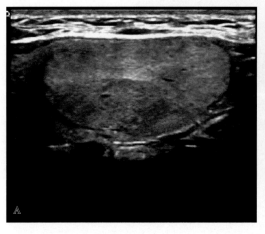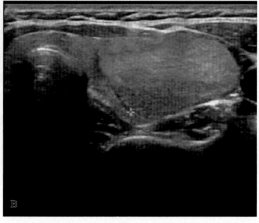

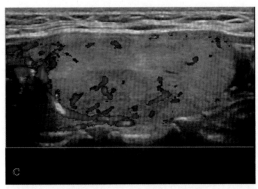
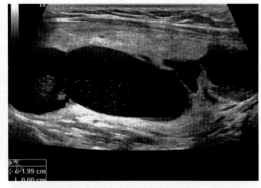

图3-20　甲状腺滤泡状腺瘤

A～C.女性，35岁，肿瘤形态规则，回声均匀，周边有低回声晕；D.女性，56岁，腺瘤体积巨大，内部囊性变

甲状腺滤泡状腺瘤的超声表现没有特异性，与结节性甲状腺肿、结节性甲状腺肿伴腺瘤样增生、滤泡状癌、滤泡型乳头状癌、部分髓样癌征象相似，难以鉴别，需要术后完整的病理切片才能准确诊断。

（二）甲状腺癌

1.甲状腺乳头状癌　最常见的甲状腺恶性肿瘤，具有甲状腺恶性肿瘤的一般特征，TI-RADS分类为4类或5类结节。单发或多发；瘤体较小时，纵横比≥1；形态不规则，边缘不规整，有毛刺样或角样突起或向周边浸润没有边界；内部呈实性或囊实性，实性区域结构致密，相对均匀，为低回声或极低回声，偶然可见等回声或高回声；大部分的乳头状癌瘤体内有钙化，既有特异性较高的沙砾样钙化，也可见到粗大钙化。粗大钙化位于瘤体内部，边缘模糊，也可散在分布于瘤体周边部分，呈粗糙的"蛋壳样"。在钙化环中断的区域，可以看到肿瘤实性组织突破边缘钙化向外生长。钙化的出现，表明肿瘤容易出现复发，与超声发现的颈部淋巴结转移也显著相关。沙砾样钙化的患者出现复发和淋巴结转移的概率比无钙化者明显增加。随着肿瘤进一步生长，瘤体突破甲状腺被膜，出现腺体外侵犯。肿块浸润颈前肌群，粘连气管，累及颈总动脉、喉返神经，出现相应的临床表现（图3-21）。

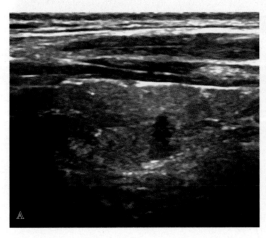
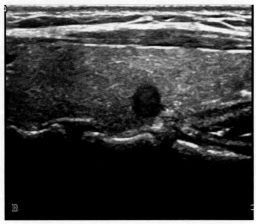

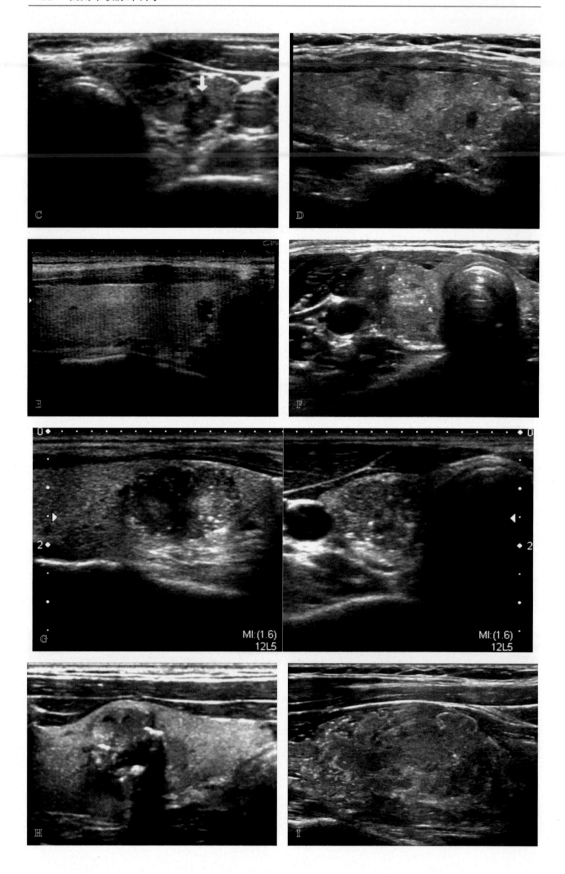

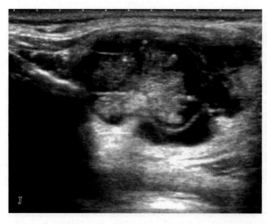
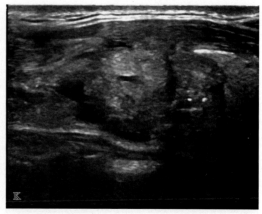

图3-21　甲状腺乳头状癌的不同表现

A.微小癌，纵横比＞1，边缘不规整，回声低，均匀；B.微小癌，纵横比＞1，回声低，均匀；C.微小癌，纵横比＞1，周边有角样突起；D.两处癌灶，形态及回声均不相同；E.微小癌，内部微小点状钙化；F.肿块边界不清，呈等回声，内部多发细小钙化；G.肿块形态规则，边缘不规整，内见细小点状钙化；H.肿块形态不规则，内部粗大不规则钙化；I.肿块内部弥漫的形态不一的钙化；J.癌灶呈囊实性，实性区域腺体不规则，内部多发点状钙化，囊性区域呈多房囊肿；K.肿块向腺体外侵犯，甲状腺被膜弥漫受累

　　乳头状癌有不同的亚型，超声图像有意义的为滤泡亚型和弥漫硬化型甲状腺癌。滤泡亚型乳头状癌部分病例表现不典型，图像特征同滤泡状腺瘤或结节性甲状腺肿伴腺瘤样增生。弥漫硬化型乳头状癌腺体单侧或双侧叶弥漫受累，实质内弥漫、广泛分布沙砾样钙化，也可表现为多发的边界不清的肿块样回声区，周边伴有沙砾样微钙化。此型乳头状癌颈部淋巴结转移的概率非常高（图3-22）。

　　需要注意的是，桥本甲状腺炎背景下合并出现乳头状癌的概率高于背景相对正常的患者，可能与两者发病机制均受TSH刺激有关。

　　甲状腺乳头状癌的淋巴结转移超声表现特异性很高，主要为淋巴结的囊性变，淋巴结内出现偏心性的实性高回声团和沙砾样钙化。淋巴结大小与是否转移无关。早期转移的淋巴结结构尚存，门结构清晰，边缘出现小范围的实性光团或小范围的沙砾样钙化。随着病变进展，转移的肿瘤组织逐渐蚕蚀侵犯整个淋巴结，取代正常淋巴结结构，此时淋巴结结构消失，淋巴结间出现融合，内部为实性中等回声肿物，可探及丰富杂乱的血流信号（图3-23）。肿瘤以患侧淋巴结转移为主，偶见对侧转移。Ⅵ区一般认为是淋巴

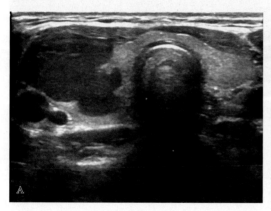
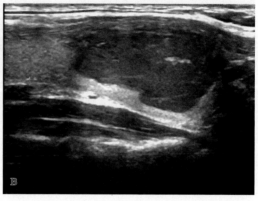

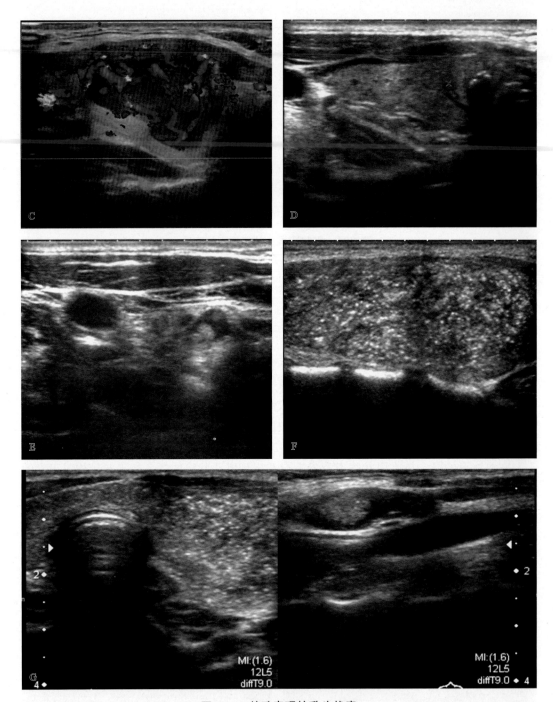

图3-22　特殊表现的乳头状癌

　　A～B.滤泡亚型，肿瘤边界清晰，有分叶样突起，内部回声极低，均质；C.血流信号丰富杂乱；D.滤泡亚型，肿瘤形态规则，边界清晰，内部有粗大钙化；E.Ⅵ区淋巴结转移；F.弥漫硬化性甲状腺癌，腺体实质内有弥漫分布的沙砾样钙化；G.横切面及同侧淋巴结转移

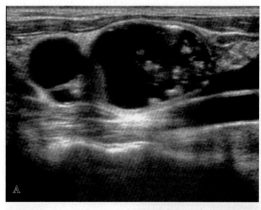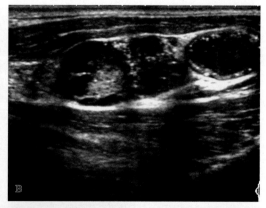

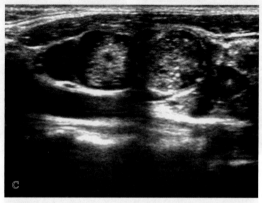

图3-23　甲状腺乳头状癌转移的淋巴结

A.淋巴结囊性变，内部有多发点状强回声；B.淋巴结融合，淋巴门结构消失，囊实性，伴发多发钙化；C.淋巴结实变，伴多发钙化

结转移的第一站，但Ⅵ区淋巴结体积小，部分位置深在，超声识别率不高。超声发现较多的转移淋巴结以Ⅲ、Ⅳ、Ⅱ、Ⅴ区多见，罕见Ⅰ-Ⅶ区转移。另外，转移性淋巴结可能是甲状腺隐匿性癌的唯一异常表现。

2.甲状腺滤泡状癌　超声表现与瘤体被膜中断和脉管侵犯的范围有关。伴微浸润时，瘤体形态规则，平行位生长。边缘规则，周边可见声晕。部分晕环宽而不规则，部分与滤泡状腺瘤鉴别困难。内部呈实性均匀回声，可有少量钙化斑。肿瘤回声以等回声和高回声为主，1/3表现为低回声。彩色多普勒可以看到瘤体内有粗大的穿支血流（图3-24）。

广泛浸润时，瘤体形态不规则，周边可见分叶样突起，边界不清，边缘模糊，内部回声均质或不均质。同时伴有程度不同的腺体外侵犯。彩色多普勒超声示肿瘤内部血流丰富杂乱。

甲状腺滤泡状癌的转移淋巴结特征同原发灶，淋巴结结构消失，呈形态规则的实性等回声或高回声，结构均匀，钙化及囊变罕见。彩色多普勒超声示转移灶内血流丰富。病程后期，病灶随血行在颈前软组织内广泛转移，皮下、胸锁乳突肌、颈前肌群、血管鞘等处见多发实性等回声或高回声团，形态规则，回声均匀。偶尔于甲状腺引流静脉内见瘤栓形成。微浸润的滤泡状癌超声诊断特异性不高，在TI-RADS分类中一般为3类和

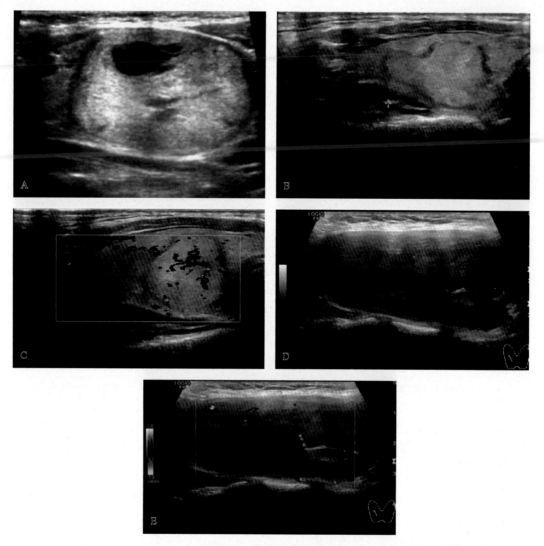

图3-24 甲状腺滤泡状癌

A.微浸润滤泡状癌,肿块形态规则,边缘规整,回声实性,内有少量液化;B.滤泡状癌形态欠规则,周边可见宽而不规则的晕;C.以内部血流信号为主;D.滤泡状癌,形态规则,边界清晰,内部实性低回声;E.血流信号不丰富,表现为内部血流

4类结节。

3.甲状腺髓样癌 多位于腺叶的中上部,单发或多发。形态略欠规则,边界清晰,一般没有声晕。内部呈低回声或极低回声,部分瘤体内可见钙化。髓样癌淋巴结转移率高。转移的淋巴结结构消失,回声极低,可见沙砾样钙化,一般不发生囊性变。部分髓样癌形态、结构及回声与滤泡状肿瘤表现相似(图3-25)。

4.未分化癌 查体发现的肿瘤体积小,形态不规则,边界清楚或不清楚,超声表现没有特异性。巨大的肿瘤,超声上表现为边界不清的不均质团块,累及全腺叶,多数内部出现坏死区,部分可有钙化。有包膜外和血管侵犯,多数有淋巴结转移(图3-26)。

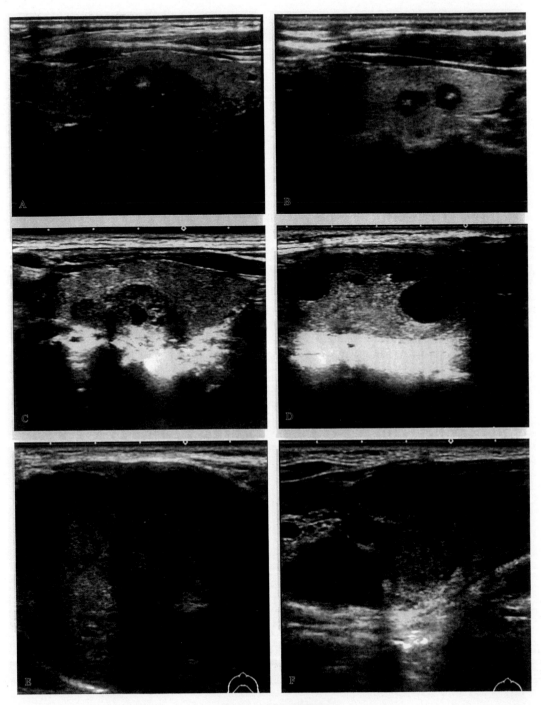

图3-25　甲状腺髓样癌

A.典型髓样癌，实性低回声肿块，内部伴有多发粗糙钙化；B.微小髓样癌两处，内部有粗大钙化；C.不典型髓样癌，边界清晰，回声不均，伴少量液化；D.不典型髓样癌，形态规则，边缘规整，伴部分液化，表现同滤泡状肿瘤；E.髓样癌，形态规则，回声均匀，表现同滤泡状肿瘤；F.同一病例转移的淋巴结

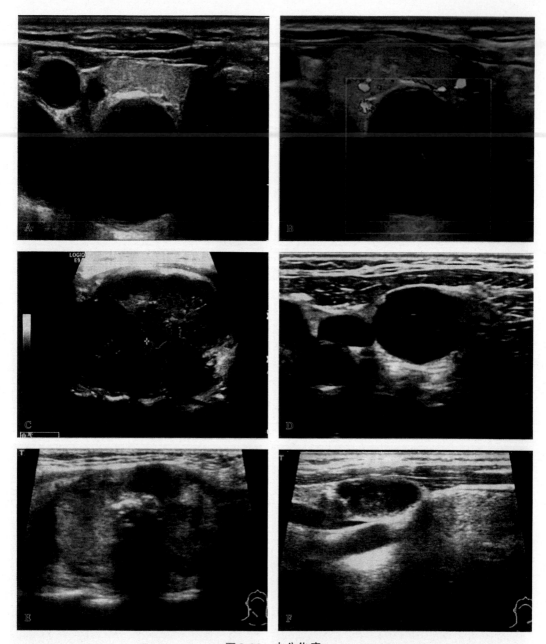

图 3-26　未分化癌

A.肿块形态规则，边界清晰，回声极低；B.血流稀少；C.瘤体体积大，边缘不规整，内部回声极低；D.同侧淋巴结转移，呈囊性；E.瘤体体积大，边界清晰，回声粗糙不均质，内部有粗大斑块样强回声；F.同侧淋巴结转移

（三）甲状腺少见肿瘤

1.淋巴瘤　原发性甲状腺淋巴瘤是罕见的恶性肿瘤。超声表现为甲状腺腺叶增大，单侧或双侧受累。病灶体积大，边界清晰，内回声极低，似呈囊性，内见丝网样或网格状高回声，是淋巴瘤的典型特点。桥本甲状腺炎是原发性甲状腺淋巴瘤的危险因素，近

50%病例的超声上可以看到伴随的桥本甲状腺炎背景。同时患侧淋巴结受累，形态饱满，淋巴门结构尚存，内部回声较低，血流信号较丰富（图3-27）。

2.甲状腺转移癌 原发于全身各个部位的恶性肿瘤可转移到甲状腺，常见的有乳腺癌、肺癌、食管癌等。肿块表现多样，多为典型恶性征象，侵袭性强，易突破甲状腺被膜，浸润颈部各层软组织。TI-RADS分类一般为4类或5类（图3-28）。

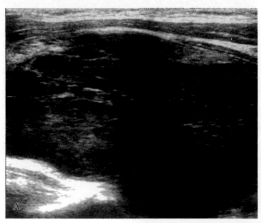
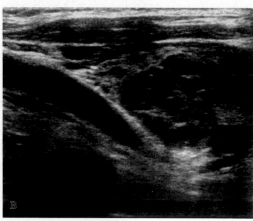
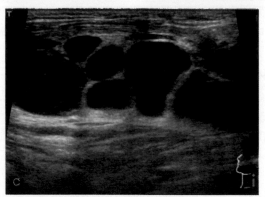

图3-27 甲状腺淋巴瘤

男性，72岁；A.甲状腺左叶一巨大实性肿块，边界清晰，回声极低，有网格样高回声；B.右叶见类似包块，范围较小；C.左侧颈部多发淋巴结肿大，形态饱满，回声低弱

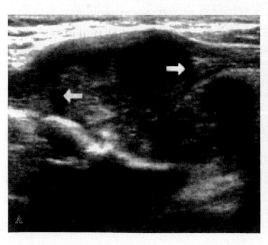
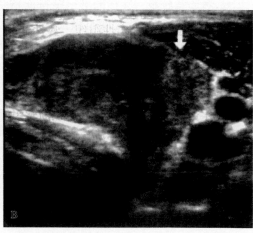

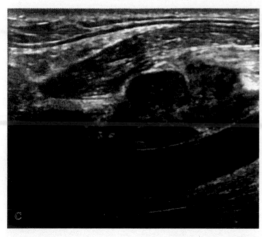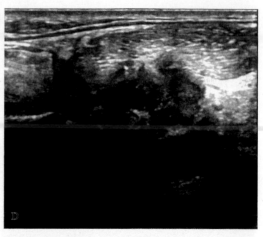

图 3-28　肺鳞状细胞癌甲状腺转移

男性，65岁；A.甲状腺左叶实性肿块，包膜外侵犯，与颈部大血管间脂肪间隙消失；B.颈部肌群受累，肌纤维中断；C.术后8个月，肿瘤复发，与周围组织粘连；D.复发的肿块形态不规则，向周围组织侵犯

四、甲状腺术后随访

美国甲状腺协会强烈推荐，甲状腺分化型癌术后6～12个月常规行颈部超声检查，以监测肿瘤复发。术后超声需全面评估中央术区和两侧颈部，颈侧区淋巴结扫查范围包括Ⅱ～Ⅵ区。

甲状腺术后，腺体相应缺如，术区可有少量高回声物充填，一般认为是纤维脂肪组织和瘢痕组织。有时中央区可以见到小的淋巴结，门结构显示不清，如果结节内没有囊性变、钙化和显著血流，可以认为是正常淋巴结。

1.局部复发　甲状腺全切后，原甲状腺部位出现肿块，边界不清，纵横比大。肿块为富血管结构，有时可见微钙化。复发的肿块与周边结构粘连，表现为程度不等的侵袭性。

2.残余腺体新发病灶　主要发生在甲状腺次全切的患者。残留甲状腺内出现新发甲状腺恶性肿瘤，病灶单发或多发，体积小，一般位于腺体周边区域被膜下方，具有微小癌的一般特点。

3.淋巴结转移　转移的淋巴结特征与原发灶的病理类型相关。乳头状癌一般在病变淋巴结内见到偏心性实性组织，囊性变和沙砾样钙化；滤泡状癌的转移淋巴结结构消失，质地均匀，回声中等均质。髓样癌淋巴结体积大，回声极低，均质，可以有不同程度的沙砾样钙化。

4.线结肉芽肿　线结肉芽肿是组织对不可吸收缝线的正常的肉芽肿性炎性反应。常见的发生部位是残余腺体残端、颈前软组织、颈侧区淋巴结廓清区域内。超声表现为不规则的低回声区，边界不清，内有散在的粗颗粒样的偏高回声。大部分肉芽肿会随着时间逐渐消退，也有少量患者瘢痕反应重，肉芽肿样低回声可以长期存在（图3-29）。

5.术后积血　术后并发症之一。患者颈部明显肿胀，颈前软组织内见范围不等的液性暗区，边界不清，新鲜积血示暗区内透声差，可见细小光点漂浮。积血吸收后可完全消失（图3-30）。

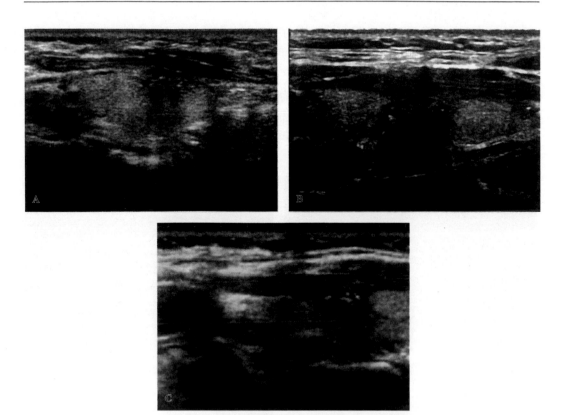

图3-29　线结肉芽肿的不同超声表现

A.甲状腺术区不规则低回声区，边界模糊，内部见多发"沙砾样"强回声；B.瘢痕范围大，类似肿块，中央见多发线结强回声簇集；C.肉芽肿增生呈结节样，边界不清

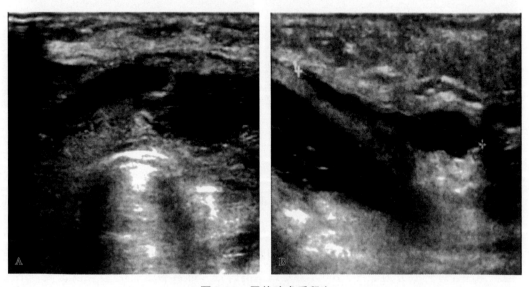

图3-30　甲状腺术后积血

A～B.术区组织间隙内见多处透声差的暗区。血肿形态不规则，沿组织间低张力区分布

6.术后积液　常见于甲状腺全切,有时见于部分切除的患者。好发部位是全切后的气管周围、次全切后腺叶残端和颈部廓清后血管鞘周围。积液可以是淋巴漏形成的囊肿,也可以是局部积血机化吸收后的囊性区域。积液周边纤维结缔组织包裹,无法完全吸收液体,超声上可始终存在。超声表现为范围局限的液性暗区,沿缺如腺体的低张力区分布,形态与甲状腺相似。在术区不同部位的局限性暗区,内部透声欠佳,部分呈类实性,可用彩色多普勒技术辅助判断(图3-31)。

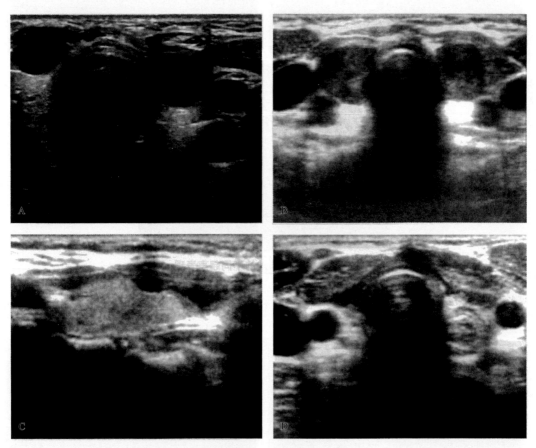

图3-31　术后积液

A～C.甲状腺全切后积液形态同甲状腺;D.甲状腺部分切除后腺体残端陈旧性积液

五、甲状腺超声技术的新进展——弹性成像

超声弹性成像通过分析外部施加的压力/振动所致的多普勒信号的变化,或跟踪剪切波传播,推断组织的变形程度,从而判断病变的硬度,间接判断病变内部的病理结构。弹性评分一般分为1～5分,1分是最富有弹性,即容易压缩;5分硬度最高,不易压缩。一般甲状腺恶性结节组织硬度比良性结节大,评分较高。弹性成像可提高非囊性、非钙化的甲状腺结节的超声恶性预测值,但对囊性和钙化结节的评估价值有限。另外,就迄今为止的研究所言,弹性成像的准确性尚未超越常规灰阶超声和彩色多普勒超

声，但是，作为一种新的成像技术，弹性成像拓宽了超声诊断范围，丰富了诊断内容，可以直观生动地从其他角度展示病变，是一种全新的进步。

甲状腺超声能够为甲状腺及其相邻颈部组织提供详细的解剖结构和解剖细节，全面反映病变的病理类型和发展过程，是甲状腺形态学最重要的检查手段，在甲状腺及颈部病变的检查中应用广泛。

（李　霞）

第四节　甲状腺的 CT、MRI 检查

一、概述

（一）CT

1. CT 成像原理　CT（computed tomography）即计算机体层成像，其基本成像原理为X线成像。与普通X线成像（即平片）不同，CT扫描仪通过高速旋转的球管（X线发射装置）发射一定能量的X线，穿透人体组织，并通过同步旋转的探测器接收穿过人体组织的X线，由于人体不同组织的X线吸收率不同，因此可根据X线衰减的情况计算出不同组织的密度差异，通过计算机进行数据转换，以灰阶断层图像方式呈现出来，就是我们看到的CT图像。

2. CT 成像设备　CT的发展历经了单排CT、双排CT、多排螺旋CT到目前广泛应用的双源CT、能谱CT等。目前国内二级及以上医院基本已普及多排螺旋CT。多排螺旋CT的广泛应用，极大提高了CT检查速度与后处理功能，能谱的应用使CT由单一的密度和形态学评价逐渐向进一步的组织学评价发展。随着CT技术的发展和进步，将会有更多的新技术应用于甲状腺疾病的诊断与治疗评价。

3. CT 成像与后处理技术　通过CT原始数据重建出的图像为具有一定层厚的横断位断层图像，CT具有目前所有影像检查设备中最强大的三维图像后处理功能，能够实现多种断层及三维后处理成像。由于目前的临床应用CT扫描仪均可以达到各向同性成像（即成像体素为立方体），因此可以利用CT扫描采集的容积数据实现任意方位图像重组，获得与横断位图像一致的任意平面的重组图像，而且一次扫描后可以反复任意重建，直至获得满意的图像为止。

（1）CT后处理技术：目前主要应用的后处理技术包括多平面重组（MPR）、曲面重组（CPR）、最大密度投影（MIP）、容积再现（VR）、表面阴影遮蔽（SSD）、仿真内镜等。可根据不同的目的显示不同的组织结构（图3-32）。

（2）CT对比增强（contrast enhancement CT，CECT）：通过向血管内注入对比剂的方法，可以使血管或不同血供的组织产生不同程度的图像对比，即为增强CT。增强CT可以更好地显示血管、淋巴结等组织结构，同时还可以显示不同器官、组织与病变之间的血供差异。通过增强扫描，可以提高微小病变的检出率，明确病变的边界、根据强化特点进行鉴别诊断，还可以通过动态强化或灌注成像进一步对病变相关特点进行定量评

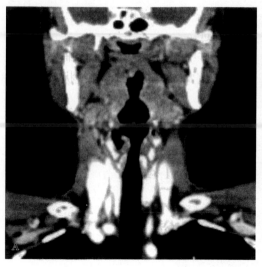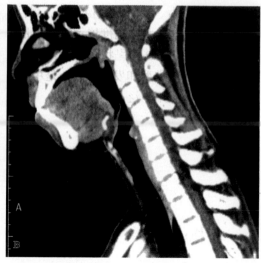

图 3-32 **CT 多平面重组（MPR）**
冠状位（A）及矢状位（B）显示颈部结构

价。CT对比剂含碘，有导致过敏的风险，另外在甲状腺疾病应用中有一定限制。

（3）CT血管成像（CT angiography，CTA）：CT血管成像均需注射对比剂，可以通过三维后处理获得较为清晰的颈部血管及相关解剖结构和病变的图像，对于评价血管病变、观察病变与邻近血管的关系具有很大优势。

（二）MRI

1. MRI成像原理　　MRI是利用磁共振现象，针对人体内含量最多，来源最广泛的氢质子进行成像的技术。简单地说，人体不同组织的氢质子进动频率不同，而MRI利用强大的外部磁场，使氢质子整齐排列，通过施加射频脉冲，使不同组织内的氢质子产生共振，并在其弛豫的过程中，接收其释放的射频信号，利用计算机进行数据转换，生成灰阶图像，即我们所看到的MRI断层影像。

2. MRI成像设备　　MRI成像的基本要素为外磁场、梯度线圈和射频激发及采集装置（线圈）。MRI成像设备的发展历经了从永磁体/阻抗磁体（即电磁体）向超导磁体转变的过程，从最初场强较低的低场永磁MRI（一般为0.23～0.35T），逐渐发展到目前临床应用的高场（1.5T、3.0T）超导MRI，以及临床科研应用的超高场（7T）MRI和实验用超高场（9.4～11T）MRI。目前临床应用的主流机型为1.5T和3.0T的高场超导MRI。随着技术不断进步，MRI成像速度不断提高，图像质量不断进步，不同成像序列的开发使得MRI可以针对不同的组织结构进行高质量的成像，满足临床不同需求。

3. MRI成像序列　　与CT不同，MRI成像需要依靠不同的成像序列。MRI图像直接反映不同组织氢质子的弛豫特点，不同的成像序列通过反映组织纵向弛豫（T_1）及横向弛豫（T_2）特点，可产生侧重点不同的图像。MRI最基本的成像序列为自旋回波T_1加权像（T_1WI）和T_2加权像（T_2WI）。

（1）T_1WI：MRI基本成像序列之一，反映组织的纵向弛豫特征，水在此序列一般呈低信号，利于观察解剖结构。

（2）T_2WI：MRI基本成像序列之一，反映组织的横向弛豫特征，水在此序列一般呈高信号，因大部分病变病理基础均有水肿表现，即局部水含量增多，故病变多呈不同程度的高信号，利于显示病变。

（3）扩散加权成像（diffusion weighted imaging，DWI）：DWI是在平面回波成像序列（echo planar imaging，EPI）的基础上施加扩散敏感梯度，用以获得反映人体组织内水分子扩散运动状态的图像的技术。通过DWI可以获得表观扩散系数（apparent diffusion coefficients，ADC）这一定量参数，不同组织之间、正常组织与病变之间、良（恶）性病变之间由于其组织类型不同，微观结构不同，对水分子布朗运动的影响也不同，这些均可以一定程度地反映在DWI/ADC上。DWI是最为简便易行MRI功能成像序列，目前已作为全身各器官、系统MRI成像的常规序列之一应用，对于疾病的鉴别诊断有很大帮助。一般恶性病变ADC值较良性病变低，DWI图像呈高信号，ADC图呈低信号。对于甲状腺DWI，扩散敏感梯度的选择一般选用较低的b值，$500 \sim 800s/mm^2$。DWI显示淋巴结较为敏感，因为淋巴结主要为淋巴细胞构成，细胞排列紧密，核浆比例大，细胞质及细胞间液少，因此，淋巴结内的水分子扩散运动受限较为明显，DWI一般为高信号，ADC图呈低信号（表3-2）。

随着MRI技术的发展，一些高级扩散加权成像序列相继被开发出来，比如扩散张量成像（diffusion tensor imaging）、体素内不相干运动成像（IVIM）、扩散峰度成像（DKI）等，可以对病变内水分子扩散状态进行不同的定量评价。

表3-2　水和脂肪MRI基本序列信号表现

MRI成像序列	水	脂肪
T_1WI	低信号	高信号
T_2WI	高信号	高信号
$FS-T_1WI$	低信号	低信号
$FS-T_2WI$	高信号	低信号

T_1WI. T_1加权像；T_2WI. T_2加权像；$FS-T_1WI$. 脂肪抑制T_1加权像（T_1压脂像）；$FS-T_2WI$. 脂肪抑制T_2加权像（T_2压脂像）；白色图像为高信号，黑色图像为低信号

（4）MRI增强检查：和CT相同，MRI可以通过静脉注射对比剂增强扫描来评价病变的血供情况或血管情况。MRI对比剂为钆的螯合物，具有缩短T_1弛豫时间的特点，因此增强后一般只扫描T_1WI，为去除脂肪高信号对判断增强特点的干扰，一般采用脂肪抑制技术将脂肪转变成低信号。MRI增强对比剂用量少，不含碘，对^{131}I清甲没有影响。MRI对比剂也有导致过敏的风险；此外，钆剂被认为与系统性肾源性纤维化有明显相关性，因此不能用于肾功不全的患者。

（5）MRI检查的禁忌证与不良反应：不能进行磁共振检查的患者包括下列情况：幽闭恐惧症、不能配合、高热、主动脉球囊反搏、心脏置入式电子设备（包括心脏起搏器、可置入式心律转复除颤器、置入式心血管监护仪及置入式循环记录仪）、强铁磁性动脉瘤夹、胰岛素泵、眼内金属异物或磁性置入物等。冠状动脉与外周血管支架、牙科及骨科置入物、宫内节育器、隆胸填充物虽然可行MRI检查，但有局部伪影或射频热效

应存在，应尽量选择1.5T或以下场强MRI检查。人工耳蜗行MRI检查有导致刺激翻转的可能性，需要通过有创手术方法复位。部分中药含有铁磁性成分，可造成胃肠道内伪影。MRI检查噪声较大，另外，梯度场切换可导致外周神经刺激症状。

二、CT、MRI在甲状腺疾病中的应用

毋庸置疑，目前甲状腺疾病的首选影像学诊断方法为高分辨率超声检查，因其应用广泛、价格低廉、无电离辐射，可提供详细的高分辨率病变信息，并可对可疑病变引导细针穿刺。因此，目前大多数甲状腺疾病管理指南不建议在手术之前常规使用颈部超声以外的其他成像方法进行甲状腺疾病的检查和诊断。

但由于超声受基础技术的限制，具有一些不足之处，如对深部结构的探查能力不足，以及气道及骨性结构的遮挡，基于对颈部解剖结构的观察及相关疾病的鉴别诊断，CT和MRI在临床工作中仍然具有一定的应用价值。在图像呈现方式上，超声检查具有一定的操作者依赖性及专业性，而CT和MRI可以呈现标准、直观的断层图像及全面体现局部解剖关系的图像，比较符合大多数临床医师的阅片习惯（图3-33）。因此，CT或MRI断层成像可在部分甲状腺肿瘤的术前成像中起辅助作用。

可以预见，随着CT、MRI成像技术的不断进步，在甲状腺疾病中的应用会越来越多，对临床医师提供的帮助也会越来越大。

1. CT的优点　CT检查速度快，患者耐受性较好。对操作者的经验依赖性小；可对中央组淋巴结、上纵隔组淋巴结和咽后间隙组淋巴结进行观察；可对胸骨后甲状腺病变、较大病变及其与周围结构的关系进行细微观察；通过观察强化程度可对滤泡性病变进行初步判断。

CT为容积扫描，具有强大的后处理及三维成像技术，能够较好地显示正常解剖结构和病变，特别是骨性结构。

CT显示钙化较为敏感，有利于观察环状钙化内部与周围甲状腺组织，判断病变良、恶性，有利于预测孤立性粗钙化的良、恶性（在甲状腺结节的鉴别诊断中可以提供有意义的鉴别诊断信息）。

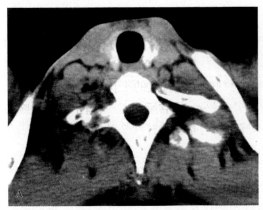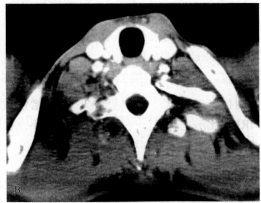

图3-33　正常甲状腺CT平扫与强化

A.正常甲状腺位于气管两侧与前方，表现为CT平扫较高密度；B.增强扫描由于甲状腺血供丰富，表现为明显高密度，并可见双侧颈内、外动脉与颈静脉显影

2. CT的不足之处

（1）电离辐射：尽管CT检查的辐射剂量在相对安全的范围内，但甲状腺作为放射敏感器官，接受电离辐射检查仍然是具有争议的。

（2）颈根部骨性结构伪影：甲状腺位于颈根部，靠近胸廓入口，部分可以发育变异形成胸骨后甲状腺，该部位具有大量不规则骨性结构，因此局部骨性伪影较多，一定程度上可影响图像质量和诊断。

（3）其他：价格相对较高；软组织分辨率较低，不适用于最大直径≤5 mm结节及弥漫性病变合并结节的患者；碘过敏、甲状腺功能亢进及术后短期内需行^{131}I治疗是CT检查禁忌证；无法对淋巴结内微转移及最大直径＜5 mm的淋巴结性质进行判断。

3. CT检查在甲状腺疾病中的应用限度　强化CT对于评估转移灶较大且怀疑有周围组织侵犯的PTMC患者有一定价值（CATO 2016专家共识推荐等级B）。

应用情况可能包括：①临床或超声提示侵袭性原发肿瘤，明确肿瘤浸润范围。②存在大的原发性肿瘤或超声不能完全显示的大块淋巴结。③纵深结构或淋巴结（咽旁/咽后区域）等超声不易观察的区域。④超声检查未评估颈部淋巴结时。⑤远处转移的检查与定性诊断。然而对于颈部中央区淋巴结的CT评估目前还存在争议，由于CT仅能从形态学及是否有微钙化方面评价淋巴结的良（恶）性，一些学者认为其并未较超声检查更有优势。

4. MRI的优点　MRI具有较高的软组织分辨力。相对于超声与CT，MRI具有最高的软组织分辨力。

MRI可进行多参数成像及多方位直接成像，对显示病变侵犯范围及鉴别诊断具有很高的应用价值。

MRI具有很多功能成像序列，可以对病变进行多参数定量评价。

5. MRI的不足之处

（1）成像时间较长，费用较高。

（2）颈根部伪影。颈根部MRI成像受解剖结构复杂、呼吸运动影响，伪影较多，图像质量不稳定。

（3）禁忌证相对较多（见MRI禁忌证与不良反应）。

6. MRI在甲状腺疾病中的应用限度　MRI不推荐作为诊断PTMC的常规检查（CATO 2016专家共识推荐等级E）。但由于MRI的技术发展迅速，应用前景广阔，甲状腺功能成像研究逐渐被人们关注，尤其DWI，相关研究表明，ADC值对于甲状腺结节的良（恶）性鉴别有一定诊断价值。另外，MRI可以进行外周神经成像，基于对甲状旁腺、喉返神经和喉上神经的保护，随着MRI成像技术进步，相关研究和临床应用有望逐渐被开发出来。

三、甲状腺疾病的CT、MRI诊断

（一）单纯性甲状腺肿大

【病因病理】

单纯性甲状腺肿是机体缺碘、存在致甲状腺肿物质及甲状激素合成酶缺陷而引起代偿性甲状腺增生肿大，一般无甲状腺功能异常。单纯性甲状腺肿的组织病理改变取决于原发疾病的严重程度与病程的长短。疾病早期，甲状腺滤泡上皮细胞常呈增生、肥大、血管丰富。甲状腺呈均匀、弥漫性增大，但仍维持原来的轮廓。随着病程的延长，病变反复加重与缓解，滤泡充满胶质，滤泡细胞呈扁平状，甲状腺组织出现不规则增生与再生，形成结节，表现为多结节性甲状腺肿，可出现结节内出血或钙化。

【临床表现】

各年龄组均可发病，但以10～25岁年龄组发病较高，男女比为1：（1.5～3）。早期症状不明显，甲状腺呈弥漫性肿大，以后继续发展，逐渐形成结节，可为单个或多个结节。甲状腺功能多数正常或有轻度减低。巨大者可有压迫症状：压迫气管出现呼吸困难，压迫食管可致吞咽困难，压迫喉返神经引起声嘶，压迫上腔静脉则出现上腔静脉综合征而表现为面部及上肢水肿。

【影像学表现】

1. CT表现　单纯性弥漫性甲状腺肿大表现为对称性增大，均匀性密度减低，增强扫描呈均匀轻度强化。结节性甲状腺肿表现为双侧甲状腺对称性或不对称性肿大，多为非对称性，可见多个低密度区，结节边缘有时可见弧形或斑点状钙化。沙砾样钙化提示有癌变可能（图3-34）。

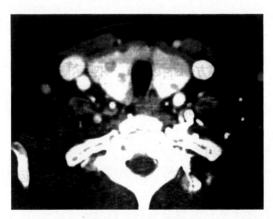

图3-34　结节甲状腺肿

增强CT图像见双侧甲状腺略肿大，内可见多发结节

2. MRI表现　T_1WI为低信号或等信号，均匀或不均匀；T_2WI多为不均匀高低混杂信号，以高信号为主，腺瘤样增生结节表现为边界清楚的高信号灶。结节内出血T_1WI、T_2WI均为高信号。结节囊变表现为T_1WI边缘清晰的圆形或类圆形低信号区，T_2WI为均匀高信号。

【诊断与鉴别诊断要点】

甲状腺弥漫性肿大或结节样肿大，而临床表现轻微，或出现甲状腺功能低下表现是单纯性甲状腺肿的特点。影像上需要鉴别的疾病主要有弥漫性甲状腺肿伴甲状腺功能亢进（Graves病）和慢性淋巴细胞性甲状腺炎（桥本甲状腺炎），这两种疾病影像表现上诸多相似，鉴别主要依靠临床表现及化验检查。

（二）甲状腺肿瘤

【病因病理】

甲状腺常见的良性肿瘤为甲状腺腺瘤，恶性肿瘤为甲状腺癌。甲状腺腺瘤一般为单发圆形或类圆形肿块，包膜完整，表面光滑，质韧，多为实质性，部分可囊变。甲状腺癌是甲状腺常见的恶性肿瘤，病理上乳头状腺癌约占75%，滤泡状癌占10%～15%，髓样癌占3%～10%，未分化癌占5%～10%。肿瘤坚韧也可呈囊性，多无包膜或包膜不完整，与正常甲状腺组织分界不清。

【临床表现】

腺瘤约占甲状腺疾病的60%。以女性为多，发病年龄多在甲状腺功能活跃时期发病，即20～40岁为多，40岁以后发病逐渐下降，肿瘤生长缓慢，常于无意中发现，约10%可恶变。甲状腺最常见的恶性肿瘤为乳头状腺癌，可发生于任何年龄，男女均可发病，但常见于中青年女性，发病高峰年龄为20～40岁。病程进展缓慢，部分患者常发现颈部淋巴结肿大而来就诊，如未及时治疗，癌肿进一步发展可侵犯气管、喉返神经、颈总动脉、颈内静脉等邻近重要脏器，导致呼吸困难、声嘶等症状。

【影像学表现】

1. CT表现　腺瘤的CT表现，平扫示甲状腺组织内低密度灶，密度均匀，边缘光滑，瘤内出血及钙化时可见高密度影。肿瘤较小时甲状腺形态无明显变化，肿瘤较大时邻近结构可受压移位。增强扫描病灶可见强化，肿瘤较小时呈均匀强化，肿瘤较大时呈不均质强化，强化程度一般弱于正常甲状腺组织。甲状腺癌的CT表现，平扫示甲状腺组织内不均匀低密度灶，边界不清，少数病灶可见沙砾样钙化，增强扫描可见病灶不均质增强，但程度弱于正常甲状腺组织，病变晚期可见邻近器官受侵及局部淋巴结转移。气管可受侵或受推压移位（图3-35）。

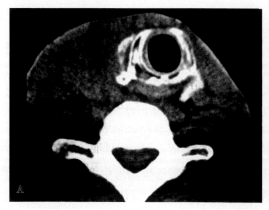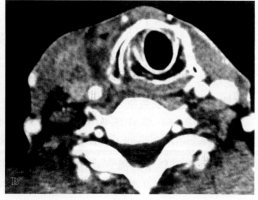

图3-35　甲状腺腺癌

右侧甲状腺肿大形态不规则，内可见不规则肿块；A.为平扫图像；B.为强化图像，可见肿块不均质强化

2. MRI表现　腺瘤T_1WI呈边界清楚的等低或高信号结节，T_2WI呈均匀高信号，如有出血，则T_1WI、T_2WI均表现为高信号。腺癌T_1WI为边界不规则的等低信号，T_2WI肿块呈不均质高信号，增强扫描病灶可见强化。

【诊断与鉴别诊断要点】

1.良性结节　边界清晰、形态规则、有囊变，增强后边界较平扫清晰、高强化。

2.恶性结节　边界模糊、形态不规则、有"咬饼"征及微钙化，增强后边界较平扫模糊。

同时还应与结节性甲状腺肿、慢性淋巴性甲状腺炎等疾病鉴别，结节性甲状腺肿见于地方性甲状腺肿地区，两侧甲状腺肿大并出现结节。慢性淋巴性甲状腺炎表现为两侧甲状腺对称性肿大，无钙化，激素治疗有效。总之鉴别诊断应结合临床表现、化验检查及影像学检查综合做出判断。

（三）颈部淋巴结肿大

【病因病理】

颈部淋巴结可分为5组：颏下淋巴结、颌下淋巴结、颈前淋巴结、颈浅淋巴结和颈深淋巴结。颈部淋巴结肿大的原因有炎症、结核、转移瘤及淋巴瘤等。炎症引起者颈部淋巴结呈中等度肿大，质地软，无粘连，不融合。结核引起早期淋巴结肿大，成串或散在发生，无粘连，如果病情迁延，则淋巴结持续增大，可粘连融合，中心呈干酪样坏死，可有钙化。转移性淋巴结肿大，头颈部最常见肿瘤是鼻咽癌和甲状腺癌，锁骨上淋巴结转移原发灶多来自胸腹部，如肺癌、食管癌等。

【临床表现】

急慢性炎症引起的颈部淋巴结肿大：最常见的有扁桃体炎、牙龈炎、咽炎、中耳炎等炎症引起，急性期可有疼痛及压痛。淋巴结核：颈部淋巴结位置最常发生的部位为颌下和颈前三角沿胸锁乳突肌前沿，这时多数伴有结核中毒症状，抗结核治疗后可缩小、消失。淋巴结转移癌多可引起某一组淋巴结肿大；淋巴瘤也易累及颈部淋巴结。淋巴结质地硬，边沿不清，无疼痛，亦无压痛，可与皮肤及其他组织粘连，固定，可彼此融合，随病情发展进行性增大和数目增多。

【影像学表现】

1.超声表现　肿大淋巴结呈低回声结节，单发或多发。超声可显示淋巴结皮质与髓质及淋巴门，当皮髓质分界不清时多提示恶性，而CT、MRI目前均不能明确显示淋巴结皮髓质，但部分淋巴结可显示门结构，当淋巴结门结构消失时，多提示淋巴结病变（转移、淋巴瘤或炎症）而非单纯反应性增生，MRI显示淋巴结门结构要优于CT。

2.CT表现　炎症所致淋巴结肿大一般表现为密度均匀软组织肿块，边界较清楚，若结节内有边缘不规则低密度区及钙化存在，应考虑结核干酪样坏死可能。转移瘤所致淋巴节肿大可显示为孤立或多发结节，平扫肿大淋巴结呈圆形类圆形中等密度结节，边缘一般光整，也可多个结节融合呈团，密度不均，边界不清。强化扫描小淋巴结呈均匀强化，较大淋巴结呈环状强化，淋巴结融合呈团，呈不规则强化。一般淋巴结大于1.5cm表示可能转移存在，若大于3.0cm则转移可能性极大（图3-36～图3-38）。

3.MRI表现　炎性淋巴结肿大或淋巴结反应性增生MR扫描见T_1WI上淋巴结呈等信号，与周围肌肉信号相近，T_2WI呈高信号，且边界不清，脂肪边缘模糊。转移瘤及淋巴瘤所致淋巴结肿大T_1WI上淋巴结呈等信号，T_2WI呈中等或较高信号（图3-39～图3-41）。

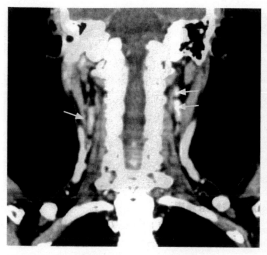
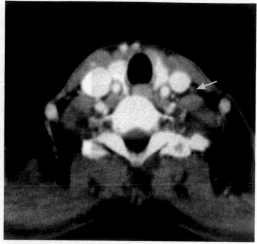

图 3-36　正常颈部淋巴结 CT 表现

颈血管旁可见多发淋巴结，呈瘦长形，形态规则，边界清晰。中等程度均匀强化

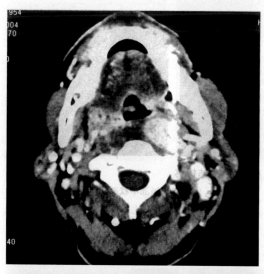

图 3-37　颈部淋巴节肿大（转移性）

鼻咽癌患者强化 CT 扫描示左颈部淋巴结转移并可见强化

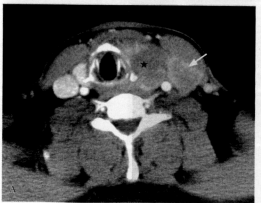
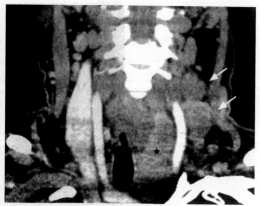

图 3-38　甲状腺癌颈部淋巴结转移

A ～ B. 颈部强化 CT 示甲状腺左侧叶及峡部低密度肿块（★），边界不清，不均质强化；外侧颈动脉旁见多发大小不等的软组织结节（白箭），形态不规则，轻度不均质强化，提示为转移的淋巴结

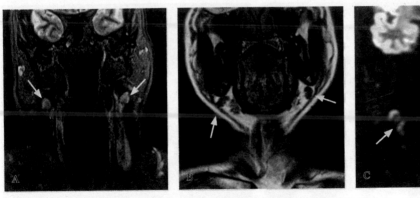

图3-39　颈部正常淋巴结MRI表现

A.双侧颈部正常淋巴结（白箭）FS-T$_2$WI呈稍高信号，形态规则；B.冠状位T$_1$WI示双侧颌下淋巴结（白箭），成规则的肾形，可见门结构；C.DWI示正常淋巴结呈高信号，并可见门结构（箭头）

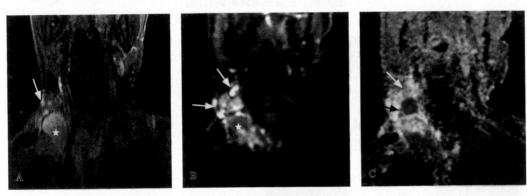

图3-40　甲状腺癌颈部淋巴结转移

甲状腺癌术后6年，复发并颈部淋巴结转移；A.冠状位FS-T$_2$WI，显示右侧颈部甲状腺癌复发灶（★）及上方簇状转移性淋巴结；B. DWI显示转移性淋巴结（白箭）形态不规则，信号偏低，其上方可见一具有门结构的正常淋巴结（箭头）；C. ADC图示转移性淋巴结呈极低信号（黑箭），提示扩散受限，而正常淋巴结（箭头）呈稍低信号

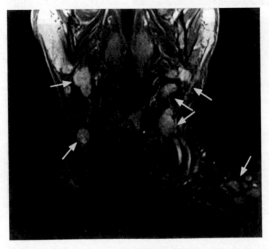

图3-41　淋巴瘤

冠状位FS-T$_2$WI示双侧颈部及左侧锁骨上区多发不规则肿大淋巴结，穿刺病理为弥漫大B细胞淋巴瘤

【诊断与鉴别诊断要点】

CT 与 MRI 在甲状腺疾病的应用目前主要是显示甲状腺病变与周围结构的关系，以及颈部淋巴结病变的诊断。淋巴结肿大影像表现典型，诊断较易，其肿大性质的确定有赖于结合临床特点、检验结果及必要的影像检查，必要时可行穿刺病理检查，以确定淋巴结肿大的性质。

目前对于颈部淋巴结转移影像诊断的难点：①颈部淋巴结丰富，分布广泛，正常情况下即可存在较多淋巴结，颌面部及上呼吸道感染时极易引起相关引流区域淋巴结肿大，干扰诊断；②小淋巴结的定性诊断困难，较小的淋巴结转移尚未引起形态学改变时，通过 CT 和 MRI 定性较为困难，MRI 定量诊断有助于对良（恶）性淋巴结鉴别提供帮助，目前应用的技术主要有 DWI 及高级扩散加权像，比如体素内不相干运动（IVIM）、扩散峰度成像（DKI）等，其对淋巴结的定量鉴别诊断尚处于探索阶段。

提示淋巴结转移的 CT 征象：高强化（CT 值≥40 HU），淋巴结最小径/最大径≥0.5，有囊变、微钙化，簇集状淋巴结（同组淋巴结≥3 枚）。

提示淋巴结转移的 MRI 征象：形态学改变同 CT。

当 DWI 信号均匀增高而 ADC 图信号明显减低时，即出现扩散受限表现时，高度提示淋巴结转移。

（肖连祥）

第五节　甲状腺的 ECT 检查

一、甲状腺放射性核素显像

（一）原理

正常甲状腺组织，由于合成甲状腺激素的需要，具有选择性摄取和浓聚无机碘的功能。锝与碘的化学性质相似，亦能被甲状腺吸取，但不参与甲状腺激素的合成。服放射性碘或锝后，被甲状腺摄取的碘或吸附的锝均匀地分布在甲状腺组织内，通过直线扫描仪式 γ 照相机能清晰显示甲状腺的大小、形态、位置和对放射性核素摄取的功能状况。

（二）显像剂

常用的显像剂有 ^{131}I、^{125}I、^{123}I 和 ^{99m}Tc 酸盐（^{99m}Tc04）。另外，为鉴别"冷结节"的良（恶）性，可用"亲肿瘤"的放射性核素进行甲状腺显像，如 ^{67}Ga、^{201}T1、^{123}I-间苄碘胍、^{99m}Tc-甲氰异腈等。

（三）显像仪器及用法

显像前应行摄 ^{131}I 率测定，根据摄 ^{131}I 率和所用仪器的灵敏度计算所需显像剂的剂量。用放射性碘显像前应停服含碘药物和食物，而用 ^{99m}Tc04 显像则无影响。空腹口服 ^{131}I 后

24h显像，^{99m}Tc04则1h后显像。显像仪器有闪烁扫描机和γ照相机两种。

1.闪烁扫描　受检者取仰卧位，伸展颈部。由于探头不能改变方向，故一般只做前后位扫描。本底扣除和扫描速度要适当，行距密而不留空隙，可用黑白或彩色打印，用彩色打印分辨率较高，1～2cm。

2.γ照相　受检者体位与闪烁扫描同，采用针孔型准直器行前后位、左前斜45°、右前斜45°三种体位分别照相，准直器与皮肤距离5～6cm。

γ照相，图像清晰，分辨率高（4～6mm），并可采用多种体位照相，适应范围广，国内已广泛应用。闪烁扫描，只能采用一种体位，速度慢且分辨率低，目前已渐被淘汰。

（四）正常所见

甲状腺位于颈前正中，气管两侧，呈蝶形，偶可显示锥状叶，左右对称、峡部稀疏，两侧叶可不等高，放射性核素分布均匀，边界清楚，甲状腺总面积10～18cm^2，重20～35g。

（五）临床应用

1.了解甲状腺的一般情况　如形态、大小和位置，并可计算出甲状腺面积。根据公式估算其重量。

甲状腺重量（g）＝甲状腺正面图面积（m^2）×甲状腺平均高度（cm）×K（g/cm^3）

K为常数，ohkabo公式K为0.280，Ailen公式K为0.323，北京协和医院公式K为0.316。甲状腺重量是甲状腺功能亢进放射性核素治疗时，^{131}I剂量计算的一个重要参数。虽然其误差仍较大，为±10.6%，但优于视诊和触诊。目前临床上最常采用。

2.甲状腺结节的鉴别诊断　甲状腺结节临床发病率高，可单发或多发，亦可表现为甲状腺弥漫性肿大，呈表面凹凸不平的多结节状，称结节性甲状腺肿，多见于单纯性甲状腺肿病程较长的患者。放射性核素显像，表现为双侧叶及峡部有若干大小不等的稀疏缺影，与正常甲状腺组织互相交织在一起，但甲状腺仍保持其基本形态。

核素显像图上，根据结节对^{131}I浓集和^{99m}Tc04的吸附功能分为"热结节""温结节""凉结节"和"冷结节"。

（1）甲状腺"热结节"：表现为结节部位显影剂高度浓集，明显高于正常甲状腺组织。单发"热结节"周围甲状腺组织功能被抑制，可表现为完全不显影或不同程度的部分显影。当周围甲状腺组织完全不显影时，应与先天性单侧甲状腺鉴别。可给予TSH后再显像，观察结节周围有无甲状腺显影，若有可排除先天性单侧甲状腺。"热结节"周围甲状腺组织有不同程度显影，应与甲状腺组织局灶性增生变厚，造成局灶性显影增强鉴别。行甲状腺激素抑制试验后再显像，"热结节"若为功能自主性，其结节显像无改变，而周围甲状腺显影减弱。如甲状腺组织增生变厚所致者，则结节和周围组织显像均减弱。

（2）甲状腺"温结节"：表现为结节部位显影浓度与正常相应部位一致，表示结节有正常摄碘功能，少数"凉结节"被正常甲状腺组织覆盖也表现为"温结节"。

（3）甲状腺"凉结节"：表现为结节部位显影剂分布稀少，多见于功能较低的甲状腺瘤，也可能是"冷结节"被正常甲状腺组织覆盖所致。

（4）甲状腺"冷结节"：表现为结节部位无显影剂分布，多见于甲状腺囊肿和无功能的甲状腺瘤或腺癌。

结节的核素显像对结节的良（恶）性鉴别有较重要的意义，据统计，"凉结节""冷结节"恶性的发生率为7.9%～43.8%，"温结节"为4.0%，"热结节"为2.1%。因此，对"凉结节""冷结节"应警惕恶性的可能性。

3. 甲状腺原位癌的诊断　用"亲肿瘤"的显像剂（如^{201}T1、^{67}Ga等）进行甲状腺显像，原来用^{131}I或^{99m}Tc04显像为"冷结节"者，出现放射性浓集，提示恶性可能性较大，如仍无放射性浓集则良性的可能性大。

4. 异位甲状腺与甲状腺癌转移的诊断　甲状腺位置异常，临床常见于胸骨后、舌根部、胸腔内。应用^{131}I、^{123}I显像十分方便，因只有甲状腺组织才大量摄取，出现浓集影的部位即为甲状腺组织。甲状腺癌转移比较早，常见于肺部，核素显像须先去除原甲状腺，然后用TSH激活转移灶，再投入较大量（1～2mCi）的^{131}I或^{123}I，24h后显像，可发现腺癌转移灶。对无功能的甲状腺转移癌无诊断意义。Hoefnagel等用^{201}T1作显像剂，寻找转移癌，发现其灵敏度优于^{131}I，此法亦适用于髓样癌的转移灶。

5. 甲状腺功能亢进的诊断　甲状腺功能亢进患者的^{99m}Tc04核素显像比较特别，甲状腺影浓集时间明显缩短，而且显著高于唾液腺，有的在甲状腺显影时间内唾液腺不显影。根据这些特点，有学者利用静态图像分析甲状腺功能，如唾液腺与甲状腺比值。

为排除唾液腺疾病对其摄^{99m}Tc04功能的影响，我们建立甲状腺摄^{99m}Tc04参数测定，以反映甲状腺功能。

正常比值为1.13%～2.17%，参数为2～10。

我们观察120例甲状腺功能亢进患者摄^{99m}Tc04参数均明显升高，有的可达40～60，表明甲状腺核素显像对甲状腺功能的判断也有重要意义。

6. 亚急性甲状腺炎的诊断　甲状腺显像不清晰或不规则显像或不显像。发病早期，不同时间多次显像，图像可出现部位不同、边界不清的稀疏区。中晚期甲状腺多不显影，或显影稀疏，甲状腺轮廓不清。

二、甲状腺放射性核素血流显像

1. 原理　甲状腺功能亢进患者，由于代谢亢进，造成甲状腺血流量明显增加。甲状腺恶性肿瘤生长迅速，使结节局部血流量增加。通过甲状腺放射性核素的动态显像，观察甲状腺或结节局部血流灌注情况，结合甲状腺静态显像图，可了解甲状腺功能或结节的性质。

2. 方法　采用^{99m}Tc04作显像剂，静脉内弹丸或注射4～5mCi，γ照相机2s一帧连续照像，共收集6帧，为血流相。20min后再做甲状腺静态显像。

3. 结果　注射显影剂后8～10s时双颈动脉显影，甲状腺无放射性浓集。12～14s后颈静脉显影，甲状腺开始显影并逐渐清晰，甲状腺内放射性分布均匀。

4. 临床应用　甲状腺放射性核素血流显像，主要用于甲状腺功能亢进诊断和甲状腺结节性质的鉴别。甲状腺功能亢进患者注入显像剂8～10s后，甲状腺即显影，其放射性高于颈动脉影，且甲状腺显像迅速清晰。甲状腺结节血流相血供增加，静态显影为"热结节"者,多为毒性甲状腺腺瘤,而静态显影为"冷结节"者恶性肿瘤的可能性较大。

(田兴松　马　姝　侯连泽)

第六节　甲状腺的有创检查

一、甲状腺穿刺术的发展及现状

甲状腺穿刺术的开展,最早可以追溯到1843年,其可以采用内径＜1mm的细针或内径＞1mm的粗针。在一些情况下,甲状腺的穿刺活检可以采用特殊的活检方式——环钻活检术(trepan biopsy)。

但是细针穿刺术(fine needle aspiration,FNA)最早是由Martin等在1933年首次创立的。创立开始时期,FNA并没有的得到广泛的普及、推广。20世纪50年代后,欧洲学者在此方面也做了大量的工作,Persson于1967年对各种甲状腺炎的细胞学表现做了详尽描述。20世纪70年代后,甲状腺粗针穿刺也有报道,但因创伤较大、操作复杂,加之有针道癌的报道,故而限制了其发展。至20世纪80年代,Yokozawa等改良了穿刺技术,采用FNA,未见针道癌的发生,并发症也大为减少,自此,FNA的临床应用才日趋广泛。

FNA的使用,大大提高了结节性甲状腺疾病的常规和标准的诊断方法。此项技术的使用,大大提高了甲状腺疾病诊断的准确性,从而使甲状腺手术的数量减半,而手术甲状腺癌的发现率翻倍。FNA细胞学检查和冷冻切片相比更有优势,特别是在对甲状腺乳头状癌诊断方面。冷冻切片由于冰晶效应,常造成细胞核空壳,呈假性"核内包涵体",导致甲状腺乳头状癌的假阳性诊断,造成不必要的根治切除术,所以目前在美国很多医院,术前甲状腺FNA加上术中印片或刮片细胞学已成为甲状腺冷冻切片的必要补充。

二、甲状腺穿刺术的种类

甲状腺穿刺根据使用的穿刺针种类的不同分为细针穿刺术、粗针活检术(core needle biopsy,CNB)和环钻活检术。

细针穿刺术根据操作方式不同,有3种方式:触诊法、超声辅助法、超声引导法。以下着重介绍FNA的3种不同方式及CNB。

(一)徒手细针穿刺术

即为"盲穿"法,在无设备引导,仅凭借触诊决定穿刺目标。此方法适用于接近甲状腺包膜的较大结节,或者向甲状腺表面突出生长的结节。虽然因为此项技术不需要超声辅助,比较适合在医疗条件有限的地区或医院开展,但是此法具有较高的假阴性率。原因主要有两点:其一,10%～15%的样本无法提供足够数量的、有诊断价值的细胞;其二,10%～20%的样本具有不确定性,无法做出明确诊断,因此,接近30%的FNA

结果与最终病理不符。对于体积较小的甲状腺结节，特别是＜2cm的结节更容易出现假阴性的结果。

（二）超声辅助细针穿刺术

首先进行超声检查，选择穿刺的位置，明确穿刺目标的深度及进针角度，并进行体表标记。此方法也适用于较大，且较表浅的结节。

（三）超声引导下细针穿刺术

此法多使用23G穿刺针头（中国和日本多采用23G、欧美多采用25G）（图3-42）。为便于操作，一般不使用手枪或注射器固定架，此法的优点是进针具有高度的自由性。根据进针途径，可以分为平行法和垂直法两种。①平行法，即为进针点位于探头的两侧，穿刺与探头长轴平行。优点：能观察到整个进针过程（图3-43）。进针时针尖最好斜面向上，声束打向针尖产生更大的反射，因而针尖更明亮，能够观察得更加清楚。②垂直法，即进针点位于探头中央，穿刺针由探头短轴平面进入，此法与平行法相比，进针路径短，组织损伤相对较小。超声引导下穿刺相对前两种穿刺手法的优点在于对小结节取材更加充分，能够对结节超声表现可疑部分重点取材，以及对于囊实性结节的实性成分或囊壁取材，减少了涂片的不满意率及假阴性率，最大程度地减少了周围组织的损伤。

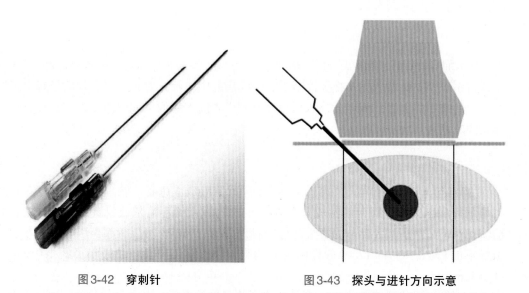

图3-42　穿刺针　　　　　　　　　图3-43　探头与进针方向示意

（四）粗针活检术

此法使用一次性18G活检针行甲状腺切割活检（图3-44）。因为FNA标本为细胞学检查，脱离了组织形态。有时仅靠少量细胞无法鉴别肿瘤的良（恶）性，尤其是对甲状腺滤泡性肿瘤的诊断更是困难。CNB取材较多，可含有结节包膜或者血管组织，能较好的满足病理诊断的需要，可以有效提高诊断的准确率。然而与FNA相比，CNB穿刺的并发症发生率相对较高。常见并发症为短暂的疼痛、出血等。因此，其安全性略低于

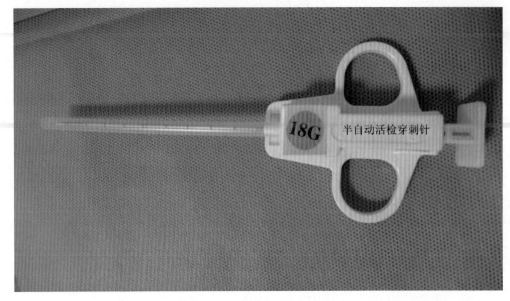

图3-44   半自动活检穿刺针

FNA。所以需要操作者熟练掌握超声检查技术及颈部的局部解剖结构，以提高穿刺的准确性和减少并发症的发生。

三、甲状腺细针穿刺术

FNA是目前最为常用的穿刺方式，大量学者（Paches，1995；Burch，1995；Alexandrov，1996）把FNA视为诊断甲状腺疾病的主要筛查方式，以及术前了解组织形态变化的唯一的方式。细胞学检查可以观察到甲状腺疾病的早期阶段，即使是没有临床症状的时期。

（一）适应证

《2015年ATA针对甲状腺结节和分化型甲状腺癌成人患者的管理指南》推荐在超声引导下行FNA，特别对于囊性成分为25%～50%或触诊不清楚或位置靠近后方被膜的结节；对于超声证实大部分为实性成分且触诊明确的结节，可以行超声引导下或非超声引导下的FNA。与ATA2009版指南不同的是，FNA结节最大径的最小径线由0.5cm提高至1cm。

ATA针对甲状腺结节的FNA指征给出了建议性的选择。

1.最大径＞1cm的超声   高度怀疑恶性的结节——强烈推荐（中等质量证据）。

2.最大径＞1cm的超声   中度怀疑恶性的结节——强烈推荐（低等质量证据）。

3.最大径＞1.5cm的超声   低度怀疑恶性的结节——弱推荐（低等质量证据）。

4.最大径＞2cm的超声   极低度怀疑恶性结节（例如"海绵"征）——弱推荐（中等质量证据）。不做FNA仅行超声观察亦是合理的选择。

不符合上述标准的结节和单纯的囊性结节不做FNA——强烈推荐（中等质量证据）。1cm以下的超声可疑结节，无甲状腺外侵犯或超声可疑淋巴结可行密切的超声随访。

但是，有些结节即使不满足以上条件，因为合并其他临床特征，也建议进行FNA。如伴有颈部淋巴结超声影像异常的表现、童年期有颈部放射性照射史或辐射污染接触史、有甲状腺癌或甲状腺癌综合征的病史或家族史、18F-FDG PET显像阳性或伴有血清降钙素水平异常升高等。

（二）禁忌证

FNA没有绝对的禁忌证，但是对以下情况患者应谨慎操作。

1. 长期服用阿司匹林或华法林等抗凝药物的患者　需要停药3～7d后方可行FNA。

2. 具有出血倾向　出凝血时间显著延长，凝血酶原活动度明显减低。

3. 患者不合作　难以控制的咳嗽及习惯性吞咽者。

4. 穿刺针途径可能损伤邻近重要器官　如颈动脉或颈静脉。

5. 其他　局部皮肤感染，女性月经期。

（三）穿刺流程

1. 穿刺前准备

（1）签署知情同意书：术前操作医师应向患者详细介绍细针穿刺检查过程，以及其可能出现的风险和并发症。应告知患者此操作的安全性。减轻患者焦虑，获其配合。嘱患者在操作过程中不要咳嗽、吞咽及说话，密切配合医师的操作。还应向患者告知此项操作因为结节本身、操作技术及标本处理等多方面的因素仍然存在一定的假阴性、假阳性和无法诊断率。最后征得患者同意后签署知情同意书。

（2）填写细胞学检查申请单和录入患者信息：进行FNA前，需书写病理申请单，根据患者提供的资料记录的相关信息，包括患者一般情况（性别、年龄等）、以往超声报告（结节的大小、位置、形态、是否有可疑恶性超声表现、以往的FNA结果等）、病史（是否有Graves病、甲状腺功能减退、自身免疫性甲状腺炎，以及 ^{131}I治疗史、颈部放疗史、是否有甲状腺癌或其他肿瘤史及家族史）。如果多个结节的患者应在穿刺前，进行超声检查，确定要穿刺的结节的位置。另外，需要询问患者的过敏史，是否有局部麻醉药或者乳胶（耦合剂）过敏史等。

（3）准备物品：23G穿刺针，2%的利多卡因、无菌纱布、75%乙醇、消毒棉签、杀菌性耦合剂、一次性无菌探头套、干净的载玻片、高分辨功能探头的超声机。

2. 操作过程

（1）患者取仰卧位，垫高肩部，使头部呈过伸状，充分暴露颈前区。

（2）穿刺前，对甲状腺可疑病灶进行检查，了解其位置、周围大血管的布局情况，设计进针路径，避开较大的血管，以减少穿刺时可能发生的出血情况，并于颈部体表相应部位确定穿刺点。

（3）嘱咐患者在FNA过程中不要吞咽或说话，减少甲状腺的移动。颈部用乙醇或碘伏消毒、晾干。消毒洞巾覆盖在操作区域周围，超声探头表面覆盖消毒探头套，探头放在可以看到结节的最佳位置，结节显示于屏幕正中。

（4）2%利多卡因局部麻醉，在连续的超声引导下，采用23G针，针的长径平行或垂直探头，穿刺进入结节位置（图3-43）。

（5）细针穿刺抽吸细胞组织　在超声的引导下，针尖接近并最终到达病灶内部，快速提拉针尖，使更多的细胞脱落并被针管吸入，观察取材足够后拔出穿刺针，穿刺完成（图3-45）。每个结节的操作分为两部分：前面采用无抽吸的毛细管技术，后面采用连接10ml的注射器，持续的0.5～1ml的抽吸。对于实性结节应对周围的多个区域进行取样增加诊断结果的可靠性。

（6）使用注射器，将穿刺针内的吸取物打到载玻片上，并用另一张载玻片将标本均匀涂抹开。每个结节一般穿3针（图3-46）。

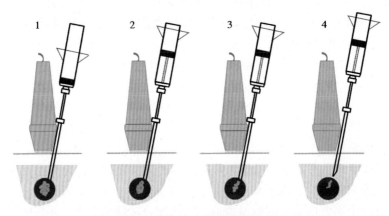

图3-45　超声引导下甲状腺穿刺示意

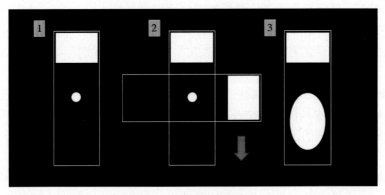

图3-46　穿刺物涂片示意

（7）穿刺结束后，以敷贴保护穿刺点，用手按压15min，观察患者情况。如为甲状腺囊性变，则将穿刺针结节中央固定，缓慢抽吸，吸尽囊液送病理检查。

（四）并发症

1.疼痛：少数患者在穿刺后可出现轻度疼痛或不适，一般不需要处理。如疼痛明显可用一般镇痛药物处理。

2.出血：形成血肿发生率很低，一般不严重。多由于压迫不及时或者压迫部位不准引起。可在数日内消退，不需要特殊处理。

3.结节体积变化、甲状腺形态改变。

4.继发感染：操作过程应严格遵守无菌原则。如果穿刺部位出现红肿热痛，考虑继发感染，应及时通知穿刺医师，以便及时处理。

5.误伤颈部正常结构：如在穿刺过程中不慎误伤气管、食管或者颈部血管，只须拔出穿刺针压迫数分钟即可。有些患者在结束穿刺后，离开检查床时可能会出现一过性的头晕、视物模糊甚至晕厥，嘱其休息半小时后，观察无明显不适方可离开。

6.肿瘤通过穿刺路径种植。

7.继发性甲状腺功能亢进。

（五）FNA的优势和局限性的探讨

1.优点

（1）有助于患者选择正确的治疗方式以避免过度诊断、过度治疗：一方面避免了非恶性肿瘤患者进行不必要的手术治疗；另一方面提高了恶性肿瘤的手术切除率。

（2）便于临床医师术前决策：在2009年美国甲状腺协会（ATA）发表的甲状腺结节和分化型甲状腺癌的诊疗指南中，甲状腺细针穿刺被列为甲状腺结节的重要评价手段、首要检查项目之一和主要的手术决策依据。

（3）FNA不仅可以用于甲状腺结节的细胞学诊断，还可以用于颈部淋巴结的鉴别诊断，为术前确定手术范围提供依据。

2.局限性

（1）细胞学诊断的局限性导致甲状腺滤泡状癌只能通过组织学检查才能诊断。

（2）受操作者经验影响比较大，即使有经验的操作者，仍有10%～15%的病例不能明确诊断。

（3）穿刺的满意率和结节的性质有关：有些结节质地很硬，难以取出满意的标本；有些结节纤维组织含量高，细胞成分含量少也难以诊断。

（4）诊断准确率还和细胞病理医师的诊断水平相关。

四、甲状腺粗针穿刺活检术

（一）适应证

1.在FNA失败或者根据FNA的结果不能做出诊断的情况下。

2.为了判断结节的性质联合FNA进行检查。

（二）禁忌证

CNB的禁忌证同FNA的禁忌证。

（三）穿刺流程

除穿刺针不同外，穿刺准备及操作过程同FNA。CNB一般选用18G的穿刺针。

（四）并发症

CNB和FNA的并发症相似，都会引起疼痛、出血及甲状腺邻近结构破坏等；据文献报道，和FNA相比发生上述并发症的概率更大。另外，Bergeron和Beaudoin曾报道过一例因CNB出现动静脉瘘而引起耳鸣的并发症。从这一例并发症我们可以看到，虽然CNB引起并发症的可能性很低，但是还是有可能会出现严重并发症的情况。

（五）CNB的优势和局限性的探讨

1. 优点

（1）细胞学检查出现不确定结果时，可以采用CNB后进行组织学检查。

（2）标本充足率比FNA高。

（3）取得的组织可以进行组织学检查，可以对肿瘤进行分类、分型。

2. 局限性

（1）并发症的发生，即可能会发生比较严重的并发症。

（2）穿刺后病理结果不确定：尽管大多数文献报道CNB可以获得较高的病理确诊率，但是病理结果的不确定率在文献报道中可以达到6.4% ~ 26.7%。在FNA不能获得确定的病理学诊断时，通常建议进行CNB的检查。但是相当大部分的结节在FNA不能获得确切诊断的时候，CAN也会出现不确定的病理结果。一项研究表示，CNB的假阴性率高达72.7%。所以，当FNA并不能得到一个确定的病理学诊断时，CNB是否作为下一步的选择应该谨慎决定。

3. 缺乏CNB病理分类标准　FNA的细胞学结果可以根据现有的Bethesda报告系统进行分类描述，但是目前CNB的组织学病理没有标准的报告系统。为了可以恰当地应用CNB诊断甲状腺结节，需要建立系统的诊断方法和确定的管理指南，以最大限度地减少对CNB适应证的混淆，并根据需要进一步管理。

五、FNA和CNB检查结果的对比

在以往的研究中，FNA比CNB更容易出现标本的量达不到病理学检查标准的问题（$P < 0.000\ 1$），而在一项研究中将CNB或者FNA与术后病理的结果进行对比，两者并无统计学差异（89% vs 94%）。而在另一项纳入了1264例的Meta分析则显示，FNA和CNB在诊断甲状腺癌的灵敏度和特异度并无显著差异。但在另一项针对标本获取是否可以满足病理学检查的的研究则显示，FNA和CNB之间有显著的差异（70.3% vs 82.2%，$P < 0.001$），但是当联合两项检查时，则可以获得更高的标本充足率（88.9%，$P < 0.001$）。虽然FNA的标本充足率要< CNB，但是一项研究却表明，比起CNB，FNA有更高的灵敏度，尤其是针对乳头状癌。

所以，FNA和CNB的选取、联合使用或者二次穿刺应根据其结节的大小、位置等因素综合考虑。

（张华伟　王　乾）

第七节　如何选择甲状腺的检查

甲状腺疾病诊断方法包括体格检查、影像学检查和实验室检查。本节仅对各项检查

方法在临床中如何合理选择应用阐述。

一、甲状腺体格检查

主要包括视诊和触诊，是最基本的检查方法。对患者进行规范的体格检查是青年医师培养临床技能的重要方法。结合体格检查的阳性发现有助于青年医师对辅助检查结论的理解。

（一）视诊

观察甲状腺的大小和对称性。甲状腺表面是否存在局限性隆起包块。甲状腺表面皮肤是否存在静脉显露、曲张或怒张。

（二）触诊

触诊时务必要全面、细致，以便明确是否是弥漫性肿大还是存在其他结节。如触及结节，应注意记录结节的部位、质地、大小、边界是否清晰，是否随吞咽运动上下移动。应常规探触气管前、侧颈区、锁骨上区有无明显肿在淋巴结。如可触及淋巴结，应注意其大小、质地、是否存在融合、活动度大小等情况。

二、影像学检查

包括超声、CT、MRI 及核素显像。

（一）超声

超声检查操作简便、无创而费用低廉，高分辨率超声可检出甲状腺内直径＜2mm 的微小结节，可清晰地显示其边界、形态及内部结构等信息，是甲状腺最常用且首选的影像学检查方法。推荐所有临床触诊或机会性复查等方式发现甲状腺结节的患者均进行高分辨率颈部超声检查。颈部超声检查可证实甲状腺结节存在与否，应确定甲状腺结节的大小、数量、位置、囊实性、形状、边界、钙化、血供及与周围组织的关系，同时评估颈部有无异常淋巴结及其部位、大小、形态、血流和结构特点。对甲状腺结节及淋巴结的鉴别能力与超声医师的临床经验相关。推荐采用甲状腺影像报告和数据系统（TI-RADS）对甲状腺结节恶性程度进行评估，有助于规范甲状腺超声报告。

（二）CT

正常甲状腺含碘量高，与周围组织密度明显不同，CT 平扫即可清楚显示甲状腺，注射造影剂后，对比度更加良好。CT 扫描对评价甲状腺肿瘤的范围，与周围重要结构（如气管、食管、颈动脉）的关系及有无淋巴结转移有重要价值。由于甲状腺病变可伸入上纵隔或出现纵隔淋巴结肿大，故扫描范围应常规包括上纵隔。CT 对中央组淋巴结、上纵隔淋巴结和咽后组淋巴结观察具有优势，并可对胸骨后甲状腺病变、较大病变及其与周围结构的关系进行观察，可清晰显示各种形态大小的钙化灶，但对于最大径≤5mm 结节及弥漫性病变合并结节的患者观察欠佳。对于甲状腺再次手术的病例，了解残留甲状腺、评估病变与周围组织的关系和评价甲状腺局部及颈部的复发很有帮助。如无碘造影剂使用禁忌证，对于甲状腺病变应常规进行增强扫描。薄层图像可以显示较小的病灶和清晰显示病变与周围组织的关系。

（三）磁共振（MRI或MR）

MR组织分辨率高，可以多方位、多参数成像，可评价病变范围及与周围重要结构的关系。通过动态增强扫描、DWI等功能成像可对结节良、恶性进行评估。其不足在于对钙化不敏感，检查时间长，易受呼吸和吞咽动作影响，故甲状腺MRI检查不如超声及CT检查普及，目前在甲状腺影像检查方面应用不多。

（四）正电子发射计算机断层成像（PET-CT）

不推荐作为甲状腺癌诊断的常规检查方法，对下列情况，有条件者可考虑使用。

1. DTC患者随访中出现Tg升高（＞10ng/ml），且 ^{131}I诊断性全身显像（Dx-WBS）阴性者查找转移灶。

2. MTC治疗前分期以及术后出现降钙素升高时查找转移灶。

3. 甲状腺未分化癌治疗前分期和术后随访。

4. 侵袭性或转移性分化型甲状腺癌（DTC）患者进行 ^{131}I治疗前评估（表现为PET-CT代谢增高的病灶摄取碘能力差，难以从 ^{131}I治疗中获益）。

（五）甲状腺癌功能代谢显像

甲状腺癌功能代谢显像原理是利用甲状腺癌细胞对一些放射性显像药物具有特殊的摄取浓聚机制，将这些显像物引入体内后可被甲状腺癌组织摄取和浓聚，应用显像仪器（如SPECT、SPECT/CT、PET/CT）进行扫描，获取病灶位置、形态、数量及代谢等信息进行定位、定性、定量分析。

在进行 ^{131}I治疗分化型甲状腺癌（DTC）之前，通常需要明确DTC患者术后残留甲状腺的大小和功能情况，一般会进行甲状腺显像。甲状腺显像原理是正常甲状腺组织具有选择性摄取和浓聚碘的能力，锝与碘属于同族元素，也能被甲状腺摄取和浓聚，只是 ^{99m}Tc04物理半衰期短，发射140keV的γ射线，能量适中，甲状腺受辐射剂量小等，目前临床上多使用 ^{99m}Tc04进行甲状腺显像。

了解不同影像检查手段的特点，可避免盲目地使用某些影像检查而造成医疗资源浪费，合理安排其先后顺序，使患者能以较少的费用，较短的时间，获得较好的诊断效果。

三、实验室检查

（一）实验室常规检查

甲状腺实验室常规检查的目的是了解患者的一般状况及是否适于采取相应的治疗措施，包括血常规、肝肾功能等其他必要的实验室检查。如须进行有创检查或手术治疗的患者，还需要进行凝血功能等检查。甲状腺癌患者通常可伴有钙、磷、镁等离子的代谢异常，血清钙磷镁水平测定，有助于甲状腺功能的评估。对需要将促甲状腺激素

（TSH）抑制到低于正常参考范围下限的DTC患者（特别是绝经后妇女），根据医疗条件酌情评估治疗前基础骨矿化状态并定期监测；可选用血清钙/磷、24h尿钙/磷、骨转换生化标志物测定。

（二）甲状腺激素、甲状腺自身抗体及肿瘤标志物检查

1.甲状腺激素检查　包括T_4、T_3、FT_4、FT_3及TSH的测定。TSH检测是明确甲状腺功能的重要初筛试验，临床普遍将TSH作为判断甲状腺功能紊乱的首要依据。所有甲状腺结节患者，特别是甲状腺癌度高疑似或确诊患者均应检测血TSH水平。在需要应用甲状腺核素显像鉴别诊断甲状腺结节良恶性时，血清TSH水平降低是重要的指征之一。在进行TSH抑制治疗的甲状腺癌患者中，也需要定期检测血甲状腺激素水平，并根据检测结果调整左甲状腺素（L-T_4）的应用剂量。L-T_4最终剂量的确定有赖于血清TSH的监测。

2.甲状腺自身抗体检测　自身免疫性甲状腺疾病相关的自身抗体主要有抗甲状腺球蛋白抗体（TgAb）、甲状腺过氧化酶抗体（TPOAb）和TSH受体抗体（TRAb）。在DTC患者中，TgAb是血清甲状腺球蛋白的一个重要的辅助实验。血清Tg水平的化学发光免疫分析方法检测值，影响通过Tg监测病情的准确性。因此，每次测量血清Tg时均应同时检测TgAb。

3.甲状腺肿瘤标志物检测　包括甲状腺球蛋白（Tg）、降钙素和癌胚抗原。Tg是甲状腺产生的特异性蛋白，但血清Tg测定对甲状腺疾病病因诊断缺乏特异性价值。因此，临床一般不将血清Tg测定用于DTC的术前诊断。DTC患者治疗后的随访阶段，可将血清Tg用于监测DTC术后复发和转移。还要根据DTC患者采取的术式和甲状腺组织的保留情况进行综合分析。对于已清除全部甲状腺的DTC患者，只要出现血清Tg升高就提示有分化型甲状腺癌复发或转移的可能，提示进一步检查。对于未完全切除甲状腺的DTC患者，仍然建议术后定期（每6个月）测定Tg，术后血清Tg水平呈持续升高趋势者，应考虑甲状腺组织或肿瘤生长，需结合颈部超声等其他检查进一步评估。DTC随访中血清Tg测定包括基础Tg测定（TSH抑制状态下）和TSH刺激后（TSH＞30mU/L）的Tg测定。为更准确地反映病情，可通过停用L-T_4或应用rhTSH的方法，使血清TSH水平升高至＞30mU/L，之后再行Tg检测，即TSH刺激后的Tg测定。停用L-T4和使用rhTSH后测得的Tg水平具有高度过的一致性。复发危险度中、高危DTC患者，随诊复查是地可选用TSH刺激后的Tg。应注意，如果DTC细胞的分化程度低，不能合成和分泌Tg或产生的Tg有缺陷，也无法用Tg进行随访。对超声难以确定良（恶）性的甲状腺结节，可进行穿刺活检，测定穿刺针冲洗液（包括囊实性结节的囊液）的Tg水平，可有助于提高确诊率；对查体可触及的及超声发现的可疑颈部淋巴结，淋巴结穿刺针冲洗液的Tg水平测定，可提高发现DTC转移的敏感度。

对疑似甲状腺髓样癌患者在治疗前检测血清Ct和CEA，并在治疗后定期监测，如果超过正常范围并持续增高，特别是当Ct≥150pg/ml时，应高度怀疑病情有进展或复发。血清Ct和CEA检测，有助于髓样癌患者的疗效评估和病情监测。

（三）用于诊断的相关分子检测

经FNAB仍不能确定良（恶）性的甲状腺结节，可对穿刺标本进行某些甲状腺癌的

分子标志物检测，如BRAF突变、Ras突变、RET/PTC重排等，有助于提高确诊率，检测术前穿刺标本的BRAF突变情况，还有助于甲状腺乳头状癌的诊断和临床预后预测，便于制订个体化的诊疗方案。

（田兴松　李玉阳　马　姝）

参 考 文 献

［1］中国抗癌协会甲状腺癌专业委员会（CATO），甲状腺微小乳头状癌诊断与治疗专家共识.2016

［2］中华医学会放射学分会质量管理与安全管理学组、中华医学会放射学分会磁共振成像学组.磁共振成像安全管理中国专家共识［J］.中华放射学杂志，2017，51（10）：725-731

［3］Yeh MW，Bauer AJ，Bernet VA，et al.American Thyroid Association statement on preoperative imaging for thyroid cancer surgery［J］.Thyroid，2015，25：3-14.DOI：10.1089/thy.2014.0096

［4］Haugen BR，Alexander EK，Bible KC，et al.2015 American Thyroid Association Management Guidelines for Adult Patients with Thyroid Nodules and Differentiated Thyroid Cancer：The American Thyroid Association Guidelines Task Force on Thyroid Nodules and Differentiated Thyroid Cancer［J］.Thyroid，2016，26：1-133.DOI：10.1089/thy.2015.0020

［5］Kim SK，Woo JW，Park I，et al.Computed Tomography-Detected Central Lymph Node Metastasis in Ultrasonography Node-Negative Papillary Thyroid Carcinoma：Is It Really Significant［J］.Ann Surg Oncol，2017，24：442-449.DOI：10.1245/s10434-016-5552-1

［6］Hao Y，Pan C，Chen W，et al.Differentiation between malignant and benign thyroid nodules and stratification of papillary thyroid cancer with aggressive histological features：Whole-lesion diffusion-weighted imaging histogram analysis［J］.J Magn Reson Imaging，2016，44：1546-1555.DOI：10.1002/jmri.25290

［7］Kim SK，Park I，Woo JW，et al.Predicting Factors for Bilaterality in Papillary Thyroid Carcinoma with Tumor Size<4cm［J］.Thyroid，2017，27：207-214.DOI：10.1089/thy.2016.0190

［8］Renkonen S，Lindén R，Bäck L，et al.Accuracy of preoperative MRI to assess lateral neck metastases in papillary thyroid carcinoma［J］.Eur Arch Otorhinolaryngol，2017，274：3977-3983.DOI：10.1007/s00405-017-4728-z

［9］陈鸣钦.甲状腺疾病防治300问［M］.福州：福建科学技术出版社，2000

［10］Grüters A.Diagnostic tests of thyroid function in children and adolescents［M］.Diagnostics of endocrine function in children and adolescents，2003

［11］王华新，李延伟，蔡会欣，等.河北省不同地区儿童甲状腺激素参考区间的建立［J］.放射免疫学杂志，2007，20（6）：555-557

［12］李延伟，王华新，李云凤，等.张家口地区儿童与成人甲状腺激素参考区间的建立［J］.河北北方学院学报（医学版），2008，02：29-31

［13］王华新，于水江，左志昌，等.儿童促甲状腺激素地区性参考区间建立与临床应用［J］.中国误诊学杂志，2008，8（19）：4543-4545

［14］滕卫平，滕晓春.碘与甲状腺疾病的研究进展［J］.中国实用内科杂志，2006，20：1569-1573

［15］王丽华.亚临床甲状腺功能减退症的研究进展［J］.上海第二医科大学学报，2004

［16］李君，盖志红，高硕，等.天津市成人垂体-甲状腺轴激素参考范围调查［J］.中华核医学杂志，2004，04：57-59

［17］佟雅洁，滕卫平，金迎，等.不同碘摄入量地区硒与甲状腺功能关系的流行病学研究［J］.中华医学杂志，2003，23：24-27

［18］乔洁，陈名道.亚临床甲状腺疾病的诊断、治疗及病例分析［J］.中华内分泌代谢杂志，2004，02：95-101

［19］赵媛，施秉银，都珍玲，等.2056例成人甲状腺功能及其自身抗体分析［J］.中华内分泌代谢杂志，2004，06：8-11

［20］杨帆，李佳，单忠艳，等.不同碘摄入量社区甲状腺功能亢进症的五年流行病学随访研究［J］.中华内分泌代谢杂志，2006，06：523-527

［21］戴红，单忠艳，滕晓春，等.不同碘摄入量社区甲状腺功能减退症的五年随访研究［J］.中华内分泌代谢杂志，2006，06：528-531

［22］贾安奎.甲状腺功能亢进症红细胞平均体积分布宽度和转铁蛋白的测定［J］.中国误诊学杂志，2006，14：2713-2714

［23］王微波，金迎，滕卫平，等.不同碘摄入量地区正常人群血清TSH水平的流行病学对比研究［J］.中华内分泌代谢杂志，2002，05：25-26

第一节　甲状腺肿

一、单纯弥漫性甲状腺肿

单纯性甲状腺肿主要是指非毒性甲状腺肿，包括自身免疫及炎症引起的甲状腺肿、地方性甲状腺肿和散发性甲状腺肿。

（一）常见病因

1.碘缺乏　环境性缺碘是引起单纯性甲状腺肿的主要因素。外源性碘供给的充足是维持正常甲状腺功能的必要条件，在生理条件下，碘进入甲状腺，在甲状腺过氧化物酶的作用下氧化为活性碘，然后碘化甲状腺球蛋白的酪氨酸残基，经过后分子内耦联生成有生物活性的三碘甲状腺原氨酸（T_3）和四碘甲状腺酪氨酸（T_4），最后甲状腺球蛋白裂解释放和分泌出 T_3、T_4。正常情况下，碘平衡由营养源维持，成人每天需要 $100 \sim 300\mu g$，鱼和海产品是高碘食物，牛奶、鸡蛋、肉中碘含量很少，而大多数水果和蔬菜中几乎不含碘，高原、山区土壤中的碘盐被冲洗丢失，以至引水和食物中含碘量不足，因此我国多山地区的居民患此病的居民较多，因此又称为"地方性甲状腺肿"（endemic goiter）。由于碘的摄入不足，无法合成足够量的甲状腺素，便反馈性的引起垂体 TSH 分泌增高并刺激甲状腺增生和代偿性增大。初期因缺碘时间较短，增生扩张的滤泡较为均匀性地散布在腺体各部，形成弥漫性甲状腺肿，随着缺碘时间延长，病变继续发展，扩张的滤泡变聚集成多个大小不等的结节，形成结节性甲状腺肿（nodular goiter），有的结节因血液供应不良发生退行性变时，还可引起囊肿或纤维化、钙化等改变。

2.致甲状腺肿物质　除了碘缺乏以外，环境和食物中的一些物质也可以引起地方性甲状腺肿。

3.高碘　由于经常摄入超过生理需要量的碘可以导致高碘性甲状腺肿，根据流行病学的特点，可以分为散发性和地方性两大类。

根据高碘摄入的途径，地方性高碘性甲状腺肿可以分为食物性及水源性两类。

散发性高碘甲状腺肿大多为应用含碘的药物引起，如服用碘化钾合剂、结膜下注射碘化钠、碘化油造影或者饮用浓度过高的碘消毒饮水等。

发病机制：大多数人认为高碘甲状腺肿的发病机制，主要是由于碘阻断效应，又称为 Wolf-Chaikoff 效应。无论是正常人或是各种甲状腺疾病患者，给予较大剂量的无机碘或有机碘时，可以阻止碘离子进入甲状腺组织；这种现象称为碘阻断。目前多数人认为是碘抑制了甲状腺内过氧化酶的活性，从而影响到甲状腺合成过程酶的活化、酪氨酸的活化及碘的有机化过程。对过氧化酶的作用方式，有学者认为甲状腺内过氧化酶蛋白质的游离部分有2个活性基的酶，这个酶在H_2O_2作用下失去2个电子变成复合物Ⅰ。复合物Ⅰ的一个活性基与I⁻（碘离子）结合并将I⁻氧为I（碘原子）。这个带有碘原子的复合物称为复合物Ⅱ。复合物Ⅱ的另一个活性基再与活化的酪氨酸再结合即形成MIT（一碘酪氨酸），并重新释放出游离的过氧化物酶。这就是碘的活化、酪氨酸活化与碘的有机化过程。当机体进入过多碘时，过氧化物酶形成复合物Ⅱ后，碘同时占据了过氧化物酶原来用于催化酪氨酸的活性基，变成了I（碘原子），因而I（碘原子）与原有的I⁻结合氧化为I_2，使I（碘原子）与酪氨酸的结合无法完成（即碘的有机化），不能形成MIT或DIT，进而使T_3、T_4的合成减少，反馈地使垂体前叶分泌更多的TSH，促使甲状腺增生与肥大，形成甲状腺肿。另外，碘还抑制甲状腺激素的释放的能力，因为甲状腺激素释放时，甲状腺球蛋白中的二硫键（-S-S-）要先在还原型谷胱甘肽酶的作用下还原成疏基（SH），才能被溶酶体的酶水解，然后释放出甲状腺素。但产生还原型谷胱甘肽需要谷胱甘肽还原酶，而碘对该酶有抑制作用。因而抑制了甲状腺素的释放，依上述同理，引起甲状腺肿大并可产生甲状腺功能减低。

碘阻断效应常是暂时的，而且机体可以逐步适应，这种现象称为碘阻断脱逸。这就是大多数人大剂量服碘剂后并不发生高碘性甲状腺肿的原因。

多数人认为高碘甲状腺肿，即阻断效应容易发生甲状腺本身有异常的患者，如甲状腺功能亢进、桥本甲状腺炎、甲状腺功能亢进同时长效甲状腺刺激素（LATS）、抗甲状腺球蛋白抗体、抗微粒体抗体、甲状腺刺激抗体或甲状腺抑制抗体同时存在时，自身免疫性甲状腺炎、有隐形甲状腺激素合成障碍、甲状腺功能亢进患者用^{131}I或手术治疗后等，因机体对碘阻断常失去适应能力，易导致高碘甲状腺肿。

4.细菌感染　饮用被大肠埃希杆菌污染的水可以引起地方性甲状腺肿。

5.微量元素　锌、硒等微量元素的缺乏可诱发单纯性甲状腺肿。

6.生理因素因素　有些青春发育期、妊娠期或者绝经期的妇女，由于对甲状腺素的生理需要量暂时性升高，也可发生轻度弥漫性甲状腺肿，称为生理性甲状腺肿。

单纯性甲状腺肿的病因可分为3类：①甲状腺素原料缺乏（碘缺乏）；②甲状腺素需要量增加；③甲状腺素合成和分泌障碍。

（二）临床表现

1.甲状腺肿大或颈部肿块　单纯性甲状腺肿女性患者多见，甲状腺肿大是单纯性甲状腺肿的特征性的临床表现，患者常诉颈部变粗或者衣领发紧，甲状腺功能和基础代谢率除了结节性甲状腺肿可以继发甲状腺功能亢进外，大多正常。甲状腺位于颈前部，易于向外生长，有时可以向下发展进入胸骨后。因此，甲状腺不同程度的肿大和肿大结节对周围器官引起压迫症状是本病的主要临床表现（图4-1）。

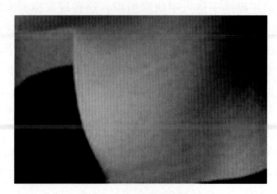

图4-1　单纯性甲状腺肿

甲状腺不同程度的肿大和肿大结节引起对周围器官引起的压迫症状是本病的主要临床表现。早期甲状腺呈对称弥漫性肿大，腺体表面光滑，质地柔软，随吞咽上下活动，随后在肿大腺体的一侧或两侧可以扪及多个（单个）结节，当发生囊肿样变的结节并发囊内出血时可以引起结节迅速增大。

2.压迫症状

（1）压迫气管：轻度气管受压通常无症状，受压较重可以引起喘鸣、呼吸困难、咳嗽，开始在活动时出现，以后发展到静息时也出现。胸骨后甲状腺肿引起的喘鸣和呼吸困难常在夜间发生，可随体位改变而发生（如患者上举上肢）。

（2）压迫食管：食管位置靠后，一般不易受压，如甲状腺向后生长可以压迫食管引起吞咽困难。

（3）压迫喉返神经：单侧喉返神经受压可以引起声带麻痹、声嘶，受压双侧喉返神经受压还可以引起呼吸困难。喉返神经可以为受压一过性也可以为永久性。出现喉返神经的症状时要高度警惕恶变的可能。

（4）压迫血管：巨大甲状腺肿，尤其时胸骨后甲状腺肿可以压迫颈静脉、锁骨下静脉，甚至上腔静脉可以引起面部水肿，颈部和上胸部浅静脉扩张。

（5）压迫膈神经：胸骨后甲状腺肿可以压迫膈神经，引起呃逆，膈膨升。膈神经受压很少见。

（6）压迫颈交感神经链：胸骨后甲状腺肿可以压迫颈交感神经链，引起Horner综合征。颈交感神经链很少受压。

此外，结节性甲状腺肿可以继发甲状腺功能亢进，也可以发生恶变。

（三）诊断

检查发现甲状腺肿大或结节比较容易，但临床上更需要判断甲状腺肿及结节的性质，因此应仔细询问病史，认真检查。

实验室检查：目的是判断甲状腺的功能状态，甲状腺肿可以伴有临床或亚临床甲状腺功能减退，也可以伴有临床或亚临床甲状腺功能亢进。一般检查血清TSH、T_3、T_4、TPOAb、TgAb。

主要的辅助检查如下。

1. 颈部超声检查　是诊断甲状腺肿最常用的方法。必要时B超还可以同时进行细针穿刺细胞学检查。

2. 颈部CT和MRI　对胸骨后甲状腺肿有较高的诊断价值，但是价格较高。

3. 核素成像　可以评价甲状腺形态及甲状腺结节的功能。弥漫性甲状腺肿可见甲状腺体积增大，放射性均匀分布，结节性甲状腺肿可以见温结节或者冷结节。

4. 细针穿刺细胞学检查　不需要常规行细针穿刺细胞学检查，但对B超显示为低回声的实质性结节、钙化结节、生长迅速的结节应进行细针穿刺细胞学检查。是术前判断甲状腺结节病理性质最有效的检查。敏感性为65% ～ 98%，特异性为72% ～ 100%。

（四）治疗

1.补碘

（1）碘预防：防治地方性甲状腺肿的最有效的方法是补碘。食物中加入碘盐是最简单有效的方法，我国已于1994年制定了应用加碘盐的法规。WHO推荐的碘摄入标准为：≤1岁，50 ～ 90μg/d；1 ～ 11岁，90 ～ 120μg/d；≥12岁，150μg/d；妊娠期和哺乳期妇女，200μg/d。考虑到加碘盐在储存和烹饪时有碘丢失，盐中碘的浓度为20 ～ 40mg/kg，即碘酸盐34 ～ 66mg/kg。有些地区由于社会经济条件或地理条件的限制，加碘盐不能推广，可以用碘化油替代。

（2）碘治疗：对于已经患有单纯性甲状腺肿的患者仅靠加碘盐不够，应加用碘化钾片剂。经碘治疗1年后，单纯性甲状腺肿的体积可以缩小38%，但对于年老、病程较长的结节性甲状腺肿患者效果较差。

另外，补碘的副作用主要有碘甲状腺功能亢进、自身免疫反应等。

2. TSH抑制治疗　除了补碘外，可以口服L-T_4，儿童减量，妊娠期、哺乳期女性适当加量。

TSH对单纯性甲状腺肿疗效较好，对结节性甲状腺肿疗效较差，且外源性T_4加上自主功能性结节分泌的T_4、T_3，可以引起甲状腺功能亢进。

长期TSH抑制治疗可以引起心房纤颤和骨矿物质丢失，因此，老年人及绝经期妇女应慎用。

TSH抑制治疗过程中，应常规检测血清TSH水平，应将血清TSH水平抑制在正常范围的低限水平，以免发生甲状腺功能亢进和骨质丢失。

3. 放射性碘（^{131}I）治疗　可以使甲状腺体积缩小，在欧洲应用较多，在美国主要应用于毒性甲状腺肿的治疗，适用于有手术禁忌证的患者。^{131}I可以致永久性甲状腺功能减退。

4. 手术治疗　单纯性甲状腺肿需要行手术治疗的不多，手术治疗的主要目的是解除局部压迫症状。

二、结节性甲状腺肿

结节性甲状腺肿实际上是地方性甲状腺肿和散发性甲状腺肿的晚期表现，因此，在病因、临床表现、诊断上与单纯性甲状腺肿基本相同，不同之处在于结节性甲状腺肿可更大或对周围器官的粘连或压迫更重（图4-2）。

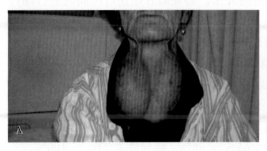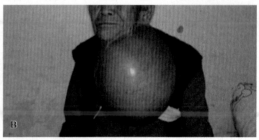

图4-2　巨大结节性甲状腺肿（A、B）

（一）不治疗、临床随访

对于部分结节性甲状腺肿的患者，如果甲状腺肿生长缓慢，局部无症状，甲状腺功能正常，可以不给予特殊治疗，临床密切随访，定期体检、B超检查，观察甲状腺肿生长情况，必要是可以行穿刺细胞学检查。另外，要定期检测血清TSH水平，及早发现亚临床甲状腺功能亢进或甲状腺功能减退。

（二）治疗

1. TSH抑制治疗　TSH对单纯性甲状腺肿疗效较好，对结节性甲状腺肿疗效较差。

TSH治疗前应常规检测血清TSH水平，若血清TSH正常，可以进行TSH抑制治疗，若血清TSH＜0.1mU/L，则提示有亚临床甲状腺功能亢进，不应进行TSH抑制治疗。一般认为TSH抑制治疗时应定期检测血清TSH水平。治疗时血清TSH抑制到什么水平，目前尚无定论，一般认为，抑制到正常范围的下限即可。

可以口服甲状腺片或者L-T_4，以反馈性抑制垂体分泌TSH。剂量为：成年人甲状腺片40～80mg/d，或者L-T_4 50～100μg/d，儿童减量，妊娠期、哺乳期女性适当加量。

根据血清TSH水平调整剂量，如果TSH达到抑制水平，甲状腺肿大无明显缩小，应停用。

长期TSH抑制治疗可以引起心房纤颤和骨矿物质丢失，因此，老年人及绝经期妇女应慎用。

TSH抑制治疗的禁忌证：①亚临床甲状腺功能亢进；②不稳定心绞痛；③不规则房性心动过速。

2. 放射性碘（^{131}I）治疗　可以使甲状腺体积缩小，在欧洲应用较多，在美国主要应用于毒性甲状腺肿的治疗，适用于有手术禁忌证的患者。^{131}I可以致永久性甲状腺功能减退。

3. 手术治疗　手术治疗的主要目的是解除局部压迫症状，并能取得可靠的病理资料（图4-3）。

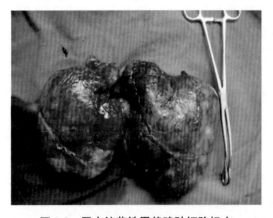

图4-3　巨大结节性甲状腺肿切除标本

三、甲状腺肿的手术指征与术前准备

（一）手术指征

1.手术适应证　巨大甲状腺肿，影响工作和生活；出现压迫症状；胸骨后甲状腺肿；结节性甲状腺肿不能排除恶变者；继发性甲状腺功能亢进；较大的地方性甲状腺肿药物治疗无效者。

2.手术禁忌证　轻度的单纯性甲状腺肿；儿童期、青春期、妊娠期患者；合并严重重要脏器严重器质性疾病的患者。

（二）手术方式

采用甲状腺部分切除或者次全切除（详见第6章）。

（三）术前准备

1.常规术前准备　评估患者一般情况，详细询问病史，针对合并疾病进行特殊术前准备，同时积极进行心理准备及生理准备。完善术前辅助检查（实验室检查、X线胸片、心电图、B超、CT或MRI等），术前评估及辅助检查均无手术禁忌者，择期手术治疗。

2.针对甲状腺疾病本身的术前准备　肿物较小者无须针对性准备，对于巨大甲状腺肿或者胸骨后甲状腺肿需行颈部强化CT或MRI，评估肿物位置及与周围器官关系，判断胸骨劈开及血管置换可能性，必要时与胸外科及血管外科联合手术。

（潘晓华　吕　伟　商星辰）

第二节　甲状腺功能亢进

甲状腺功能亢进（hyperthyroidism）是由各种原因导致正常甲状腺素分泌的反馈控制机制丧失，引起循环中甲状腺素异常增多而出现以全身代谢亢进为主要特征的疾病总称，是常见的内分泌疾病，发病率0.5%～1%。甲状腺功能亢进症和甲状腺毒症通常同义使用，但其概念上仍有不同：甲状腺功能亢进是指甲状腺过度活跃导致甲状腺激素过量产生；甲状腺毒症是指未结合的甲状腺激素的临床效果，无论甲状腺是否是主要来源。

按甲状腺功能亢进程度可分为临床甲状腺功能亢进及亚临床甲状腺功能亢进两类。①甲状腺功能亢进症：特征是高水平的血清甲状腺素（T_4），高水平的血清三碘甲腺原氨酸（T_3）或两者均高，以及低水平的促甲状腺激素（TSH）。②亚临床甲状腺功能亢进症：特征是TSH水平降低（＜0.1mU/L），但T_4和T_3水平在正常范围内（总T_4：60～140nmol/L；总T_3：1.0～2.5nmol/L，取决于分析类型）。

按引起甲状腺功能亢进的原因可分为：原发性、继发性和高功能腺瘤3类。①原发性甲状腺功能亢进：又称为毒性弥漫性甲状腺肿（Graves病），最常见（占85%～90%）；

在甲状腺肿大的同时出现功能亢进症状。患者年龄多在20～40岁。腺体肿大为弥漫性，两侧对称，常伴有眼球突出，故又称"突眼性甲状腺肿"（exophthalmicgoiter）。②继发性甲状腺功能亢进：又称为Plummer病，是指继发于结节性甲状腺肿或甲状腺瘤的甲状腺功能亢进；患者先有结节性甲状腺肿或甲状腺瘤多年，以后才出现功能亢进症状。发病年龄多在40岁以上。腺体呈结节性肿大，两侧多不对称，无眼球突出，容易发生心肌损害。③高功能腺瘤：少见，甲状腺内有单个或多个自主性高功能结节，无眼球突出，结节周围的甲状腺组织呈萎缩改变。

一、原发性甲状腺功能亢进

（一）病因

原发性甲状腺功能亢进（Graves病）的病因迄今尚未明确，但通过近年来的临床和实验研究，已基本确定原发性甲状腺功能亢进是一种自身免疫性疾病。

1.遗传因素　Graves病有家族聚集性，说明它与遗传因素有密切关系。目前的研究认为原发性甲状腺功能亢进的发生与人白细胞抗原（HLA Ⅱ类抗原）显著相关，但其检出率在不同人种中存在差异。

2.精神因素　精神过度兴奋或忧郁时，机体处于应激状态，可导致甲状腺激素的过度分泌；同时，在应激时，机体肾上腺皮质激素的分泌升高，改变了抑制性T淋巴细胞和辅助性T淋巴细胞的功能，增强了免疫反应。

3.免疫因素　在Graves病患者血中可检出两类刺激甲状腺的自身抗体：一类是能刺激甲状腺功能活动、作用与TSH相似但作用时间较TSH持久的物质（TSH半衰期仅30min而该物质为25d），因此称为"长效甲状腺激素"（longactingthyroidstimulator，LATS）；另一类为"甲状腺刺激免疫球蛋白"（thyroid stimulating immunoglobulin，TSI）。两类物质都属于G类免疫球蛋白，来源于淋巴细胞，都能与TSH受体结合，从而加强甲状腺细胞功能，分泌大量T_3和T_4。促甲状腺激素受体抗体（TRAb）是TSI的一种，是人类特有的抗体，是导致Graves病的直接和主要的原因。它可以直接作用于甲状腺细胞的TSH受体，激活cAMP途径，促进甲状腺细胞代谢，从而使甲状腺激素合成增加。TRAb在Graves病患者中的阳性率可达83%～100%。

4.吸烟　最新研究认为，吸烟也是一个危险因素，Graves病和结节性甲状腺肿的风险均增加。

5.糖尿病　有报道已经描述了糖尿病和甲状腺功能障碍之间的相关性。在患有糖尿病的人群中，甲状腺疾病的总患病率为13%，在1型糖尿病女性中最高为31%。筛查结果显示，7%的糖尿病患者诊断出新的甲状腺疾病，其中1%为甲状腺功能亢进症。

（二）诊断

依靠典型的临床表现，结合一些实验室检查，诊断多不困难。

1.甲状腺功能亢进的临床表现　包括颈部肿大、性情急躁、容易激动、失眠、两手颤动、怕热、多汗、皮肤潮湿，食欲亢进却消瘦、体重减轻、心悸、脉快有力（脉率常在每分钟100次以上，休息及睡眠时仍快）、脉压增大（主要由于收缩压升高）、内分泌紊乱（如月经失调），以及无力、易疲劳、出现肢体近端肌萎缩等，少数患者以眼球突出为主诉。其中脉率增快及脉压增大尤为重要，常可作为判断病情程度和治疗效果的重要标志。

2.甲状腺功能亢进常用的实验室检查方法

（1）血清中T_3和T_4含量的测定：FT_3和FT_4是诊断甲状腺功能亢进的常用指标，其含量不受血清中甲状腺激素结合蛋白（TBG）的影响，甲状腺功能亢进时两者含量升高。血清T_3可高于正常4倍左右，而T_4仅为正常的2.5倍。因此，T_3测定对甲状腺功能亢进的诊断具有较高的敏感性。

（2）血清TSH测定：Graves病时，血清TSH下降。TSH在甲状腺功能亢进中最先发生变化，是证实或排除甲状腺功能亢进症怀疑的首要检查。TSH检测的普遍性提高了对甲状腺疾病的认识。

（3）甲状腺摄^{131}I率的测定正常甲状腺24h内摄取的^{131}I量为人体总量的30%～40%。如果在2h内甲状腺摄取^{131}I量超过人体总量的25%，或在24h内超过人体总量的50%，且吸^{131}I高峰提前出现，均可诊断甲状腺功能亢进。

（4）超声检查：彩色多普勒超声对甲状腺功能亢进的诊断有一定价值，甲状腺腺体呈弥漫性肿大、局灶性回声减低，可见典型的"火海征"，甲状腺动脉，尤其是甲状腺上动脉的血流速度明显加快，血管阻力降低。

（三）治疗

手术、抗甲状腺药物及放射性^{131}I是治疗甲状腺功能亢进的主要方法。手术是治疗甲状腺功能亢进的有效方法，长期治愈率达95%以上，手术死亡率低于1%。

二、继发性甲状腺功能亢进

是一种在多结节性甲状腺肿或甲状腺瘤基础上发生的甲状腺功能亢进，发生在甲状腺功能亢进前结节性甲状腺肿或甲状腺瘤常已存在多年。本病多见于中老年患者，临床症状常较Graves病轻，突出表现多以心血管系统症状为主。

（一）病因

本病是在长期甲状腺瘤或结节性甲状腺肿的基础上发生的，原因不明。目前尚不能肯定继发性甲状腺功能亢进是一种疾病还是1个或多个致病因素导致临床表现。

多数病例在初期不发生自主性变，其甲状腺及结节受TSH控制，TSH对TRH也有正常的反应，T_3抑制试验呈阳性反应。因此，可应用甲状腺抑制疗法来控制甲状腺功能亢进症状和结节的继续增大。结节性甲状腺肿也可伴发自主功能性结节，继续发展即形成毒性结节性甲状腺肿，血清学检查显示T_3、T_4升高，TSH降低。这些患者给予碘剂或含碘药物时均会诱发或加剧甲状腺功能亢进症状。

（二）诊断

临床表现与Graves病稍有不同，大多起病较缓慢，病情较轻，常表现为消瘦、乏力。心血管症状常见而突出，容易发生心肌损害，包括心动过速、心房纤颤，心绞痛、可有心力衰竭，对地高辛反应欠佳。部分患者可有消瘦、多汗、颤抖。神经精神症状少见，但可有明显的情绪不稳定、焦虑、失眠。甲状腺肿大多严重，两侧多不对称，常向胸骨后延伸，往往造成压迫症状，甲状腺可触及结节；患者无眼球突出，但可有眼睑挛缩；无胫前黏液性水肿。若患者有浸润性眼球突出，应考虑Graves病的发生（图4-4）。

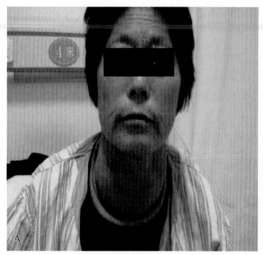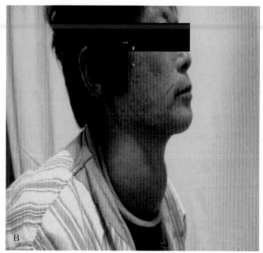

图4-4　结节性甲状腺肿并甲状腺功能亢进（A、B）

对于有多年结节性甲状腺肿的中老年患者，出现消瘦、乏力和不明原因的心血管系统表现，如心房纤颤、心动过速、心绞痛甚至充血性心力衰竭，应疑及本病，实验室检查测定TT_3、TT_4或FT_3、FT_4轻度升高多能明确诊断。诊断有疑问时可选择TRH兴奋试验或T_3抑制试验，两者均异常，即可确立诊断。

（三）治疗

以手术治疗为主，放射性核素对该病的治疗效果不佳。术前准备与Graves病相同，术式的选择根据结节的情况而定，继发于结节性甲状腺肿时，应行甲状腺大部切除术，高功能腺瘤时应行患叶全切除或次全切除。

三、特殊类型甲状腺功能亢进

（一）碘甲状腺功能亢进

1.病因　碘甲状腺功能亢进（Job-Basedow病）的发生机制不清。长期使用胺碘酮治疗心律失常时，可引起甲状腺功能亢进。每日口服胺碘酮200mg，达到稳定状态时可产生6mg无机碘，而正常人每日仅摄入200～800μg无机碘，所以长期服药时，血中碘的含量明显增高，而释放又较缓慢，可能引起甲状腺功能亢进。胺碘酮诱导的甲状腺功能亢进症在碘缺乏地区更常见。患有桥本甲状腺炎的个体患胺碘酮引起的甲状腺功能减退的风险也会增加。有学者提出在胺碘酮治疗前应该测量所有患者的血清TSH和甲状腺抗体，以防诱导出现甲状腺功能亢进。胺碘酮已被证明可降低NIS mRNA表达，这在胺碘酮戒断后可逆转，继发于急性Wolff-Chaikoff效应。

胺碘酮诱导的甲状腺毒症（AIT）已分为1型AIT和2型AIT。1型AIT是：碘诱导的甲状腺毒症的一种形式，在生活在低碘摄入地区，既往存在甲状腺疾病的个体中更为常见，并且发生在Jod-Basedow现象之后。2型AIT是：一种破坏性甲状腺炎，其中甲状腺激素从腺体释放引起甲状腺毒症。它通常发生在没有甲状腺疾病病史的患者身上；碘缺乏地区2型AIT的患病率估计为5%～10%，男女比例为3∶1。治疗主要是皮质类固醇和对症缓解治疗。两种类型的AIT不易区分，并且在某些个体中可能出现混合呈现。

2.诊断　有明确的摄碘过多的病史，如地方性甲状腺肿的患者补碘后，甲状腺功能亢进症状较轻，无眼球突出，血清TT_4及FT_4水平轻度升高，T_3水平有时可正常。经过调整碘的摄入或药物治疗，甲状腺功能亢进症状很快恢复正常。少数患者有长期的甲状腺功能亢进症状，可发展成毒性结节性甲状腺肿。因服用胺碘酮而发生的甲状腺功能亢进，一般发生于应用胺碘酮后1～10个月，高峰常在应用胺碘酮1～3年时。临床表现与Graves病相似，但病情多为轻症，重症少见；症状以心血管系统症状和神经系统症状出现较早，且较明显，一般无眼球突出及胫前黏液性水肿；甲状腺可大可小，多呈结节性，质地较硬，无血管杂音和震颤。TT_3、TT_4、rT_3、FT_3、FT_4均升高，TRAb阴性，自身抗体的检出率也明显较低，甲状腺摄碘率明显下降，24h常低于3%或为0。

3.治疗　症状轻、甲状腺仅轻度肿大时，调整碘剂的摄入量即可，有时需要抗甲状腺药物治疗，若发生毒性结节性甲状腺肿时，应手术治疗。

（二）甲状腺炎性甲状腺功能亢进

1.病因　可发生在亚急性甲状腺炎和CLT，病毒引起的亚急性甲状腺炎的急性期，甲状腺滤泡破坏，释放过多的甲状腺素进入血液循环，产生甲状腺功能亢进。

2.诊断　甲状腺炎性甲状腺功能亢进起病时，无甲状腺功能亢进的症状体征，突然发生甲状腺肿大和疼痛，肿大可为对称、弥漫性，亦在单侧发生。疼痛放射至同侧的头部或耳后，吞咽时有疼痛感。体检时，甲状腺质地硬实，有触痛。血清T_3、T_4、FT_3、FT_4升高，但往往不太严重。

3.治疗　应用抗甲状腺药物治疗2周后，可控制亚急性甲状腺炎性甲亢的症状，但在CLT，通过药物治疗控制症状的时间较长。在长期迁延病例的后期，炎症的发展使甲状腺滤泡萎缩、破坏，代之为结缔组织，可出现甲状腺功能低下。故在甲状腺功能亢进症状控制后，应进行甲状腺素治疗，有时需终身服用。慢性炎症的甲状腺肿巨大时，可产生气管压迫症状，应手术切除部分甲状腺组织，解除压迫，再继续给予甲状腺素治疗。

四、甲状腺功能亢进的外科治疗

（一）甲状腺功能亢进的手术适应证及禁忌证

1.原发性甲状腺功能亢进　文献报道，手术治疗的治愈率可达90%以上，手术死亡率<0.1%，术后复发率约为3%。

（1）结合近年国内指南建议甲状腺功能亢进手术适应证

①甲状腺肿大压迫邻近器官（如气管受压致呼吸障碍、喉返神经受压致声嘶等）或胸骨后甲状腺肿或甲状腺明显肿大（Ⅲ度以上或甲状腺≥80g）。

②ATD治疗后复发，且甲状腺肿大Ⅱ度以上。

③放射碘相对低摄取＜40%；证实或怀疑为甲状腺恶性肿瘤（如细胞学检查怀疑或不能定性）。

④合并甲状旁腺功能亢进需要手术治疗的。

⑤计划在4～6个月怀孕的女性，尤其是伴促甲状腺素（TSH）受体抗体（TRAb）高值者（如在选择放射碘治疗后甲状腺功能无法恢复正常）。

⑥中到重度活动性Graves眼病（GO）。

（2）结合近年国内指南建议甲状腺功能亢进手术禁忌证

①青少年患者切除双侧甲状腺可能影响身体发育。

②甲状腺功能亢进症状轻，仅轻度甲状腺肿大。

③伴有严重心、肝、肾器质性病变的老年人，不能耐受手术者。

④合并恶性眼球突出，术后有可能加重者。

⑤相对禁忌证为术后复发，再次手术可能损伤周围的组织器官等。

指南新增加的内容认为，妊娠作为相对禁忌证，在需要快速控制甲状腺功能亢进症状和ATD不能使用的情况下可行手术治疗。在妊娠早期和妊娠晚期应避免甲状腺切除术，因为在妊娠早期麻醉药物可致胎儿畸形、妊娠晚期能增加早产风险，甲状腺切除术在妊娠中期相对安全，但也不是零风险（4.5%～5.5%的早产可能）。

2.继发性及特殊类型甲状腺功能亢进　指南推荐的手术适应证：出现颈部压迫症状和体征，考虑合并甲状腺癌，合并甲状旁腺功能亢进须手术治疗者，甲状腺≥80g，甲状腺肿扩展至胸骨下或胸骨后，不具备摄取放射碘能力须快速纠正甲状腺毒症状态。

TMNG或TA选择手术前需权衡的因素与甲状腺功能亢进的手术治疗禁忌证类似。

（二）甲状腺功能亢进手术治疗的术前准备

术前准备是为了避免甲状腺功能亢进患者在基础代谢率高亢的情况下进行手术的危险，术前应采取充分而完善的准备以保证手术顺利进行和预防术后并发症的发生。

1.一般准备　对精神过度紧张或失眠者可适当应用镇静和催眠药以消除患者的恐惧心理。心率过快者，可口服利血平0.25mg或普萘洛尔10mg，每日3次。发生心力衰竭者应予以洋地黄制剂。

2.术前检查（除全面体格检查和必要的化验检查外）　①颈部X线片，了解有无气管受压或移位；②详细检查心脏有无扩大、杂音或心律失常等，并做心电图检查；③喉镜检查，确定声带功能；④测定基础代谢率，了解甲状腺功能亢进程度，选择手术时机。

3.药物准备　是术前用于降低基础代谢率的重要环节。

（1）抗甲状腺药物加碘剂：可先用硫脲类药物，通过降低甲状腺素的合成，并抑制体内淋巴细胞产生自身抗体从而控制因甲状腺素升高引起的甲状腺功能亢进症状，待甲状腺功能亢进症状得到基本控制后，即改服2周的碘剂，再进行手术。由于硫脲类药物甲基或丙基硫氧嘧啶，或甲巯咪唑（他巴唑）、卡比马唑（甲亢平）等能使甲状腺肿大和动脉性充血，手术时极易发生出血，增加了手术的困难和危险。因此，服用硫脲类药物后必须加用碘剂 2 周待甲状腺缩小变硬，血管数减少后手术。此方法可靠，但准备时间较长。

（2）单用碘剂：症状不重，以及继发性甲状腺功能亢进和高功能腺瘤也可开始即用碘剂，2 ～ 3 周后甲状腺功能亢进症状得到基本控制（患者情绪稳定，睡眠良好，体重增加，脉率＜ 90 次 / 分以下，基础代谢率＜ 20%，便可进行手术。但少数患者，服用碘剂 2 周后，症状减轻不明显，此时，可在继续服用碘剂的同时，加用硫氧嘧啶类药物，直至症状基本控制，停用硫氧嘧啶类药物后，继续单独服用碘剂 1 ～ 2 周，再进行手术。

需要说明：碘剂的作用在于抑制蛋白水解酶，减少甲状腺球蛋白的分解，从而抑制甲状腺素的释放，碘剂还能减少甲状腺的血流量，使腺体充血减少，因而缩小变硬。常用的剂量是复方碘化钾溶液，每日 3 次；第 1 日每次 3 滴，第 2 日每次 4 滴，以后逐日每次增加 1 滴，至每次 16 滴为止，然后维持此剂量。但由于碘剂只抑制甲状腺素释放，而不抑制其合成，因此一旦停服碘剂后，储存于甲状腺腺泡内的甲状腺球蛋白大量分解，甲状腺功能亢进症状可重新出现，甚至比原来更为严重。因此，凡不准备施行手术者，不要服用碘剂。

对于常规应用碘剂或合并应用硫氧嘧啶类药物不能耐受或无效者，有主张单用普萘洛尔或与碘剂合用作术前准备。普萘洛尔是一种肾上腺素能 β 受体阻滞剂，能控制甲状腺功能亢进的症状，缩短术前准备的时间，且用药后不引起腺体充血，有利于手术操作，对硫脲类药物效果不好或反应严重者可改用此药。普萘洛尔因能选择性阻断各种靶器官组织上的 β 受体对儿茶酚胺的敏感性，抑制肾上腺素的效应而改善甲状腺功能亢进的症状。剂量为每 6 小时口服给药 1 次，每次 20 ～ 60mg，一般 4 ～ 7d 后脉率降至正常水平时，便可施行手术。由于普萘洛尔在体内的有效半衰期不到 8h，所以最末一次口服普萘洛尔要在术前 1 ～ 2h；术后继续口服普萘洛尔 4 ～ 7d。此外，术前不要阿托品，以免引起心动过速。

（三）甲状腺功能亢进的手术治疗

甲状腺大部切除术对中度以上的甲状腺功能亢进是有效的疗法，能使 90% ～ 95% 的患者获得痊愈，手术死亡率低于 1%。手术治疗的缺点是有一定的并发症和 4% ～ 5% 的患者术后甲状腺功能亢进复发，也有少数患者术后发生甲状腺功能减退。建议手术主要用于 Graves 病和毒性甲状腺肿。手术治疗的优点是具有非常高的有效性和具备组织病理学评估的可能性。在 Graves 病中，首选甲状腺全切除术以确保甲状腺完全切除和消除甲状腺抗原。在毒性甲状腺肿中，大型甲状腺肿压迫周围组织及疑似恶性肿瘤的甲状腺结节，应进行全甲状腺切除术。

手术要点和手术后注意事项（本节仅针对甲状腺功能亢进手术的特殊要点难点阐述）。

1. 麻醉可用颈丛神经阻滞，效果良好，可了解患者发音情况，避免损伤喉返神经。但对于精神较易紧张的甲状腺功能亢进患者，建议首选气管插管全身麻醉，以保证呼吸道通畅和手术的顺利进行。

2.手术应轻柔、细致，认真止血、注意保护甲状旁腺和喉返神经。还应注意以下几点。

（1）充分显露甲状腺腺体：应紧贴甲状腺上极结扎、切断甲状腺上动静脉，以避免损伤喉上神经；如要结扎甲状腺下动脉，则要尽量离开腺体背面，靠近颈总动脉结扎其主干，以避免损伤喉返神经。

（2）切除腺体数量：应根据腺体大小或甲状腺功能亢进程度决定。通常需切除腺体的80%～90%，并同时切除峡部；每侧残留腺体以如成人拇指末节大小为适当（3～4g）。腺体切除过少容易引起复发，过多又易发生甲状腺功能低下（黏液水肿）。必须保存两叶腺体背面部分，以免损伤喉返神经和甲状旁腺。

（3）严格止血：对较大血管（如甲状腺上动静脉，甲状腺中、下静脉），应分别采用双重结扎，防止滑脱出血。手术野应常规放置橡皮片引流24～48h，并随时观察和及时引流切口内的积血，预防积血压迫气管，引起窒息。

（4）术后观察和护理：术后当日应密切注意患者呼吸、体温、脉搏、血压的变化；预防甲状腺功能亢进危象发生。如脉率过快，可使用利血平肌内注射。患者采用半卧位，以利呼吸和引流切口内积血；帮助患者及时排出痰液，保持呼吸道通畅。此外，患者术后要继续服用复方碘化钾溶液，每日3次，每次10滴，共1周左右；或由每日3次，每次16滴开始，逐日每次减少1滴。

3.术后常见并发症

（1）术后呼吸困难和窒息：多发生在术后48h内，是术后最危急的并发症。常见原因如下。

①切口内出血压迫气管：因手术时止血（特别是腺体断面止血）不完善，或血管结扎线滑脱所引起。

②喉头水肿：主要是手术创伤所致，也可因气管插管引起。

③气管塌陷：是气管壁长期受肿大甲状腺压迫，发生软化，切除甲状腺体的大部分后软化的气管壁失去支撑的结果。

后两种情况的患者，由于气道堵塞可出现喘鸣及急性呼吸道梗阻。

临床表现为进行性呼吸困难、烦躁、发绀，甚至发生窒息。如还有颈部肿胀、切口渗出鲜血时，多为切口内出血所引起者。发现上述情况时，必须立即行床旁抢救，及时剪开缝线，敞开切口，迅速除去血肿；如此时患者呼吸仍无改善，则应立即施行气管切开；情况好转后，再送手术室做进一步的检查、止血和其他处理。因此，术后应常规的在患者床旁放置无菌的气管切开包和手套，以备急用。

（2）喉返神经损伤：发生率约0.5%。大多数是因手术处理甲状腺下极时，不慎将喉返神经切断、缝扎或挫夹、牵拉造成永久性或暂时性损伤所致。少数也可由血肿或瘢痕组织压迫或牵拉而发生。损伤的后果与损伤的性质（永久性或暂时性）和范围（单侧或双侧）密切相关。喉返神经含支配声带的运动神经纤维，一侧喉返神经损伤，大都引起声嘶，术后虽可由健侧声带代偿性的向患侧过度内收而恢复发音，但喉镜检查显示患侧声带依然不能内收，因此不能恢复其原有的音色。双侧喉返神经损伤，视其损伤全支、前支抑或后支等不同的平面，可导致失声或严重的呼吸困难，甚至窒息，需立即做气管切开。由于手术切断、缝扎、挫夹、牵拉等直接损伤喉返神经者，术中立即出现症状。

而因血肿压迫、瘢痕组织牵拉等所致者，则可在术后数日才出现症状。切断、缝扎引起者属永久性损伤，挫夹、牵拉、血肿压迫所致则多为暂时性，经理疗等及时处理后，一般在3～6个月逐渐恢复。

（3）喉上神经损伤：多发生于处理甲状腺上极时，离腺体太远，分离不仔细和将神经与周围组织一同大束结扎所引起。喉上神经分内（感觉）、外（运动）两支。若损伤外支会使环甲肌瘫痪，引起声带松弛、音调降低。内支损伤，则喉部黏膜感觉丧失，进食特别是饮水时，容易误咽发生呛咳。一般经理疗后可自行恢复。

（4）手足抽搐：因手术时误伤及甲状旁腺或其血液供给受累所致，血钙浓度下降至2.0mmol/L以下，严重者可降至1.0～1.5mmol/L（正常为2.25～2.75mmol/L），神经肌肉的应激性显著增高，多在术后1～3d出现手足抽搐。多数患者只有面部、唇部或手足部的针刺样麻木感或强直感，经过2～3周后，未受损伤的甲状旁腺增生肥大，起到代偿作用，症状便可消失。严重者可出现面肌和手足伴有疼痛感觉的持续性痉挛，每日发作多次，每次持续10～20min或更长，严重者可发生喉和膈肌痉挛，引起窒息死亡。若切除甲状腺时，注意保留腺体背面部分的完整。切下甲状腺标本时要立即仔细检查背面甲状旁腺有无误切，发现时设法移植到胸锁乳突肌中等，均是避免如此并发症发生的关键。

发生手足抽搐后，应限制肉类、乳品和蛋类等食品（因含磷较高，影响钙的吸收）。抽搐发作时，立即静脉注射10%葡萄糖酸钙或氯化钙10～20ml。症状轻者可口服葡萄糖酸钙或乳酸钙2～4g，每日3次；症状较重或长期不能恢复者，可口服维生素D_3，每日5万～10万U，以促进钙在肠道内的吸收。口服双氢速甾醇（双氢速变固醇）（DT_{10}）油剂能明显提高血中钙含量，降低神经肌肉的应激性。还可用同种异体带血管的甲状腺-甲状旁腺移植。

（5）甲状腺危象：是甲状腺功能亢进的严重合并症。临床观察发现：危象发生与术前准备不够、甲状腺功能亢进症状未能很好控制及手术应激有关。根据危象时患者主要表现［高热（＞39℃）、脉快（＞120次/分）同时合并神经、循环及消化系统严重功能紊乱，如烦躁、谵妄、大汗、呕吐、水泻等］反映出，本病是因甲状腺素过量释放引起的暴发性肾上腺素能兴奋现象。若不及时处理，可迅速发展至昏迷、虚脱、休克甚至死亡，病死率为20%～30%。治疗包括以下几项。

①肾上腺素能阻滞剂：可选用利血平1～2mg肌内注射或胍乙啶10～20mg口服。前者用药4～8h后危象可用所减轻；后者在12h后起效。还可用普萘洛尔5mg加5%～10%葡萄糖溶液100ml静脉滴注以降低周围组织对肾上腺素的反应。

②碘剂：口服复方碘化钾溶液，首次为3～5ml，或紧急时用10%碘化钠5～10ml加入10%葡萄糖溶液500ml中静脉滴注，以降低血液中甲状腺素水平。

③氢化可的松：每日200～400mg，分次静脉滴注，以拮抗过多甲状腺素的反应。

④镇静药：常用苯巴比妥钠100mg，或冬眠合剂Ⅱ号半量，6～8h肌内注射1次。

⑤对症支持治疗：发热者应积极物理降温，如湿袋、冰袋等，必要时可给予中枢性解热药或予以人工冬眠合剂（哌替啶100mg，氯丙嗪50mg，异丙嗪50mg，混合后静脉持续泵入）。注意，避免使用水杨酸类解热药，因其可增高患者代谢率，并促使游离T_3、T_4水平增高。

⑥静脉输入大量葡萄糖溶液补充能量，吸氧，以减轻组织的缺氧。

⑦有心力衰竭者，加用洋地黄制剂。

⑧在①～⑦项常规治疗效果不满意时，可选用血液透析、腹膜透析、血浆置换等方式迅速降低血中TH浓度。

（阮永威　时　鹏）

第三节　甲状腺炎

一、急性化脓性甲状腺炎

Bauchet（1857年）第一次描述了急性化脓性甲状腺炎（acute suppurative thyroiditis，AST），在无抗生素时期，AST的发病率在甲状腺外科疾病中占0.1%；抗生素应用后，AST较少见。

（一）病因

甲状腺具有丰富的血管和淋巴管，而且甲状腺的包膜通常发育良好，腺体内含碘高，AST不易发生。AST的发生多在甲状腺结构异常的基础上，或存在甲状腺的其他疾病，如梨状窦瘘、甲状腺癌等，大都由于口腔或颈部化脓性感染而引起。机体免疫功能不全是AST发病的一个重要因素。目前已证实AST的发生主要与2种因素有关：一是胚胎腮弓闭合不全等先天性畸形，临床上最常见的是梨状窝瘘；二是结节性甲状腺肿的囊性变。

引起AST的病原菌较多，常见的是链球菌、葡萄球菌、卡式肺囊虫和分枝杆菌，少见的病原菌感染则往往继发于机体的免疫功能不全或有特殊的病菌的接触史，如患有艾滋病、糖尿病、白血病或有羊及羊乳接触史的患者容易感染克雷伯肺炎球菌、假丝酵母菌等。感染的途径包括血源性扩散、甲状腺周围组织的直接感染、甲状舌骨囊肿或瘘、食管裂孔。

（二）临床表现

临床上应区别急性甲状腺炎与急性甲状腺肿炎，前者少见，后者较常见。多数患者表现为突发性颈前区疼痛，局部红斑及皮温增高，肿胀和触痛。可伴有发热、吞咽困难或声嘶。炎症可累及单侧甲状腺或双侧甲状腺，有的仅限于峡部，炎症的后期可表现为局部肿胀，出现波动感，少数病例可出现搏动性肿物。感染局限在甲状腺肿的结节或囊肿内时，因不良的血液循环易形成脓肿。脓肿形成后治疗困难而且易压迫呼吸道引发呼吸困难，严重时危及生命。有资料报道，由于临床医师对该病认识不足，重视程度不够，早期易误诊为亚急性甲状腺炎，若使用糖皮质激素会导致感染扩散，加重病情，极易发生败血症或气管食管瘘，且一旦脓肿形成，短时间内即可压迫气管造成窒息，危及生命。据报道，病死率为3.7%～12.1%。复发性AST多是因为持续存在梨状窦-甲状腺瘘引起的（图4-5）。

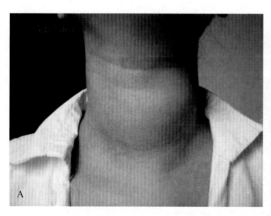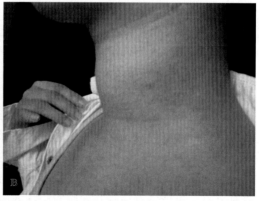

图4-5　化脓性甲状腺炎（A、B）

（三）诊断

诊断依据如下。

1.有上述临床表现。

2.实验室检查发现周围白细胞增高、血细胞沉降率加快、C反应蛋白增高。

3.甲状腺的功能检查在细菌感染的AST患者中大都正常，但在真菌感染的病例中，甲状腺功能大多降低，而分枝杆菌感染的患者则多有甲状腺功能亢进倾向。

4.甲状腺扫描时，可在90%以上的细菌感染患者及78%的分枝杆菌感染的患者中发现凉结节或冷结节。

5.B超可发现甲状腺单叶肿胀或脓肿形成。

6.X线检查可了解气管偏移或受压情况，有时可发现甲状腺及甲状腺周围组织中由产气细菌产生的游离气体。

7.CT或MRI检查可发现纵隔脓肿。

8.颈部穿刺标本进行细菌培养、革兰染色有助于确定感染病菌。甲状腺细针穿刺细胞学检查是AST最可靠的诊断方法。

（四）治疗

治疗方面，局部早期宜用冷敷，晚期宜用热敷。

1.给予抗生素　AST一经确诊应积极给予抗生素治疗，并需及早手术。AST的致病菌多为革兰阳性球菌，而近期的文献报道阴性杆菌或厌氧菌占有很大比例。因此，在抗生素的选用上应兼顾厌氧菌和需氧菌。梨状窝瘘管与甲状腺叶的关系非常密切，如确诊为梨状窝瘘所致的AST，应在控制甲状腺感染后手术处理原发病灶。对症状较重的患者，应采用静脉给药，对青霉素过敏的患者，可选用大环内酯类或氯霉素，有效抗生素的使用至少持续14d。

2.切开引流、手术切除　早期使用抗生素治疗，可防止炎症进一步发展和脓肿形成。一旦脓肿形成，仅仅使用抗生素并不足够，在B超检查或CT发现局部脓肿时，须切开引流。如有广泛组织坏死或持续不愈的感染时，则应行甲状腺切除手术，清除坏死组织，并且不缝合伤口。

3. 甲状腺激素替代治疗 在严重、广泛的AST，或组织坏死导致暂时性、长期性甲状腺功能减退时，应行甲状腺激素替代治疗。

4. B超引导下反复穿刺 此方法简单易行、安全有效无须麻醉，可按病情需要反复多次操作，直至脓腔吸收、没有脓液为止。降低了颈部切开导致的病程延长、创面医院内感染的概率，同时也避免了切口瘢痕影响美观。需要注意的是：①穿刺的针头到达皮下后，将针尖稍移位，再向甲状腺穿刺，保证拔针后甲状腺上的穿刺点和皮肤的穿刺点不在同一平面，这样可以尽可能阻止脓腔内的脓液渗出，防止医源性导致局部二次感染和甲状腺出血；②在病程晚期，局部炎症开始吸收，脓液稠厚带有絮状物，B超提示脓腔有分隔，可做多点穿刺并向脓腔中注入甲硝唑或生理盐水，稀释后再行回抽，更有利于脓液的抽尽和炎症的吸收。

（五）并发症

急性化脓性甲状腺炎的并发症较为罕见，可能有声带麻痹、心包炎、暂时性甲状腺功能减退、黏液性水肿、局部交感神经功能紊乱、AST复发，脓肿破入周围组织或器官（如气管、食管或纵隔内）、颈内静脉血栓形成和气管受压等。感染扩散可为局部或全身扩散，延误治疗或治疗失误可导致患者死亡。

二、亚急性甲状腺炎

亚急性甲状腺炎（subacute thyroiditis，SAT）又称DeQuervain甲状腺炎（DeQuervain thyroiditis）或亚急性肉芽肿甲状腺炎（subacute granulomatous thyroiditis）或非化脓性甲状腺炎（nonsuppurative thyroiditis）。

（一）病因

SAT通常继发于上呼吸道感染，病原微生物主要有腮腺炎病毒、艾柯病毒、柯萨奇病毒、EB病毒、流感病毒及腺病毒等。病毒感染可能使部分甲状腺滤泡破坏和上皮脱落、胶体外溢引起甲状腺异物反应和多形核白细胞、淋巴及异物巨细胞浸润，并在病变滤泡周围出现巨细胞性肉芽肿是其特征。临床发病率约为4.9/10万。SAT有一定的季节性，春秋季节发病往往较多。近年来有学者认为，SAT可能与自身免疫异常有关，因在部分病例可检测到TSH受体抗体（TSHRAb）或甲状腺抗原致敏的T淋巴细胞。遗传因素可能在SAT的发病中也起一定作用。在迟发型甲状腺功能减退的发病机制中，自身抗甲状腺抗体和封闭式抗体的进展已经受到关注，SAT可能触发了自体反应B细胞产生促甲状腺素受体，在一些患者中导致促甲状腺素受体抗体相关的甲状腺功能不全的发生。

（二）临床表现

SAT大多发生在30～50岁的中青年女性，女性发病率是男性的3～6倍。发病与季节有关，冬春季节是其发病的高峰。临床表现主要是颈部疼痛，甲状腺触痛，全身炎性反应，部分患者可出现甲状腺功能亢进。SAT的病程持续3～6个月，可分为3期。

1.急性期　特征是伴有急性炎性反应的甲状腺毒性症状。患者体温轻度增高，少数患者可高热，吞咽困难，局部可表现为甲状腺的肿大和触痛，并可出现颈淋巴结肿大。发病初期，由于炎症破坏甲状腺滤泡，导致血清甲状腺激素水平升高，出现一系列甲状腺功能亢进的表现，如精神紧张、心悸、怕热、震颤及多汗等。而病变的滤泡细胞还不能摄取碘，使^{131}I吸收率明显降低。这种分离现象，即^{131}I吸收率降低而血T_4浓度增高是SAT的特点。这些表现持续3～6周或更长，然后过渡到第二期（图4-6）。

2.甲状腺功能低下期　随着炎症减退和甲状腺胶质的耗竭，患者甲状腺功能亢进症状消失，急性期症状明显好转。SAT的患者可发生暂时性甲状腺功能减退，而且在5%的病例中有可能发生永久性甲状腺功能减退。Cordray（2001年）报道甲状腺功能减退的发生率为31%。Fatourechi等发现，有34%的患者血TSH异常增高，通常持续数周到半年，并且

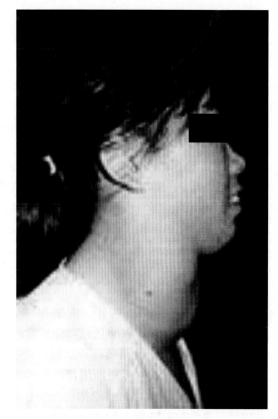

图4-6　亚急性甲状腺炎

与类固醇治疗无明显关系，类固醇并不能预防以后甲状腺功能减退的发生。自身免疫、抗甲状腺抗体可能是永久性甲状腺功能减退的原因。

3.恢复期　SAT是自限性疾病，在恢复期炎症逐渐减退，血清甲状腺激素水平恢复正常，^{131}I吸收率正常或稍偏高，其他症状随之好转或消失。

SAT是病毒感染性疾病，复发率很低，约为1.4%。复发时的表现与第1次发作类似。

（三）诊断

1.诊断要点

（1）甲状腺肿大、疼痛、质硬、触痛，常伴上呼吸道感染的症状和体征：发热、乏力、食欲缺乏、颈部淋巴结肿大等。

（2）红细胞沉降率加快。

（3）一过性甲状腺功能亢进。

（4）^{131}I摄取率受抑制。

（5）甲状腺自身抗体甲状腺微粒体抗体、甲状腺球蛋白抗体阴性或低滴度。

（6）甲状腺穿刺或活检，有多核巨细胞或肉芽肿改变。

符合上述6项中的4项即可以诊断SAT。

2.辅助检查

（1）血清学检查：红细胞沉降率增快，血 T_3 及 T_4 正常或轻度增高，血清TPOAb常见一过性阳性的滴度升高。

（2）彩色多普勒超声：可发现甲状腺体积增大，腺体内部病灶区呈低回声或不均匀融合，边界不清晰，形态不规则，低回声区与周围组织相比差别明显，并可有局限性钙化灶。SAT经治疗痊愈则超声图像回声病灶减少或消失，能很好的反映治愈过程。该法简单，可反复检查。

（3）CT检查：该检查具有一定特征性，甲状腺肿大多位于一侧，片状密度减低且界线不清，增强扫描看不到强化的肿块或结节，测不到囊性密度，甲状腺肿大而包膜完整，看不到向周围器官浸润的征象，肿大明显者仅推压邻近结构。

（4）细针穿刺活检（FNAC）或术中冷冻切片检查：对部分不能确诊的病例应进行FNAC或手术活检。

（四）治疗

SAT是一种自限性疾病，通常并不需要特殊治疗而自行缓解，治疗的主要目的是减轻症状、预防复发和针对甲状腺功能异常的治疗。大多数患者仅对症处理即可，轻型病例采用阿司匹林或其他镇痛药（如对乙酰氨基酚或水杨酸）控制症状。病情严重病例，如疼痛、发热明显者，可短期用其他非类固醇抗炎药或应用糖皮质激素类固醇激素，如泼尼松每日4次，每次5mg，2周后减量，全程1～2个月；同时加用甲状腺干制剂，效果较好。急性期首选肾上腺皮质激素类药物，初始剂量：泼尼松30～60mg/d，根据红细胞沉降率调整激素用量，当红细胞沉降率下降或恢复正常时，泼尼松开始减量，疗程一般2～3个月。病程中当甲状腺滤泡组织遭受破坏后，释放大量甲状腺素，可出现一过性"甲状腺功能亢进期"，可不处理或给予小剂量普萘洛尔，而不用抗甲状腺药物，症状缓解即停药，一般2～3周症状消失。继之可出现甲状腺功能减退，即"缓解期"，此时促甲状腺激素分泌增加，使用甲状腺素可抑制促甲状腺激素分泌，从而减轻甲状腺急性炎症过程，缓解症状及缩短疗程。可用左旋甲状腺素片50～150μg，1～2次/日，症状缓解、甲状腺功能正常后逐渐减量至正常后停药。有5%～10%的患者可能发生永久性甲状腺功能减退，需终身替代治疗。

SAT在临床并不少见，虽然本病呈自限性，但仍需要积极治疗以减轻患者痛苦。在治疗上西医虽取得很好的疗效，但激素的应用会出现副作用，在临床上采取中西医结合方式或者纯中医治疗、中医内外结合治疗，不仅能提高疗效，缩短病程，避免激素的副作用，还能降低复发率，是治疗亚甲炎的首选方案之一。

三、慢性淋巴细胞性甲状腺炎

慢性淋巴细胞性甲状腺炎（chronic lymphocytic thyroiditis，CLT）又称桥本（Hashimoto）甲状腺肿，是一种自身免疫性疾病，也是甲状腺肿合并甲状腺功能减退最常见的原因。由于自身抗体的损害，病变甲状腺组织被大量淋巴细胞、浆细胞和纤维化所取代。血清中可检出抗甲状腺球蛋白抗体、抗甲状腺微粒体抗体及抗甲状腺细胞表面抗体等多种抗体。组织学显示甲状腺滤泡广泛被淋巴细胞和浆细胞浸润，并形成淋巴滤泡及生发中心，本病多发生于 30 ~ 50 岁女性。

（一）病因与发病机制

CLT 的病因尚不清楚。由于有家族聚集现象，常在同一家族的几代人中发生，并常合并其他的自身免疫性疾病，如恶性贫血、糖尿病、肾上腺功能不全等，故认为 CLT 是环境因素和遗传因素共同作用的结果。环境因素的影响主要包括感染和膳食中的碘化物。近年来，较多的研究表明，易感基因在发病中起一定作用。

1. 遗传因素　CLT 由遗传因素与非遗传因子相互作用而产生已成为人们的共识。甲状腺自身抗体的产生与常染色体显性遗传有关。在欧洲和北美，CLT 患者中 HLA-B8 及 DR3、DR5 多见；而日本人则以 HLA-B35 多见。徐春等用 PCR-SSCP 检测 30 例汉族 CLT 患者的 HLA-DQA1 及 DQB1 位点的等位基因多态性，发现 DQA1-0301 的频率明显高于正常对照，推测可能是中国人发病的易感基因。美国一个研究机构对 56 例患自身免疫性甲状腺疾病的高加索人家庭的基因进行了分析，鉴定出 6 个与自身免疫性甲状腺疾病相关的基因。其中，位于第 6 号染色体上的 AITD-1 基因与 Graves 病和 CLT 有关；位于第 13 号染色体上的 HT-1 及第 12 号染色体上的 HT-2 与 CLT 的发病有关。此后，他们采用全基因组筛选法研究了 1 个共有 27 位家庭成员的美籍华人家庭，发现 D11S4191 和 D9S175 与 CLT 有关，因而认为不同种族之间存在对 CLT 的不同基因易感性。Tomer 等的研究则显示，决定甲状腺自身抗体产生的一个重要基因位于染色体 2q23 上，激活途径中必不可少的协同刺激因子 CTLA-4 基因极有可能就是染色体 2q33 上的甲状腺抗体基因。

2. 免疫因素　免疫因素导致甲状腺受损的机制尚未完全明确，可能通过以下机制发挥作用。

（1）先天性免疫监视缺陷导致器官特异的抑制性 T 淋巴细胞数量和质量异常，T 淋巴细胞可直接攻击甲状腺滤泡细胞。

（2）体液免疫介导的自身免疫机制及与补体结合的抗甲状腺抗体对滤泡细胞的溶解作用。

（3）抗甲状腺抗体触发和启动淋巴细胞介导的毒性。

本病属于自身免疫性疾病，多种自身免疫性疾病女性发病率均较高，女性是 CLT 的一项危险因素。

3. 环境因素　在碘缺乏和富含碘的地区，CLT 的发病率均上升，说明碘在 CLT 发病中有重要作用。Rose 等发现，CLT 患者饮食中添加碘，其甲状腺损害明显加重。甲状腺球蛋白碘化后，CLT 中 T 细胞增殖，主要的致病抗原 -Tg 自身抗原效力增加，全身免疫反应加重，导致 CLT。据报道，食盐加碘数年后，自身免疫性甲状腺炎的发病率增加了近 3 倍。甲状腺滤泡上皮的体外培养证明，高碘可促进淋巴细胞向滤泡上皮黏附，形成甲状腺损伤，而损伤的甲状腺上皮自身细胞内的蛋白暴露，并有可能向辅助性 T 细胞递呈。因此，地域的不同可能导致居民碘摄入量的不同，沿海地带是 CLT 发病的一项危险因素。

4. 反复发作的慢性扁桃体炎也是 CLT 发病的危险因素　扁桃体感染灶的细菌和毒素反复、长期进入血液循环，作为异种蛋白反复刺激可使机体处于致敏状态，改变机体的反应性，使之慢慢转入变态反应。扁桃体切除者几乎都是因为反复发作的较为严重的慢性扁桃体炎，而扁桃体切除后，机体少了一个对细菌病毒过滤的屏障。CLT作为一种自身免疫性疾病，结合T细胞的活化机制，慢性扁桃体炎诱发CLT是有可能的，慢性扁桃体炎是患CLT的一个危险因素。

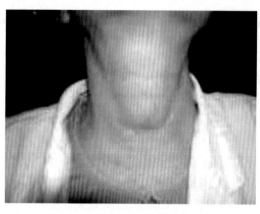

图4-7　慢性淋巴细胞性甲状腺炎

（二）临床表现

95%病例见于女性，好发年龄为30～60岁。常见症状为全身乏力，部分患者有局部压迫感或甲状腺区疼痛，偶伴有轻压痛。发病缓慢，查体表现为无痛性弥漫性甲状腺肿大、对称、质硬、表面光滑、质地坚韧，一般与周围组织无粘连，随吞咽活动上下活动。多伴甲状腺功能减退、较大腺肿可有压迫症状（图4-7）。

（三）诊断

目前对CLT的诊断标准尚未统一。1975年，Fisher提出包括5项指标的诊断方案：①甲状腺弥漫性肿大，质坚韧，表面不平或有结节；②TGAb、TMAb阳性；③血TSH升高；④甲状腺扫描有不规则浓聚或稀疏；⑤过氯酸钾试验阳性。5项中有2项者可拟诊为CLT，具有4项者可确诊。一般在临床中只要具有典型CLT临床表现，血清TGAb、TPOAb阳性，即可临床诊断为CLT。对临床表现不典型者，需要有高滴度的抗甲状腺抗体方能诊断。对这些患者，如血清TGAb、TPOAb为阳性，应给予必要的影像学检查协诊，并给予甲状腺素诊断性治疗，必要时应以FNAC或冷冻切片组织学检查确诊。

（四）鉴别诊断

1.结节性甲状腺肿　少数CLT患者可出现甲状腺结节样变，甚至产生多个结节。但结节性甲状腺肿患者的甲状腺自身抗体滴度减低或正常，甲状腺功能通常正常，临床少见甲状腺功能减退。

2.青春期甲状腺肿　在青春期，出现持续甲状腺肿大，是甲状腺对自身甲状腺激素需要量暂时增高的代偿性增生，甲状腺功能一般正常，甲状腺自身抗体滴度多正常。

3.Graves病　肿大的甲状腺质地通常较软，抗甲状腺抗体滴度较轻，但也有滴度高者，两者较难鉴别，特别是CLT合并甲状腺功能亢进时，甲状腺功能也可增高。必要时可行细针穿刺细胞学检查。

4.甲状腺恶性肿瘤　CLT可合并甲状腺恶性肿瘤，如甲状腺乳头状癌和淋巴瘤。CLT出现结节样变时，如结节孤立、质地较硬时，难与甲状腺癌鉴别；一些双侧甲状腺癌的病例，可出现甲状腺两侧叶肿大、质硬、合并颈部淋巴结肿大，也难以与CLT鉴别。应检测抗甲状腺抗体，甲状腺癌病例的抗体滴度一般正常，甲状腺功能也正常。如临床难以诊断，可给予甲状腺激素试验性治疗，如服药后腺体明显缩小或变软，可考虑

CLT；桥本甲状腺炎与乳头状甲状腺癌共存很常见。这种情况的 FNAB 结果难以评估，并且可能会增加误报的数量。

已知 TSH 对卵泡细胞甲状腺癌和滤泡细胞来源有营养作用，由于 TSH 诱导的甲状腺细胞增殖，TSH 升高可能增加甲状腺肿瘤的风险。一些学者提出，甲状腺自主性的发展，降低 TSH 水平，可能减缓癌症进展。

（五）治疗

目前无特殊治疗方法，原则上一般不宜手术治疗，临床确诊后，应视甲状腺大小及有无压迫症状而决定是否治疗。如甲状腺较小，又无明显压迫症状者，可暂不治疗而随访观察，甲状腺肿大明显并伴有压迫症状时，应进行治疗。

1.内科治疗

（1）甲状腺素治疗　甲状腺肿大明显或伴有甲状腺功能减退时，可给予甲状腺素治疗，可用 L-T_4 或干甲状腺片。一般从小剂量开始，甲状腺素片 40～60mg/d 或 L-T_4 50～100μg/d，逐渐增加剂量分别至 120～180mg/d 或 100～200μg/d，直至腺体开始缩小，TSH 水平降至正常。此后，因人而异逐渐调整剂量，根据甲状腺功能和 TSH 水平减少剂量至维持量，疗程一般 1～2 年。甲状腺肿大情况好转，甲状腺功能恢复正常后可停药。一般甲状腺肿大越明显时，治疗效果越显著。部分患者停药几年后可能复发，可再次给予甲状腺素治疗。CLT 患者大都有发展为甲状腺功能减退趋势，因而应注意随访复查，发生甲状腺功能减退时，应给予治疗。

（2）抗甲状腺治疗　CLT 伴有甲状腺功能亢进时应给予抗甲状腺治疗，可用他巴唑或丙基硫氧嘧啶治疗，但剂量应小于治疗 Graves 病时的剂量，而且服药时间不宜过长。如为一过性的甲状腺功能亢进，可仅有 β 受体阻滞药，如普萘洛尔或酒石酸美托洛尔进行对症治疗。

（3）糖皮质激素治疗　亚急性起病，甲状腺疼痛和肿大明显时，可用泼尼松（15～30mg/d）治疗，症状好转后逐渐减量，用药 1～2 个月。糖皮质激素可通过抑制自身免疫反应而提高 T_3、T_4 水平。但泼尼松疗效不持久，停药后容易复发，如复发疼痛可再次使用泼尼松。但对甲状腺功能减退明显的病例，一般不推荐使用激素。

近期有研究结果显示，给予硒酵母片 200μg/d 治疗后，患者 TPOAb、TgAb 水平较治疗前下降，这表明硒治疗能缓解甲状腺的炎性反应，防止甲状腺组织进一步破坏，可以起保护作用。目前，硒在 CLT 发病中的作用及硒治疗 CLT 的机制仍不清楚，补硒治疗的合适剂量和疗程等需进一步研究明确。

多数 CLT 患者经内科治疗后，肿大的甲状腺可逐渐恢复正常，原来体检时触及的甲状腺结节可减小或消失，质韧的甲状腺可能变软，但甲状腺抗体滴度却可能长期保持较高的水平。

2.外科治疗　CLT 确诊后，很少需要手术治疗。许多 CLT 的手术都是临床误诊为其他甲状腺疾病而进行的。有报道，研究手术治疗 CLT 的效果，发现手术组临床甲状腺功能减退和亚临床甲状腺功能减退发生率为 93.6%，而非手术组的发生率为 30.8%，表明手术加重了甲状腺组织破坏，促进了甲状腺功能减退发生。因此，应严格掌握手术指征。

此外，除目前所采用的手术治疗和内分泌治疗外，还有内放射治疗、分子靶向治疗、中医治疗等相关辅助治疗，同样也取得了一定的疗效。

四、慢性纤维性甲状腺炎

慢性纤维性甲状腺炎（Riedel thyroiditis，RT）又称侵袭性硬化性甲状腺炎、慢性木样甲状腺炎、Riedel甲状腺肿、慢性硬化性甲状腺炎等，甚少见。Riedel首先报道并描述了此病，RT没有恶性肿瘤的特征，甲状腺峡部楔形切除即可有效的缓解气管压迫症状，是否也是一种自身免疫性疾病，尚未肯定。

（一）病因

RT的病因不清，有学者认为RT属于原发性纤维化疾病，是全身性纤维硬化症的一部分；另一种理论认为RT是自身免疫反应的结果。支持RT是自身免疫性疾病的证据有：在RT患者中检测到抗甲状腺抗体的比例可高达67%；RT有包括淋巴细胞、浆细胞等在内的细胞浸润的病理学特点；局灶性血管炎是RT另一个常见的病理学特点；部分RT患者肾上腺皮质激素治疗有效。

但是，患者的淋巴细胞和血清补体均在正常水平，似乎不支持RT是自身免疫反应的结果。而抗甲状腺抗体水平增高可能有其他原因，例如原发性纤维化时的甲状腺组织破坏和释放，可引起机体的免疫反应，进而导致抗甲状腺抗体水平增高。RT的纤维化病变可超越甲状腺包膜，侵及邻近的组织和器官，如颈部肌肉、气管、食管、喉返神经，以及颈动、静脉等。RT常伴有多灶性纤维化病变，也提示RT可能是原发性纤维化病变，是全身纤维硬化症的一部分。多灶性纤维硬化可发生在约1/3的RT病例，例如伴随腹膜后纤维化、眶后的纤维假肿瘤、硬化性胆管炎、纵隔纤维化、肺纤维化等。有文献报道，RT的发病机制与淋巴管的增生关系密切。

（二）临床表现

RT较为罕见，国内未见到有大宗的病例报道。美国Mayo医院在1920～1984年的5.7万例次甲状腺手术中，仅有37例为RT，发病率为0.06%，是CLT的1/50。据估计，RT在人群中的发病率为1.6/10万。RT患者大多为女性，女性患者的比例可高达83%，发病年龄30～60岁。

女性多发，男女比为1∶5，考虑女性激素很可能参与了甲状腺疾病的发生、发展，而女性的情感心理因素也是女性患者多于男性的可能原因之一。年龄段集中在35～60岁，可能与女性激素分泌最旺盛或变化最剧烈的时间段相关。

甲状腺逐渐肿大，多缓慢起病，起病后亦可静止多年，也可突然起病。体检示甲状腺肿大，表面不平，质似铁样坚硬，通常是双侧受累，偶尔可单侧发病。组织学上的特征为致密的纤维组织增生。此种硬化性病变常侵入甲状腺固有膜，甚至超出其范围，使腺体与周围组织、器官发生紧密粘连，因而亦常累及喉返神经。

RT的临床表现常与局部的压迫有关，如压迫气管或食管，引起呼吸困难、吞咽困难，累及喉返神经后引起声嘶、咳嗽或失声。甲状腺组织完全纤维化可出现甲状腺功能减退。甲状旁腺的纤维化可导致甲状旁腺的功能低下。少见的皮下组织纤维性硬化有时也可发生。RT还可引起静脉血流淤滞、血管壁损伤和高凝状态而发生脑静脉窦血栓形成。

（三）诊断

1.实验室检查　甲状腺功能取决于甲状腺纤维化的程度，大多数患者的甲状腺功能正常，但约有1/3的患者会出现甲状腺功能减退。偶有患者出现甲状腺功能亢进。ESR增高，但白细胞不升高。

2.影像学检查　^{131}I扫描显示病变的甲状腺组织为无摄取功能的冷结节。超声检查显示甲状腺组织为同质性低回声，与邻近组织结构的界线消失。CT和MRI检查无特征性表现。

3.病理检查　RT的确诊必须依赖手术活检，通过病理检查证实。细针穿刺细胞学检查（FNAC）可以发现甲状腺的纤维性改变，但不能与其他甲状腺病变鉴别。进行甲状腺活检时，通常是楔形切除甲状腺峡部，从而同时解除气管压迫。

（四）治疗

1.内科治疗　RT缺乏特异性治疗，不同阶段的治疗方法取决于RT患者的临床表现。一般无压迫症状者以保守治疗为主。主要以服用甲状腺素制剂和糖皮质激素治疗。甲状腺素不能解决RT的纤维化过程，但可以减轻甲状腺的肿大并作为甲状腺功能低下的替代治疗。

（1）肾上腺皮质激素：糖皮质激素是治疗该病的首选药物，可使甲状腺变软，部分RT患者对肾上腺皮质激素的治疗效果好，泼尼松的初始剂量可高达100mg/d，维持剂量为15～60mg/d。停用肾上腺皮质激素后，部分患者可获得长期缓解，但部分患者会复发。治疗效果存在差异的原因不清。

（2）他莫昔芬：肾上腺皮质激素治疗无效或复发的病例，可试用他莫昔芬治疗。他莫昔芬的治疗机制可能与抑制脂蛋白氧化、减轻炎症，促进TGF合成和分泌，以及抑制纤维母细胞的增殖有关。

（3）RT合并甲状腺功能减退时，给予甲状腺激素治疗。但由于RT不一定发生甲状腺功能减退，故不必常规给予甲状腺激素治疗，并且甲状腺激素治疗对RT的病程没有影响。

（4）三苯氧胺：三苯氧胺可抑制纤维组织的增生，并能够缓解患者的症状和体征，已在RT的治疗中广泛应用；开始时可20mg，每日2次；2～4周后甲状腺可较原来缩小50%，甚至有完全恢复的报道，症状缓解后可改为10mg，每日2次；其副作用主要有女性月经紊乱、一过性发热及子宫内膜癌风险增加；男性患者主要会降低性欲。

2.外科治疗　手术治疗RT有双重作用，一方面可以明确诊断，另一方面则是解除气管的压迫症状。但是手术可能损伤周围组织及神经，导致不良后果，如声带麻痹、甲状腺或甲状旁腺功能减退等，故多数手术病例后均多以相对应的药物治疗。通常楔形切除甲状腺峡部已经足够，部分病例可行甲状腺腺叶切除或大部切除。怀疑合并甲状腺癌时，应尽早进行手术探查和活检。手术治疗原则：快速病理检查确诊为本病后，当病变为单侧时，可将病变的甲状腺组织切除，使正常的甲状腺组织得以舒展，以解除压迫症状；当病变为双侧时，仅行峡部楔形切除以解除气管压迫。无伴随症状者要尽量缩小手术范围，没必要切除所有病变组织，否则将导致甲状腺功能低下；癌变或合并恶性肿瘤时，则按相应肿瘤手术原则进行。

（五）随访

应强调对RT患者进行随访，常规监测TSH的变化，以便及时行甲状腺激素的补充治疗；定期进行CT、MRI检查，监测RT的发展，尽早发现其他器官和组织发生的多灶性硬化。手术后配合药物治疗，病变一般不再发展，基本上不需二次手术。

五、甲状腺结核

甲状腺结核又称结核性甲状腺炎，临床上罕见，1862年首次报道，此后多为个案报道，尚无大宗的病例报告。国内报道其发病率为0.4% ～ 0.76%，国外报道仅为0.1%，发病年龄多在20 ～ 50岁，儿童亦可发病，女性患者多见，男女比例为1∶（3 ～ 4）。可以发生在甲状腺的任何部位，以甲状腺右下极多见。

（一）病因

甲状腺结核多由人型结核分枝杆菌感染所致，可分为原发性与继发性两类，以继发性居多。感染途径可以由其他脏器结核血行和（或）淋巴途径播散，也可由邻近器官的结核病灶直接蔓延至甲状腺，主要为血行感染。

甲状腺结核感染的发病机制仍难以确定。芽孢杆菌可能直接影响腺体（原发感染），也可能通过血行途径（继发感染）从其他感染器官中播种腺体。甲状腺组织血供丰富、淋巴网状结构稠密，因而含氧量高，不利于结核杆菌生长繁殖，同时甲状腺组织对结核杆菌有较强的免疫性，缺乏易受结核杆菌侵袭的网状内皮细胞，且甲状腺胶质对结核菌具有拮抗作用。结核杆菌数量较多、毒力较大，而人机体免疫功能降低或局部抵抗力减弱时，才会发病。结核杆菌播散到甲状腺后，原发结核灶多已吸收或纤维化、钙化，因此大多数甲状腺结核患者的体内查不到甲状腺外结核病灶。

甲状腺结核的病理形态依据感染细菌的数量、毒力和机体的免疫反应程度等而有所不同，大致可分为4型：①干酪型，最常见，病变以干酪样坏死为主，坏死灶融合可形成寒性脓肿，如合并感染容易误诊为炎症或囊内出血，有时可溃破形成窦道；②肉芽肿型，较常见，甲状腺呈结节性肿大、质地较硬，病变由增生性结核性肉芽组成，周围有纤维组织增生，易误诊为腺瘤或腺癌；③弥漫型，少见，甲状腺弥漫性肿大，表面不光滑，呈结节性，临床表现与弥漫性甲状腺肿（纤维性甲状腺肿）相似，病理检查与木样甲状腺肿相似；④粟粒型，临床极少见，甲状腺无明显肿大，局部表现不明显，多为术后病理检查发现。

（二）临床表现

病程缓慢，病史可从数日到数年，症状不明显。仅少数患者同时有甲状腺外的结核病灶或结核病史。患者可自觉颈部疼痛，局部轻压痛，少数有咽下痛，部分患者可因肿大的甲状腺压迫邻近器官出现颈部压迫感，吞咽、呼吸困难及声嘶等。全身症状为结核中毒症状，如发热，多呈低热或弛张型高热，少数伴寒战，以及盗汗、乏力、消瘦和食欲缺乏等。查体多数为甲状腺单发结节或肿大，但无特异性，部分患者可触及同侧颈淋巴结硬结。

（三）辅助检查

1.实验室检查

（1）甲状腺功能测定：大多正常，少数功能低下，个别合并甲状腺功能亢进者，可有功能亢进的指标。

（2）甲状腺抗体测定：一般阴性，阳性者可诊断为甲状腺炎。

（3）其他化验检查：结核菌素试验阳性，红细胞沉降率增快，血清结核抗体试验阳性，血红蛋白可轻度或中度降低，白细胞计数多在正常范围内。

2.影像学检查

（1）甲状腺B超：能确定结节部位、大小，分辨囊性或实质性，但不能确定肿物的性质。

（2）甲状腺CT：甲状腺内的低密度灶，囊实性或囊性病变，反映结核病变的不同病程阶段，如病变处于增生性或干酪性改变时显示为实性或囊实性病变影像，散在点状钙化灶为结核的一个重要CT图像。

（3）放射性核素扫描：甲状腺结核的结节表现为无功能状态，失去吸碘能力，故为冷结节。

（4）甲状腺淋巴结造影：本病属于慢性炎症，造影时显影慢，排泄亦慢，可见到甲状腺的轮廓和分布不均匀的淋巴网状结构，但在甲状腺结核仍缺乏特异性。

3.细胞学及病理学检查　针刺细胞学检查（FNAC）：是目前认为最可靠的诊断方法，多主张B超引导下多个方向穿刺取材，并做组织结核杆菌培养和抗酸染色检菌。细胞学检查能找到郎格罕细胞、干酪样物质、间质细胞可确诊，脓液抗酸染色找到抗酸杆菌亦可确诊。

对极少数仍不能明确诊断，又无法与甲状腺恶性肿瘤相鉴别，且无手术禁忌证者，须尽快行手术探查，术中切取结节行快速冷冻切片检查，明确性质，可避免误诊误治。

（四）诊断

甲状腺结核发病率低，缺乏特异性的临床表现，早期诊断较困难，常被误诊为甲状腺疾病，如甲状腺腺瘤、甲状腺癌、甲状腺炎、甲状腺功能亢进症等。

其诊断主要根据临床表现及辅助检查，目前其确诊仍需依赖针刺细胞学检查或外科手术，认为具备下列3项中的2项者，即可诊断为甲状腺结核：①甲状腺腺体组织中找到结核杆菌；②组织病理学上可清楚看到结核结节、干酪样坏死组织与寒性脓肿的形成；③甲状腺外有原发性结核病灶存在。

（五）鉴别诊断

甲状腺结核临床表现不典型，既往可无结核病史，临床较罕见，故在获组织病理学诊断前，临床上容易误诊。应与之鉴别的甲状腺疾病如下。

1.甲状腺腺瘤或甲状腺癌　甲状腺腺瘤多为单发，圆形或椭圆形，表面光滑，边界清楚，甲状腺癌早期与甲状腺腺瘤相似，随着肿瘤的快速生长，表面有结节，质硬，边界不清。而甲状腺结核是单纯在甲状腺组织中孤立的病灶或呈干酪样坏死。虽然甲状腺结核与甲状腺腺瘤或甲状腺癌组织结构不同，但临床表现及甲状腺包块性质却难区分，故易被误诊为甲状腺腺瘤或甲状腺癌。甲状腺癌转移到颈淋巴结而误诊为淋巴结核者亦不少见。

2.亚急性甲状腺炎   核素扫描可显示冷结节，应与甲状腺结核鉴别。亚急性甲状腺炎好发于女性，病程较长，为病毒感染所致，有自愈倾向，多数患者具有甲状腺功能减退及TSH增高的表现，甲状腺素或左旋甲状腺素治疗后症状可缓解。

3.慢性甲状腺炎   主要是淋巴性甲状腺炎和侵袭性纤维性甲状腺炎，尤其后者可有硬实的甲状腺结节，需注意与增生型甲状腺结核相鉴别。

（六）治疗

甲状腺结核治疗的原则是抗结核药物和全身支持治疗为基础，辅以外科手术切除结核累及的部分甲状腺组织或引流。无论是药物还是手术治疗，其预后均较好，手术切除病灶者多数无复发。对于甲状腺结核的治疗，早期认为手术切除病灶的同时联合使用抗结核药较单纯只用抗结核药物效果会更好。随着抗结核药物的不断改进，有研究发现，甲状腺结核在穿刺病检确诊后单纯联合使用多种抗结核药物即能够得到有效疗效，使得甲状腺结核的治疗更倾向于首先以药物治疗为主。

1.药物治疗   甲状腺结核是全身结核的一部分，无论何种类型均应行全身抗结核治疗。甲状腺组织血供丰富，药物容易到达与积累，全身应用抗结核药物加局部穿刺抽脓后注入药物，治疗效果佳，可使患者免于手术，为首选方案。可选用链霉素、异烟肼和利福平三联治疗，疗程应较常规治疗长，并加强全身营养支持治疗。

弥漫型、粟粒型一般不需要手术。用异烟肼、利福平、乙胺丁醇、吡嗪酰胺2个月，再用异烟肼、利福平、乙胺丁醇7～10个月，疗程较常规抗结核治疗要长。

异烟肼、利福平、乙胺丁醇3种药联合治疗4～5个月，甲状腺包块消失，肺部结核好转，改为2种药联合治疗。疗程1～1.5年。对于增生型病灶抗结核治疗后包块仍不能缩小者，可行病灶切除。已形成的脓肿可行切开引流，抗结核药局部灌洗，但仍要抗结核治疗。

2.外科治疗   详见本节六、甲状腺炎的手术治疗。

六、甲状腺炎的手术治疗

（一）急性化脓性甲状腺炎的手术治疗

发生于正常甲状腺的急性化脓性炎症极少见。偶尔可见到发生于甲状腺肿基础上的感染，一旦化脓，需要切开引流，难以同时切除甲状腺的结节或腺瘤样病变。在急性化脓性甲状腺炎患者中，常见梨状窝瘘。瘘管起源于喉部，终止于甲状腺叶内或其邻近组织。此多为先天性胚胎发育时期某个咽袋的残存物。与鳞状、柱状或纤毛上皮有关，可在甲状腺叶内形成分支，甚至出现黏液腺体、滤泡结构、C细胞和胸腺组织。通过钡剂造影可证实梨状窝瘘的存在，瘘管通至甲状腺附近或腺叶内。口咽部细菌经此通道感染甲状腺或其周围，形成化脓性病灶，单纯切开引流，往往复发。根据情况，需要切除瘘管或受累的甲状腺，方可根治。与甲状腺毗邻的颈部淋巴结炎等化脓性病灶也可波及甲状腺而形成甲状腺的化脓性炎症，一旦脓肿形成，即应采取积极的切开引流。甲状腺结核罕见，形成脓肿时可清除之，并配合积极的抗结核治疗。抗生素治疗对于急性化脓性甲状腺炎都会取得一定的效果。

（二）亚急性非化脓性甲状腺炎的手术适应证与术式

一般认为这是一种与上呼吸道病毒感染有关的特殊类型的非化脓性炎症，但与急性或慢性甲状腺炎并无移行关系。本病预后良好，往往在数月之后有自愈倾向。因此，一直认为本病无须外科治疗。但因病因并不明确，尚无对因治疗的方法。有研究显示，遇有下列情况时，试行手术治疗，有较好的疗效。

1.与甲状腺其他病变并存在　我国由于结节性甲状腺肿多发，尤其是缺碘地区，在此基础上发生的亚急性甲状腺炎，结节样肿大的甲状腺腺体，也可有触痛。在B超图像上可表现为并非单纯的低回声，可混杂有强回声病灶。尤其怀疑与甲状腺微小癌并存时，更应积极采取手术疗法。其术式应在B超和细胞学检查指导下，切除可疑的结节，行病理学检查，如证实为恶性，则需行规范的根治性手术；如为腺瘤或结节性甲状腺肿等良性结节，则其切除范围应仅限于病灶区，而尽量保存残留腺体，即使有些炎症改变，术后也可通过药物治疗而得以恢复，从而保证甲状腺的正常功能。

2.慢性化的局灶性病变　当炎症损害较重，导致甲状腺的基本支架结缔组织被破坏而难以自身修复时，炎症便走向慢性化，此类病灶往往表现为局灶性结节样无痛性肿块，病程已超过3个月，血中甲状腺素与相关抗体的浓度也趋向正常。B超可见孤立的低回声区，对侧往往较好。对此类病例曾行手术切除局部病变，力求保留相对较健康的腺体。对12例术后随访3年，证实炎症病变易控制，收到了较好的效果。而单纯药物治疗时，其慢性化的病灶形成肉芽肿，很难消退。

3.诊断困难的病例　亚急性甲状腺炎不仅可在其他甲状腺疾病基础上发生，而且也能在其治疗观察过程中发现其他疾病，尤其当细胞学检查不能除外恶性时，应采取手术切除病变的主要部位，行病理组织学检查，明确诊断，正确治疗。诊断确切的亚急性甲状腺炎应以药物疗法为主。上述特殊情况，做外科处理时，应行术中冷冻切片检查。如为恶性，则行根治手术；若无恶性病变存在，要尽量保留相对较好可以恢复的腺体，以防术后功能不全。术后也必须坚持药物治疗，包括甲状腺素的补充和水杨酸制剂的投给。其目的在于彻底治疗，预防复发，保存甲状腺功能。

（三）CLT的手术适应证与手术方法

自1912年桥本报道本病以来，经过多方面的研究，被认为是一种自身免疫性疾病，目前已得到学术界的公认。在血中已证实有高效价的抗甲状腺球蛋白的自身抗体存在，一般认为这是一种不宜外科手术治疗的疾病。但近年来，诸多报道证实本病合并甲状腺癌的发生率明显高于无桥本病者，多数报道的发生率在0.5%～23.0%。有的资料记载高达51.6%。关于桥本病合并甲状腺癌的可能机制：①慢性甲状腺炎是甲状腺癌的前期病变。②两者有共同的病因，即免疫缺陷与内分泌失调。③由于甲状腺癌引发的腺体实质淋巴细胞浸润，慢性甲状腺炎合并淋巴肉瘤的发生率为0.5%～5.0%。虽然传统的观念认为慢性甲状腺炎一般不宜外科治疗，但基于上述理由，合并甲状腺恶性肿瘤者，则必须手术治疗。更有学者提出将本病视为癌前病变，应一律施行甲状腺全切除手术。根据我国的具体情况，考虑慢性甲状腺炎容易出现甲状腺与甲状旁腺功能低下、喉返神经损伤等术后并发症。

1. 手术适应证　目前宜限于下述8种情况。

（1）本病在随访过程中出现单发结节，甲状腺素治疗后结节不缩小时。慢性甲状腺炎可有一过性活动期，表现甲状腺肿大明显，疼痛加剧，或一过性甲状腺功能亢进症状。但一旦出现结节，尤其单发结节，持久不消退者，应进一步检查。特别是穿刺细胞学检查不能排除恶性者，应积极进行手术治疗。

（2）实质性结节表现为冷结节时。

（3）B超发现结节内存在沙砾样强回声。

（4）出现声嘶，声带麻痹者。

（5）颈部淋巴结肿大并有粘连，FNAC或组织活检证实为恶性病变者。

（6）因气管明显受压而影响呼吸。

（7）甲状腺肿大明显，病史长，药物治疗效果不佳，患者要求手术者。

（8）甲状腺素治疗2～3个月无效，甲状腺缩小不明显并有压迫者。

术中应常规行冷冻病理检查，如证实为CLT，应只行甲状腺腺叶部分切除或峡部切除手术，主要目的是去除较大单发结节，以解除压迫。应尽量保留可修复性的甲状腺组织。其术式应依病变具体情况而定。如经病理证实了合并甲状腺癌时，应按甲状腺癌的处理原则治疗，行全甲状腺切除或甲状腺近全切。近年许多学者主张CLT合并甲状腺癌时，可行甲状腺次全切除术，即甲状腺癌患侧叶全切除，加对侧叶次全切除和峡部切除术。如发现有颈部淋巴结转移时，可行改良式颈部淋巴结清扫术。如无颈部淋巴结转移，不必行预防性颈部淋巴结清扫术。由于CLT的冷冻切片容易发生误诊，如术中冷冻切片未发现恶性肿瘤，应结束手术等待石蜡切片结果。如石蜡切片报告为甲状腺癌，可二期再行范围更大的手术。术后应常规用甲状腺素进行治疗，防止甲状腺功能减退发生。

2. CLT合并PTC的手术方式选择

（1）甲状腺全切除：适于两侧叶均有多发的恶性病灶存在或癌灶直径＞1cm且＜4cm的患者。对于癌灶直径＞4cm、腺体外侵犯（cT4）、淋巴结转移（cN1）或远处转移（cM1）者，可选甲状腺全切除或近全切除，但易发生喉返神经损伤和甲状旁腺功能不全，术后依赖永久性外源性甲状腺素补充。因此，必须取得病理学的确切诊断依据，才能施行此术式。

（2）甲状腺单侧腺叶切除：当恶变病灶仅存在于某一侧叶范围且癌灶直径＜1cm或部分癌灶直径＞1cm且＜4cm的患者，可做腺叶切除。

（3）甲状腺次全切除术：适用于恶变病灶只限于甲状腺叶的一部分，可在保证彻底切除恶变病灶的前提下，做此类手术。可避免喉返神经和甲状旁腺的损伤。

（4）甲状腺部分切除：用于局部出现结节的慢性甲状腺炎，虽经甲状腺素治疗，结节依然存在，或有增大倾向者，切除的结节行病理检查，如为恶性，再实施根治术，扩大切除范围。

（5）甲状腺峡部切除：适于有明显气管压迫的慢性甲状腺炎，只切除位于气管前方的硬化的峡部，一般可达到缓解呼吸不畅而又不至于使甲状腺功能丧失过多的目的。

（6）喉返神经松解术：为缓解声带麻痹而松解严重粘连的喉返神经。

（7）对于经术前细针穿刺细胞学或术中冷冻病理学检查明确淋巴结转移者：同期应行治疗性的中央区淋巴结清扫（第Ⅵ组）；如经活检证实颈侧淋巴结转移者，应加做颈侧区淋巴结清扫。

对于淋巴结性质不明确者，应结合患者的年龄、身体状况及术前彩超所示肿大淋巴结的大小、形状、分布等因素决定是否同期行淋巴结清扫术，而不应盲目地行颈部淋巴结清扫，造成术后乳糜漏等并发症的发生。

（四）甲状腺结核的手术适应证与手术方法

1.手术适应证

（1）无法通过其他辅检明确甲状腺结核。

（2）术前已明确甲状腺结核，但经过一段时间非手术治疗，患者症状仍未控制，且甲状腺损害及病灶进一步增大者；经甲状腺非手术治疗，患者肝肾功能损害严重不能耐受。

（3）无论甲状腺结核是否确诊，患者甲状腺病灶巨大已出现明显压迫症状。

（4）无论甲状腺结核是否确诊，患者不能完全排除合并有甲状腺恶性肿瘤。

（5）合并有非特异性感染、脓肿形成。

（6）甲状腺病灶较局限。

2.手术方法　手术治疗主要用于干酪和增生型结核，在积极抗结核治疗及全身状况改善的前提下，根据不同的病变采用不同的手术方法，但术后必须全身抗结核治疗。

（1）术前未确诊者，如术中有条件应行快速冷冻切片检查，若为肉芽肿型，可行病灶切除或甲状腺部分切除。

（2）对于干酪型已形成脓肿但体积较小者，可穿刺抽脓并注入抗结核药物，一般情况下，寒性脓肿引流治疗已很充分，很少需行进一步的外科干预，若脓肿过大（≥3cm）须行病灶清除术。

（3）对弥漫性肿大性质未定且伴有呼吸道压迫症状者可行峡部切除以缓解症状。

（4）对窦道形成，粘连不重，周围有慢性结核性改变又无手术禁忌者可行一侧病灶大块切除。

（5）如有甲状腺周围的器官受累，如喉、纵隔、颈部大血管，不宜手术。

（阮永威　时　鹏）

第四节　甲状腺良性肿瘤

一、甲状腺腺瘤

良性甲状腺肿瘤一般比恶性肿瘤更常见，女性与男性的发病率比例为5:1，占所有内分泌肿瘤病变的72%。甲状腺结节是一个常见的临床症状。流行病学研究表明，可触及的甲状腺结节在女性中的比例约为5%，在世界碘足够地区的男性为1%。甲状腺结节大约会影响年龄60岁以上人群的40%。

甲状腺腺瘤是一种良性甲状腺肿瘤，女性发病率较男性高。滤泡性腺瘤的发生率高于乳头状腺瘤。据统计，甲状腺腺瘤在20～40岁的女性中较为常见，占甲状腺肿瘤的70%～80%，可通过组织学形态学分型分类划分为滤泡型、乳头状和混合型。其中，滤泡性腺瘤（FA）和滤泡癌（FTC）在许多病例中很难区别鉴定。FA和FTC都是滤泡分化的甲状腺肿瘤，FA是良性肿瘤，而FTC是恶性肿瘤并能够通过血流转移，并且可以发展成去分化侵袭性肿瘤。事实上，有研究已提出从腺瘤到癌是连续性。

（一）常见病因

大多数患者具有单一的甲状腺囊，边界清楚，囊壁完整。目前病因不明，性别、癌基因表达、家族性肿瘤综合征、放射线暴露和促甲状腺激素（TSH）过度刺激都是该疾病的常见原因，因甲状腺腺瘤有恶性可能性需要临床关注。

1.性别癌基因表达　科学研究发现甲状腺腺瘤的发病率女性为男性的5～6倍，表明性别因素可能与发病有关。甲状腺腺瘤不仅发现WNT信号通路中靶向癌基因c-myc的表达，还发现癌基因H-ras的活化突变和过度表达。高功能腺瘤中还可发现TSH-G蛋白腺嘌呤环化酶信号传导通路所涉及蛋白的突变，包括TSH受体跨膜功能区的胞外和跨膜段的突变和刺激型GTP结合蛋白的突变。

2.家族性肿瘤综合征　科学研究发现甲状腺腺瘤与家族遗传具有相关性，家族遗传是甲状腺腺瘤的另一个重要因素。甲状腺腺瘤通常可在一些家族性肿瘤综合征发现中，例如Cowden病等。

3.放射线暴露　儿童、幼年时期在头、颈、胸部曾经进行过X线照射治疗的人群，其甲状腺肿瘤发病率也相应提高。

4.促甲状腺激素（TSH）过度刺激　部分甲状腺腺瘤患者可发现其血TSH水平增高或者其TPOAb升高，可能与其发病有关。实验发现，TSH可刺激正常甲状腺细胞表达前癌基因c-myc，从而促使细胞增生。

（二）临床症状

1.甲状腺腺瘤　常是在常规体检期间偶然发现的一种孤立、无痛、活动的肿块或在其他原因的放射学检查期间发现的，常为甲状腺腺体内单个边界清楚的结节，一般完整的包膜，直径多为1～10cm；有时患者存在缓慢生长结节病史可数月至数年，可合并结节性甲状腺肿，致甲状腺功能亢进（20%）或癌变（10%）（图4-8，图4-9）。高功能甲状腺腺瘤患者可有颈部不适，吞咽困难，特别是有发生自发性出血时。甲状腺腺瘤的组织学类型可分为滤泡性腺瘤、乳头状腺瘤和不典型腺瘤，滤泡性腺瘤较为多见，它们具有某些共同的组织学特点，又具有各自不同的病理表现。其共同的组织学特点：①常为单个结节，有完整包膜。②肿瘤的组织结构与周围甲状腺组织不同。③瘤体内部结构具有相对一致性（变性所致改变除外）。④对周围组织有挤压。

碘缺乏，各种辐射和遗传综合征（PTEN-错构瘤肿瘤综合征；Carney complex；Werner，McCune-Albrigh）可能与甲状腺腺瘤发展有病因学关系，这都被认为是单克隆

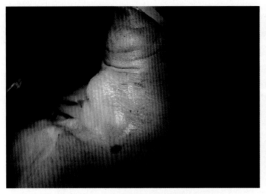

图4-8　巨大甲状腺腺瘤外观

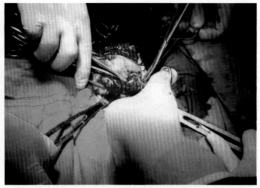

图4-9　巨大甲状腺腺瘤术中观

增殖。多个甲状腺腺瘤应该引起临床怀疑是否伴有遗传性综合征（PTEN-错构瘤肿瘤综合征；Carney complex；Werner，McCune-Albrigh）。目前甲状腺腺瘤患者的年龄范围很广，在50～60岁存在发病高峰。患者通常表现为甲状腺功能正常，并且很少发生亢进（"有毒腺瘤"）或功能减退。如果出现肿瘤出血或由于大肿瘤的压迫症状，可能会出现颈部疼痛或胀痛。

2. 病理分型

（1）滤泡状腺瘤：是最常见的甲状腺良性肿瘤。

①胚胎型腺瘤：由实体性细胞巢和细胞条索构成，无明显的滤泡和胶体形成。瘤细胞多为立方形，体积不大，细胞大小一致。胞质少，嗜碱性，边界不甚清；胞核大，染色质多，位于细胞中央。间质很少，多有水肿。包膜和血管不受侵犯。

②胎儿型腺瘤：主要由体积较小而均匀一致的小滤泡构成。滤泡可含或不含胶质。滤泡细胞较小，呈立方形，胞核染色深，其形态、大小和染色可有变异。滤泡分散于疏松水肿的结缔组织中，间质内有丰富的薄壁血管，常见出血和囊性变。

③巨滤泡性腺瘤：最多见，瘤组织由成熟滤泡构成，其细胞形态和胶质含量皆和正常甲状腺相似。但滤泡大小悬殊，排列紧密，亦可融合成囊。

④其他：嗜酸细胞腺瘤，透明细胞滤泡腺瘤，毒性腺瘤，印戒细胞型滤泡性腺瘤，伴怪异核的腺瘤。

（2）滤泡状腺瘤伴乳头状增生。

（3）不典型腺瘤：在甲状腺腺瘤中约占2%，发病较为罕见。

（4）其他腺瘤：涎腺型腺瘤，腺脂肪瘤，腺软骨瘤，发病较为罕见。

（5）透明变梁状肿瘤。

（三）诊断

众所周知，甲状腺腺瘤是一种良性肿瘤，然而存在恶变的可能性。早期诊断和治疗对临床治疗的选择很重要意义和价值。

1. 血清学检查　检测甲状腺的功能状态，甲状腺腺瘤可以同时合并临床或亚临床甲状腺功能减退，也可以伴有临床或亚临床甲状腺功能亢进。一般检查血清TSH、FT_3、FT_4、TPOAb、TgAb。

2.辅助检查

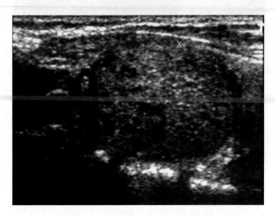

图4-10　甲状腺腺瘤B超表现

（1）多普勒超声：目前是诊断甲状腺疾病的常用方法之一。这种诊断方法不仅可以获得患者甲状腺二维超声图像，了解甲状腺形态和结构变化，还可以通过形态和结构了解病变和周围血流的状态，有助于诊断甲状腺腺瘤。腺瘤体积较小时多为低回声；体积较大以混合性回声居多，因腺瘤通常伴有囊性变、出血、钙化、纤维化等病理现象；结节周围低回声晕环是甲状腺腺瘤的典型特征之一，也是超声诊断与鉴别诊断的重要依据之一（图4-10）。

①滤泡性甲状腺腺瘤：多为实质性，有完整包膜，50%以上可发生退行性变，包括软化、囊变、出血、坏死及钙化。

②乳头状囊腺瘤：极少见，有完整包膜，特点是有乳头和囊肿形成，有乳头状结构者有较大概率的恶性可能。

③先典型腺瘤：占腺瘤的2%～5%，有包膜，10%～25%有癌变可能，有约20%转化为自主性甲状腺腺瘤，可引起继发性甲状腺功能亢进。

声像图特点：瘤体类圆形，常单发，边缘光滑，完整，分界清楚；如为实性，边缘多可见环绕结节的低回声晕症；如伴有囊变、出血，结节内可见不规则无回声区。

（2）CT检查：腺瘤较小时，一般不引起甲状腺形态的改变。结合临床症状典型的甲状腺腺瘤可表现为多为边界稍低或密度低的单发肿瘤，肿瘤囊壁完整，边缘整齐，增强后病灶均匀强化但低于正常甲状腺组织强化。实性腺瘤较小时呈均匀性增强，较大时往往增强不均匀。当甲状腺腺瘤较大时，可能发生囊性病变或出血，扫描增强（图4-11）。

（3）超声引导下的细针抽吸活检（FNAB）：是研究甲状腺结节最重要的工具之一。FNAC传统上被定义为甲状腺结节潜在病理学研究方法，特别是如果超声引导下。FNAB是区分良（恶）性结节并指导其进一步治疗的一种至关重要的诊断方法。所有活检结节中约60%报告为良性，10%存在恶性肿瘤的确定性标准，30%不能仅使用其细胞学特征来定义。FNAB必须具备以下3个条件：①样本的量需足够。②有经验丰富的细胞学专家读片。③穿刺到指定的病变位置。现将甲状腺结节FNAB可分为3类。

①第1类：几乎可以肯定的良性病变。

②第2类：可能的瘤样病变。此类病

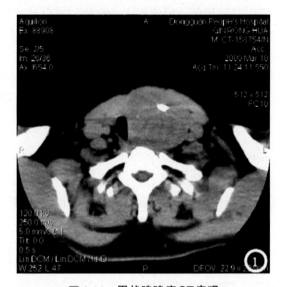

图4-11　甲状腺腺瘤CT表现

变可分为2个亚类：第1亚类，细胞学难以定论，很难区分良性甲状腺肿样细胞学改变与甲状腺滤泡腺瘤的细胞学变化。在这类病损中，绝大多数为良性非瘤样病变；如果为肿瘤样病变，绝大多数为滤泡样腺瘤。第2亚类，滤泡样腺瘤，需要组织学检查。

③第3类：病变性质明确。

（4）甲状腺核素显像检查：放射性核素甲状腺显影可反映甲状腺结节的功能，为甲状腺结节的诊治提供依据。临床上可将甲状腺结节划分为热、温、凉、冷4类结节。甲状腺腺瘤多表现为温结节，如腺瘤内出血、钙化多表现为凉结节或冷结节。

①热结节：在甲状腺显影过程中，结节部位摄放射性核素情况较周围正常甲状腺组织高，局部异常放射性浓聚，其周围正常甲状腺组织显影差，甚至不显影。热结节多见于甲状腺高功能腺瘤。

②温结节：结节部位摄放射性核素情况与周围正常甲状腺组织基本相似，温结节多见于甲状腺腺瘤、慢性淋巴细胞性甲状腺炎等。

③冷结节：结节部位无摄入放射性核素情况，甲状腺组织中有放射性缺损灶。冷结节多见于甲状腺癌、甲状腺囊肿、腺瘤囊性变、出血等。

④凉结节：结节部位摄入放射性核素情况低于周围正常甲状腺组织，但高于本底；其临床意义与冷结节相似。

（5）甲状腺磁共振成像检查：MRI扫描可见甲状腺实质内孤立结节，边缘光滑、锐利，其内信号均匀，增强扫描后呈均匀强化。甲状腺孤立结节、边缘光滑及信号均匀，均有利于做出甲状腺腺瘤的诊断。当腺瘤内有内出血时，其T_1加权信号为高信号。

二、其他甲状腺良性肿瘤

甲状腺内也可能会发生畸胎瘤，主要是有上皮、神经、上皮多种组织混合组成，但以神经组织混合为主。甲状腺良性畸胎瘤多发生于婴儿，如发生于成年人，多为恶性。除腺瘤与畸胎瘤以外，其他甲状腺良性肿瘤极为少见，偶有血管瘤及平滑肌瘤的个案报道。

（一）畸胎瘤

1.诊断　可根据临床表现及颈部X线摄片，患儿甲状腺区有单个或多个结节，生长速度缓慢，巨大结节可能导致邻近器官出现压迫症状，如压迫气管出现呼吸困难，压迫喉返神经后出现声嘶，常不伴有颈部淋巴结肿大。颈部X线摄片可查见钙化灶、骨骼或者牙齿等小块组织影。B超可见单个或多个结节。

2.治疗　手术治疗效果良好，大多数患者选择患侧腺叶切除。术中若查明病理为恶性，则按甲状腺恶性肿瘤原则处理。

（二）血管瘤及平滑肌瘤

1.诊断　常表现为颈部单发结节，生长缓慢，表面光滑，随吞咽上下活动，B超发现甲状腺结节，主要依靠病理确诊。

2.治疗　手术治疗效果佳，主要选择患侧腺叶切除或者大部分切除术，待病理进一步确诊。

三、甲状腺良性肿瘤的治疗

1.非手术治疗　对于无症状的良性甲状腺肿瘤患者，如甲状腺功能正常、肿瘤生长缓慢，可以不给予特殊治疗，临床密切随访，定期体检、B超检查。

2.中医药治疗　中医药治疗甲状腺良性肿瘤有一些独特的优势和潜力，但目前没有规范性的治疗措施。

3.手术治疗　目前治疗甲状腺良性肿瘤最有效最直接的方法仍是外科手术切除。腔镜手术、改良低体位小切口手术的迅猛发展和普及开展，给患者带来缩短手术切口及美观的福音。

（1）手术适应证：①孤立性甲状腺腺瘤；②多发性甲状腺腺瘤；③甲状腺腺瘤体积较大，有压迫症状；④体积较大者，影响患者日常工作和生活者；⑤高功能甲状腺腺瘤患者且内科治疗失败或拒绝内科治疗者。

（2）手术禁忌证：①合并严重的心、肺、脑、肾等器官功能衰竭不能耐受手术或麻醉者；②妊娠后期合并甲状腺功能亢进者，妊娠后期甲状腺腺瘤患者建议手术应延期至产后。

（3）术前准备：参照结节性甲状腺肿章节。

（4）手术原则：要求尽可能的切除病变瘤体又尽可能多的保留健康的甲状腺组织，防止甲状腺功能减退及术后并发症的发生。根据甲状腺腺瘤的大小，手术方式可分为患侧腺叶切除及腺体部分或者次全切除术。由于甲状腺腺瘤结节一般多发，手术通常只能发现并切除较大腺瘤，较小腺瘤容易遗漏，这为日后复发埋下隐患（图4-10、图4-11）。

4.激光或射频消融治疗　随着临床医师对于甲状腺功能和美容外观的认知，低温等离子射频消融技术是一种近几年出现的微创新技术，具有切割和凝血的优势，对切除之外的组织损伤轻微，在临床应用中取得了较好的效果。

（李迅庚　董天一）

参 考 文 献

［1］吴在德.外科学［M］.第5版.北京：人民卫生出版社，2000：342

［2］Nygaard B.Hyperthyroidism（primary）.BMJ Clin Evid，2010

［3］张良清，高海鸿，吴浩源，等.继发性甲亢22例手术治疗分析［J］.中外医疗，2011，20：1-4

［4］Gurgul E，Sowinski J.Primary hyperthyroidism--diagnosis and treatment.Indications and contraindications for radioiodine therapy［J］.Nucl Med Rev Cent East Eur，2011，14：29-32

［5］廖海波，蒋茜.急性化脓性甲状腺炎外科穿刺治疗4例［J］.现代医药卫生，2016，32（24）：3913-3914

［6］Sobrinho-Simoes M，Eloy C，Magalhaes J，et al.Follicular thyroid carcinoma［J］.Modern pathology：an official journal of the United States and Canadian Academy of Pathology，2011，24（2）：10-18

［7］Gupta N，Dasyam AK，Carty SE，et al.RAS mutations in thyroid FNA specimens are highly predictive of predominantly low-risk follicular-pattern cancers［J］.The Journal of Clinical Endocrinology and Metabolism，2013，98：914-922

［8］Cibas ES.Fine-needle aspiration in the work-up of thyroid nodules［J］.Otolaryngologic Clinics of

North America, 2010, 43: 257-271

[9] Wu YZ, Li B, Wang T, et al.Radiofrequency ablation vs hepatic resection for solitary colorectal liver metastasis: a meta-analysis [J].World Journal of Gastroenterology, 2011, 17: 4143-4148

[10] Cibas ES.Fine-Needle Aspiration in the Work-up of Thyroid Nodules [J]. Otolaryngol Clin North Am, 2010: 257-271

[11] Gupta N, Dasyam AK, Carty SE, et al.Ras Mutations in Thyroid Fna Specimens Are Highly Predictive of Predominantly Low-Risk Follicular-Pattern Cancers [J]. J Clin Endocrinol Metab, 2013: 914-922

[12] Sobrinho-Simoes M, Eloy C, Magalhaes J, et al.Follicular Thyroid Carcinoma [J]. Mod Pathol, 2011: 10-18

[13] 吴孟超, 吴在德.黄家驷外科学 [M].北京: 人民卫生出版社, 2008

[14] 吴在德, 吴肇汉.外科学 [M].北京: 人民卫生出版社, 2013

[15] 黎介寿, 吴孟超, 黄志强.普通外科手术学 [M].北京: 人民军医出版社, 2007

[16] 陈国锐, 王深明.甲状腺外科 [M].北京: 人民卫生出版社, 2005

[17] Broome MR.Thyroid scintigraphy in hyperthyroidism [J].Clin Tech Small Anim Pract, 2006, 21 (1): 10-16

[18] Shindo M.Surgery for hyperthyroidism [J].ORL J Otorhinolaryngol Relat Spec, 2008, 70 (5): 298-304

[19] 赵德善, 孔繁振, 司宏伟, 等.儿童和青少年甲状腺功能亢进症的[131]I 治疗 [J].中华内分泌代谢杂志, 2006, 6: 566-568

[20] Kimura H, Caturegli P.Chemokine orchestration of autoimmune thyroiditis [J].Thyroid, 2007, 17 (10): 1005-1011

[21] Fang Y, Yu S, Braley-Mullen H.Contrasting roles of IFN-gamma in murine models of autoimmune thyroid diseases [J].Thyroid, 2007, 17 (10): 989-994

[22] Wang SH, Baker JR.The role of apoptosis in thyroid autoimmunity [J].Thyroid, 2007, 17 (10): 975-979

[23] Paunkovic N, Paunkovic J.The diagnostic criteria of Graves' disease and especially the thyrotropin receptor antibody; our own experience [J].Hell J Nucl Med, 2007, 10 (2): 89-94

[24] Nayak B, Hodak SP.Hyperthyroidism [J].Endocrinol Metab Clin North Am, 2007, 36 (3): 617-656

[25] Iagaru A, McDougall IR.Treatment of thyrotoxicosis [J].J Nucl Med, 2007, 48 (3): 379-389

[26] Rivkees SA, Dinauer C.An optimal treatment for pediatric Graves' disease is radioiodine [J].J Clin Endocrinol Metab, 2007, 92 (3): 797-800

[27] Nishihara E, Ohye H, Amino N, et al.Clinical characteristics of 852 patients with subacute thyroiditis before treatment [J].Intern Med, 2008, 47: 725-729

[28] Ikuyama S.Acute suppurative thyroiditis [J].Nippon Rinsho, 2006, 28: 412-414

[29] Burek CL, Rose NR.Autoimmune thyroiditis and ROS [J].Autoimmun Rev, 2008, 7 (7): 530-537

[30] Duntas LH.Environmental factors and autoimmune thyroiditis [J].Nat Clin Pract Endocrinol Metab, 2008, 4 (8): 454-460

[31] Liu C, Papewalis C, Domberg J, et al.Chemokines and autoimmune thyroid diseases [J].Horm Metab Res, 2008, 40 (6): 361-368

[32] Zein EF, Karaa SE, Megarbane A.Familial occurrence of painful subacute thyroiditis associated with human leukocyte antigen-B35 [J].Presse Med, 2007, 36: 808-809

[33] Iwama S, Kato Y, Nakayama S.Acute suppurative thyroiditis extending to descending necrotizing mediastinitis and pericarditis [J].Thyroid, 2007, 17 (3): 281-282

［34］Tajiri J.Radioactive iodine therapy for goitrous Hashimoto's thyroiditis［J］.J Clin Endocrinol Metab，2006，91（11）：4497-5000

［35］Turker O，Kumanlioglu K，Karapolat I，et al.Selenium treatment in autoimmune thyroiditis：9-month follow-up with variable doses［J］.J Endocrinol，2006，190（1）：151-156

［36］房林，陈磊.甲状腺疾病外科学［M］.北京：军事医学科学出版社，2015

［37］Gurgul E，Sowinski J.Primary hyperthyroidism--diagnosis and treatment.Indications and contraindications for radioiodine therapy［J］.Nucl Med Rev Cent East Eur，2011，14：29-32

［38］Leung AM，Braverman LE.Iodine-induced thyroid dysfunction［J］.Curr Opin Endocrinol Diabetes Obes，2012，19：414-419

［39］张良清，高海鸿，吴浩源，等.继发性甲亢22例手术治疗分析［J］.中外医疗，2011，20：1-4

［40］廖海波，蒋茜.急性化脓性甲状腺炎外科穿刺治疗4例［J］.现代医药卫生，2016，32（24）：3913-3914

［41］李娟，关小宏，杨彩哲，等.亚急性甲状腺炎诊治研究进展［J］.医学综述，2011，17（17）：2647-2649

［42］Cameselle-Teijeiro J，Ladra MJ，Abdulkader I，et al.Increased lymphangiogenesis in Riedel thyroiditis（Immunoglobulin G4-related thyroid disease）［J］.Virchows Arch，2014，465：359-364

［43］Baidya A，Singha A，Bhattacharjee R，et al.Tuberculosis of the thyroid gland：two case reports［J］.Oxf Med Case Reports，2015：262-264

| 第5章 | 甲状腺外科恶性疾病 |

根据世界卫生组织（WHO）定义，甲状腺肿瘤的组织学分类主要有原发性上皮肿瘤、原发性非上皮肿瘤与继发性肿瘤。

1.原发性上皮肿瘤

（1）滤泡上皮肿瘤

①良性：滤泡性腺瘤。

②恶性：甲状腺癌。分化型甲状腺癌：乳头状癌（PTC）、滤泡状癌（FTC）、分化差癌；未分化癌（ATC）。

（2）C细胞肿瘤（MTC）。

（3）滤泡上皮与C细胞混合性肿瘤。

2.原发性非上皮肿瘤：恶性淋巴瘤，肉瘤，其他。

3.继发性肿瘤。

第一节 甲 状 腺 癌

甲状腺癌是一种起源于甲状腺滤泡细胞或滤泡旁细胞的恶性肿瘤，也是内分泌系统和头颈部肿瘤中最常见的恶性肿瘤。近年来，全球范围内甲状腺癌的发病率增长迅速，在部分国家（韩国等）已经成为发病率最高的恶性肿瘤。参照我国肿瘤登记中心的数据，我国城市地区的甲状腺癌发病率居女性所有恶性肿瘤的第四位，并且近年来我国甲状腺癌以每年约20%的速度在持续增长。根据甲状腺癌肿瘤起源部位及分化情况，甲状腺癌可以分为甲状腺乳头状癌、滤泡型癌、髓样癌和未分化癌，其中乳头状癌最为常见，可以占到所有甲状腺癌的90%左右。乳头状癌和滤泡型癌起源部位相同、分化情况类似、临床预后相仿、治疗手段一致，因而常被统称为分化型甲状腺癌。一般情况下，分化型甲状腺癌发展缓慢，预后较好，而未分化癌则进展迅速，恶性程度高，预后极差，其中位生存仅仅7～10个月。髓样癌起源于甲状腺滤泡旁细胞，其生物特性及临床特点与分化型甲状腺癌、未分化癌均有明显的不同，预后介于两者之间。

大多数甲状腺结节患者没有临床症状。通常在体检时通过甲状腺触诊和颈部超声检查而发现甲状腺小肿块。合并甲状腺功能异常时可出现相应的临床表现，如甲状腺功能亢进或甲状腺功能减退。晚期局部肿块疼痛，可出现压迫症状，常可压迫气管、食管，使气管、食管移位。肿瘤局部侵犯重时可出现声嘶、吞咽困难或交感神经受压引起霍纳综合征（Horner syndrome），侵犯颈丛可出现耳、枕、肩等处疼痛等症状。颈淋巴结转移引起的颈部肿块在未分化癌发生较早。髓样癌由于肿瘤本身可产生降钙素和5-羟色胺，可引起腹泻、心悸、面色潮红等症状。一旦怀疑甲状腺恶性肿瘤，应常规进行甲状腺功能的实验室检查，包括甲状腺激素、甲状腺自身抗体、肿瘤标志物等，同时完善甲状腺超声检查，必要时可进行超声引导下甲状腺肿物细针穿刺（FNA）进一步确诊。CT、MRI、PET-CT等可以作为甲状腺恶性肿瘤的辅助诊断手段。对于分化型甲状腺癌，手术是主要的治疗手段，术后辅以TSH抑制治疗和放射性^{131}I治疗。甲状腺髓样癌也以手术治疗为主，对于晚期髓样癌应同时考虑全身药物治疗。而未分化癌预后差，目前尚无有效的治疗手段。

甲状腺癌的分期目前国内外最为通用的均为T（肿瘤大小）N（淋巴结状态）M（有无远处转移）分期，可参照2018年开始实施的美国癌症协会（AJCC）第8版的TNM分期标准。必须注意的是，影响甲状腺癌预后的因素首先是病理分型，不同的病理类型预后差别很大，而与其他恶性肿瘤不同的是，年龄对于分化型甲状腺癌的分期有着重要的影响，甚至有学者认为甲状腺癌的分期不单单是TNM分期，而应该是a（age）TNM分期。另外，如果存在多个病灶，仍需要以最大的病灶直径来定义T分期。

甲状腺癌TNM定义如下。

T：①Tx，原发肿瘤无法评价。②T0，无原发肿瘤证据。③T1，局限于甲状腺内，最大直径≤2cm，可再按照肿瘤是否＞1cm分为T1a(肿瘤直径≤1cm)和T1b(1cm＜肿瘤直径≤2cm)。④T2，局限于甲状腺内，最大径≥2cm且≤4cm。⑤T3，局限于甲状腺内，最大径≥4cm，或任何大小的肿瘤伴有明显的只侵袭带状肌的腺外侵袭，进一步细分为T3a（局限于甲状腺内，最大径≥4cm）和T3b（任何大小的肿瘤伴有明显的只侵袭带状肌的腺外侵袭（包括胸骨舌骨肌，胸骨甲状肌，甲状舌骨肌，肩胛舌骨肌）。⑥T4，肿瘤侵犯带状肌外的其他组织器官，其中T4a为任何大小的肿瘤浸软超过甲状腺包膜至皮下软组织/喉/气管/食管/喉返神经，而肿瘤侵犯椎前筋膜/包绕颈动脉或纵隔血管则定义为T4b。

N：区域淋巴结包括颈正中部淋巴结、颈侧淋巴结、上纵隔淋巴结（图5-1）。①Nx，区域淋巴结无法评估。②N0，无区域淋巴结转移。③N1，存在区域淋巴结转移，其中转移到Ⅵ、Ⅶ区淋巴结（中央区淋巴结：气管前/气管旁/喉前/上纵隔区）为N1a，转移到单侧/双侧/对侧颈部（Ⅰ、Ⅱ、Ⅲ、Ⅳ、Ⅴ区）淋巴结为N1b。与第7版AJCC分期不同的是，第8版分期明确定义了pN0，1个或多个经细胞学或组织学证实为良性的淋巴结为pN0。（图5-1）

M：M0无远处转移；M1有远处转移。

甲状腺癌TNM分期：分化型甲状腺癌自第2版AJCC分期开始，即以45岁为界区分不同分期，近年来随着甲状腺微小癌的大量检出和治疗手段的进步，甲状腺癌预后已与前期明显不同，第8版AJCC分期中将年龄界限改为55岁。髓样癌起源于滤泡旁细胞，与分化型甲状腺癌有着明显不同，AJCC关于分化型甲状腺癌的TNM分期也适用于髓样癌，但需将基因突变、降钙素和CEA添加到髓样癌的预后因素中。而对于所有的甲状腺未分化癌，无论肿瘤大小和淋巴结状态，旧版分期均将其划入T$_4$期，而新版分期中则对其进行了进一步的细分，这也意味着对于肿瘤较小、较为局限的未分化癌仍有可能获得手术治疗的机会（图5-2）。

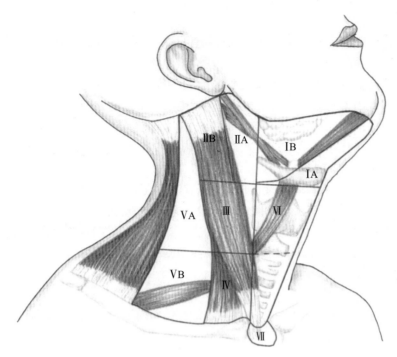

图 5-1　颈淋巴结分区示意

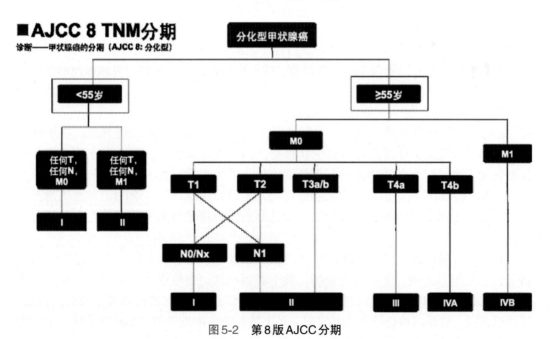

图 5-2　第 8 版 AJCC 分期

一、甲状腺乳头状癌

甲状腺乳头状癌是最常见的甲状腺恶性肿瘤，占到所有甲状腺癌的85%左右，乳头状癌与滤泡型癌因其生物学特性、治疗方式、预后情况均类似，合称为分化型甲状腺癌，预后较好。

【病因】

甲状腺乳头状癌发生的具体因素仍未完全明确。一般认为幼童年期头颈部放射线照射史或放射性尘埃接触史、全身放射治疗史会明显增加甲状腺乳头状癌的发生，碘盐与甲状腺癌的关系则未明确。有甲状腺癌家族史的人群甲状腺乳头状癌发生率也相应增加，这提示遗产因素可能在甲状腺癌发病因素中占到一定的比例。

【病理】

甲状腺乳头状癌主要病理改变为乳头状结构和核型改变。多数具有复杂的、分支状、排列无序的乳头状结构，乳头状结构轴心位置可有血管走行。核型改变可表现为磨玻璃样核、核内假包涵体和核沟形成。如果在甲状腺内发现沙砾体，也高度提示甲状腺乳头状癌。甲状腺乳头状癌可以进一步分为不同的亚型，其中经典型占比最多，约占50%。滤泡亚型主要以滤泡性生长方式为主，具有经典型PTC的核型，可以占到接近40%。另外，常见的亚型还有弥漫硬化型、高细胞亚型和柱状细胞亚型，均较常见的经典型和滤泡亚型预后差。

【临床表现】

大多数甲状腺癌患者没有临床症状。通常在体检时通过甲状腺触诊和颈部超声检查而发现甲状腺肿块。合并甲状腺功能异常时可出现相应的临床表现，如甲状腺功能亢进或甲状腺功能减退。癌肿较大时可出现压迫症状，常可压迫气管、食管，使气管、食管移位。肿瘤局部侵犯重时可出现声嘶、吞咽困难或交感神经受压引起霍纳综合征。颈淋巴结转移也可引起明显的颈部肿块，导致患者就诊。查体可以发现甲状腺腺体内形状不规则、与周围组织粘连固定、质地硬、边界不清的结节，早期可随吞咽运动上下移动，后期可浸润周围器官、肌肉导致不能移动。如伴有颈部淋巴结转移，可触诊颈部淋巴结肿大。

【检验与检查】

所有甲状腺结节患者均应进行甲状腺激素的测定明确甲状腺功能状态，抗甲状腺自身抗体的测定有助于发现合并的甲状腺炎，而甲状腺球蛋白（TG）对于甲状腺癌的诊断意义不大，但在随访中发挥着重要的作用。考虑甲状腺癌的患者术前应常规进行降钙素和CEA的检测，以排除甲状腺髓样癌。术前行甲状旁腺（iPTH）和血钙情况的监测则有助于术前了解甲状旁腺功能状态，早期发现甲状旁腺瘤或多发性内分泌瘤综合征。

甲状腺彩超有助于了解甲状腺结节的位置、形态、边界、血供、内部回声和钙化情况，并且检查方便、无放射性损伤，利于前后对比，是甲状腺结节的首选检查（表5-1）。颈部CT、MR检查可以客观评估甲状腺结节与周围器官的比邻关系及是否侵犯，还可以客观了解颈部淋巴结状态并定位，是甲状腺癌术前重要的辅助检查手段。甲状腺核素扫描对于判定甲状腺结节性质也有一定的指导意义。一般不推荐甲状腺癌患者行全身PET-CT检查。

表5-1　甲状腺超声诊断TI-RADS分类

分类	评价	超声表现	恶性风险
0	无结节	弥漫性病变	0
1	阴性	正常甲状腺（或术后）	0
2	良性	囊性或实性为主，形态规则，边界清楚的良性结节	0
3	可能良性	不典型的良性结节	＜5%
4	可疑恶性	恶性征象：实质性，低回声或极低回声，微小钙化，边界模糊/微分叶，纵横比＞1	5%～85%
4a		具有1种恶性征象	5%～10%
4b		具有2种恶性征象	10%～50%
4c		具有3～4种恶性征象	50%～85%
5	恶性	超过4种恶性征象，尤其是有微钙化和微分叶者	85%～100%
6	恶性	经病理证实的恶性病变	0

　　超声引导下甲状腺结节细针穿刺（FNA）是国内外指南推荐的术前甲状腺诊断的"金标准"，一般推荐应用于直径1cm以上的患者，对于直径0.5cm以上的可疑结节也可以考虑超声引导下穿刺活检。FNA结果为细胞学检测结果，建议在细胞病理有一定经验的单位实施，报告体系采用Bethesda体系规范报告（表5-2）。如穿刺结果不满意，一般建议在3个月后再行下一次穿刺。对于无法确诊或意义不明的病变联合基因检测可以有效提高诊断率。

表5-2　甲状腺Bethesda报告体系及治疗建议

诊断分级	恶性风险	临床管理
不能诊断/不满意	5%～10%	重复FNA（超声引导下）
良性	0～3%	随诊
意义不明的非典型细胞/意义不明的滤泡性病变	10%～30%	重复FNA/分子检测/手术
滤泡性肿瘤/可疑滤泡性肿瘤	25%～40%	分子检测/手术
可疑恶性	50%～75%	手术
恶性	97%～99%	手术

【诊断与鉴别诊断】

　　结合颈部肿物病史、体格检查和甲状腺彩超结果，多数术前可以对甲状腺结节的性质进行初步评估，超声引导下FNA结果可以进一步定性诊断甲状腺癌。甲状腺乳头状癌需要与甲状腺良性结节、其他类型的甲状腺癌、甲状舌骨囊肿、腮裂囊肿等鉴别，以淋巴结肿大为主要表现的甲状腺癌尚需要和颈部转移性癌、淋巴结结核、淋巴瘤等鉴别。

【治疗】

　　一旦确诊甲状腺癌，均有明确的手术指征。而对于临床高度怀疑甲状腺癌的患者，即使细针穿刺结果阴性，也应向患者讲明手术的必要性。尽管目前有学者认为对于低危的甲状腺乳头状癌密切观察也是一种选择，但必须注意的是我国患者普遍依从性较差，绝大多数不能坚持长期的规律随访，因而很有可能无法及时发现疾病的进展，延误治疗，从而导致严重后果。

甲状腺乳头状癌目前手术治疗的最小范围为腺叶切除已达成共识，对于局限在单侧叶内的直径＜4cm的甲状腺癌灶，如无多灶性、腺体外浸润和临床淋巴结转移证据，均可考虑腺叶切除。而对于小癌肿（＜1cm）、低危、单病灶、局限在腺体内的乳头状癌、没有淋巴结受累证据、无局部放疗病史和家族史的患者可首选腺叶切除。针对转移性的淋巴结进行治疗性的规范颈淋巴结清扫已为广泛接受。颈淋巴结清扫可包括中央区淋巴结清扫（清扫范围应包括Ⅵ区和Ⅶ区淋巴结，即喉前淋巴结、气管前淋巴结、气管食管沟淋巴结和胸骨上窝淋巴结，右侧中央区淋巴结清扫还应包括喉返神经深面的淋巴结）和侧颈区淋巴结清扫（清扫范围应包括Ⅱ区、Ⅲ区、Ⅳ区和Ⅴ区淋巴结）。

目前，对于临床没有淋巴结转移证据的cN0患者是否进行预防性的清扫仍存在争议。国内2017年公布的甲状腺侧颈区清扫专家共识中明确提出：不应进行预防性侧颈区淋巴结清扫。既往研究表明，cN0患者行预防性中央区淋巴结清扫可以发现较高的淋巴结转移率（30%～90%，笔者中心统计数据约为55%），而二次手术清扫中央区淋巴结难度增大，神经和甲状旁腺损伤的概率明显增加。因而国内2016年发布的甲状腺微小乳头状癌诊断与治疗专家共识中建议：在有技术保障的前提下行预防性中央区淋巴结清扫。

近年来，射频消融技术在甲状腺疾病治疗中的报道越来越多，甚至也有一些针对甲状腺癌射频消融的报道，笔者对于射频消融治疗甲状腺癌一直持反对态度。射频治疗是一种热凝固治疗，利用肿瘤细胞对热的耐受能力比正常细胞差，射频发生器通过插入组织中的电极发出射频电流，形成回路，通过组织中分子摩擦而产热，局部温度可达90℃而导致肿瘤组织发生坏死，确实可以起到治疗肿瘤的目的。但是，射频消融无法确认癌灶病理，也无法确诊滤泡性癌，因而无法筛选高危患者指导后续治疗。射频消融无法处理甲状腺乳头状癌最常见的中央区淋巴结转移，也无法处理多发病灶，无法确定肿瘤分期。目前也没有办法确认消融治疗是否彻底，是否有癌肿残留，而对于明确有残留的患者，消融治疗后手术难度增大，手术风险增加。并且消融治疗后甲状腺组织呈现热凝固坏死状态，超声下很难评估，不利于随访。

神经损伤和甲状旁腺损伤仍是甲状腺手术最常见的并发症，一般均以6个月为界，超过6个月未恢复者定义为永久性损伤。甲状腺手术喉返神经损伤的发生概率文献报道为0.3%～15.4%。喉返神经损伤的常见原因有肿瘤粘连或侵犯神经、手术操作的原因等。如果肿瘤侵犯喉返神经，可根据情况行肿瘤削除或一并切除神经。如果切除神经，建议有条件时行一期神经移植或修复。一侧喉返神经损伤，术后同侧声带麻痹，出现声嘶、饮水呛咳。手术操作本身（如热传导、牵拉等）可能损伤喉返神经，这种情况并不能完全避免。双侧喉返神经损伤，术后可出现呼吸困难，危及生命，手术同期应行气管切开术，保证气道通畅。喉上神经外支损伤，患者术后声音变低沉，而内支损伤相应口咽部的感觉功能减退，可以出现饮水呛咳。术中处理甲状腺上动静脉时应注意紧贴甲状腺腺体精细解剖，可减少喉上神经损伤的概率。术中神经监测（intraoperative neuromonitoring，IONM）技术可帮助术中定位喉返神经和喉上神经外支，有效减少神经损伤，如有神经损伤还可帮助定位损伤的节段。对二次手术、巨大甲状腺肿物、术前已有一侧神经麻痹等情况，建议有条件时使用IONM。沿被膜精细解剖、术中显露喉返神经、合理应用能量器械、规范使用IONM可以减少神经损伤的概率。目前国际、国内均已出版甲状腺术中喉返神经、喉上神经外支保护共识与指南，对于临床有着重要的指导意义。

熟悉甲状旁腺解剖及分布的规律有利于术中寻找并保护甲状旁腺，朱精强团队于2013年根据甲状旁腺与甲状腺的位置关系及原位保留的难易程度，首次将甲状旁腺分为A、B两型，认为B型比A型更容易原位保留，A1型比A2型可能更容易原位保留，A3型（腺内型）不可能原位保留。必须注意的是，仅仅原位保留甲状旁腺是不够的，还应有效保留甲状旁腺的血供，应采取精细化被膜解剖技术紧贴甲状腺被膜处理进出甲状腺的3级血管。2018年再版的《甲状腺围手术期甲状旁腺功能保护指南》推荐，甲状腺手术中甲状旁腺功能保护宜遵循"1＋X＋1"的总策略，即手术当中应至少保护好1枚旁腺；应把每一个发现的旁腺当成唯一的旁腺进行保护；对于具有中央区复发高危因素的患者，在原位保留至少1枚具有良好血供的甲状旁腺基础上，可策略性移植至少1枚甲状旁腺。纳米炭甲状旁腺负显影辨认保护技术有助于甲状腺手术中辨认及保护甲状旁腺，其疗效优于亚甲蓝的显影。文献报道，甲状腺术后永久性甲状旁腺损伤的发生率为2%～15%，多见于全甲状腺切除后。主要表现为术后低钙血症，患者出现手足发麻感、口周发麻感或手足搐搦，给予静脉滴注钙剂可缓解。对于暂时性甲状旁腺功能减退，可给予钙剂缓解症状，必要时加用骨化三醇。为减轻患者术后症状，可考虑预防性给药。永久性甲状旁腺功能减退者，需要终身补充钙剂及维生素D类药物。

1. **危险度分层**　甲状腺癌手术后应明确甲状腺癌的复发风险，进而制订后续治疗方案。高危复发风险应包含的因素：①远处转移；②肿瘤切除不完全；③肉眼可见的腺体外侵犯；④转移淋巴结直径＞3cm。中危复发风险因素则包括：①预后差的病理类型；②镜下发现腺体外侵犯；③脉管侵犯；④5枚以上的直径＜3cm的淋巴结转移。而局限在腺体内的癌肿、＜5枚淋巴结转移（淋巴结直径均＜0.2cm）的患者归入低危复发风险组（图5-3）。甲状腺乳头状癌的术后^{131}I治疗和内分泌抑制治疗，均应以术后复发危险的因素分层为依据。

2. **甲状腺癌术后^{131}I治疗**　^{131}I核素治疗是分化型甲状腺癌的重要治疗手段之一，其原理是利用了可能存在的残余病灶和复发病灶的吸碘功能和^{131}I的放射性杀伤作用，从而起到消融病灶、防止复发的目的。甲状腺癌术后的^{131}I治疗包括2个方面：清甲治疗和清灶治疗。清甲治疗：目的是为了清除可能的残余甲状腺，利于术后采用TG监测，一般推荐小剂量^{131}I，可以采用30mCi的起始剂量，一般适用于低危、中危复发风险的患者。清灶治疗：目的是为了清除残余病灶和（或）远处转移病灶，清灶治疗的同时兼顾了清甲治疗的目的，一般推荐较大剂量的^{131}I，可以采用150～200mCi。^{131}I治疗一般应在甲状腺全切除术的基础上进行。^{131}I对于消除残余甲状腺、消除残余病灶和治疗肺、骨等远处转移都有较好的疗效，但对于转移淋巴结疗效欠佳。因而对于转移淋巴结和未达全切除的患者，应尽可能创造条件行甲状腺全切除和淋巴结清扫后再考虑^{131}I治疗。一般情况下，清甲或清灶治疗后TG应接近0，如清灶治疗后仍可发现残留病或者TG明显升高，可以考虑再次的^{131}I治疗，但必须注意的是^{131}I是一种内放射治疗，有一定的副作用，包括二次肿瘤的发生（特别是血液系统肿瘤）、唾液腺损伤和生殖器官损伤等。不应盲目扩大^{131}I治疗指征，也不应盲目的反复采用^{131}I治疗。对于青少年、育龄妇女、

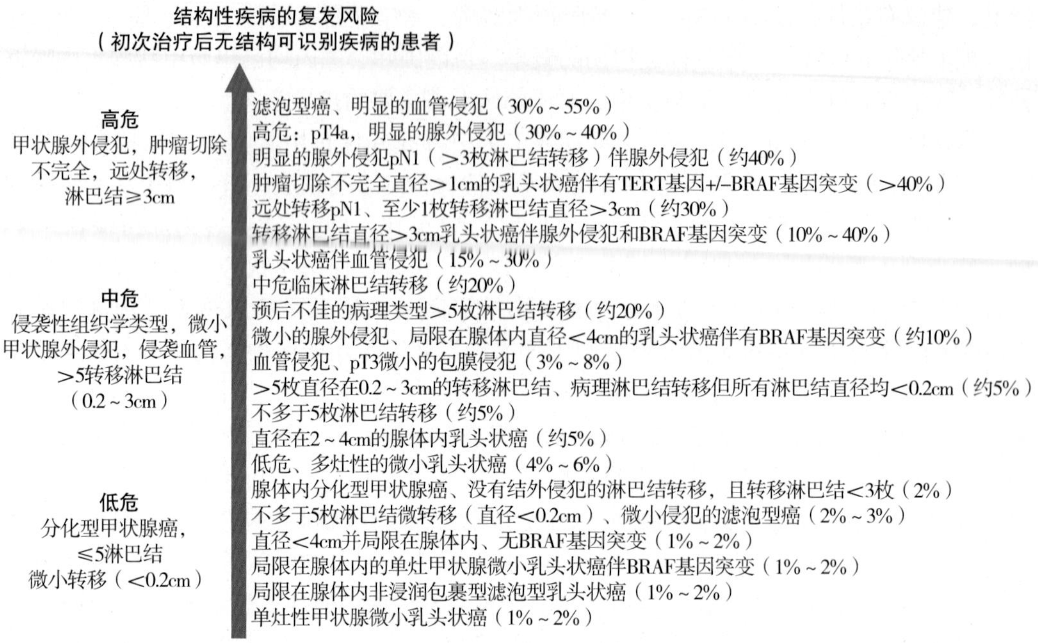

结构性疾病的复发风险
（初次治疗后无结构可识别疾病的患者）

高危
甲状腺外侵犯，肿瘤切除
不完全，远处转移，
淋巴结≥3cm

滤泡型癌、明显的血管侵犯（30%～55%）
高危：pT4a，明显的腺外侵犯（30%～40%）
明显的腺外侵犯pN1（>3枚淋巴结转移）伴腺外侵犯（约40%）
肿瘤切除不完全直径>1cm的乳头状癌伴有TERT基因+/-BRAF基因突变（>40%）
远处转移pN1、至少1枚转移淋巴结直径>3cm（约30%）
转移淋巴结直径>3cm乳头状癌伴腺外侵犯和BRAF基因突变（10%～40%）
乳头状癌伴血管侵犯（15%～30%）

中危
侵袭性组织学类型，微小
甲状腺外侵犯，侵袭血管，
>5转移淋巴结
（0.2～3cm）

中危临床淋巴结转移（约20%）
预后不佳的病理类型>5枚淋巴结转移（约20%）
微小的腺外侵犯、局限在腺体内直径<4cm的乳头状癌伴有BRAF基因突变（约10%）
血管侵犯、pT3微小的包膜侵犯（3%～8%）
>5枚直径在0.2～3cm的转移淋巴结、病理淋巴结转移但所有淋巴结直径均<0.2cm（约5%）
不多于5枚淋巴结转移（约5%）
直径在2～4cm的腺体内乳头状癌（约5%）

低危
分化型甲状腺癌，
≤5淋巴结
微小转移（<0.2cm）

低危、多灶性的微小乳头状癌（4%～6%）
腺体内分化型甲状腺癌、没有结外侵犯的淋巴结转移，且转移淋巴结<3枚（2%）
不多于5枚淋巴结微转移（直径<0.2cm）、微小侵犯的滤泡型癌（2%～3%）
直径<4cm并局限在腺体内、无BRAF基因突变（1%～2%）
局限在腺体内的单灶甲状腺微小乳头状癌伴BRAF基因突变（1%～2%）
局限在腺体内非浸润包裹型滤泡型乳头状癌（1%～2%）
单灶性甲状腺微小乳头状癌（1%～2%）

图5-3 甲状腺复发危险度分层（2015ATA）

高龄患者和肾功能受损的患者，可酌情减少^{131}I剂量。

3. 内分泌治疗 甲状腺乳头状癌术后应长期服用甲状腺素，一方面可以起到补充甲状腺素供机体新陈代谢需要，另一方面补充甲状腺素至促甲状腺激素（TSH）较低水平，可以有效防止甲状腺癌术后复发。甲状腺激素，特别是左旋甲状腺激素，与天然自身合成甲状腺激素结构相似，副作用小，利于长期口服。但必须注意的可能发生的心脏相关不良事件，特别是心律失常；另外，长期大量口服甲状腺素也会导致骨质疏松，对于绝经后女性可能会增加骨折风险。基于甲状腺乳头状癌良好的预后，目前对于甲状腺癌术后内分泌治疗，也就是TSH抑制治疗，多数采用双风险模型，一方面考虑甲状腺癌术后复发的风险，另一方面要考虑长期口服甲状腺素可能的不良反应，综合决定术后TSH抑制的范围。一般情况下，高危复发风险患者应控制TSH在0.1mU/L以下，中危复发风险患者可以将TSH控制在0.1～0.5mU/L，而低危复发风险患者可以将TSH控制在0.5～2.0mU/L即可。但是对于已行甲状腺全切除，术后评估也为低危未接受清甲治疗，而甲状腺球蛋白（TG）始终可以检测到的患者，也应控制TSH在0.1～0.5mU/L。对于复查没有发现复发，而患者合并心房纤颤、骨质疏松、骨折等疾病时，可以考虑适当放松TSH抑制范围，另外，如长期规律复发均为发现复发，也可在5～10年后适当放松TSH抑制范围（图5-4）。

4. 随访与预后 术后必要的^{131}I治疗完成后、TSH调整达标后，甲状腺乳头状癌随访一般6个月1次即可，复查项目应包含甲状腺功能、抗甲状腺抗体、甲状腺球蛋白和甲状腺彩超等。必须注意的是，在抗甲状腺球蛋白抗体升高的情况下，TG作为判断是否复发的作用明显减弱。针对部分高危患者，可酌情缩短随访间隔以其及早发现复发。而对于低危、中危患者，长期复查均未发现复发、转移，可考虑延长随访间隔。

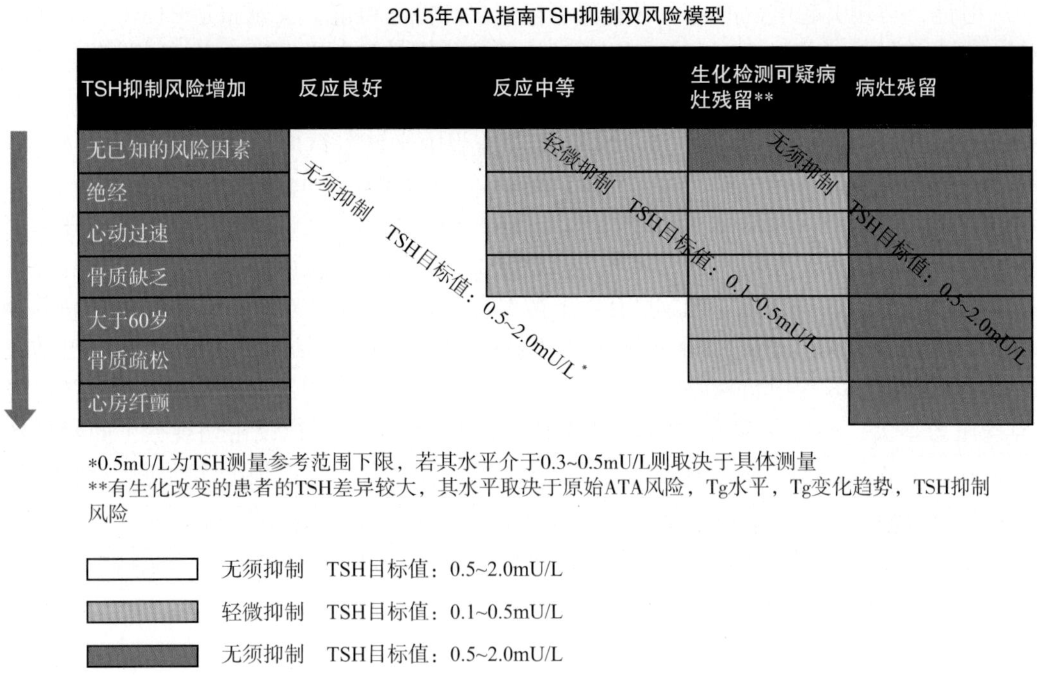

2015年ATA指南TSH抑制双风险模型

TSH抑制风险增加	反应良好	反应中等	生化检测可疑病灶残留**	病灶残留
无已知的风险因素				
绝经				
心动过速				
骨质缺乏				
大于60岁				
骨质疏松				
心房纤颤				

无须抑制 TSH目标值: 0.5~2.0mU/L*
轻微抑制 TSH目标值: 0.1~0.5mU/L
无须抑制 TSH目标值: 0.1~0.5mU/L
TSH目标值: 0.5~2.0mU/L

*0.5mU/L为TSH测量参考范围下限,若其水平介于0.3~0.5mU/L则取决于具体测量
**有生化改变的患者的TSH差异较大,其水平取决于原始ATA风险、Tg水平、Tg变化趋势、TSH抑制风险

☐ 无须抑制 TSH目标值: 0.5~2.0mU/L
▨ 轻微抑制 TSH目标值: 0.1~0.5mU/L
■ 无须抑制 TSH目标值: 0.5~2.0mU/L

B:中危,0.1～0.5mU/L
(推荐级别弱,低级别证据)
D:低危,但未接受RAI清甲治疗;或者Tg可以检测到者,0.1～0.5mU/L

图5-4 TSH抑制双风险模型(2015ATA)

甲状腺乳头状癌是一种预后较好的恶性肿瘤,据美国SEER数据库的资料表明,2013年美国甲状腺癌5年生存率已经高达98.2%。而国内甲状腺癌预后则不容乐观,据2014年国家癌症中心发布的数据表明,甲状腺癌5年存活率仅为67.5%;此次发布数据包含了基层医院、二级医院和三级医院,可以较好地反映我国甲状腺癌的平均诊治水平。近年来,我国甲状腺外科事业蓬勃发展,早诊断、早治疗、手术治疗规范化和术后管理等方面均有明显的改进,部分三甲医院报到的甲状腺癌5年生存率已经超过90%,接近于国际领先水平。

5.甲状腺微小乳头状癌 肿瘤直径≤1cm的甲状腺乳头状癌称为甲状腺微小乳头状癌(PTMC),据WHO数据表明,甲状腺癌近年来发病率明显增加,而其中增加的50%以上均为PTMC。肿瘤直径小、淋巴结转移和远传转移概率低、总体预后良好是PTMC的特点,因而国际国内对于PTMC的手术指征和手术范围均存在一定的争议。

日本学者Ito对于1235例经FNA证实的低危PTMC密切观察6年,发现58例(4.6%)患者病灶增大,19例(1.5%)患者出现新发淋巴结转移,43例(3.5%)患者进展为临床症状性甲状腺癌,最终仅有15.5%患者进行了手术治疗。2009年ATA指南中推荐,低危、单灶性、局限在腺体内、术前检查无淋巴结转移、无放射治疗史、无家族史的PTMC可以考虑行患侧腺叶切除术;而2015年新版的ATA指南,对于局限在腺体内、术前检查无淋巴结转移的PTMC首选患侧腺叶切除术,并且也首次提出对于特定的低危PTMC可以选择密切观察,不难看出指南对于PTMC的治疗趋于保守。

但是，必须引起重视的是，甲状腺癌存在多灶性的可能，文献报道PTMC至少30%可以存在多灶性，并且可以累及双侧腺叶。并且临床常见PTMC发生淋巴结转移，甚至偶有PTMC合并远处转移的报道，因而临床工作中对于PTMC选择密切观察不行手术应当慎重。中国抗癌协会甲状腺癌专业委员会在2016年针对目前PTMC的诊治现状发表了《甲状腺微小乳头状癌诊断与治疗专家共识》，对于PTMC的诊疗有重要的指导意义。共识中明确了PTMC应以手术治疗为主，采用密切观察的方式，目前争论较多。在未完全了解PTMC的临床生物学行为之前，应结合临床分期、危险评估综合分析，并与患者及其家属充分沟通后决定。PTMC有以下情况也可以考虑密切观察：①非病理学高危亚型；②肿瘤直径≤5 mm；③肿瘤不靠近甲状腺被膜且无周围组织侵犯；④无淋巴结或远处转移证据；⑤无甲状腺癌家族史；⑥无青少年或童年时期颈部放射暴露史；⑦患者心理压力不大、能积极配合。同时满足①～⑦条件的患者可建议密切观察（同时具备①～⑥属于低危PTMC）。初始观察周期可设为3～6个月，之后根据病情进行调整，如病情稳定可适当延长，患者应签署知情同意书并最好有统一规范的观察记录。密切观察过程中出现下列情况应考虑手术治疗：①肿瘤直径增大超过3 mm；②发现临床淋巴结转移；③患者改变意愿，要求手术。

二、滤泡型癌

甲状腺滤泡型癌与甲状腺乳头状癌生物学特性、治疗方式、预后情况均类似，合称为分化型甲状腺癌。美国seer数据库报道，滤泡型癌约占所有甲状腺癌的5.9%；我国占比略低，约占3.1%。滤泡型癌较乳头状癌较少发生淋巴结转移，可早期发生经血行发生远处转移，预后较乳头状癌为差，但较髓样癌和未分化癌明显为好。因其临床表现、治疗方式和预后随访均与甲状腺乳头状癌相同，在此节不再赘述，仅就其病理及诊断情况进行描述。

甲状腺滤泡型癌是甲状腺滤泡细胞来源的恶性肿瘤，缺乏乳头状癌核型特征，多数有厚包膜，但呈浸润性生长，可侵犯包膜和（或）血管。包含亚型：①滤泡癌，微小浸润型（仅包膜侵犯）；②滤泡癌，包膜内血管浸润型；③滤泡癌，广泛浸润型。因滤泡性腺瘤和滤泡型癌的主要区别在于有无包膜浸润和血管侵犯，因而病理诊断过程中应注意肿物与包膜、血管之间的关系，如怀疑为包膜内或微小侵袭性滤泡癌病例，肿瘤结节被膜全部取材。临床经常可见到良性肿物术后发现远处甲状腺滤泡型癌转移的病例，此时应重新调阅第一次手术的病理，明确是否为滤泡型癌。

Hürthle（嗜酸性）细胞肿瘤是一类通常有包膜的嗜酸细胞组成肿瘤，滤泡细胞来源，可归为FTC或独立成为一种类型，较为罕见。具有乳头状核特征的非浸润性滤泡性肿瘤（non-invasive follicular thyroid neoplasm with papillary-like nuclear features，NIFTP）是一类界清或有包膜的、滤泡型生长方式的非浸润性肿瘤，肿瘤细胞具有乳头状癌核特征。

因滤泡型癌可以较早发生远处转移，因而术前怀疑或术后偶然发现滤泡型癌时，应注意全身状态评估，早期发现远处转移病灶以便及时处理。

三、髓样癌

甲状腺髓样癌是来源于甲状腺滤泡旁细胞（C细胞）的恶性肿瘤，发病率较低，仅占所有甲状腺癌的 2% ～ 3%。髓样癌可以分为散发性和家族性。散发性约占全部髓样癌的 70%；家族性髓样癌是常染色体显性遗传疾病，约占全部髓样癌的 30%，发病年龄相对较轻。无论散发性还是家族性髓样癌，预后均较分化型甲状腺癌差。

【病因】

100 多年前，Jacquet 即已发现甲状腺滤泡外出现间质淀粉样物，从而提出了淀粉样甲状腺肿瘤的概念。1959 年，Hazard 首次详细从组织学角度描述并命名了髓样癌。但直至 1966 年，才由 Williams 发现髓样癌并非起源于甲状腺滤泡细胞，而是起源于甲状腺滤泡旁 C 细胞。1985 年，日本学者 Takahashi 发现致癌基因 RET 突变与髓样癌相关。1995 年，Pasini 克隆了整个 RET 基因片段，RET 原癌基因定位于染色体 10q11.2，基因大小为 55kb，外显子 1 约占 24kb，而外显子 2 ～ 20 则包含在剩下的 31kb 中。RET 编码一种穿膜的酪氨酸激酶受体，是为细胞生长和分化转导信号的细胞表面分子。散发性髓样癌约 50% 存在体细胞 RET 突变，缺乏体细胞 RET 突变的散发性髓样癌可存在体细胞 HRAS、KRAS 突变。体细胞 RET 密码子 M918T 突变多提示侵袭性强，预后不佳。而家族性髓样癌均存在 RET 基因的胚系突变，存在胞内、胞外半胱氨酸密码子突变。

【病理】

髓样癌的镜下特征多样，可以与甲状腺任意恶性肿瘤相似，典型结构为实性、分叶、管状或岛状。肿瘤细胞体积变化较大，可以是圆形、多角形、浆细胞样或梭形。细胞核低 - 中度异型，核分裂活性相对较低。髓样癌可以表达：降钙素、神经内分泌标志物（CD56、突触素、嗜铬素 A）、TTF-1、PAX8 和 CEA 等，但不表达甲状腺球蛋白（TG）。

【临床表现】

髓样癌临床表现与分化型甲状腺癌类似，均可表现为颈部包块、颈部淋巴结转移和远处转移，但侵袭性较分化型甲状腺癌强，常出现周围组织、器官乃至血管的侵犯，肿瘤局部侵犯重时可出现声嘶、吞咽困难、交感神经受压引起霍纳综合征甚至血管内癌栓形成。髓样癌可以合并全身多发性内分泌瘤综合征（MEN2A/MEN2B），从而出现面色潮红、顽固性腹泻、类癌综合征等症状。

【检验与检查】

1968 年，Tashjian 发现 C 细胞可分泌降钙素（Ct）；降钙素可以作为髓样癌的诊断指标，并且血清 Ct 的水平与髓样癌的肿瘤负荷相关，但也有＜ 1% 的病例为非分泌性的。血清 CEA 的检查是髓样癌随诊过程中的重要指标，尤其是在 Ct 低水平时，更有意义。甲状腺结节考虑恶性可能时，应常规检查 Ct 和 CEA 水平以排除髓样癌。如确诊髓样癌时，应考虑同时行 RET、RAS 等相应的分子检测。髓样癌局部侵袭性强，也可早期出现远处转移，彩超、CT/MR 有助于评估髓样癌颈部情况，还需进一步详细评估有无全身转移。

【诊断与鉴别诊断】

结合病史、查体、血清 Ct 和 CEA 结果，以及相应的影像学检查结果，术前多数可以对髓样癌进行明确诊断，必要时可行超声引导下细针穿刺活检，并可行洗脱液的 Ct 检测。一旦怀疑 / 确诊髓样癌，需进一步评估有无合并全身多发性内分泌瘤综合征（MEN2A/MEN2B）。髓样癌需要与其他类型的甲状腺癌、甲状腺良性结节、甲状舌骨囊肿、腮裂囊肿等鉴别，以淋巴结肿大为主要表现的甲状腺癌尚需要和颈部转移性癌、淋巴结结核、淋巴瘤等鉴别。

【治疗】

甲状腺髓样癌应选择比较积极的手术治疗。对于 cN0M0 患者应进行甲状腺全切除＋中央区淋巴结清扫，可基于降钙素水平考虑是否进行颈侧区（Ⅱ～Ⅴ区）淋巴结清扫。若肿瘤局限于颈部或颈部淋巴结的甲状腺髓样癌患者，则应行甲状腺全切除＋中央区淋巴结清扫＋患侧侧区（Ⅱ～Ⅴ区）淋巴结清扫。术前影像学显示单侧侧区阳性但对侧阴性且降钙素＞200ng/L 时，应考虑同时行对侧颈侧区清扫。而对于进展期或局部晚期的髓样癌，治疗目标更倾向于姑息性或最大限度地降低并发症的发生。患者出现广泛的局部侵犯或转移时，为了保留说话、吞咽和甲状腺旁腺功能及肩关节功能，进行较保守的中央区和颈侧区的手术可能较为合适，外放疗、全身治疗和其他非手术治疗也可用于控制甲状腺髓样癌的局部进展。

髓样癌与分化型甲状腺癌不同，术后无须内分泌抑制治疗，术后仅将 TSH 维持在正常范围避免甲状腺功能低下即可。而 C 细胞不具备吸碘功能，因而术后 ^{131}I 治疗对髓样癌无效，仅在合并分化型甲状腺癌时考虑应用。局部外放射治疗可能对控制无法根治性切除的病灶有帮助。

考虑化疗药物的低反应率和新兴治疗选择的出现，单药或联合细胞毒性化疗药物的治疗方案，不应作为有持续性或复发性甲状腺髓样癌患者的一线治疗。对于有明显肿瘤负荷和症状性或进展性转移病灶患者可采用靶向攻击 RET 和血管内皮生长因子受体酪氨酸激酶的酪氨酸激酶抑制剂的治疗方案。对于晚期进展性甲状腺髓样癌患者，凡德他尼或卡博替尼作为酪氨酸激酶抑制药，可单独用作一线全身性治疗。胃肠穿孔、瘘是罕见但严重的药物副作用。QT 间期延长是凡德他尼独有的不良反应，所以用药之前应评估，预防性用药减少并发症的发生。

【预后与随访】

甲状腺髓样癌总体预后较差。有文献报道，散发性髓样癌 10 年生存率：Ⅰ期 100%；Ⅱ期 93%；Ⅲ期 71%；Ⅳ期 21%。存在 RET 密码子 M918T 突变多提示侵袭性强，预后更差。一般情况下，若术后 3 个月内检测 Ct 和 CEA 水平正常或检测不到，可在随后观察的 1 年内每 6 个月复查 1 次，结果仍阴性时，则之后每年复查 1 次。若降钙素＜150ng/L 时，则进行颈部查体和颈部超声，结果阴性时，则每 6 个月复查 1 次。若 Ct＞150ng/L 时，则进行颈部超声、胸部 CT、肝脏对比 - 增强 MRI 或者 CT、骨盆和中轴骨的骨扫描及 MRI 检查。检测甲状腺切除术后患者的血清 Ct 和 CEA 水平，应该至少每 6 个月测量标记其水平来确定它们倍增时间。

四、未分化癌

甲状腺未分化癌是甲状腺癌中预后最差的一种，中位生存时间仅为 5～10 个月，目前尚无较好的治疗手段。

【病因与发病情况】

未分化癌病因尚未明确，部分可由分化型甲状腺癌逐渐失分化而来。未分化癌占所有甲状腺癌的 1%～2%，发病年龄多数偏高，高发年龄为 70 岁左右。

【病理】

未分化癌是由未分化的甲状腺滤泡细胞构成的高度侵袭性恶性肿瘤。镜下可见肉瘤样、瘤巨细胞样和上皮样组织，也可见灶状的鳞状分化或异源性分化；通常伴有坏死、多量的核分裂象和血管侵犯。非滤泡和滤泡旁细胞来源的高度恶性的甲状腺原发肿瘤一般也归为未分化癌范畴，例如鳞状细胞癌、肉瘤、黏液表皮样癌等。

【临床表现与分期】

患者典型症状为迅速增大、质硬、固定的颈部包块伴广泛侵犯周围组织，30% ～ 40%患者伴有远处转移如肺、骨和脑。未分化癌均属于Ⅳ期，ⅣA期指肿瘤局限于甲状腺内，无淋巴结转移及远处转移；对于出现腺外浸润且无远处转移的未分化癌，不论有无淋巴结转移均属于ⅣB期；有远处转移的患者为ⅣC期（图5-5）。并且，由于未分化癌侵袭性强，易发生早期腺外浸润及转移。据报道，未分化癌有69%的气管侵入率，55%的食管侵入率和39%的颈动脉受累率。

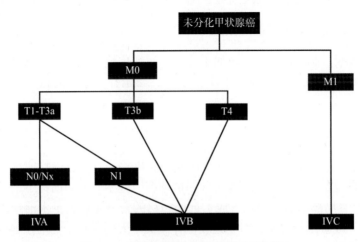

图5-5 未分化癌的AJCC分期（第8版）

【治疗与预后】

仅依靠手术这一治疗手段未能使未分化癌患者达到较好疗效，且其无摄取^{131}I功能也无法行核素治疗，局部未分化癌放疗与全身化疗是除手术治疗外的可选方案。对于全切或近全切除甲状腺的患者建议术后放疗。尽管围术期的全身化疗或放疗的时间和顺序并没有明确规定，但是鉴于ATC发展迅速，目前国内外专家多认为应该尽快施行化疗或放疗。遗憾的是，正如2012年ATA甲状腺未分化癌患者管理指南中提到，针对进展性ATC目前缺乏系统的治疗方法。而且即使进行了规范的初步治疗，大部分未分化癌患者病情在数月内会有新的进展，其中包括远处转移（远处转移是最常见的发现在肺部，其次是骨骼和大脑）。

五、特殊病理类型甲状腺癌

（一）鳞状细胞癌

原发于甲状腺的鳞状细胞癌在临床极其罕见，占甲状腺恶性肿瘤1%以下，常见于老年人，发病年龄多在50岁以上。诊断原发性甲状腺鳞状细胞癌，需要首先排除全身其他部位的鳞状细胞癌转移或邻近器官鳞状细胞癌的浸润。甲状腺鳞状细胞癌临床表现与其他甲状腺癌类似，均表现为甲状腺内无痛性包块、质硬、边界不清。但较分化型甲状腺癌恶性程度高，多数进展迅速，可侵犯邻近器官出现声嘶、吞咽困难等，甚至出现远处转移。原发性甲状腺鳞状细胞癌恶性程度高、预后差，对化疗、放疗均不敏感，早期发现、积极彻底手术是治疗的关键。

（二）黏液腺癌

临床更为罕见，并且目前诊断标准尚存在争议，一般认为甲状腺原发癌产生大量的细胞外黏液，且显微镜下占肿瘤面积的50%以上，可诊断为黏液腺癌。诊断甲状腺原发性黏液腺癌需要与其他能够产生黏液的甲状腺癌亚型相鉴别。原发性黏液腺癌一般推荐甲状腺全切除＋治疗性淋巴结清扫。初始治疗后一旦复发，包括手术、^{131}I、放疗、药物治疗等均疗效不佳，患者多数生存期只有数月，因而初始规范化手术治疗尤其重要。

（三）甲状腺间叶组织来源恶性肿瘤

包括纤维肉瘤、脂肪肉瘤、平滑肌肉瘤、横纹肌肉瘤、骨肉瘤、软骨肉瘤及血管肉瘤等，临床也极为罕见，对放疗、化疗疗效差，^{131}I治疗无效，一旦发现应以扩大切除手术治疗为主。

六、甲状腺癌的手术指征与术前准备

1.手术指征　除甲状腺未分化癌外，所有甲状腺癌一旦确诊，均应尽快积极手术治疗（针对部分低危的PTMC，在患者充分知情理解、签字同意的前提下，可以考虑密切观察）。对于已有局部明显浸润和（或）远处转移的未分化癌，手术治疗意义不大，手术目的仅仅为了改善生活质量，对于延长生存意义不大。而对于局限在腺体内的甲状腺未分化癌，也应考虑积极的手术治疗。

2.术前准备　评估患者一般情况，详细询问病史，针对合并疾病进行特殊术前准备，同时积极进行心理准备及生理准备。完善术前辅助检查（实验室检查、X线胸片、心电图、B超、CT或MRI等），术前评估及辅助检查均无手术禁忌者，限期手术治疗。甲状腺手术应注意有无合并甲状腺功能亢进，如有则需按照甲状腺功能亢进术前准备进行。甲状腺恶性肿瘤需明确肿物位置、淋巴结状态、肿瘤与周围器官关系，以及有无远处转移，术前应做好气管、食管、血管等受侵犯而需要重建的准备，必要时多学科联合手术。针对特殊类型的甲状腺癌，如甲状腺髓样癌合并全身多发性内分泌综合征时，应注意全身其他器官的功能状态，调整至可耐受手术时再尽快行甲状腺癌手术，注意不同器官手术的先后顺序。

（李　杰　王甜甜　程志强）

第二节　特殊类型甲状腺癌

一、儿童及青少年甲状腺癌

儿童及青少年甲状腺癌多数为乳头状癌，分化程度良好，但与成年人甲状腺癌相比，淋巴结和肺转移率更高，考虑到治疗可能对患者终身生活的影响，应综合考虑选定恰当的治疗。

据美国SEER数据库的数据显示，儿童及青少年甲状腺癌占所有甲状腺癌患者的1.8%～5%，其中10岁以下的发病率是0.1/10万，10岁以上明显增加，可达0.7～2.7/10万，男女比例为1：（3～5）。青少年及儿童甲状腺一旦发生结节，其恶性的可能性明显高于成年人（26% vs 5%）。儿童和青少年甲状腺癌的危险因素包括电离辐射、遗传因素和碘缺乏。儿童和青少年甲状腺癌的病理类型以乳头状癌为最多，占比95%以上，其次为滤泡样癌，髓样癌和未分化癌少而又少。如发现儿童髓样癌，应注意遗传性髓样癌和多发性内分泌瘤综合征的可能。

儿童及青少年甲状腺癌与成年人分化型甲状腺癌临床表现类似，多因颈部无痛性包块就诊，但较成年人甲状腺癌淋巴结转移率和肺转移率均明显升高。因而在手术前，应详细评估其区域淋巴结及全身状态。手术方式应以甲状腺全切除＋中央区淋巴结清扫为主，考虑到外源性甲状腺素对儿童及青少年生长发育可能的影响，对于低危、局限在腺体内的甲状腺癌也可考虑腺叶切除术。

因甲状腺激素对于儿童及青少年生长发育尤为重要，术后应常规补充甲状腺素，可参照分化型甲状腺癌术后TSH抑制标准进行以防止复发。考虑到^{131}I治疗可能引起的二次原发性肿瘤的可能性，应严格把握^{131}I治疗指征，但对于已有远处转移或高危复发风险的患者应强烈推荐^{131}I治疗。

推荐对儿童及青少年甲状腺癌进行终身随访检测，一般以彩超结合甲状腺球蛋白监测为主。所有患者术后6个月内应进行彩超检查，对于中危、高危复发风险的患者应术后6～12个月定期复查，而对于低危复发风险的患者可12个月复查。随着随访时间的延长，如无复发证据，可酌情延长复查间期。

二、妊娠及哺乳期甲状腺癌

妊娠期及哺乳期发生的甲状腺癌与普通成年人甲状腺癌类似，以乳头状癌为主，多数分化良好，预后较好。

美国加利福尼亚癌症中心回顾性分析了1991～1995年4 846 505例产妇合并甲状腺癌的情况发现，孕妇中甲状腺癌发生率约为14.4/10万，乳头状癌为最常见的病理类型。妊娠及哺乳期甲状腺癌与普通分化型甲状腺癌临床表现类似，多因颈部无痛性包块就诊，多数文献报道妊娠期及哺乳期甲状腺癌与普通类型甲状腺癌分化程度类似或预后相当，但也有学者认为妊娠及哺乳期甲状腺癌预后较差，并提出这可能与甲状腺内存在雌激素受体α相关。

妊娠期及哺乳期甲状腺癌手术原则与普通类型甲状腺癌相同，但考虑到手术、麻醉对胎儿可能的影响，并且甲状腺癌发展相对较慢，应适当选择手术时机。妊娠早期手术，胎儿畸形发生概率增加；妊娠晚期手术可以导致胎儿早产；因而如果迫不得已手术，应考虑在妊娠中期进行。如确诊甲状腺癌而暂不手术的患者，应立即开始内分泌抑制治疗，将TSH控制于0.1～1.5mU/L。无论手术与否，妊娠期和哺乳期患者均应维持内分泌抑制治疗，TSH控制范围可参照分化型甲状腺癌。妊娠期间禁用^{131}I治疗。

三、特殊类型甲状腺癌的手术指征与术前准备

1.手术指征　基本同上一节甲状腺癌的手术指征，除甲状腺未分化癌外（青少年、妊娠期及哺乳期几乎无未分化癌发生），所有甲状腺癌一旦确诊，均应尽快积极手术治疗。考虑到儿童及青少年甲状腺癌恶性程度较高、淋巴结转移率高，一般不建议密切观察。而对于妊娠期甲状腺癌，应充分考虑到手术、麻醉对胎儿可能的影响，一般在妊娠早期和妊娠晚期不建议手术治疗，妊娠中期可考虑手术治疗。如果为妊娠早期发现的甲状腺癌，应定期通过彩超进行密切监测，如癌肿进展较快，可在妊娠中期手术治疗。若癌肿在妊娠中期仍保持稳定或在妊娠中后期发现的甲状腺癌，应将手术治疗延期到产后，延期手术应同时给予内分泌抑制治疗。

2.术前准备　针对妊娠期甲状腺癌，术前准备应兼顾孕妇和胎儿。术前常规行产科检查，评估胎儿状态，必要时请相应专科协助处理。其余同甲状腺癌的术前准备。

（王甜甜　程志强）

第三节　甲状腺恶性淋巴瘤

原发性甲状腺恶性淋巴瘤（primary thyroid malignant lymphoma，PTML）是指原发于甲状腺的淋巴瘤，是少见的甲状腺恶性肿瘤。绝大多数为非霍奇金淋巴瘤，占所有非霍奇金恶性淋巴瘤的2%～3%，占所有甲状腺恶性肿瘤2%～8%，占结外恶性淋巴瘤的1%～2%。

一、病因

PTML的病因至今尚未完全明确，可能与病毒感染、免疫缺陷等因素有关。普遍认为，慢性淋巴细胞性甲状腺炎（Hashimoto thyroiditis，HT）是PTML发展过程中重要的危险因素，相较于普通人群，既往有HT病史的患者，患PTML的风险将高出40～80倍。有学者认为PTML可能是由于HT激活B细胞分泌自身抗体，导致甲状腺的淋巴组织增生，继而发生恶变所致。亦有报道，Fas基因突变和免疫球蛋白重链基因突变可导致甲状腺淋巴瘤的发生。

二、病理分类及分期

PTML绝大多数是B细胞来源的非霍奇金淋巴瘤，占所有病例的98%，偶可见T细胞来源。PTML的主要组织学类型包括：①弥漫型大细胞淋巴瘤（diffuse large B-cell lymphoma，DLBCL），占68%；②黏膜相关的淋巴组织边缘区B细胞淋巴瘤（mucosa associated lymphoid tissue，MALT），占10%；③滤泡性淋巴瘤，占10%；④小淋巴细胞性淋巴瘤，占3%；⑤还有霍奇金淋巴瘤，占2%。

DLBCL占所有PTML的70%，且最具有侵袭性，病死率是MALT的5倍，约有60%的患者表现为迅速增大的颈部肿块，同时具有播散性、侵袭性、预后差的特点。而MALT约占所有PTL的30%，是典型的惰性淋巴瘤，其进展缓慢，可长期无症状出现。

MALT是病理免疫证实的一组具有相似分布特点及生物学行为的淋巴组织，主要位于胃肠道、肺支气管、咽黏膜层。与其相关的免疫活动主要位于黏膜，具有典型"淋巴细胞循环"现象。甲状腺为循环淋巴细胞优先落户的MALT器官，PTML多数具有MALT淋巴瘤的特点。

1.病理分类　沿用Working Formulation分类（表5-3）。

2.临床分期　沿用Ann Arbor分期（表5-4）。

表5-3　WorKing Formulation 分类

| 高度恶性（低分化） |
| 大细胞免疫母细胞性 |
| 淋巴母细胞性 |
| 无分叶小细胞性 |
| 中度恶性（中度分化） |
| 弥漫性，分叶细胞 |
| 弥漫性，混合大、小细胞 |
| 弥漫性大细胞 |
| 低度恶性（高分化） |

表5-4　Ann Arbor 分期

Ⅰ期	单个淋巴区域（Ⅰ）/单个淋巴系统外器官、部位（$Ⅰ_E$）
Ⅱ期	≥2个淋巴区域，局限于胸腔或腹腔（Ⅱ） 单个淋巴系统外器官伴有≥1个淋巴区域，仍局限于胸腔和腹腔一侧（$Ⅱ_E$）
Ⅲ期	胸腔、腹腔均有淋巴区病变，而无淋巴系统外器官或部位病变（Ⅲ） 存在淋巴系统外器官或部位病变（$Ⅲ_E$） 存在脾病变（$Ⅲ_S$）或二者同时伴有（$Ⅲ_{ES}$）
Ⅳ期	≥1个淋巴系统外器官有弥漫性扩散病变，＋/-淋巴结受累

三、临床表现

常发生于中老年人，其中约23%亦可发生小于40岁的年轻人。患病人群平均年龄约59岁。女性多于男性，男女比例为1∶27，PTML往往表现为颈部持续增大且不伴疼痛的肿块，常见的症状是由肿块引起，包括声嘶、吞咽和呼吸困难，严重时可导致喘鸣音或是上腔静脉综合征，因其是一种自身免疫性甲状腺疾病，所以患者普遍出现甲状腺功能减退症而需要甲状腺激素替代治疗。有些患者还会出现全身症状（被划分为"B"类），如发热、盗汗及无法解释的在发病前6个月体重减轻10%以上。多数患者就诊时可触及甲状腺肿块，肿块大小不等、质地硬实，常固定，活动度差。可累及局部淋巴结及邻近软组织，出现颈部淋巴结肿大。部分患者可合并HT，伴有结节性甲状腺肿约30%，远处转移多见于纵隔，可见骨、脾侵犯。起病至出现这种症状的时间约为4个月，最长可达3年。

四、诊断

甲状腺恶性淋巴瘤无明显特异性症状，临床诊断PTML有一定的困难，术前诊断率低于50%。近年随着影像技术及诊断技术的进步，术前诊断率有较大的提高。

临床上如出现下列情况应该高度怀疑本病。

1.甲状腺肿块短期迅速增大，出现声嘶、呼吸困难。同时伴颈部淋巴结肿大。

2.患者既往有HT病史。

3.体检胸部X线摄片提示纵隔增宽，气管受压。B超检查可发现甲状腺非对称性肿大，在甲状腺内显示低回声结节聚集像，且低回声结节被回声较强的线网状相分割，其后回声明显增强；CT扫描显示甲状腺单侧或双侧增大，平扫肿块密度近似肌肉，增强扫描肿块无明显强化，明确显示肿块侵犯邻近组织的侵袭程度及区域淋巴结转移情况。

4.SPECT可发现甲状腺包块对放射性核素的吸收情况，PTML均为冷结节。

5.甲状腺功能检查提示TG、TM明显升高。

6.淋巴管造影若出现淋巴水肿，则需行核素淋巴管造影以了解梗阻位置。

7.细针穿刺抽吸细胞学检查（FNAC）：在大多数情况下，伴或不伴超声引导下的细针穿刺细胞学能够提示或诊断PTML，而且应用流式细胞术能迅速提高诊断的特异性。如免疫组织化学染色显示CD20阳性，提示B细胞来源淋巴瘤。有时可见免疫球蛋白升高，特别是λ、κ轻链过度表达，免疫球蛋白基因重排检测提示克隆聚集性。另一方面，在伴桥本甲状腺炎和非诊断性细针穿刺细胞学固有风险存在的情况下，有时应用超声引导的细针活组织检查甚至开放性手术活检都是有用处的。

治疗前必须排除甲状腺良性结节，如腺瘤和结节性甲状腺肿，以及甲状腺癌、甲状腺炎。必要时采取FNAC及相关的免疫学指标检测，可基本上予以排除。

五、治疗及预后

PTML的治疗原则至今仍有争议，目前关于PTML的治疗原则比较统一的认识有如下方面。

1. I_E、II_E期，原则上采取外科手术切除，方案为甲状腺切除或加颈部淋巴清扫，不主张扩大根治术，术后辅以放疗或化疗。

2. III_E、IV_E期，原则上采取放疗联合化疗方案。当甲状腺肿块明显增大，有压迫症状时，可采取手术姑息切除，以接触压迫。必要时气管切开。

3.当FNAC无法证实诊断而必须开放活检时，可进行手术切除。若手术中病理提示为恶性淋巴瘤，应避免行甲状腺癌联合根治术，因此种术式易导致手术并发症，而且增加术后放疗的晚期反应，降低患者的生存质量。行肿瘤切除术或姑息性切除术配合放疗、化疗，仍能获得较好的疗效。

具体治疗方法的应用上，也在不断的变革。在1950～1960年放疗兴起的年代，多数学者主张实行单一的放疗方案。随着20世纪80年代化疗药物的兴起，许多学者又主张化疗。近年来多个前瞻性研究指出，PTL的治疗需要依据组织学类型及分期进行选择，对于DLBCL，考虑其典型的进展性病程，选择序贯化疗和局部放疗的多模式综合治疗为标准治疗，即联合单克隆抗体利妥昔单抗（美罗华）、化学治疗方案（CHOP）及放疗。而考虑到MALT淋巴瘤的惰性生物学行为，则更适宜选择单一模式的治疗，治疗方式可以为单纯手术、单纯放疗亦或是两者联合应用。

（1）手术：早期许多外科学者主张手术切除，近年来随着对恶性淋巴瘤研究的深入，已证实淋巴瘤具有高度放射敏感性和化疗敏感性，手术切除在PTML治疗中的应用逐渐下降；近年来，有文献指出手术治疗似乎并不能改善总生存率，Pyke等通过将62例PTL纳入研究，发现手术治疗联合放疗并不能给 I_E、II_E、III_E 期的患者带来生存获益。现手术治疗主要应用于早期MALT或是解决肿块压迫症状。

（2）化疗：联合化疗方案组成为环磷酰胺＋多柔比星＋长春新碱＋泼尼松龙（CHOP），平均周期为6个疗程。Matsuzuka通过观察16例患者发现，先接受1个疗程的联合化疗，继而接受40～60Gy的放疗，最后再以同样的方案增加5个疗程化疗，所有患者全部能够达到8年存活。

（3）放疗：有效的放疗剂量范围为40～60Gy，放射部位主要采取区域淋巴结区和纵隔区。研究指出，对于早期的MALT淋巴瘤患者（ I_E 期），仅接受放射治疗便可获得较好的疗效，局部控制率可达到70%～100%，而单纯放疗却不适用于DLBCL或是混合型淋巴瘤、分期高于 I_E 期、局部病灶广泛或是体积较大的患者。

（4）靶向治疗：利妥昔单抗（美罗华）是一种CD20抗原的单克隆抗体，其使用已经在PTL患者中证实，利妥昔单抗可显著提高CHOP化疗方案的效果。利妥昔单抗已经被允许使用在DLBCL的治疗中，建议性的治疗方案应该是1个疗程的R-CHOP方案化疗，之后放疗，最后追加5个疗程的R-CHOP化疗。

现已证实，中度恶性的或低度恶性的PTML、合并HT者预后较好。滤泡性淋巴瘤复发及病死率较淋巴浆细胞性淋巴瘤和弥漫性大B细胞淋巴瘤低，预后好。而肿瘤的生物行为状态，治疗方案和纵隔受累情况明显影响预后，III、IV期，纵隔有转移者预后差。而年龄、性别、乳酸脱氢酶、肿瘤大小和呼吸道受压等情况，以及有无"B"症状对预后影响不明显，但患者的病理分期、病理类型、肿瘤范围、免疫状态及肿物生物行为状态是影响PTML预后的重要因素。PTML治疗后总的存活率为50%～70%。临床各期的5年生存率分别为 I 期80%、II 期50%、III 期低于36%和IV期低于36%。治疗后复发大多数在4年内。死因多为恶性淋巴瘤进展性急变及腹腔实质脏器转移。

（李迅庚　李济宇）

第四节　甲状腺转移癌

甲状腺转移癌极少见，占所有可疑甲状腺癌而手术患者的1.4%～10.0%。在未经选择的尸检中甲状腺转移癌发生率为0.5%，而在发生广泛转移的恶性肿瘤患者尸检中发生率为24%。甲状腺转移癌的临床特征为颈部肿物，可伴有原发肿瘤的临床表现。甲状腺肿瘤压迫气道时可有呼吸困难，肿瘤侵及喉返神经时可出现声嘶。

甲状腺转移癌的转移机制可以因邻近器官（如喉、食管）的恶性肿瘤直接浸润，此类病变多由影像学证据诊断；或经由血管、淋巴管由远隔器官转移而来，如肾、胃、肺、乳腺等，此类病变表现为圆形或类圆形结节，须结合全身检查明确诊断。国外文献报道，甲状腺转移癌要来源于肾癌，之后分别为肺癌、乳腺癌、食管癌及妇科肿瘤。Lam等报道，中国人的甲状腺转移癌主要来源于肺癌（43%）、乳腺癌（9%）和胃癌（8%）。甲状腺转移癌以甲状腺占位为首发症状，而原发肿瘤的临床表现不典型时，容易误诊为甲状腺原发肿瘤。

甲状腺转移癌更易于出现在甲状腺功能异常或原发甲状腺良、恶性肿瘤的患者，这可能与甲状腺病变后局部血供变差，从而导致组织内氧含量和碘含量降低，更易受转移性恶性病变影响有关。

一、甲状腺转移癌的诊断

甲状腺腺转移癌的诊断可通过病史询问、详细的体格检查、B超检查、细针穿刺细胞学检查、空芯针活检病理学及免疫组化染色等辅助检查手段而确立。术前诊断甲状腺肿瘤为原发性或转移灶并不容易，因为两者的影像学证据和临床表现类似。细致的病史收集有利于转移性甲状腺癌的诊断，如既往的肺、肾、乳腺等肿瘤病史或切除史。甲状腺转移癌的超声学表现可以为散在的或者弥漫性的甲状腺占位性病变或者结节性甲状腺肿。术前行针吸细胞学或空芯针穿刺病理对诊断也有价值，然而诊断金标准依然是术后病理学检测，以及必要时的免疫组化染色。

在病理检测时，甲状腺肿瘤切片部分出现显著不同的形态组织学特征时应考虑甲状腺转移癌的可能，特别是在患者合并有其他恶性肿瘤病史时应特别考虑该诊断的可能性。进一步的病理学确认需要根据不同肿瘤的特异性标志物进行免疫组化染色辨别明确。

绝大部分的甲状腺转移癌通过病理检测即可确定，而少数病例的诊断则非常困难，因为某些转移癌的形态与甲状腺原发肿瘤形态相似，甚至形态相同。免疫组化染色常有助于鉴别甲状腺原发癌和转移癌。甲状腺原发癌常阳性表达甲状腺球蛋白（Tg）、甲状腺转录因子1（thyroid transcription factor-1，TTF-1）或降钙素（calcitonin），而转移癌一般不表达这些标志物，而表达其起源组织相关的特异性标志物。需要注意的是，有文献报道，少数消化道腺癌阳性表达TTF-1，而某些甲状腺转移癌也可出现Tg假阳性表达，这种情况需要病理医师引起特别警惕。另外，在合并甲状腺肿瘤既往史的甲状腺转移癌患者中，转移灶有时可出现在甲状腺腺瘤成分中，这种情况非常罕见，应注意区分两种肿瘤成分。

二、甲状腺转移癌的手术、治疗及预后

甲状腺转移癌目前缺乏明确的治疗规范，对于手术治疗的效果及选择尚存在争议。目前临床比较统一的认识是，一旦诊断为转移性甲状腺癌，治疗应以治疗原发疾病为主。手术治疗的主要目的在于彻底去除甲状腺转移瘤或减轻压迫症状。手术治疗或方式选择应综合患者的全身情况、转移灶的大小及范围，原发疾病的治疗和控制程度及有否其他部位的转移等情况综合考虑。依据治疗目的的不同，大体可分为治疗性手术、减压手术及姑息性手术/治疗。

1.治疗性手术 对于原发肿瘤可以治疗、转移病变局限于甲状腺的患者，可以考虑实施甲状腺全切除手术，预后相对较好。已经进行了一侧腺叶切除，术后病理发现是甲

状腺转移癌，若患者没有明显压迫症状，且对侧腺叶尚没有发现确切的转移病灶时，可以进行严密观察。

2.缓解压迫症状的手术　对因甲状腺肿瘤而导致压迫症状的患者，可以通过手术切除以解除或缓解压迫症状。

3.姑息性手术/治疗　对于已经发生播散性转移的转移性甲状腺癌的患者可以行姑息性手术切除，术后应补加放疗、化疗，如不能手术者则应给予姑息性放疗、化疗。

甲状腺转移癌的总体预后不良，可能是由于甲状腺转移较为隐匿，难以早期发现，当发现时转移灶已较大或已伴有其他部位的转移，患者最终死于广泛播散。对于原发癌预后不良的甲状腺转移癌，除非出现严重的压迫症状外，手术治疗可能并不推荐。对于原发癌预后较好者如肾癌，有研究表明切除转移灶可以改善预后，患者生存期可至数年或达长期存活。

（李迅庚　杜力成）

参 考 文 献

［1］Spielman DB，Badhey A，Kadakia S，et al.Rare Thyroid Malignancies：an Overview for the Oncologist［J］.Clin Oncol（R Coll Radiol），2017，29（5）：298-306.doi：10.1016/j.clon.2017.01.041.Epub 2017 Feb 24

［2］Mancuso S，Carlisi M，Napolitano M，et al.Lymphomas and thyroid：Bridging the gap［J］.Hematol Oncol，2018.doi：10.1002/hon.2504

［3］Lin JD，Weng HF，Ho YS.Clinical and pathological characteristics of secondary thyroid cancer［J］.Thyroid，1998，8（2）：149-153

［4］Nixon IJ，Whitcher M，Glick J，et al.Surgical management of metastases to the thyroid gland［J］.Ann Surg Oncol，2011，18（3）：800-804

［5］张东升，王强修，张世周.现代头颈肿瘤病理与临床［M］.北京：中国医药科技出版社，2010

［6］Straccia P，Mosseri C，Brunelli C，et al.Diagnosis and Treatment of Metastases to the Thyroid Gland：a Meta-Analysis［J］.Endocr Pathol，2017，28（2）：112-120

［7］Chen H，Nicol TL，Udelsman R.Clinically significant，isolated metastatic disease to the thyroid gland［J］.World J Surg，1999，23（2）：177-180

［8］Lam KY，Lo CY.Metastatic tumors of the thyroid gland：A study of 79 cases in chinese patients［J］.Arch Pathol Lab Med，1998，122（1）：37-41

［9］赵有财，田智丹，黄悦，等.甲状腺转移癌四例临床病理分析［J］.中华肿瘤防治杂志，2018，4：295-297

［10］Remo A1，Zanella C，Pancione M，et al.Lung metastasis from TTF-1 positive sigmoid adenocarcinoma：pitfalls and management［J］.Pathologica，2013，105（2）：69-72

［11］张立阳，李小毅，刘跃武，等.甲状腺肺转移癌的临床诊治分析［J］.中国普外基础与临床杂志，2018，9：1107-1109

［12］王佩国，王平.甲状腺转移癌（附9例报告）［J］.中国肿瘤临床，2005，13：775-776，780

第6章

甲状腺外科疾病的治疗

第一节 甲状腺结节的诊断及处理原则

甲状腺结节十分常见，多在体检中或无意中发现，患病率成年女性为6.4%、男性为1.5%。超声检查，健康人群甲状腺结节的患病率为18%～67%，其中女性为20%～44%、男性为17%～19%。尸检发现60岁患者发生甲状腺结节者达50%以上。在众多的甲状腺结节中，大多数是良性病变，恶性所占比例虽然较小，但因术前诊断甲状腺癌有一定难度，故对甲状腺结节要综合分析年龄、性别、病史、家族史及相关检查进行评估处理。对甲状腺癌的诊断应高度重视，以免漏诊，延误治疗。

一、诊断

（一）病史

许多患者无自觉症状，是在查体时发现有甲状腺结节。甲状腺瘤为颈前肿块，生长缓慢，自己无明显不适感觉。有的患者有症状，以前存在的甲状腺结节，近期无痛性、迅速地增大、变硬，甲状腺癌的可能性较大。近日内突然出现的甲状腺结节增大或伴有疼痛，则多为结节性甲状腺肿囊内出血所致。另外，儿童时期出现的甲状腺结节50%为恶性，青年男性单发的甲状腺结节也应当重视。有甲状腺癌家族史者，发生癌肿的可能性较大。甲状腺髓样癌为自主显性遗传型，也应重视。

（二）体格检查

甲状腺查体可以了解结节的大小、数目、形态、质地、活动度及有无颈部淋巴结肿大。甲状腺瘤多为单发，圆形或卵圆形，也有多发腺瘤。表面光滑，质地较韧，边界清楚，可随吞咽动作上下活动，与皮肤无粘连。颈部淋巴结一般无肿大。约80%分化型甲状腺癌及70%未分化癌临床表现为单一结节，质地较硬，表面不光滑，有的甲状腺癌为多发结节，肿瘤较晚期时，结节活动度差。有的癌肿患者于颈部触及肿大、质硬的淋巴结，对诊断更有意义。

（三）B超检查

B超可以区分囊性、实性及混合性结节。还可以显示单一和多发结节。甲状腺瘤单发多见，也可见多发，形态为椭圆形，有声晕，边界清晰，包膜完整，肿瘤内部为实性，当发生出血或囊性变时，也可为囊性或囊实性。对瘤内血流异常丰富者，要注意高功能腺瘤的可能。甲状腺癌多为单发，形态不规则，包膜不完整或无包膜，边界不清楚，可见蟹足状浸润，内部回声不均，常合并沙砾样、针尖状、点状钙化。颈部肿大淋巴结可较清晰观察到，形态圆，横纵比例小于2∶1。术前B超检查可为手术方案提供参考依据。

（四）针吸涂片细胞学和病理学检查

超声引导定位下，用7号针头，局部麻醉，多方位穿刺，至少应穿刺6次，保证取得足够的标本。穿刺时以左手示、中指固定结节，以右手持针筒，回抽针栓以产生负压，同时缓慢向外将针头拔出2mm，再刺入，重复数次。见到针栓内有细胞碎屑后停止抽吸，去除负压吸引，拔出针头，脱开针筒，针筒内吸入数毫升空气，再接上针头，并将针头内标本排到玻片上，要求能有1～2滴橘红色液体，内有细胞碎屑。然后用另一玻片以45°推出涂片，或另一玻片平放稍加压后分开，可得到薄而均匀的涂片。用粗针取出的标本，也可行病理学检查，诊断意义更大。

（五）血清学检查

甲状腺素结合球蛋白（TBG）水平常与结节大小有关，对甲状腺结节的良（恶）性鉴别意义不大，甲状腺功能减退时，TBG明显升高，甲状腺功能恢复后，TBG也恢复正常。甲状腺功能亢进症患者TBG降低，Graves病有些患者TBG也可升高。TBG检测可用于术后分化型甲状腺癌患者，观察是否有早期复发情况。

（六）核素扫描

甲状腺扫描能反映甲状腺功能活动情况，还可以发现胸骨后甲状腺肿，但扫描结果并不能决定甲状腺结节的治疗方案。核素扫描检查有一定局限性，冷结节并不是恶性病变的特征表现，多数甲状腺冷结节系良性病变，有无功能不能作为鉴别良性或恶性的依据。

（七）CT检查

1.甲状腺瘤的CT表现　表现为甲状腺内孤立性低密度结节，密度均匀，边界清楚，增强扫描呈均匀性强化，有的可见囊性变或钙化灶。

2.甲状腺癌的CT表现　表现为甲状腺内低密度结节，密度不均，内有不规则的坏死区，与正常组织分界不清。肿瘤较大时常向两侧浸润，可侵犯气管、食管及周围的颈前肌群，侵犯颈内静脉，可形成静脉内瘤栓，引起淋巴结和血行转移。乳头状腺癌内常见点状、沙砾样钙化，并伴有颈部淋巴结转移。转移的淋巴结内出现沙砾样钙化，常提示为甲状腺乳头状腺癌。

3.甲状腺转移癌的CT表现　甲状腺转移癌常由邻近组织肿瘤直接浸润至甲状腺，也可由淋巴逆行扩散或血行转移至甲状腺。由颈部邻近组织肿瘤直接浸润至甲状腺的甲状腺转移瘤，CT检查不仅可以发现原发肿瘤，还可以确定肿瘤位置、浸润的范围及其与周围组织器官的关系。远处转移肿瘤表现为多个低密度小结节，原发癌多为黑素瘤、乳腺癌、肾癌和肺癌。

4.结节性甲状腺肿的CT表现 结节性甲状腺肿表现为肿大的甲状腺内多个结节，可见实性结节、囊变、出血性结节，结节大小不一，增强扫描，结节有强化，强化后的结节密度可与正常甲状腺相当。当结节内出现坏死、表面不规则及向周围侵犯时，提示癌变。

5.弥漫性甲状腺肿伴甲状腺功能亢进的CT表现 甲状腺弥漫性肿大，密度均匀但较正常甲状腺低，增强扫描均匀显著强化，有的可见腺体内出现细小的血管影。如并发Graves眼病，眼眶CT扫描可发现双侧对称性的眼球突出，眼肌肥大呈棱形。

6.慢性淋巴细胞性甲状腺炎和亚急性甲状腺炎CT的表现 均表现为甲状腺弥漫性肿大，密度减低，增强扫描轻度强化。亚急性甲状腺炎肿大的甲状腺内可出现强化的结节，应与肿瘤相鉴别。

7.甲状旁腺腺瘤与增生的CT表现 甲状旁腺腺瘤大多数发生于下旁腺。90%为单发，肿瘤较小，有包膜。CT表现甲状腺后方，气管食管沟软组织结节影，平扫时密度低于正常甲状腺，圆形或类圆形，边界清楚光滑，增强扫描明显强化。肿瘤较大时可见中心坏死无强化区。少数可在边缘部分出现不规则的钙化。有的甲状旁腺腺瘤位于甲状腺内，表现与甲状腺腺瘤类似。甲状旁腺增生一般4个腺体都增大，但往往大小不等。增生的腺体较小时，CT难以发现。

（八）MRI检查

1.甲状腺腺瘤与结节性甲状腺肿的MRI表现 甲状腺腺瘤T_1WI上呈低信号，有时接近等信号改变，T_2WI上为高信号，增强扫描时强化明显。扫描可见腺瘤边界清晰，周围组织有受压改变。甲状腺腺瘤发生囊性变时，表现为T_1WI、T_2WI高信号，增强扫描可见瘤壁和附壁结节出现显著强化。

结节性甲状腺肿能看到单发或多个大小不一的结节，结节边缘整齐，较大的结节可有囊性变。MRI信号特征为T_1WI不均匀稍低信号、T_2WI不均匀稍高信号，增强扫描其实质部分明显强化。

2.甲状腺囊性病变的MRI表现 甲状腺囊性变时，T_2WI表现为均一的明显高信号，T_1WI信号根据囊肿内容物的成分不同，可出现低信号、高信号或等信号。囊肿合并出血时，表现为T_1WI高信号，T_2WI可见囊肿边缘细条状极低信号影。胶样囊肿含大量蛋白，T_1WI表现为高信号，非胶样囊肿表现为水样低信号，合并出血时可呈高信号。

3.甲状腺恶性肿瘤的MRI表现 甲状腺恶性肿瘤的MRI信号改变较多，T_1WI、T_2WI信号特点与腺瘤、结节性甲状腺肿差异不大。T_1WI呈稍高、稍低或等信号，肿瘤出血可见局灶性高信号，T_2WI信号较正常腺体轻度或明显增高。MRI可清晰显示肿瘤对气管、食管及颈部肌肉的侵犯，当肌层出现肿瘤性异常信号时，提示肿瘤浸润到肌层。MRI上还可看到颈部淋巴结肿大、转移情况。

4.甲状腺弥漫性疾病的MRI表现 弥漫性甲状腺肿并亢进的甲状腺，表现为弥漫性增大，MRI信号改变的特征为T_1WI、T_2WI均匀的高信号，它与血清高甲状腺素水平、24h摄碘率增高有关。清晰度高的MRI扫描，腺体实质内能看见许多条索状纤维间质和扩张的血管影。

5.胸骨后甲状腺肿的MRI表现 胸骨后甲状腺肿进入胸腔内，位于上纵隔。肿瘤可位于前纵隔、中纵隔或后纵隔。MRI横断、冠状和矢状扫描能准确显示肿块的准确位置，还可以看到肿块对气管、大血管的压迫情况。

6.甲状旁腺疾病的MRI表现　甲状旁腺腺瘤的MRI表现变化不定，可表现为T_1WI等信号、稍低信号，与甲状腺信号接近，T_2WI显著高信号，与脂肪信号相当。肿瘤合并出血时，T_1WI、T_2WI均为高信号。增强T_1WI扫描，可见肿瘤显著强化，信号高于甲状腺组织，矢状位扫描增强T_1WI，能看到消晰、增大的甲状旁腺瘤。有一部分甲状旁腺功能亢进患者的甲状旁腺分布于上纵隔的胸腺组织、颈动脉鞘、气管食管沟、颈根部、咽旁或食管旁区。异位甲状旁腺最多见于胸骨后、头臂静脉前间隙内，MRI扫描可明确显示病灶具体部位。

二、甲状腺结节的治疗

应用细针抽吸细胞学检查，细胞学检查发现有癌细胞，甲状腺恶性病变可能性很大，应当手术治疗；而细胞学检查呈阴性结果，仍有10%比例可能是恶性，还需结合其他检查，决定是否需要手术。若针吸活检发现结节是实质性，细胞学成病理学诊断为可疑或确定恶性病变，则需手术治疗。

1.核素扫描是冷结节，甲状腺功能正常或减低，可给予左甲状腺素片以抑制TSH生成，3个月后复查。如发现结节增大，有手术指征。但若结节变小或无变化，可继续予以TSH抑制治疗，每隔3个月复查，6个月后结节不变小，则应手术治疗。

2.甲状腺CT或MRI扫描见到结节形态不规则，密度不均，内有点状、沙砾样钙化，或伴有颈部淋巴结明显肿大时，甲状腺癌可能性较大，则应手术治疗。

3.儿童甲状腺结节，青年男性单发的甲状腺结节，有甲状腺癌家族史者发生的甲状腺结节，要考虑手术治疗。

4.以前存在的甲状腺结节，近期无痛性、迅速地增大、变硬，甲状腺癌可能性较大，则应手术治疗。

5.当发现肿瘤较大，已向两侧浸润，侵犯气管、食管、喉返神经及周围的颈前肌群，侵犯颈内静脉，形成静脉内瘤栓，颈部肿大淋巴结融合、固定等情况，要全面权衡，慎重手术。

三、手术方式

1.甲状腺叶部分切除术　适于单个或较小的甲状腺肿瘤或囊肿，切除后送快速病理检查。

2.甲状腺一侧叶次全切除术　①甲状腺一侧叶腺瘤；②多发性甲状腺腺瘤局限于甲状腺一侧叶内；③局限于甲状腺一侧叶的结节性甲状腺肿；④微小癌局限于一侧腺叶内。

3.甲状腺双侧腺叶次全切除术　①原发性甲状腺功能亢进症；②多发性甲状腺腺瘤；③单纯性甲状腺肿和多结节性甲状腺肿，肿块较大，有压迫症状；④巨大甲状腺肿有呼吸道压迫症状；⑤结节性甲状腺肿继发甲状腺功能亢进症；⑥微小癌。

4.甲状腺叶切除术　①甲状腺乳头状癌病灶局限于一侧叶，无淋巴结转移；②甲状腺乳头状微小癌；③甲状腺高功能腺瘤；④局限于甲状腺一侧叶内的多发性甲状腺腺瘤；

⑤多结节性甲状腺肿布满甲状腺一侧叶。

5.甲状腺全切除术　①分化型甲状腺癌。②甲状腺双叶多发癌。③髓样癌。④滤泡状癌发生远处转移，切除后行 ^{131}I 放射治疗。⑤早期、肿瘤较小的未分化癌；甲状腺恶性淋巴瘤，局限于腺体内。

6.近全甲状腺切除术　①分化型甲状腺癌；②甲状腺双侧叶多发性甲状腺癌；③髓样癌。

7.颈淋巴结清扫术　目前多数不主张做预防性清扫。一般对低危甲状腺癌患者，术中未触及肿大淋巴结，可不做颈淋巴结清扫，发现有肿大淋巴结，应切除后做快速病理检查，证实肿瘤转移，可做中央区颈淋巴结清扫或改良颈淋巴结清扫。高危患者应做改良颈淋巴结清扫，对病期较晚的患者，颈部淋巴结受侵犯广泛时，应做传统颈淋巴结清扫。

甲状腺的可疑结节，可选择腺叶切除，做快速病理检查。结节位于峡部时，应活检证实两侧叶均为正常甲状腺组织。当快速病理检查不能确诊时，腺叶加峡部切除比部分切除后再做二次手术更为安全，再次手术易损伤甲状旁腺和喉返神经，甲状腺部分切除会增加癌细胞残留，不值得提倡。

（李志伟　齐　鸣）

第二节　开放甲状腺手术

一、甲状腺手术发展史

有记载的最早的甲状腺手术可以追溯到1000年前，由伊斯兰传奇外科医师 Abulcasis 在公元952年实施。当时没有有效的麻醉、止血、抗感染措施，很难想象患者能够在经历如此复杂手术后幸存。在其后数百年间，甲状腺手术的实施率很低，甲状腺手术被认为是最危险的手术之一，很多外科医师对该都望而却步，19世纪中叶，Diffenbach 谴责这种手术是德国"最不值得感谢、最危险的事业之一，如果不是完全禁止，至少应该加以限制"，并驳斥这种手术为"愚蠢的表演"。法国医学会当时禁止这种手术。英国的 Liston 坚决认为"不能在不冒患者死于出血的危险的情况下，将活体甲状腺切除"。在大西洋彼岸更远的地方，Gross 还谴责甲状腺手术是"可怕的屠杀……值得谴责"，而且"没有一位明智的外科医师会参与其中"。据估计，1872年甲状腺切除术的死亡率高达75%。当时的文字记录了这样一段话："每切的一刀都跟随着激流般的出血，如患者在这可怕的屠杀结束时仍能生存，这个外科医师将非常幸运。"甲状腺手术正是从那个血腥的、茹毛饮血般的时代一步步发展到今天的精细、精准，精雕细琢般的超乎技艺的存在，有7位外科先驱值得我们去记忆。

1. Billroth（1829～1894年）　现代甲状腺切除术的故事始于19世纪外科巨人 Theodor Billroth。Billroth 对高山环境特有的甲状腺肿很感兴趣，他进行了解除压迫症状的甲状腺肿的手术，最初的20例患者中有8例在围术期死亡，他开始变得灰心丧气，停止了努力。幸运的是，6年后他重新振作，在新的麻醉、无菌、消毒和止血术的保驾护航下，Billroth（比尔罗斯）决定再试一次。最终由他施行的甲状腺手术死亡率降到10%以下，Billroth顺利地成为全世界最专业的甲状腺外科医师。Billroth不仅是一位出色的外科医师，也是一位杰出的学者。他指导的助手包括Wolfler，Wolfler在1879年首次描述了甲状腺手术后的手足抽搐，并强调了对喉返神经损伤的危害。1880年，Sandstrom记载了"甲状旁腺"；4年后，Billroth后来的助手Eiselsberg第一个进行甲状腺和甲状旁腺组织移植的试验。Billroth的学生Mikulicz提出了次全切除的概念，残留的甲状腺组织的功能减轻了甲状腺全切后出现的甲状腺功能减退的问题。Billroth的最著名的学生Theodor Kocher，他成为Billroth衣钵继承者，现在被誉为"甲状腺手术之父"。

2. Kocher（1841～1917年）　1872年，Theodor Kocher在伯尔尼当了大学校长，像他的导师一样，他发现当地的地方性甲状腺肿发病率很高。当时，Billroth已经暂停了甲状腺手术，但Kocher仍然坚持。在严格的无菌术和止血术的支持下，Kocher的甲状腺手术死亡率到1898年下降到了0.2%。1898年，他还开创了横向衣领切口。回顾他一生的工作，Kocher（科切尔）施行了将近5000例甲状腺手术，总死亡率为0.5%。在他的任期内，伯尔尼成为全球甲状腺手术的首都，吸引了来自各地的学者。

Kocher的贡献不仅仅在于手术例数和死亡率。当他最初进行甲状腺手术时，进行了甲状腺全切除术。在追踪这些早期病例时，Kocher发现这些患者变得身体迟钝和精神迟钝。他认为这是甲状腺全切除术的结果，并将这一并发症描述为"恶病质性甲状腺肿"。由于没有治愈的方法，Kocher把他后来的手术局限于单侧腺叶切除，只有在严重的气管压迫或癌症时才施行甲状腺全切。术语"黏液水肿"本身实际上是由Ord于1878年定义的，Ord最初认为克汀病的病因是由于皮肤下过多的黏液形成和沉积。后来，他通过尸检证明克汀病患者死后甲状腺滤泡的胶体被纤维组织替代，从而将腺体和黏液水肿正式联系起来。1883年，Semon推断甲状腺功能减退是Gull克汀病、Kocher恶病质性甲状腺肿和Ord黏液水肿的根本原因。同年，Kocher认同了这个观点，公布了甲状腺全切除术的结果，从而最终确定了甲状腺的基本功能。

除了术后出现黏液水肿外，Kocher术前还遇到了如Graves所描述的突眼性甲状腺肿疾病患者。而他的同时代医师会回避这种危险的甲状腺功能亢进患者。Kocher为他们设计了分期手术：第一阶段他通过结扎甲状腺动脉的血管来减少腺体的血液供应；第二阶段进行单侧腺叶切除；如果甲状腺功能亢进仍然存在或复发，那么第三阶段将考虑减小剩余腺叶的大小，但确保残余组织抵消黏液水肿。Kocher做这类手术的死亡率低到了惊人的4.5%，要知道，那个时代并没有术前的碘剂准备或抗甲状腺药物。

Kocher在甲状腺手术领域享有巨大的声誉。为了表彰他毕生对甲状腺手术和甲状腺疾病理论研究的贡献，他于1909年获得诺贝尔医学和生理学奖，他也是第一位获得该奖的外科医师。到Kocher时代结束时，甲状腺手术的死亡率最终得到了有效控制，黏液水肿、手足抽搐和声带麻痹的并发症的发生有了理论上的依据，并且可以在手术中得以避免。然而，困难仍然在前方，那就是甲状腺功能亢进的手术。

3. Halsted（1852～1922年）　William Halsted在他的美国外科训练后期参观了欧洲著名的诊所。在看到Billroth和Kocher甲状腺手术后，Halsted被这个手术所吸引。Halsted发现，Kocher术后出现黏液水肿，但他的患者很少有手足抽搐的问题。有趣的是，Billroth正好相反。Halsted在把这归因于他们外科技术操作上的差异。Kocher的手术很细致，在止血方面很挑剔，在完全切除了甲状腺的同时，甲状腺被膜外几乎没有什么损伤。另一方面，Billroth对操作和止血较为粗糙，从而快速切除甲状腺，可能留下残余组织，也可能切除甲状旁腺或至少破坏其血液供应。

1880年，Halsted回到美国，对甲状腺手术充满了热情。然而，他发现这种手术在美国很少施行。Halsted把美国甲状腺手术的停滞状态归咎于缺乏无菌术和止血术。术后脓毒症和手术出血是甲状腺手术死亡的主要原因，这些并发症在欧洲由于无菌术和止血术的存在得以避免。

1889年，Halsted在巴尔的摩的新约翰斯霍普金斯医院担任终身教授，他开始了自己的甲状腺手术。Halsted的研究证实了甲状旁腺的血液供应。他证实犬术后的抽搐可以用钙盐控制，并且注射或摄取甲状旁腺提取物可以缓解抽搐。他还证实了甲状旁腺移植可以避免手足抽搐。Halsted为避免甲状旁腺损伤只进行甲状腺叶切除，同时强制性地保留甲状旁腺。此外，为了保护甲状旁腺的血液供应，他认为破坏甲状旁腺的血液供应比切除腺体更常见，他主张"超选结扎"甲状旁腺分支远端的甲状腺动脉。因此，如果在第二次手术中需要切除剩余的甲状腺叶，就消除了手足抽搐的任何风险。对于毒性甲状腺肿患者，Halsted遵循Kocher的领导，执行分期手术。和Kocher一样，Halsted的手术是细致的、无菌的和无血的，并建立在解剖学和生理学指导下。他的巨著《甲状腺肿的手术故事：作者的手术》仍然是甲状腺手术的主要编年史，用他自己的话说："为甲状腺肿患者摘除甲状腺也许比其他任何手术都更能代表外科医生的最高成就。"

4. Mayo（1863～1939年）　1890年，Charles Mayo进行了第一次甲状腺手术，患者是当地一位巨大甲状腺肿压迫气管的农民。术中他和他的弟弟威廉采用了割取和挖除的方法移除甲状腺。术中出现了严重的出血，但最终通过药布填塞和缝合皮肤得到了控制。数天后，患者取出了药布，并很快恢复。

当Mayo开始甲状腺手术时，他的手术死亡率数据相对较高。尽管如此，他仍然没有退缩，尤其是因为当时甲状腺手术被认为是医学上的难点，手术往往作为最终的选择，因此他只给被转诊最严重的病例进行手术。后来，有了更好的外科技术和更早期的外科转诊，Mayo的手术死亡率下降了，他继续着手解决"甲状腺功能亢进"这个令人棘手的问题。他采用了Kocher分期手术的方法。并把Kocher离断带状肌的方法改进为分离带状肌，并加以推广。到1912年，Mayo为graves病做了278次成功的手术。他后来的成功归功于他的医学同事普鲁默，他认识到碘剂在甲状腺肿患者术前准备中的益处，使Graves病的手术死亡率降至1%以下。此外，分期手术的需求也减少了。总之，在那个时代，Mayo的甲状腺切除术次数最多，手术死亡率最低，因此他被誉为"美国甲状腺手术之父"。

5. Crile（1864～1943年）　George Crile对甲状腺术后甲状腺功能亢进危象进行了研究。他发现Graves病患者尽管手术顺利，但仍有甲状腺功能亢进危象。Crile推断，甲状腺毒症患者术前的忧虑和激动使他们容易发生这种毁灭性的术后并发症。因此，他设计了一个"偷腺体"的过程来消除这种恐惧。Crile的麻醉师会在手术前数天陪伴患者，并给患者使用无害的吸入药。对于已经适当放松达到手术条件的患者，在手术当天，麻醉师给患者吸入乙醚麻醉。此后，患者将接受甲状腺手术，然后醒来回到床上，好像什么都没发生过，从而避免了术后的甲状腺功能亢进危象。

CRILE做了大量的甲状腺手术，特别是Graves病，据说最多的一天做了20台甲状腺切除。在他的职业生涯结束时，他的克利夫兰诊所已经完成了将近2.5万台手术，主要是甲状腺功能亢进，平均手术死亡率为1%，手足抽搐的发病率也类似。

6. Lahey（1880～1953年） Frank Lahey在开始做甲状腺手术的时候已经是一名著名的普通外科医师。Lahey提出了将基础代谢率作为甲状腺功能亢进症的术前评估。患者将在医院休息数天，以降低他们的代谢率，之后将给予碘剂，以降低基础代谢率到正常，然后才开始手术。Lahey实践了分期手术的标准，并采纳了Mayo的分离带状肌的手术建议。他描述了甲状旁腺自体移植到胸锁乳突肌。但是Lahey的特别之处是保护喉返神经，他认为最好的办法是解剖并直视喉返神经；他还建议结扎甲状腺下动脉的侧支以避免神经损伤；他的喉返神经麻痹率低到了惊人的0.3%。

Lahey在他去世前2周一直工作。他自己做了超过1万台甲状腺切除术，而他的诊所此类手术已超过了4万台。虽然这些手术中有超过25%是Graves病，但其手术死亡率仍然只有0.1%。

7. Dunhill（1876～1957年） 澳大利亚的Thomas Dunhill是7位先驱的最后一位。他的贡献来自于对甲状腺功能亢进心脏病患者的手术。在当时，任何甲状腺外科医师都对甲状腺功能亢进性心脏病患者的手术持怀疑态度。甚至Kocher也认为甲状腺功能亢进心脏病患者的手术是不明智的："当脉搏变弱心律失常，或者当心脏扩张并出现水肿的疾病进展时，不应该进行甲状腺切除术"。患者往往死于术后甲状腺危象，或者因为有过多的甲状腺残留而导致甲状腺功能亢进复发。当时的内科医师普遍认为甲状腺毒症本质上是一个药物治疗的过程，因此只把病情最晚期的患者推荐给外科作为垂死前的最终治疗。手术治疗这些身材消瘦、近乎失明、心脏颤动和充血患者，不可避免地导致了很高的手术死亡率，影响了甲状腺功能亢进手术的声誉。英国外科医师常常拒绝手术治疗严重的病例，而且从来没有在甲状腺功能亢进性心脏病患者身上做过手术。当时英国常做甲状腺手术的Berry（以他名字为命名的Berry韧带），甚至说"这种手术还不如不做"。当时的Dunhill在开展甲状腺功能亢进性心脏病患者手术时就是面对的这种氛围。

Dunhill认为甲状腺功能亢进性手术成功的关键是切除足够的甲状腺，他认为腺叶切除术没有作用，并推广了甲状腺次全切除术，这种手术最早被Mikulicz所记载和描述。对于他同时代的外科医师来说，心房纤颤和心力衰竭是外科手术的相对禁忌证，而Dunhill用次全切除术治疗这些存在禁忌证的患者。甚至在Kocher进入甲状腺心脏领域之前，他就开始了对甲状腺双侧叶的同时手术。Dunhill在4年多的时间内完成了230台甲状腺切除术治疗外斜视甲状腺肿，只有4例死亡。这些令人振奋的成绩部分归功于澳大利亚内科医师，当Dunhill的手术提供了最好的治愈机会时，他们放弃了徒劳的治疗，将自己的作用局限于诊断及此类甲状腺功能亢进患者的术前准备。因此，Dunhill接受了术前早期转诊的患者，并进一步改善了他们的预后。

1912年，Dunhill的研究成果在伦敦发表；1912年，甲状腺毒症病例中的病死率高达33%，因此英国外科医师对Dunhill的数据有些怀疑，怀疑他的诊断，甚至怀疑他的诚实。尽管大家对他的工作持怀疑态度，但医学文献很快就充斥着赞成Mikulicz甲状腺次全切除术的文章，而不赞成Kocher的甲状腺毒症分期手术。但很少有文章把这些工作归功于Dunhill，这就是为什么他有时被称为"被遗忘的甲状腺外科医师"，历史很快纠正了这种不公，Dunhill为甲状腺毒症和甲状腺功能亢进性心脏病患者开创的有效和安全的手术被誉为经典著作，更不用说后来为胸骨后甲状腺肿施行的胸骨劈开术，Dunhill是当之无愧的"七巨人"之一。

到20世纪中叶，Billroth、Kocher、Halsted、Mayo、Crile、Lahey和Dunhill的贡献完全解决了现代甲状腺手术所能遇到的所有困难。伴随着近数十年来医学和周边科学技术的飞快发展，甲状腺疾病治疗技术日新月异。甲状腺功能亢进药物的研发及放射碘技术的出现，使大部分甲状腺功能亢进患者避免了甲状腺切除手术；喉返神经、喉上神经监测技术，甲状旁腺负显影技术为甲状腺切除术保驾护航；双极电凝镊、超声刀的出现让甲状腺手术如虎添翼；经胸、经口腔镜，以及达芬奇机器人手术的开展让手术锦上添花。今天当我们站在巨人的肩膀上回顾这段甲状腺手术的发展史，我们应该感谢前辈们的发现和创新，感谢他们为我们开创有效和安全的甲状腺手术所做的贡献。

二、甲状腺腺瘤（囊肿）切除术

只摘除腺瘤或囊肿而不包括甲状腺组织，但必须将其包膜完整切除。

（一）适应证

甲状腺腺瘤或囊肿一般都是单发结节，有完整的包膜。它与甲状腺正常组织有明显分界。甲状腺单发结节需与甲状腺癌相鉴别者，在施行甲状腺手术前应先做细针穿刺细胞学检查。为计划手术方案提供依据。以往认为，对于甲状腺腺瘤和甲状腺囊肿等良性甲状腺肿瘤，均可采用甲状腺肿瘤切除术进行治疗。但研究资料表明，即使是术中快速病理检查结果为良性的肿瘤也有可能发生部分恶变，术后有出现恶性病理的可能，于是应重新考虑甲状腺腺瘤（囊肿）切除术的适应证。但目前许多基层医院仍愿意采用这一手术方式，但笔者建议这一手术方式的适应证应该严格掌握。

1. 甲状腺腺瘤　术前超声提示为边界清楚的单发滤泡性肿瘤，无论术前穿刺病理还是术中快速病理，均难以鉴别甲状腺腺瘤与滤泡癌，往往出现术中因冷冻病理检查结果良性仅仅摘除肿瘤，而术后石蜡病理检查结果提示为恶性的可能。因此有学者建议，应该放弃单纯的甲状腺结节摘除术。理由是：①如术后病理证实为甲状腺癌，则必须行二次手术，增加了手术难度和并发症的发生率，而且还有造成癌组织扩散及术后复发的危险。②以单个结节诊断切除的甲状腺腺瘤，病理检查证实为多发性者，术后多有腺瘤复发的可能。

2. 甲状腺囊肿　应该知道甲状腺囊肿并非一个独立的疾病，绝大部分囊肿系由单纯性甲状腺肿、结节性甲状腺肿或甲状腺腺瘤退行性变而来。按病理分型，可分为胶性囊肿、浆液性囊肿、坏死性囊肿及出血性囊肿等。其中多数源于甲状腺肿囊性变，也有少数来自于甲状腺癌坏死、出血、液化而形成的囊肿。另有报道，即使是良性病变阻塞形成的囊肿，当个体直径超过5cm时，也会有4%～5%的癌变率。

（二）术前准备

一般的甲状腺腺瘤（囊肿）不需特殊的术前准备。术前2周应停止吸烟。

1. 气管支架　巨大甲状腺肿瘤出现压迫症状呼吸困难甚至气管插管困难者，术前可放置可回收气管支架，术后2周内取出。术前未放置气管支架者，为预防术后因气管塌陷而发生呼吸困难和窒息，应准备消毒的气管切开器械。甲状腺手术为I类切口，术前不常规预防性使用抗生素，糖尿病患者或预期手术时间较长者除外。

2.体位　手术台头端抬高约成15°斜坡，将薄枕放于肩下，使头部伸直。适当地调整枕头以充分地显露颈部，而又不致使颈肌紧张（图6-1）。术前用手术帽将患者头发包住，使用头圈或沙袋固定头部。

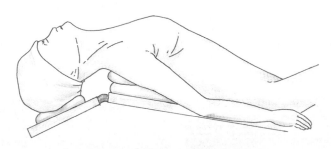

图6-1　甲状腺腺瘤切除术的体位

（三）麻醉

以往甲状腺手术多采用神经阻滞麻醉，优点是患者清醒，可边操作边对话，防止喉返神经损伤，但缺点同样明显，麻醉效果依赖于麻醉医师水平，往往效果较差，患者精神紧张，疼痛难以忍受。目前随着手术技术的改进和喉返神经监测的出现，麻醉的选择通常不用考虑喉返神经的问题，气管插管全身麻醉往往作为麻醉首选。

（四）手术步骤（后几种术式的重复之处不再赘述）

1.切口　通常选择胸锁关节上方约2cm处，或沿附近颈部皮纹做弧形对称横切口（图6-2）。切口的长度应以能获得最佳显露为原则，可根据肿瘤大小、发生部位，切口中心位置可以选择偏上、偏下、偏左或偏右一些。位于峡部，体积较小的腺瘤可取2～3cm的小切口，位于甲状腺侧叶的肿瘤手术切口不宜过小。

术者站在患者的右侧，可用左手固定切口一端的皮肤，尽量不要用手扒在切口两侧，以免切口两侧受力不均导致切口呈"波浪线"，用右手持刀平稳而整齐地划开皮肤至真皮层。使用电刀电切功能，依次切开皮下及皮下组织至颈阔肌深面。皮下组织内的小血管出血可用电凝止血，较大的血管仍需结扎。

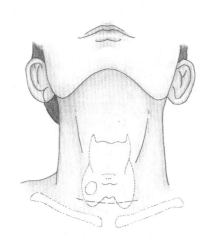

图6-2　切口

2.游离皮瓣　用爱丽丝钳或止血钳夹持颈阔肌切缘，在颈阔肌深面使用电刀锐性游离皮瓣，或用手指包裹湿纱布钝性分离皮瓣，一般多用锐性与钝性交替游离，游离范围视肿物大小而定，一般上至环状软骨上、甲状软骨下，下至胸骨切迹和胸锁关节，两侧至胸锁乳突肌中份。如游离过程中遇到血管穿支，尽量采用结扎缝扎或超声刀凝闭处理，避免术后切口下血肿（图6-3）。

3.显露甲状腺　可在皮瓣上、下缘各缝合1针，将缝线另一端缝合在无菌巾（单）上，向上、下两端牵开皮瓣。使用止血钳或镊子牵开颈白线两侧组织，使用电刀或超声刀沿颈白线纵行切开颈前筋膜，尽量不要伤及颈前静脉，如果颈前静脉破损，应当及时缝扎，避免出现空气栓塞。为不伤及甲状腺，应当用血管钳或镊子尽量向上外方提拉带状肌。用小拉钩将两侧带状肌牵开，再用止血钳提起并打开甲状腺外科被膜即可显露出甲状腺。在甲状腺外科被膜内游离甲状腺。如遇肿瘤巨大，可切开带状肌协助显露（图6-4）。

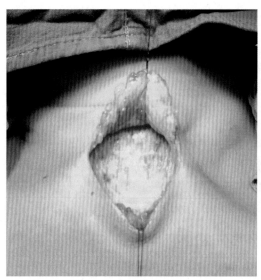 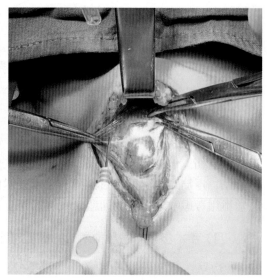

图6-3　游离皮瓣　　　　　　　　　图6-4　显露甲状腺

4.切除肿瘤　探查肿瘤所在位置、大小及深浅，较小肿瘤可在肿瘤表面提起甲状腺，纵行切开肿瘤表面正常甲状腺组织，边止血边剥离，直至肿瘤包膜。以止血钳夹持小布球紧贴肿瘤包膜做钝性分离，一般良性肿瘤与周围组织有明显界线，分离并不困难。待肿瘤周围彻底游离后，用示指将肿瘤剜除。肿瘤的游离过程如使用超声刀可起到很好的止血效果。

较大甲状腺肿瘤，可以视位置而定，在甲状腺外科被膜内游离，先处理甲状腺上下极血管及中静脉。用示指将整个肿瘤所在甲状腺游离拖出切口外，在直视下操作。无论是甲状腺腺瘤还是甲状腺囊肿，其表面均有一层纤维膜包裹，在剥离肿瘤时，一定要紧贴肿瘤包膜进行（图6-5）。剥离肿瘤过程中如遇出血，可用纱布压迫止血待摘除肿瘤后，再进行彻底止血。位于甲状腺背侧的肿瘤，最好先显露喉返神经，在喉返神经直视状态下操作。在缝闭甲状腺肿瘤残腔时注意，应当避免损伤甲状腺后面的食管及神经。仔细检查切除物避免粘带甲状旁腺。甲状腺肿瘤摘除标本，需行术中冷冻切片病理检查，若发现有恶变或有恶变倾向，应按甲状腺癌进行手术处理。

5.缝合切口　肿瘤残腔彻底止血，残腔可采用包埋内翻缝合。生理盐水冲洗术野，确切止血，创面若无渗血，可放置引流管，逐层关闭颈白线、颈阔肌及切口。引流管可沿切口一侧引出。颈阔肌可用1号丝线缝合，用4-0可吸收缝线做皮内缝合关闭皮肤切口。

（五）术后处理

术后24h内注意观察引流量、切口状态及患者呼吸，避免出现局部血肿压迫气管造成窒息，如遇术后窒息，应及时打开切口，放出积血，可疑气管塌陷者，应及时行气管切开。引流管拔出时间视引流量而定，＜20ml/d，引流液清亮可以拔管，术后5d可以拆线。

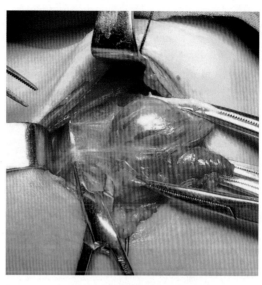

图6-5　游离甲状腺外侧缘

三、甲状腺腺叶部分切除术

（一）适应证

多用于甲状腺的一侧叶有良性肿瘤，如甲状腺腺瘤、囊肿，可连同肿瘤及同侧叶的部分腺体组织一并切除。腺瘤或囊肿切除术中，若发现肿瘤与周围组织粘连无法分离时，也可以采用该术式。

（二）术前准备

同于甲状腺腺瘤（囊肿）切除术。一般情况下，甲状腺叶部分切除术无须特殊术前准备。患者取仰卧位，在肩下垫软枕，使患者头部后仰。在胸骨切迹上方约2cm处，按皮纹方向做弧形切口，采取神经阻滞或气管插管全身麻醉。

（三）手术操作步骤

1.显露甲状腺　切开皮肤、皮下组织、游离皮瓣的手术操作步骤同甲状腺腺瘤（囊肿）切除术。不同之处在于甲状腺腺叶部分切除术需要完全显露病变所在一侧甲状腺叶。沿颈白线纵行切开颈前筋膜，显露出甲状腺后，沿甲状腺外科被膜继续向外侧钝性游离，结扎切断（或超声刀凝闭）甲状腺中静脉（图6-6）。若肿瘤较大，可以结扎切断下极或上极血管（视肿瘤位置而定，上极肿瘤可以切断上极血管，下极肿瘤可以切断下极血管），以便完全提起上下极。以肿瘤隆起最高处为中心确定连同肿瘤在内的部分甲状腺预定切除范围，计划出梭形预定切除线。

2.切除部分腺体　在预定切除线上使用蚊式止血钳，夹住甲状腺被膜和被膜下血管。术者使用血管钳夹持预计切除部分，助手握住预计保留的腺体上的血管钳，使用组

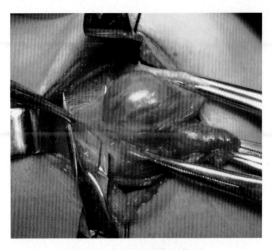

图6-6　切断甲状腺中静脉

织剪梭形剪开肿瘤顶部腺体，继续采用边钳夹、边切除的方法，将肿瘤连同周围部分甲状腺一并楔形切除。在切除过程中，注意在甲状腺固有被膜内操作，尤其不要突破甲状腺后背膜。如遇出血，可暂时用纱布压迫，待肿瘤切除后再一并止血。连同肿瘤在内的甲状腺部分切除后，创面上的出血点可用止血钳夹持，结扎处理。也可使用超声刀直接沿预定切除线行甲状腺部分切除术，具有出血少，可避免上一排血管钳，操作简便的优势。最后行甲状腺残腔的内翻包埋缝合，缝合需注意避免遗留残腔形成血肿。也不可缝合过深，以免伤及喉返神经。切下的标本送冷冻病理检查，结果证明为良性肿瘤后，方可缝合切口。若冷冻切片发现有癌变或见有癌变倾向，应至少行腺叶切除术。手术创面引流及切口缝合等与甲状腺腺瘤（囊肿）切除术相同。

（四）术后处理

术后处理同甲状腺腺瘤（囊肿）切除术。

四、甲状腺大部切除术/甲状腺次全切除术

（一）适应证

甲状腺大部切除术（亦称甲状腺次全切除术）多用于治疗甲状腺功能亢进症、多发性甲状腺腺瘤及单纯性甲状腺肿，以及为解除呼吸、吞咽困难等压迫症状，或结节性甲状腺肿为了预防其恶性变或转变为甲状腺功能亢进时。

（二）术前准备

甲状腺手术多为择期手术，应将患者调整到最理想的状态下进行手术，这对甲状腺功能亢进症患者尤为重要。患者术前的生命体征应保持正常，包括体温、脉搏、呼吸、血压等，有高血压者应控制血压平稳后方可手术，伴有糖尿病者，应控制血糖水平至正常水平才施以手术。患者的心、肺、肾、肝功能应维持在正常水平。

对确定行甲状腺次全切除术的病例，术前应行喉镜检查，了解声带功能和喉返神经情况。有压迫症状的巨大甲状腺肿需要做术前CT明确病变与周围血管组织关系。麻醉、手术体位及切口选择均与甲状腺部分切除术相同。采取气管插管全身麻醉。

（三）操作步骤

1.显露甲状腺　切开皮肤、皮下组织及颈阔肌。于颈阔肌下层充分游离皮瓣后，在颈中线处切开颈白线。用甲状腺拉钩向两侧牵开带状肌（胸骨甲状肌、胸骨舌骨肌），

在甲状腺真、假被膜之间钝性分离甲状腺侧叶，在腺体外侧缘中部可找到甲状腺中静脉，可结扎剪断。如遇病变特别巨大，带状肌牵开困难，可横断带状肌。切开带状肌的操作方法：沿胸锁乳突肌前缘与带状肌交界处游离胸锁乳突肌，向外侧牵开胸锁乳突肌。纵行切开颈白线，缝扎颈前静脉，用止血钳提起带状肌，使用电刀或超声刀自内侧向外侧切断带状肌，注意深面要在甲状腺固有被膜外操作，以免过深伤及甲状腺导致出血。将切断的带状肌向上下两侧翻开，用示指插入带状肌深面与甲状腺被膜之间，钝性分离甲状腺。为保证带状肌愈合后肌肉功能，避免损伤其支配神经颈袢，应选择在带状肌（胸骨舌骨肌与胸骨甲状肌）的上 1/3 处横行切断。

2.切除甲状腺　切除甲状腺的方法根据习惯不同，可以选择先处理峡部，或先处理上极或下极，本书笔者以先处理峡部的方法介绍甲状腺大部切除术。

（1）切断峡部：应尽量选择气管表面峡部最薄处切断峡部。步骤如下。

①确定气管位置：峡部无肿瘤存在时甲状腺较薄，气管容易辨认，可以用示指在胸骨切迹上方，甲状腺下缘触摸，质地较韧的管状物即为气管，气管受肿瘤压迫移位时，可能会偏左或偏右靠近胸锁关节方向。若峡部因肿瘤存在或峡部很厚延伸至胸骨后方，在胸骨切迹上不能触及气管，可选择自上而下辨认气管；方法：用两个甲状腺拉钩在颈白线上端分别向外上方牵开带状肌，可发现甲状软骨和甲状软骨表面的锥状叶，血管钳钳夹锥状叶的顶端并向下方牵拉，用电刀或超声刀自上而下游离锥状叶，可暴露环甲肌及环状软骨。继续向下游离甲状腺至环状软骨下缘，即可寻找到气管。

②离断峡部：峡部下缘往往有交通静脉丛，可用血管钳夹持，结扎后离断（图6-7）。用血管钳自甲状腺后方、气管表面游离，边游离边纵向钳夹甲状腺，用剪刀或电刀自血管钳间切断甲状腺，至环状软骨下缘，继续向上可一并切除锥状叶。预计保留的甲状腺一侧叶断端需要缝扎，使用超声刀离断峡部时，断端若无大血管，可以不缝扎。将甲状腺断端向外牵拉，自气管表面用电刀或超声刀由内向外游离甲状腺至气管外侧，注意不要过深，否则可能伤及气管食管旁沟内的喉返神经（图6-8）。

（2）结扎切断甲状腺中静脉：使用血管钳夹持峡部断端向内侧牵拉，使用甲状腺拉钩拉开带状肌，在甲状腺真、假被膜之间分离带状肌和甲状腺，可显露甲状腺侧面的中静脉，注意不可过分牵拉，以免中静脉被拉细无法辨认。在靠近腺体处用血管钳钳夹中静脉并将其结扎、切断，亦可使用超声刀阶梯凝闭切断中静脉。

（3）切断甲状腺上极：使用血管钳夹持峡部断端，将甲状腺向外下侧牵引，沿环甲肌与甲状腺上极间隙向外上游离，直至显露上极。使用血管钳夹持上极下方的甲状腺组织，并向外下方牵引，可显露甲状腺上极（图6-9）。使用两把血管钳在紧靠上极处夹闭上极动静脉（紧贴上极可避免伤及喉上神经，如果超过上极 1cm 以上钳夹，喉上神经损伤概率大大增加），在血管钳间剪断上极血管并结扎。此处尽量只钳夹上极血管，结扎组织越少，结扎越牢靠，结扎线脱落可能性越小。上极血管亦可使用超声刀阶梯凝闭切断，可避免结扎，严重甲状腺功能亢进或巨大甲状腺肿，上极血管特别粗大者预计超声刀凝闭效果较差时亦可再次结扎。甲状腺上极血管往往在甲状腺上极最高处分为前、后两支，后支往往跟上甲状旁腺的血供有关，如下支血管并未进入甲状腺上极，为保证上旁腺血供，可尽量保留下支。若术者想保留部分上极甲状腺组织，可把止血钳钳夹于甲状腺上极顶端向下 1cm 处的腺体实质内，在此处切断上极并结扎。切断上极血管后，助手使用血管钳向外下方牵引甲状腺上极，术者左手用组织镊夹持上极脂肪及筋膜并向相反方向牵引，术者右手使用电刀或双极电凝镊紧贴甲状腺上极游离上极脂肪及筋膜，此时可发现上甲状旁腺脂肪囊并原位保留。

（4）甲状腺下极的处理：向上内方牵拉甲状腺提起甲状腺下极，用超声刀阶梯凝闭下极血管，或用血管钳紧贴下极夹闭甲状腺下血管，并结扎切断。继续向上内方牵拉下极，游离甲状腺侧被膜，在气管食管沟内寻找喉返神经（右侧喉返神经解剖变异较大，需要注意非喉返神经的存在，往往伴有右锁骨下动脉的起始变异，术前CT可提示），沿喉返神经继续向上追踪至入喉处，在喉返神经全程直视状态下切除甲状腺（图6-10）。近年来随着术中喉返神经监测的普及，使喉返神经的辨认及功能保护有了长足进步，右侧非喉返神经的损伤概率大大减少，并且神经监测可以发现由牵拉或能量器械热传导导致的神经损伤，并做到术中提前预防或针对性的处理。

（5）甲状腺叶切除及部分保留：可以根据患者年龄及疾病性质等因素决定甲状腺腺体残留量。通常甲状腺功能亢进患者应切除腺体的90% ～ 95%，仅保留拇指末节大小的腺体组织。以往为了保护喉返神经，通常保留入喉处的部分腺体。目前随着对喉返神经

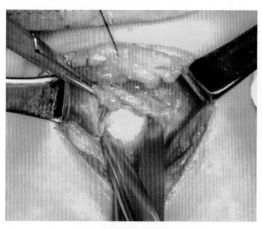

图6-7　离断甲状腺峡部下缘静脉丛

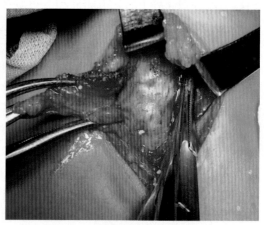

图6-8　游离甲状腺至气管外侧

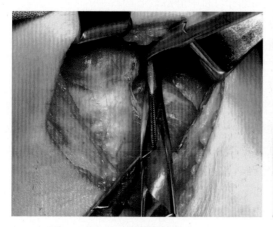

图6-9　显露甲状腺上极

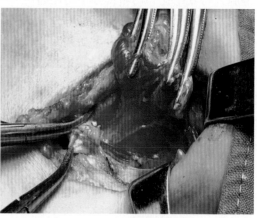

图6-10　全程显露喉返神经

辨认及功能保护的增强，喉返神经已经不再作为保留腺体位置的考量，事实上，为了保护旁腺功能，可以保留一侧或双侧甲状腺上极。保留上极的另一好处是，如果病情复发（比如甲状腺功能亢进复发），再次切除上极的难度远远小于再次处理喉返神经入喉处。

甲状腺切除术后应仔细检查术区甲状旁腺有无缺血，淤血的旁腺可以针刺减压，缺血严重无法原位保留的旁腺可以剪碎后自体回植。应在所有切下的标本中仔细寻找辨认甲状旁腺，如发现甲状旁腺被切下，需及时回植胸锁乳突肌内。

3.关闭切口　手术创面彻底止血，甲状腺残端可采用包埋内翻缝合。生理盐水冲洗术野，确切止血，创面若无渗血，可放置引流管，逐层关闭切口。引流管可沿切口一侧引出。颈阔肌可用1号丝线缝合，用4-0可吸收缝线做皮内缝合关闭皮肤切口。

（四）术后处理

术后24h内注意观察引流量、切口状态及患者呼吸，避免出现局部血肿压迫气管造成窒息，如遇术后窒息，应及时打开切口，放出积血；可疑气管塌陷者，应及时行气管切开。引流管拔出时间视引流量而定，每日＜20ml，引流液清亮可以拔管，术后5d可以拆线。

五、甲状腺全切除术/近全切除术

1.适应证　①单侧分化型甲状腺癌体积较大；②甲状腺双腺叶多发性甲癌；③髓样癌；④分化型甲状腺癌发生远处转移，需要全切后行^{131}I治疗；⑤早期可切除的较小的未分化癌；⑥局限于腺体内的甲状腺恶性淋巴瘤。

2.术前准备　术前合并甲状腺功能亢进的患者应当先服抗甲状腺药物，术前2～3周加服碘剂，重叠用药7～10d后停服抗甲状腺药物，单独服用碘剂至手术日。若甲状腺功能亢进症状消失、体重增加、甲状腺缩小变硬、震颤消失、杂音消失或减轻、甲状腺功能检查结果正常，即可手术。甲状腺癌的患者术前需行必要的术前检查排除有无颈部淋巴结转移，或确定转移范围。所有甲状腺全切患者术前应做喉镜检查，了解声带活动情况。麻醉、体位及切口选择均与甲状腺次全切除术相同，详见有关章节。

3.手术操作　显露甲状腺的操作步骤按甲状腺次全切除术进行。切开皮肤、皮下及颈阔肌后，在颈阔肌下间隙分离皮瓣，再沿颈中线纵行切开颈白线，向两侧拉开带状肌。确定气管位置，在气管表面游离甲状腺峡部，切断甲状腺峡部、将甲状腺牵向内侧，在甲状固有被膜与带状肌之间做钝性分离显露甲状腺至甲状腺侧面。显露甲状腺中静脉，紧靠腺体结扎、切断甲状腺中静脉。沿环甲肌与甲状腺上极间隙向外上游离，显露上极。紧靠上极结扎切断上极血管。向下方提拉上极，游离上极，并原位保留上极后方的脂肪和筋膜。向内上方提起甲状腺腺叶，钝性游离甲状腺下极，显露甲状腺下静脉将其结扎、切断，继续显露甲状腺中下部后方的甲状腺下动脉，仔细辨认其主干及分支与喉返神经的解剖位置关系，有条件者可用喉返神经监测定位并确定喉返神经位置。紧靠甲状腺结扎、切断甲状腺下动脉的分支，沿甲状腺外侧向上钝性游离，在确切保留甲状旁腺、保护喉返神经的情况下将甲状腺一侧腺叶完整切除，以同样方法切除对侧甲状腺腺叶。

创面充分止血、反复冲洗后，逐层关闭切口，于术区放置引流管，可从切口一侧引出，缝合皮肤，结束手术。术后需注意患者呼吸及发音情况，床边备气管切开包，术后可常规口服补钙，并注意复查甲状旁腺激素和血钙。如患者出现面部和手足麻木、抽搐等缺钙症状，需静脉补钙。

六、功能性颈淋巴结清扫术/改良颈淋巴结清扫术

不清除颌下区及颏下区的淋巴结，保留胸锁乳突肌、下颌下腺、颈内静脉及副神经的颈部淋巴结清扫术，适用于分化型甲状腺癌侧颈区转移，未侵犯血管、肌肉及神经者。最常见的改良颈淋巴结清扫术是包括Ⅱa、Ⅲ、Ⅳ区淋巴结在内的择区淋巴结清扫术，在大量淋巴组织受侵犯时，可扩大清扫范围至Ⅱb、Ⅴ区。颈内静脉受淋巴结大范围侵犯切除后无法修补时，可一并切除，单侧的颈内静脉切除通常不会有明显不适。

（一）颈部淋巴结分组

颈部淋巴结数目较多，除收纳头、颈部淋巴结以外，还收集胸部及上肢的部分淋巴结。颈部淋巴结包括颏下淋巴结、下颌下淋巴结、颈前淋巴结、颈浅淋巴结及颈深淋巴结等。为便于交流及临床应用，1991年，美国耳鼻咽喉头颈外科学会将颈部淋巴结按Level分区法划分为6个区（即Ⅰ区、Ⅱ区、Ⅲ区、Ⅳ区、Ⅴ区、Ⅵ区）。2002年，美国头颈协会（AHNS）和美国耳鼻咽喉头颈外科学会（AAOHNS）对Level分区法做了更新，补充了Ⅶ区，并细化了Ⅰ区、Ⅱ区、Ⅴ区的分区，目前学术界对颈部淋巴结分区广泛采用Ⅶ区法。2009年，美国甲状腺协会（ATA）外科组、美国内分泌外科医师协会（AAES）、美国耳鼻咽喉头颈外科学会（AAOHNS）以及美国头颈学会（AHNS）一起讨论并进一步定义了Ⅵ区淋巴结的统一术语（图6-11、图6-12、表6-1）。

Ⅰ区（Level Ⅰ）　包括颏下及下颌下区的淋巴结群，上以下颌骨为界，下以二腹肌及舌骨为界，其中又分为A（颏下）和B（下颌下）两区。

Ⅱ区（Level Ⅱ）　颈内静脉淋巴结上组，前界为茎突舌骨肌，后界为胸锁乳突肌后缘上1/3，上界颅底，下界平舌骨下缘。以在该区中前上行向后下的副神经为界分为前下的A区和后上的B区。

Ⅲ区（Level Ⅲ）　颈内静脉淋巴结中组，前界为胸骨舌骨肌外缘，后界为胸锁乳突肌后缘中1/3，上界平舌骨舌骨下缘，下界为肩胛舌骨肌与颈内静脉交叉平面（环状软骨下缘水平），上接Ⅱ区，下接Ⅳ区。

Ⅳ区（Level Ⅳ）　颈内静脉淋巴结下组，为Ⅲ区向下的延续，上界为环状软骨下缘水平，下界为锁骨上缘，前界为胸骨舌骨肌外缘，后界胸锁乳突肌后缘下1/3段。

Ⅴ区（Level Ⅴ）　包括颈后三角区及锁骨上区淋巴结群。前界邻接Ⅱ、Ⅲ、Ⅳ区后界（胸锁乳突肌后缘），后界为斜方肌前缘，下界为锁骨。以环状软骨下缘平面（即Ⅲ、Ⅳ区分界）分为上方的A区（颈后三角区）和下方的B区（锁骨上区）。

Ⅵ区（Level Ⅵ）　为中央区淋巴结，带状肌覆盖区域，上界为舌骨下缘，下界为胸骨上缘，两侧颈总动脉为两边界，前界为深筋膜的浅层，后界为深筋膜的深层，包括喉前淋巴结（Delphian淋巴结）、气管周围淋巴结、甲状腺周围淋巴结，咽后淋巴结。

Ⅶ区（Level Ⅶ）　为胸骨上缘至主动脉弓上缘的上纵隔区。有学者认为，该区域位于颈部以外，不属于颈淋巴结组，但该区的淋巴结与甲状腺癌、下咽癌及颈段食管癌的

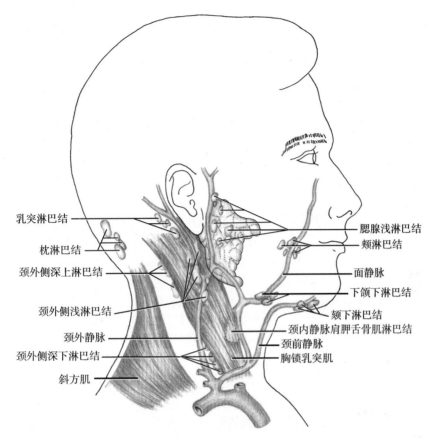

乳突淋巴结

枕淋巴结

颈外侧深上淋巴结

颈外侧浅淋巴结

颈外静脉

颈外侧深下淋巴结

斜方肌

腮腺浅淋巴结

颊淋巴结

面静脉

下颌下淋巴结

颏下淋巴结

颈内静脉肩胛舌骨肌淋巴结

颈前静脉

胸锁乳突肌

图 6-11　颈部淋巴结

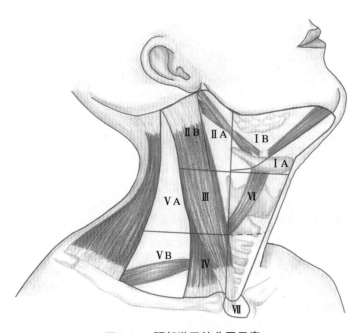

图 6-12　颈部淋巴结分区示意

转移密切相关。因此，学术界已普遍接受该区分法。

表6-1 Ⅶ区法颈部淋巴结分区

分区		解剖部位				原发病灶
		上界	下界	前界	后界	
Ⅰ	ⅠA	下颌骨颏部	舌骨体	对侧二腹肌前腹	同侧二腹肌前腹	口底，舌前，下颌前，下唇
	ⅠB	下颌骨体	二腹肌后腹	二腹肌前腹	茎突舌骨肌	口腔，鼻腔前部，面中部软组织，颌下腺
Ⅱ	ⅡA	颅底	舌骨体下缘水平	茎突舌骨肌	副神经	腮腺，口腔，鼻腔，鼻咽，口咽，下咽，喉
	ⅡB	颅底，乳突尖	舌骨体下缘水平	脊副神经	胸锁乳突肌后缘	
Ⅲ		舌骨体下缘水平	环状软骨下缘水平	胸骨舌骨肌后缘	胸锁乳突肌后缘	口腔，鼻咽，口咽，下咽，喉，甲状腺
Ⅳ		环状软骨下缘水平	锁骨	胸骨舌骨肌后缘	胸锁乳突肌后缘	下咽，甲状腺，喉，颈段食管
Ⅴ	ⅤA	胸锁乳突肌与斜方肌交角	环状软骨下缘水平	胸锁乳突肌后缘	斜方肌前缘	鼻咽，口咽，后部头皮及颈部皮肤
	ⅤB	环状软骨下缘水平	锁骨	胸锁乳突肌后缘	斜方肌前缘	
Ⅵ		舌骨	胸骨上窝	颈总动脉	颈总动脉	甲状腺，喉，梨状窝尖，颈段食管
Ⅶ		胸骨上缘	主动脉弓上缘	胸骨柄	脊柱	甲状腺、下咽及颈段食管

（二）术前准备

术前需行颈胸部强化CT，明确淋巴结转移范围，转移灶较大者需注意与颈部大血管的关系，颈内静脉受侵犯时需注意颈内静脉有无癌栓。同时要注意纵隔有无钙化淋巴结及肺转移。行喉镜检查声带情况，以判定喉返神经受侵情况。余术前准备同甲状腺全切术/近全切除术。麻醉、体位选择均与甲状腺次全切除术相同。行侧颈清扫时可将头部偏向对侧。预测手术时间较长者，可于术前30min内给予预防性应用抗生素。手术区皮肤消毒范围包括，面部下方、颈部双侧后中线以前和胸前乳头连线以上的区域。

（三）操作步骤

1.切口选择根据患者颈部解剖特点和清扫淋巴结的范围有多种选择。最常用的有两种：①颈部较长者或需清扫Ⅱb、Ⅴa区者可采用"L"形切口，由原手术甲状腺横领式切口，沿胸锁乳突肌后缘向乳突伸延，形成"L"形切口。②颈部较短者可采用较长的横领式口而不向乳突延伸。

2.皮瓣游离按预定切口切开皮肤、皮下及颈阔肌，需注意切口外侧缘颈阔肌深面的颈外静脉，如未切破，可尽量保留。沿颈阔肌深面、带状肌、胸锁乳突肌及颈外静脉浅面游离皮瓣，颈横血管和神经一般无法原位保留，可结扎切断。游离范围上至甲状软骨上缘、下颌下腺及下颌骨下缘；外侧至斜方肌前缘；下至锁骨上缘。注意游离胸锁乳突肌浅面上 1/3 时，耳大神经自胸锁乳突肌外侧缘折返回绕胸锁乳突肌表面，并继续向上方走行于深筋膜内，可一并游离至皮瓣内。皮瓣游离后可以使用丝线牵拉固定于无菌巾单上。

3.胸锁乳突肌的游离沿胸锁乳突肌筋膜游离胸锁乳突肌，包括前后缘及胸锁乳突肌后方，注意清除胸锁乳突肌胸骨头和锁骨头之间的脂肪淋巴结组织，此处在淋巴结清扫时容易遗漏。游离上 1/3 时需要注意后缘及深面的副神经，副神经往往穿过胸锁乳突肌并发出胸锁乳突肌支。

4.清扫 V 区淋巴结游离斜方肌前缘，显露并保护副神经。向内侧牵拉胸锁乳突肌，沿锁骨上方向上解剖，显露肩胛舌骨肌后腹和颈横动、静脉外侧段并保护，同时清扫此处淋巴脂肪组织，颈丛神经尽量保留，可避免术后颈肩痛的出现。注意在颈深筋膜表面操作，避免伤及臂丛神经。清扫进行到锁骨下静脉，止于 IV 淋巴结，暂时原位保留 V 区淋巴结，进而清扫 IV 区淋巴结。

5. II、III、IV 区淋巴结清扫向外侧牵拉胸锁乳突肌，解剖并保护肩胛舌骨肌前腹，在颈深筋膜中层平面内做淋巴结清扫。自颈内静脉外侧缘打开血管鞘，全程游离颈内静脉、颈总动脉、迷走神经并保护。游离颈内静脉外侧缘时需注意汇入的颈外静脉，颈外静脉汇入点较高影响淋巴结清扫时可选择结扎切断颈外静脉。颈内静脉下缘与锁骨下静脉夹角处需注意保护胸导管（左侧）或淋巴导管（右侧），若不慎出现淋巴漏，需确切结扎，放置术后乳糜漏的发生。颈深筋膜表面的颈横血管尽量原位保留，否则清扫过深时会伤及膈神经或臂丛神经。IV 区的清扫下界在锁骨下静脉上缘，下界及内侧界游离后，可把 V 区淋巴结从胸锁乳突肌后方牵向中线，并与 IV 淋巴结一起向头侧牵拉以便清扫 III 区淋巴结。沿椎前筋膜继续向上清扫，清扫 III 区淋巴结时需注意在筋膜表面操作，避免颈丛神经的损伤。向上清扫至颈总动脉分叉处时，注意清扫此处淋巴结，避免遗漏。继续向上清扫，内上到下颌下腺下缘，外上到二腹肌，并注意解剖保护舌下神经。在 II a 淋巴结清扫后显露并轻轻牵拉提起副神经，在副神经深面清扫 II b 区淋巴结，该区淋巴结位于颈深筋膜外。将 II、III、IV、V 区淋巴结整块切除。

6.切除甲状腺、清扫 VI 区淋巴结于颈白线纵行切开并分离带状肌，切除双侧甲状腺，甲状腺的切除方法参考甲状腺全切术。使用电刀或超声刀清扫气管前及患侧喉返神经周围及气管食管旁沟处的疏松结缔组织及淋巴结，清扫范围上至舌骨，下至无名静脉外侧至颈动脉鞘，背侧至椎前筋膜。注意尽量原位保留甲状旁腺，如发现甲状旁腺无法原位保留时应及时回植在健侧胸锁乳突肌内，如双侧颈清扫，也可回植于三角肌内或前臂肌肉内。

7.关闭切口仔细冲洗术区，检查有无淋巴漏，检查原位保留的甲状旁腺有无缺血或淤血，认真止血。术区置入引流管，引流管可在切口内引出。间断缝合颈白线、颈阔肌，皮肤可用吸收线做皮内缝合。

（四）术后处理

术后 24h 内注意观察有无出血，注意患者呼吸状态，床边常规备切开包。如无乳糜漏发生，可在引流＜20ml/d 时拔除引流管。

（田兴松　许　浩　王甜甜）

第三节 甲状腺术中甲状旁腺的保护

甲状旁腺（parathyroid glands）功能减退作为甲状腺术后最重要的并发症之一，主要表现为四肢及口唇麻木，严重者甚至可出现喉膈肌痉挛，危及生命。术中甲状旁腺损伤的主要原因包括热损伤、机械损伤、血供损伤及意外切除。暂时性甲状旁腺功能减退发生率较高，造成一过性的低钙症状，短期补充钙剂即可。永久性甲状旁腺功能减退会造成长期低钙症状，患者须终身口服或静脉注射钙剂改善，严重影响患者的生活质量，其发生率为1%～3%。如何有效保护甲状旁腺，是每一位甲状腺外科医师都面临的难题。本章内容适合开放、腔镜/机器人手术。

一、甲状旁腺的解剖及分型

（一）形态

甲状旁腺是扁圆形小体，长约6mm，宽3～4mm，前后径1～2mm，每个约重50mg；腺体呈棕黄色或黄色，有时呈淡红色，表面光滑。甲状旁腺的数目通常有上、下2对，共4枚，但也有约6%的人多于4个，约14%的人少于4个。

（二）位置

甲状旁腺通常位于甲状腺侧叶后缘、真被膜、假被膜之间的疏松结缔组织内，但有时有1个或多个甲状旁腺或藏于甲状腺实质内（又称作迷走甲状旁腺）或位于假被膜之外、气管周围的结缔组织内，也有低达纵隔的。上位甲状旁腺（superior parathyroid，SP）的位置比下位甲状旁腺（inferior parathyroid，IP）恒定，通常多位于甲状腺后缘中间或中上1/3交界处。IP的位置变化较大，且与甲状腺下动脉的关系十分密切。

1.若位于甲状腺下动脉下方，通常是在侧叶下极附近、真被膜、假被膜之间，或近下极处的甲状腺实质内。

2.若位于甲状腺下动脉上方，则可能居于假被膜之外。

这些变异在外科上很重要，IP肿瘤如果在甲状腺下动脉下方的真、假被膜之间，则可能沿甲状腺下静脉在气管前下降到纵隔；如果在甲状腺下动脉上方，则可能向下延伸到食管后面进入后纵隔。SP常在喉返神经背侧，IP则多在喉返神经腹侧。

（三）血管、淋巴回流

甲状旁腺的血液供应丰富，甲状腺上、下动脉的吻合支沿甲状腺后缘行经甲状旁腺附近并发出分支血管（3级血管）供应腺体，分支营养该腺。

大多数甲状旁腺都具有独立的甲状旁腺动脉，SP的血液供应通常有3种来源。

1.甲状腺下动脉（上行支）是SP的主要供应血管。

2.甲状腺上、下动脉的吻合支。

3.甲状腺最下动脉及喉部、气管、食管等处动脉。

IP的血供主要来源于甲状腺下动脉。因此，为了保证甲状旁腺的血供，应紧贴甲状腺固有被膜处理进出甲状腺的3级终末血管，而不应该结扎甲状腺上、下动脉的主干。

神经支配为交感神经，或直接来自颈上、中神经节，或来自甲状腺侧叶后面筋膜内的神经丛。神经支配仅为血管运动性，而非内分泌运动性。甲状旁腺的活动受血钙水平变化的调控：血钙升高，可抑制甲状旁腺活动；血钙降低，可刺激甲状旁腺活动。

（四）胚胎发育

甲状旁腺发生自咽囊内胚层，下一对来自第3对咽囊，称为甲状旁腺Ⅲ；上一对来自第4对咽囊，叫甲状旁腺Ⅳ。IP在发育早期与形成胸腺的第3咽囊憩室相连，并随之向尾侧迁移。大多数IP只下移到甲状腺下极，但也可能随胸腺下降入胸腔，或完全不下降，仍停留在颈动脉分叉处附近的正常水平之上。

（五）组织结构

每枚甲状旁腺覆有薄层结缔组织被膜，并伸入腺内形成小隔，同网状纤维融合起来，支持着排成长索条状的分泌细胞。甲状旁腺实质由两种细胞组成：主细胞和嗜酸细胞，以主细胞最多。

在儿童，甲状旁腺由宽而不规则、相互连接的主细胞条索构成，终身都司甲状旁腺激素（parathyroid hormone，PTH）的合成与分泌。主细胞呈多边形，细胞核呈空网状，胞质呈均质性、弱酸性。依据胞质染色深浅，主细胞可分为3型，即亮细胞、暗细胞和透明细胞。细胞索之间为密集的窦样毛细血管，激素经这些毛细血管运出腺体。主细胞的超微结构按其功能活动水平呈现不同的结构特点。活性主细胞胞质内有发达的高尔基复合体，并附有许多小泡和小膜包颗粒，后者可能是前分泌颗粒；胞质内的分泌颗粒少见，糖原稀少，有大量平行排列的粗面内质网扁囊。相反，静止主细胞的高尔基复合体小，仅有少量成群小泡和膜包分泌颗粒；糖原和脂褐素颗粒丰富，但粗面内质网少而散在。人正常甲状旁腺的静止主细胞比活性主细胞多，两者之比为（3～5）:1。

所有哺乳动物的主细胞的膜包致密核芯颗粒都含PTH。在分泌间期，颗粒首先移动到细胞周边，然后在适当刺激下颗粒膜与质膜融合，释放PTH。然后，溶酶体活性增加，高尔基复合体和粗面内质网减少；糖原重新聚集；脂褐素颗粒形成，细胞进入暂时的静止期。在甲状腺，相邻细胞的活动是同步的，但与此相反，每一个甲状旁腺主细胞似乎独立地经历其分泌周期。

约从7岁起，开始出现第2种细胞，即嗜酸细胞，并随着年龄增长而增加。嗜酸细胞也呈多边形，但比主细胞大，胞质染色深，充满嗜酸颗粒。超微结构观察，光镜下所见的"颗粒"实际上是线粒体，数量多，密集，形状特殊。胞质也含少量粗面内质网、糖原，偶尔可见小的高尔基复合体。未见有分泌颗粒的报道。这些特点提示嗜酸粒细胞不涉及激素的合成与分泌，但丰富的线粒体提示其代谢活动旺盛。

（六）甲状旁腺的生理功能

甲状旁腺主细胞分泌的PTH为含84个氨基酸残基的单链多肽，参与调控钙、磷代谢，即促使血钙浓度升高和血磷浓度降低。另外有两种激素，即降钙素和1，25-羟胆钙化醇（1,25-hydroxycholecalciferol）也与钙、磷代谢有关，降钙素由甲状腺滤泡旁细胞分泌，1,25-羟胆钙化醇是肝细胞和肾细胞对维生素D连续作用而产生的。

PTH的分泌直接由流经甲状旁腺血流中的钙离子浓度调节，血钙降低能直接刺激甲状旁腺分泌PTH。PTH能激活破骨细胞，使破骨细胞增殖，促使钙化骨基质的吸收，使钙从骨组织释放入血液；PTH还影响肾的离子转运，抑制肾小管对磷、钠和钾的重吸收，使尿中磷酸盐排泄增加，并促进对钙的重吸收；PTH也可增加小肠对钙的吸收。血钙升高能抑制甲状旁腺PTH的生成。降钙素能抑制破骨细胞吸收骨基质、释放钙的作用，所以能降低血钙和增加骨的形成。1,25-羟胆钙化醇的产生受PTH调节，而它也具有PTH的许多作用，并可能有"调节"PTH的作用。PTH对靶细胞的作用途径是通过激活腺苷酸环化酶，随之发生细胞内cAMP的升高而起作用的。

甲状旁腺功能亢进时，血磷降低，血钙升高。由于钙离子从骨移出，使骨软化形成多个骨囊肿，即所谓全身性纤维性骨炎。高钙血症常引起若干器官发生病理性钙沉积，如钙由尿中排泄，可在肾小管内钙化，结果产生致命性肾病。

如果甲状旁腺全部被去除，则发生血磷升高，血钙降低。低血钙可引起骨骼肌痉挛、全身抽搐等现象，若呼吸肌和喉肌受累，可导致死亡。所以，在甲状腺手术时应避免切除甲状旁腺。

（七）甲状旁腺的分型

朱精强等根据甲状旁腺与甲状腺的位置关系及原位保留的难易程度将甲状旁腺分为A、B两型（图6-13）。

1.A型　为紧密型，即甲状旁腺与甲状腺的关系紧密、相对较难原位保留。其中又分为3个亚型：A1型，甲状旁腺与甲状腺表面平面相贴（图6-14A）；A2型，甲状旁腺部分或完全嵌入甲状腺内，但是位于甲状腺固有被膜外（图6-14B）；A3型，甲状旁腺完全位于甲状腺组织内（图6-14C），与A2型的区别是在甲状腺固有被膜内。

2.B型　为非紧密型，即甲状旁腺与甲状腺之间有自然间隙，比较容易原位保留。也分为3个亚型：B1型，甲状腺周围型（图6-14D），即除了B2及B3型的所有B型；B2

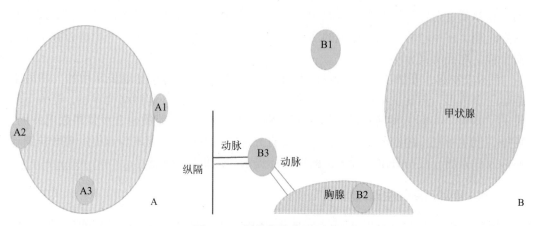

图6-13　甲状旁腺分型示意
A.A型；B.B型

型，胸腺内型（图6-14E），即甲状旁腺位于胸腺内；B3型，由胸腺或纵隔的血管供血者（图6-14F）。

甲状旁腺分型有利于甲状旁腺的统计及交流，也有利于判断原位保留甲状旁腺的难易程度。从理论上讲，B型比A型更容易原位保留，A1型比A2型可能更容易原位保留，

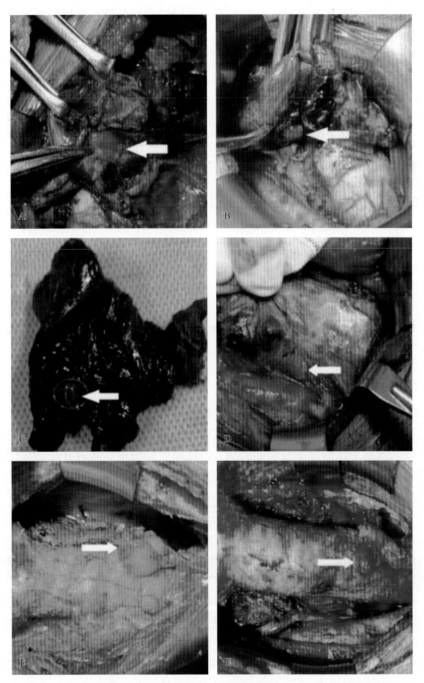

图6-14　甲状旁腺分型

A. A1型；B. A2型；C. A3型；D. B1型；E. B2型；F. B3型；白色箭头所示为甲状旁腺

A3型是不可能原位保留。

二、甲状旁腺的保护技巧

（一）对手术医师的要求

1.丰富的经验和娴熟的技巧 一名具有丰富经验和娴熟技巧的甲状腺外科医师，甲状腺外科医师丰富的经验和娴熟的技巧对于术中辨认和保护甲状旁腺至关重要，可有效减少术后甲状旁腺功能低下的发生。遇到甲状旁腺问题时应临危不乱，依靠自己经验和技巧解决问题，一般不会错过最佳的治疗时机，尽可能减轻对患者的影响。

2.强烈的甲状旁腺保护意识 在手术过程中发现的每一枚甲状旁腺，都要当成最后一枚去保护。一般原位保留至少1枚具有良好血供的甲状旁腺，术后几乎不会发生严重的低钙血症，所以在实际操作中，应立足于保护每一枚甲状旁腺。再者，对于手术过程中不可预料的意外，谁也无法保证患者会不会再次行颈部手术。所以，重视每一枚甲状旁腺的辨别及血供保留，是患者术后生存质量的保障。

3.遵循甲状旁腺保护原则 甲状腺手术中保护甲状旁腺的总策略应遵循"1＋X＋1"原则。"1"即对于发现的每一枚甲状旁腺都应该当作唯一（最后）1枚甲状旁腺对待，认真解剖，仔细保护；另一意思是在每一例甲状腺手术中至少要确切辨认一枚甲状旁腺。"X"即手术中应努力保护更多的甲状旁腺。因为不知道患者有多少枚甲状旁腺，更不知道哪一枚甲状旁腺在发挥主要功能。同时，由于患者可能只有2枚甲状旁腺，且可能位于同侧。因此，即使只涉及一侧甲状腺手术，也应重视甲状旁腺的保护。"1"为必要时（并非常规）自体移植一颗甲状旁腺，按照正确的自体移植方法，回植旁腺是可以存活并发挥生理功能的。

（二）辨认技巧

1.肉眼辨认 甲状旁腺可通过肉眼、正显影及负显影等方法来帮助辨认，但最重要的是要学会肉眼辨认甲状旁腺。要根据甲状旁腺的解剖部位、外观及对缺血的耐受性等来综合判断。通常甲状旁腺不易与脂肪滴、淋巴结、异位甲状腺及异位胸腺相区别。随着高清腔镜及3D腔镜的临床应用，由于具有放大效应及立体效果，腔镜甲状腺手术较开放手术更容易确认甲状旁腺。

（1）甲状旁腺与脂肪滴的鉴别：由于多数甲状旁腺被外周脂肪组织部分或完全包裹，因此两者不易区别。其鉴别要点如下。

①颜色：甲状旁腺一般为棕黄色或棕褐色（依含主细胞的量不同其颜色而异），而脂肪滴为淡黄色。

②包膜：包裹甲状旁腺的脂肪有完整的包膜，用尖刀片挑开包膜后可发现棕黄色或棕褐色的甲状旁腺，而脂肪滴没有包膜，用尖刀片挑开没有棕黄色或棕褐色的组织。

（2）甲状旁腺与淋巴结的鉴别：其鉴别要点如下。

①颜色：甲状旁腺是棕黄色或棕褐色，而淋巴结为淡红色（肉色），有的苍白。

②厚度：这是鉴别甲状旁腺与淋巴结的关键点之一。一般情况下，甲状旁腺的厚度与长宽径相比较薄，一般仅1～2mm，很少＞3mm，而淋巴结相比较厚，其长宽厚三

径比较接近。

③质地：甲状旁腺的质地软，而淋巴结的质地相对较硬，尤其是有癌转移的淋巴结更硬，合并桥本甲状腺炎的淋巴结次之。

④色泽：甲状旁腺的色泽好、润泽，而淋巴结相比色泽差，不润泽。

⑤表面：甲状旁腺外形较规则，表面光滑，有较规则的细小脉络，而淋巴结外形可能不规则，欠平滑，表面的脉络不均匀，在放大镜下更明显。

（3）甲状旁腺与分散（迷走）的胸腺及甲状腺结节的鉴别。其鉴别要点如下。

①颜色：甲状旁腺是棕黄色或棕褐色，而分散的胸腺组织往往是殷红色，甲状腺组织与原位的甲状腺组织一样；

②外形：分散（迷走）的胸腺及甲状腺结节往往较厚，长宽厚三径相近；

③大小：正常的甲状旁腺的最大径一般＜6mm，很少＞8mm，而分散（迷走）的胸腺及甲状腺结节往往在10mm左右。

另外，甲状旁腺对血供变化较敏感，损伤其动脉后颜色变浅，甚至苍白，损伤其静脉后因为淤血变为紫色，而淋巴结、脂肪滴和分散的胸腺及甲状腺组织对血供的变化没有这么敏感。因此，在手术中如果发现术区出现一个原来没有的紫色小结节，要高度怀疑这是一个淤血的甲状旁腺。若无法区分甲状旁腺及上述组织时，应行术中冷冻病理检查。

（4）其他：肉眼无法辨别甲状旁腺时，对甲状旁腺的细致探查是保护甲状旁腺的有效手段。探查须做到以下几点。

①在手术显微镜下进行，利用显微镜放大手术区域，可清晰显示出血管蒂、甲状旁腺包膜、色泽等特征性要素，以区别于淋巴结、脂肪颗粒等。

②根据甲状旁腺的对称性原理，找到一侧旁腺后，可根据对称性原则寻找对侧旁腺。

③手术显微镜下，分离、辨别甲状旁腺血供，沿血供探查甲状旁腺。

2.甲状旁腺正显影　甲状旁腺显影技术可通过使用特殊染料对甲状旁腺或周围结构进行染色标记，进而区分甲状旁腺与周围组织，包括正负显影两种。甲状旁腺正显影是指使用显影剂让甲状旁腺染色，便于术中准确辨认甲状旁腺。如亚甲蓝、荧光染料5-氨基乙酰丙酸（5-ALA）、抗甲状旁腺抗体BB5-G1等。

报道最多的是亚甲蓝。从1971年Dudley在颈清扫时通过静脉注射亚甲蓝定位甲状旁腺之后，大量临床报道术前应用外周静脉注射亚甲蓝能在术中显示甲状旁腺。然而，越来越多的研究表明，病理性甲状旁腺组织易被亚甲蓝染色，而正常甲状旁腺组织染色率很低，效果不佳；同时，亚甲蓝为非批准显影剂及淋巴示踪剂，且存在一些副反应，如心律失常、迟缓性运动障碍、神经毒性及精神异常等。对于使用5-羟色胺再摄取抑制药（SRI）的患者，亚甲蓝可能会增加其精神负担，甚至导致5-羟色胺综合征。因此，近年来已少有用亚甲蓝术中识别甲状旁腺尤其是正常功能的甲状旁腺的报道。

3.纳米炭甲状旁腺负显影辨认保护技术

（1）原理及临床应用：负显影是通过染色甲状旁腺周围组织，不直接标记甲状旁腺，以反衬甲状旁腺的"负染"技术，如纳米炭混悬注射液（简称纳米炭）、亚甲蓝染色反衬技术。纳米炭为纳米级炭颗粒制成的混悬液，颗粒直径为150nm，具有高度的淋巴系统趋向性。由于毛细血管内皮细胞间隙为20～50nm，而毛细淋巴管内皮细胞间隙为120～500nm，且基膜发育不全，故将纳米炭注射到甲状腺组织内其不会进入血管，

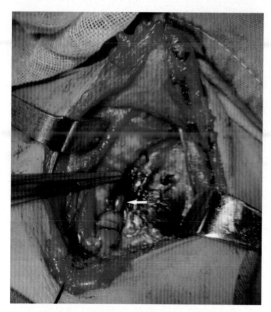

图6-15 甲状旁腺负显影（箭头所示为左下甲状旁腺）

可迅速进入淋巴管或被巨噬细胞吞噬后进入毛细淋巴管，滞留、聚集在淋巴结，从而使甲状腺及其引流区域的淋巴结黑染。与显影剂亚甲蓝等比较，纳米炭具有淋巴趋向性强、示踪速度快、黑染率高、持续时间长、与周围组织色彩对比度高的特点（图6-15）。

由于绝大多数甲状旁腺位于中央区，且无淋巴管，因此在甲状腺组织内注射纳米炭后，甲状腺及其引流区域的淋巴管及淋巴结大多数会被黑染，而甲状旁腺不会被黑染，使之与被黑染的甲状腺及淋巴结容易区分而被辨认。甲状腺黑染有助于A1、A2及A3型甲状旁腺的辨认，中央区淋巴结黑染有助于B1型甲状旁腺的辨认。朱精强等将其称之为"纳米炭甲状旁腺负显影辨认保护技术"。迄今为止，我国在甲状腺手术中应用纳米炭的病例累计达数万例，尚无不良反应报道。曾玉剑等将80例甲状腺癌患者随机分为对照组和纳米炭组，由同组手术者施行甲状腺全切除和中央区淋巴结清扫术或甲状腺全切除和改良式颈部淋巴结清扫术。结果显示对照组意外切除甲状旁腺11枚，术后14例出现暂时性低钙血症症状。而纳米炭组无甲状旁腺意外切除，术后仅1例出现暂时性低钙血症症状。Huang等将72例拟行甲状腺全切除或甲状腺全切除和单侧或双侧中央区淋巴结清扫术的甲状腺癌患者随机平均分为对照组和纳米炭组；结果显示，对照组中10例患者出现低钙症状，而纳米炭组中仅3例出现低钙症状。一项系统评价也得到了相似的结果。因此，纳米炭在甲状腺手术中有助于辨认甲状旁腺进而使之得到保护，预防术后发生甲状旁腺功能低下。

（2）使用方法及注意事项：目前，大多数学者推荐术中注射纳米炭。此方法可以完全避免皮肤被黑染的缺点，几乎不会延长手术时间。具体方法：①切开颈白线及甲状腺假被膜，向两侧游离胸骨甲状腺肌，显露甲状腺两侧叶内1/3中份即可。注意切勿损伤甲状腺被膜的完整性，否则纳米炭会外溢使周围组织染黑，妨碍术野的观察。②用1ml皮试注射器抽取纳米炭混悬注射液在肿瘤组织周围（上、下）缓慢推注0.1～0.3ml/侧，注射前回抽，避免注入血管。对于微小癌、Ⅰ度以内的肿大甲状腺推荐于甲状腺中份进针，单侧注射约0.1ml；对于Ⅱ度及以上肿大甲状腺或有桥本甲状腺炎病例，推荐多点注射，每点约0.1ml；对于肿瘤较大，已无明显正常甲状腺组织者不建议使用纳米炭。③拔针后用纱布按压注射点1min左右，以免纳米炭外溢。④等待5min后行甲状腺手术。如果先行颈侧区淋巴结清扫，建议在注射后20min进行。

部分外科医师选择术前注射纳米炭，尤其是腔镜甲状腺手术医师。具体方法：①建议在超声引导下进行。②局部消毒铺巾，使用消毒的超声探头及耦合剂。③进针前一定使针体外没有纳米炭，以免皮肤染黑；其余参照术中注射纳米炭。④当针退至皮下时持续回抽空针造成负压拔针，以免皮肤被染黑。

追加注射法合理使用纳米炭有助于术中提高对甲状旁腺的辨认。当A1、A2型甲状旁腺与甲状腺表面未被染色的小结节难以区分时，可用"追加注射法"来帮助鉴别，即在需要鉴别的结节附近的未黑染的甲状腺组织内缓慢注射少许纳米炭，如果结节被染黑，则其为甲状腺结节，否则为甲状旁腺的可能性很大（图6-16）。

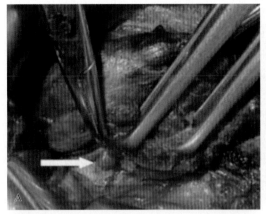
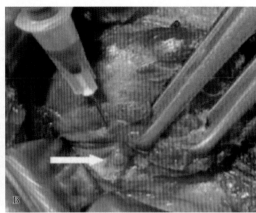
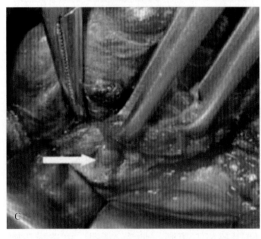

图6-16 纳米炭追加注射法辨认甲状旁腺

A.追加注射前；B.追加注射中；C.追加注射后；白色箭头所示为甲状旁腺

尽管纳米炭在手术中对甲状旁腺的显影与保护及颈部淋巴结清扫方面有着较大优势，但是在操作方面仍然存在一些争议，如注射的时间、位置及剂量等。且临床中也可见肿瘤转移至淋巴结导致淋巴管堵塞、操作时间过短、淋巴引流不充分，使得存在未染色淋巴结。

（三）手术技巧

1.原位保留甲状旁腺的技巧 大多数学者认为，只要原位完整保留1枚甲状旁腺，即动脉血供及静脉回流均良好的甲状旁腺，即可避免严重的永久性甲状旁腺功能低下。开放或腔镜甲状腺手术中，均应注意电刀和超声刀对甲状旁腺的直接热损伤及回流静脉的保护；术中、结束前注意观察保留的甲状旁腺血供情况。如甲状旁腺颜色变为紫黑色，提示甲状旁腺静脉淤血，需经皮肤用针头于甲状旁腺被膜上刺破数针，将淤血放出减压。如甲状旁腺颜色变为苍白，针刺甲状旁腺无明显血液流出时，提示甲状旁腺动脉性供血不足，需进行甲状旁腺自体移植。需要指出的是，尽管大多数学者认为甲状腺全切除术中常规行甲状旁腺自体移植术可降低术后永久性甲状旁腺功能减低的发生率。但也有学者认为，甲状腺手术中行常规甲状旁腺自体移植并不能降低永久性及暂时性甲状旁腺损伤的发生率。因此，建议术中尽量原位保留甲状旁腺，不建议常规使用甲状旁腺自体移植。甲状旁腺自体移植仅用于甲状旁腺严重缺血及被意外切除甲状旁腺的患者。

　　对于初学者，经常会遇到术中明确看到4枚甲状旁腺，但术后患者经常出现手足麻木甚至抽搐等甲状旁腺功能减低症状；而术中未看到明确的甲状旁腺，术后患者往往不会出现甲状旁腺功能减低症状。这主要由于虽然原位保留了旁腺，但由于在甲状旁腺显露过程中，未注意保留甲状旁腺的血供，从而影响了甲状旁腺的功能。因此，术中原位保留甲状旁腺，我们不强求一定要清晰的显露、找到每个甲状旁腺，尤其不行中央区清扫的健侧甲状旁腺。

　　精细化被膜解剖技术是原位保留甲状旁腺且保护其血供的重要技术，其精髓在于切除甲状腺时，应尽量避免直接凝闭甲状腺动脉主干，紧贴甲状腺固有被膜处理进出甲状腺的3级血管。采用精细化被膜解剖技术有助于原位保留A1、A2、B型甲状旁腺及其血供。大多数甲状旁腺是由单支动脉供血，多来源于甲状腺下动脉，SP也主要是甲状腺下动脉的上行支供血。因此，术中应尽量保留甲状腺下动脉血管主干。注意轻柔操作，结扎血管时不可用力牵拉，防止甲状旁腺血供损伤。为确保有1枚血供良好的甲状旁腺，建议慎行或不行双侧甲状腺全切除及双侧中央区淋巴结清扫。

　　（1）原位保留SP的技巧：由于SP与甲状腺的位置相对恒定，容易原位保留。SP多位于喉返神经入喉附近的后方，甲状腺叶背侧，环状软骨下缘水平，靠近食管的后外侧缘。为防止甲状旁腺功能减退的发生，腔镜甲状腺手术初学者应首选良性、单侧的甲状腺手术。为保护甲状旁腺与喉返神经，可紧贴甲状腺包膜进行操作，于入喉附近保留少量正常甲状腺组织。如为甲状腺恶性肿瘤需行甲状腺全切时，可选择甲状腺近全切除术（仅仅保留喉返神经入喉处或SP附近不到1g的正常甲状腺组织），以确保SP的功能完整。行腺叶切除时，原位保留SP，应先处理甲状腺上极血管，再采用自下而上的分离方式；如甲状腺腺体较大，影响视野，可采用分次切除的技术。先切除大部分腺体，再切除残余的甲状腺，以便原位保留SP。如为A1型、B型的SP，可使用Minilap及分离钳将SP分离出一个安全距离，为2～3mm，再使用超声刀离断。如为A2型，可选择策略性自体移植。此外，少数SP的位置也会发生变异。如位于甲状腺上极以上水平、甲状腺下动脉上方水平及甲状腺内等。因此，在SP无法识别时，应考虑上述位置变异的可能；临床上，甲状旁腺异位的患者，其术后发生甲状旁腺功能低下的可能性更低。

　　（2）原位保留IP的技巧：原位保留IP在原位保留SP的基础上，可于IP的常见区域寻找。IP多于喉返神经前方及颈总动脉分叉处至胸腺间，但常见位置多于喉返神经与甲状腺下动脉交汇处上方1cm处为圆心，半径1cm的区域内。同时，多数双侧IP分布是对称的。因此，确定一侧IP后，可于对侧相应位置寻找IP并原位保留。常见位置未找到明确的IP，应尽量保留胸腺组织，因胸腺内可能含有异位甲状旁腺。IP异位明显多于SP，常见异位有甲状腺胸腺韧带内、胸腺内、颈动脉旁、上纵隔、前纵隔、颈部高位及心包旁等位置。腔镜下中央区清扫可利用Minilap完整保留胸腺上极，从而保留IP。IP的异位，对于患者本身是一个喜讯，因为此类患者很可能存在血供良好的异位甲状旁腺，因此术后出现甲状旁腺功能减低的可能性较小。由于IP的位置多变，甲状腺手术中，尤其行中央区淋巴结清扫时，很容易连同淋巴结一起切除。因此，对于手术切除的标本，应仔细检查有无被意外切除的甲状旁腺，同时检查中央区淋巴结清扫标本及切除的甲状腺标本，对于可疑的甲状旁腺，均应取少量组织送快速切片，考虑甲状旁腺组织，方可行自体移植。

2.中央区淋巴结清扫中的甲状旁腺血供保护　清扫中央区淋巴结时，在保证彻底清扫的基础上仔细解剖保留甲状腺下动脉重要分支，结扎时紧贴甲状腺腺体，只结扎进入甲状腺的分支，以保证甲状腺旁腺的血供（图6-17）。

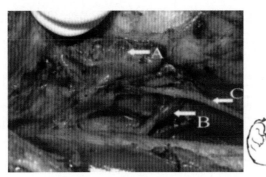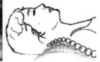

图6-17　保留甲状腺下动脉的中央区淋巴结清扫

A箭头所示为右上位甲状旁腺；B箭头所示为右侧甲状腺下动脉；C箭头所示为右侧喉返神经

由于B2、B3型甲状旁腺与胸腺关系密切，因此，在行中央区淋巴结清扫时，如果胸腺未被肿瘤累及，切勿轻易切除，应该保留胸腺组织，以免意外切除B2型甲状旁腺及损伤B3型甲状旁腺的血供。

3.处理甲状软骨下角区域的策略　甲状腺手术相关的重要解剖结构都相对集中在甲状软骨下角区域，如SP（偶有IP）、甲状腺上动脉后支、甲状腺下动脉的上行吻合支、喉上神经及喉返神经入喉处等。因此，该区域是手术的高危险地带。龚艳萍等研究发现，甲状腺乳头状癌对侧的甲状软骨下角区域很少发生淋巴结转移。因此，如果采用纳米炭甲状旁腺负显影辨认保护技术，对于单侧的甲状腺癌，如果对侧甲状软骨下角区域没有发现肿大或黑染的淋巴结，可以不清扫该区域，以降低甲状旁腺损伤发生率，该策略对于甲状腺癌的再次手术更为重要。

4.滤泡型甲状腺癌行治疗性中央区淋巴结清扫　由于中央区淋巴结清扫会增加术后甲状旁腺功能低下发生率，滤泡型甲状腺癌仅有约10%出现颈淋巴结转移。因此，滤泡型甲状腺癌仅行治疗性中央区淋巴结清扫。

5.合理运用高级能量平台　大多数高级能量平台在使用过程中不可避免地产生热量，可能对周围重要组织造成热损伤。由于甲状旁腺对热较敏感，术中靠近甲状旁腺操作可能损伤甲状旁腺及其血供。因此，当手术操作靠近甲状旁腺时，如果为开放手术，可用双极电凝镊或细线结扎血管；如果使用超声刀，可选择低位挡，并且操作部位距离甲状旁腺及其血管＞5mm，持续操作时间应短，必要时可采用生理盐水纱布隔离保护，以减少超声刀对甲状旁腺的热损伤。

6.在标本中仔细寻找甲状旁腺　对于切除的甲状腺及清扫的中央区组织应常规仔

细寻找有无被意外切除的甲状旁腺后才能送病理检查。由于A3型甲状旁腺存在于甲状腺组织内，无法发现及原位保留，因此建议在条件允许时对切除的甲状腺组织每间隔1～2mm从前向后纵行剖开，注意保留背侧约1mm厚的甲状腺组织的连续性，以利保持解剖结构不变，认真观察每个剖面有无A3型甲状旁腺。清扫的中央区组织也要认真检查有无被意外切除的甲状旁腺，一般要求脂肪结缔组织要解剖至半透明状，才能最大程度避免漏检被意外切除的甲状旁腺。

三、甲状旁腺自体移植

甲状旁腺自体移植是指手术中不能原位保留或被意外切除的甲状旁腺经冷冻病理切片证实后将其移植于某些特定部位。研究表明，只要自体移植方法正确，其能够存活并发挥生理功能。

对于无法原位保留和意外切除的甲状旁腺，应立即存放至冰平衡液中，切取小部分送冷冻病理学切片（1～2mm即可）检查证实后，剩余移植到特定部位。Lahey于1926年首次将甲状旁腺移植术运用于临床。Testini等对79例甲状腺切除同时进行甲状旁腺自体移植患者和81例单纯甲状腺全切除患者进行比较，术后暂时性低血钙发生率分别为17.7%和48.1%、永久性低血钙发生率分别为0和2.5%。对于不能原位保留或意外切除的甲状旁腺组织，自体移植可明显减低术后永久性甲状旁腺功能减低的发生率。甲状旁腺的移植部位包括胸锁乳突肌、其他肌肉（如胸肌、斜方肌等）和皮下（如前臂、腹壁等）组织。甲状腺手术记录中应详细记录术中发现甲状旁腺数目、位置，以及是否行甲状旁腺自体移植、移植数量及移植部位，以便于再次手术时减少对甲状旁腺损伤。

（一）颗粒包埋法

即将甲状旁腺切成＜1mm的颗粒状，分散放入切开的胸锁乳突肌或带状肌（"口袋"）中，采用不可吸收性缝线缝合进行标记，有助于日后再次手术时的辨认。注意切开的肌肉要彻底止血，避免发生血肿，否则可能影响植入的甲状旁腺组织的成活。如果肿瘤在局部浸润严重，估计复发的可能性较大，建议将甲状旁腺组织移植于前臂肌肉或三角肌内。要注意，为了提高移植物的存活率，切勿将甲状旁腺颗粒放置过密，可做多个"口袋"（在同一或其他肌肉中）从而减少单个部位移植失败的风险。

（二）匀浆注射法

匀浆注射法即将甲状旁腺组织剪碎近似匀浆吸入注射器内，抽1ml左右生理盐水混匀后注射于前臂肌肉内（建议优选三角肌）。要注意注射深度，边注射边面后退，以免移植物集中在一处，影响其存活。该法特别适合在完全腔镜下甲状腺手术时使用。

（三）延时自体移植术

对于意外切除或原位保留不满意的甲状旁腺，经病理学检查确认后，可将其冷冻保存，如果患者术后出现永久性甲状旁腺功能减退，可做自体移植使用。除此以外，对于可能需要进行多次手术的患者，同样适用该方法，从而避免术后永久性甲状旁腺功能减退症状的发生。

四、甲状旁腺损伤和功能减低

甲状腺手术时，切除、误伤甲状旁腺或甲状旁腺缺血可引起暂时或永久性甲状旁腺功能降低，PTH合成和分泌不足，使患者血钙浓度降低，引起神经肌肉应激性的增高的一系列症状，重者可危及生命。

1. 病因

（1）甲状旁腺被切除或损伤：行甲状腺切除术时，将甲状腺后方的甲状旁腺切除，有的甲状旁腺解剖变异，位于甲状腺实质内，被意外切除的机会更大。术中甲状旁腺被钳夹，缝合，结扎也能引起甲状旁腺损伤。

（2）甲状旁腺血供障碍：甲状腺手术，因结扎甲状腺上、下动脉，甲状腺后被膜游离过多，或将甲状腺后被膜完全切除，即使未切除或损伤甲状旁腺，亦可引起甲状旁腺血供障碍，造成术后甲状旁腺功能低下。

2. 临床表现

（1）神经肌肉症状：因甲状腺手术损伤甲状旁腺引起的急性甲状旁腺功能减低的症状多在术后1～3d出现，症状早期患者有面部、唇部、手足针刺样麻木感；原位保留的甲状旁腺功能恢复，同时移植的甲状旁腺起功能，共同决定了症状的消失。严重者继之出现僵直性面肌痉挛，典型发作性手足痉挛性抽搐。手部痉挛表现为双侧腕及掌指关节强制性屈曲，指间关节伸直，拇指内收，每次发作数分钟至十几分钟，每日发作多次，严重者可发生全身疼痛性痉挛。其他症状可有喉鸣和哮喘、胆绞痛、肠痉挛、精神障碍、癫痫样发作和锥体外系症状等，严重者可引起喉和膈肌痉挛，引起窒息而导致死亡。

（2）精神症状：痉挛发作时患者意识清楚，可出现精神紧张、恐惧、焦虑、忧郁、失眠，注意力和记忆力减退等症状。

3. 实验室检查　血钙浓度降低至2.0mmol/L以下，严重者可降至1.0～1.5mmol/L，血磷增高；尿钙，尿磷降低，24h尿中钙低于100mg，尿磷含量低于500mg，草酸铵盐试验呈阴性反应。心电图检查，心电图可有表现为Q-T间期延长和ST段延长。

4. 治疗

（1）钙剂治疗：术后出现面肌麻木或发生抽搐时立即静脉注射10%葡萄糖酸钙或氯化钙10～20ml，注意观察心率变化，以防发生心搏骤停。次日静脉注射10%葡萄糖酸钙10ml，每日2～3次，待抽搐症状控制后，改为口服补钙，葡萄糖酸钙或乳酸2～4g，每日3次，逐渐减量至停用。

（2）维生素D治疗：口服补钙的同时给予维生素D_3，每日5万～10万U、骨化三醇（罗盖全）每日1片，以促进钙剂的吸收和利用。口服二氢速固醇，能明显提高血中钙含量，降低神经肌肉的应激性。

（3）镇静药：患者反复发作抽搐时，可给予镇静药，口服或肌内注射地西泮，起到镇静安神和催眠的作用。对全身抽搐，用冬眠疗法，可使患者度过危险期。

暂时性甲状旁腺功能减低是指6个月内的PTH水平降低（＜10ng/L、低血钙＜2.0mmol/L）的情况。永久性甲状旁腺功能减低是指6个月以上的甲状旁腺功能减低。永久性甲状旁腺功能减低可导致永久性的低血钙症状，多以手足麻木、四肢抽搐为表现，如累及呼吸肌，甚至出现呼吸困难等。

五、术后监测及随访

1. 术后主要监测项目是血清PTH及钙　术后1、3、30d常规复查血清PTH及钙，以评估甲状旁腺功能。如果术后30d血清PTH及钙仍然低于正常或有低钙症状，应该继续复查血清PTH及钙，其频度可根据具体情况决定。

2. 术后补钙　建议常规于甲状腺手术后12h内进行静脉补钙，静脉补钙通常选用10%葡萄糖酸钙。术后24h后，根据患者临床症状、血清PTH及钙水平，逐步过渡到口服补钙或停止补钙。口服补钙的同时，酌情补充维生素D。

（苏安平　王甜甜　程志强）

第四节　甲状腺术中喉返及喉上神经的保护

甲状腺手术区域邻近喉神经，神经损伤是甲状腺手术常见的并发症之一，而容易损伤的喉神经包括喉返神经与喉上神经。单侧喉返神经麻痹（损伤）可导致吞咽困难、声嘶或因误吸而引发呼吸系统并发症。双侧喉返神经麻痹（损伤）后果非常严重，可导致双侧声带麻痹而引起窒息，不得不紧急行气管切开。喉上神经外支支配环甲肌，损伤导致音质改变，危害较轻。喉返神经与喉上神经损伤是甲状腺手术术后最常见的医疗诉讼原因，国外有报道案例，双侧喉返神经损伤赔偿额超百万美元。

手术时最易损伤喉返神经的区域，即所谓的危险地带，是在甲状腺腺体背面，自喉返神经与甲状腺下动脉分支交叉处到环状软骨下缘、喉返神经入喉的一段。

一、喉返神经保护要点

100年前，被称为"甲状腺之父"的Theodor Kocher建立喉返神经"区域保护法"，紧贴腺体结扎甲状腺下动脉以避免损伤喉返神经，虽然显著降低神经损伤发生率，但并未达到有效避免损伤的目的。早在19世纪30年代，Lahey提出在甲状腺手术中常规解剖识别喉返神经，如今直视下保护喉返神经主干及分支，保证喉返神经解剖完整性以降低术后声带麻痹发生率，成为甲状腺手术中喉返神经保护金标准。

喉返神经损伤多起因于术中直接的损伤：切断、扎住、挫夹、牵拉，很少由术后血肿的压迫或附近瘢痕组织的牵拉引起。手术过程常发生的直接损伤如下。

1. 分离上极时，如果过度深及腺体的背面内侧，有可能损伤喉返神经进入喉部之前的部分。

2. 分离腺体背面或解剖甲状腺下动脉时，如果将腺体过度拉向或推向内侧，可以拉伤喉返神经。

3. 分离下极时，如果过度深及腺体的背面内侧，可以损伤喉返神经。

4. 分离、结扎甲状腺下动脉时，如果不远离腺体的背面、不靠近颈总动脉，可以挫伤或扎住喉返神经。

5. 在预定的切面上，用血管钳夹住内层被膜做标记时，如果过度深入腺体背面，可以夹伤喉返神经。

6.在切除面上止血时，如果血管钳钳夹或贯穿结扎太深入切除面内侧的腺体组织中，可以夹伤或扎住喉返神经。

7.缝合切除面的内层被膜时，如果太深入腺体背面，可能扎住喉返神经。

8.靠近颈总动脉、远离腺体的背面，分离、结扎甲状腺下动脉的主干。

在局部麻醉下施行的手术中，要求术者熟悉喉返神经的解剖位置，并在术中重复检查患者的发音，这些都有助于避免喉返神经的损伤。

鉴于喉返神经的位置、分支及形态有诸多变异，肉眼识别喉返神经，应借助解剖标志寻找，留意神经变异，分清解剖层次，保持术野清洁，个体化分析喉返神经可能出现的走行变化，如肿瘤巨大压迫推移，甲状腺癌腺体外侵犯，胸骨后甲状腺肿，Graves病和再次手术解剖层次改变，瘢痕粘连等导致喉返神经位置改变。甲状腺下极下方气管食管沟、腺体下极背侧、甲状腺下动脉与喉返神经交叉处、甲状腺上极背侧喉返神经入喉处是常见的解剖标志。从甲状腺下动脉交叉进行识别，不利之处是喉返神经解剖游离距离较长，须注意避免损伤下位甲状旁腺血供；从喉返神经入喉处寻找，优点是位置相对固定，但容易导致喉返神经和（或）其分支损伤；在甲状腺中极水平的外侧开始寻找，向上沿Berry韧带游离，可缩短喉返神经分离长度，保护甲状腺旁腺的血供，较为常用。肉眼确认喉返神经呈白色、发亮的束状，直径为1～3 mm，表面可见细小的滋养血管；将腺体向上内气管侧牵拉，仔细触诊可有绷紧的琴弦样感觉；确定喉返神经后可用4号丝线绕过喉返神经标记保护。解剖喉返神经时动作应轻柔、细致，避免强行牵拉腺体致神经损伤，尽量不碰到神经，应特别注意喉返神经及其分支的解剖变异，保护并勿过度解剖喉返神经平面以下组织及滋养喉返神经的细小血管。在处理血管时避免使用电切、电凝，如需电凝止血，最好使用双极电凝，避免热传导。避免使用吸引器引起神经水肿等钝性损伤（图6-18、图6-19）。

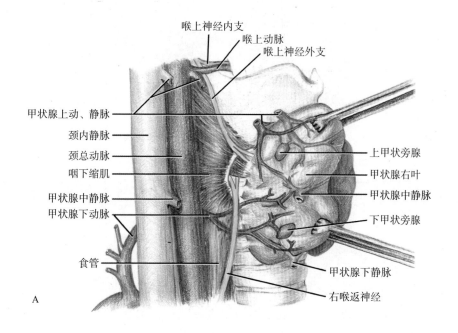

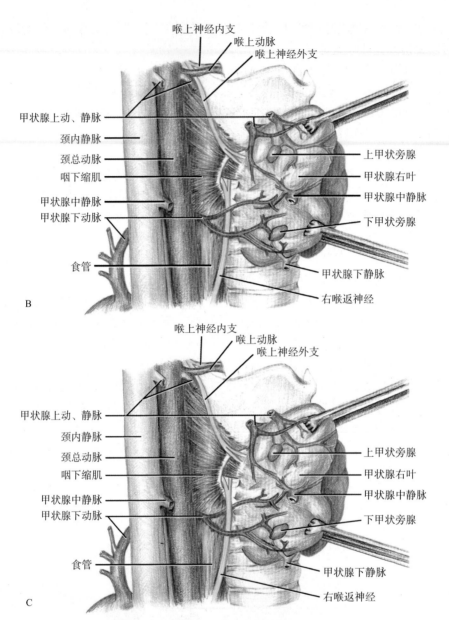

图6-18 右喉返神经与甲状腺下动脉关系

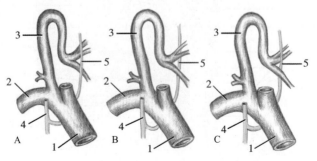

图6-19 右喉返神经与甲状腺下动脉关系示意

1.头臂干 2.右锁骨下动脉 3.颈总动脉 4.右迷走神经 5.右喉返神经

手术显微镜为外科操作提供了良好的放大作用，$2.0 \sim 2.5$ 倍的放大作用便于观察和分辨细小的血管和神经分支，镜下解剖层次清楚，手术操作精细、准确，能最大限度地精确止血和保护喉返神经及其分支。对于甲状腺再次手术患者尤其适合。

甲状腺手术中即使解剖喉返神经仍会出现较高的喉返神经损伤发生率，术中神经监测证实全程显露喉返神经，术后喉返神经及迷走神经肌电信号与术前相比差异无统计学意义。术中增加喉返神经解剖长度并未增加喉返神经损伤发生率，也没有降低神经传导率，所以谨慎地解剖显露喉返神经是安全的。

二、喉返神经保护方法的评价

关于喉返神经的显露，素来存在争议。主张不显露喉返神经者常行甲状腺囊内切除术，以保护喉返神经，良性疾病切除甲状腺时尽量保留腺体背面部分的完整；在施行全甲状腺切除时，尽量保留腺体背面的包膜。甲状腺囊内切除术对于良性病变尚可应用，但缝扎残余腺体时钳夹止血是盲目的，误缝误扎也难免损伤喉返神经；对于恶性肿瘤切除不彻底，气管食管沟内淋巴组织不能充分清扫，易致手术切除范围不够，徒增二次手术的风险，不应提倡。

也有医师提出，有选择的根据患者的病情及手术进程而决定显露与不显露喉返神经。例如，行甲状腺部分或次全切除及甲状腺肿物单纯摘除手术时，一般可不显露喉返神经。在结节性甲状腺肿复发、巨大甲状腺肿、胸骨后甲状腺肿、甲状腺癌中央区淋巴结清扫（喉返神经损伤发生率为 $5.0\% \sim 7.8\%$），甲状腺背面生长的肿瘤或生长在甲状腺上极紧邻喉返神经入喉处的肿瘤，二次、多次手术，术前一侧声带麻痹等病例，必须选择全程显露喉返神经。

三、喉上神经保护要点

喉返神经损伤引起了所有甲状腺外科医师的广泛关注，但喉上神经保护常不为外科医生重视。喉上神经分为内、外两支，内支是感觉纤维，入喉后主管喉内黏膜的感觉；外支是运动纤维，细小，直径约 0.8mm，沿甲状腺上动脉附近下行，在胸骨甲状肌的止点深面斜行，穿行咽下缩肌的部分纤维，支配环甲肌的运动。喉上神经外侧支常走行于以胸骨甲状肌为上边，咽下缩肌及环甲肌为侧边，甲状腺上极为下边构成的"胸骨甲状肌与喉部三角"内。向外牵拉胸骨舌骨肌，在靠近甲状软骨处离断胸骨甲状肌，充分显露甲状腺上极血管，使显露喉上神经外侧支更加容易。在甲状腺上动脉和甲状腺上静脉前支的内侧或背侧，可以见喉上神经喉外支向内侧的喉体走行，一般距离甲状腺上极 $3 \sim 15$mm，也有紧贴甲状腺上极或低于上极水平的。在部分患者，该神经可能向内走行的位置较高而不得见。以蚊式钳向上分离神经，定位喉上神经外侧支或确定其位于肌肉深层，再紧贴甲状腺上极骨骼化游离，即可切断甲状腺上极血管。注意避免过度牵拉及能量器械造成的热损伤（图 6-20、图 6-21）。

操作过程中主要需要注意：紧贴被膜结扎甲状腺上极血管，不常规识别喉上神经外支的区域保护法。结扎甲状腺上极血管前常规肉眼识别显露喉上神经外支保护法。

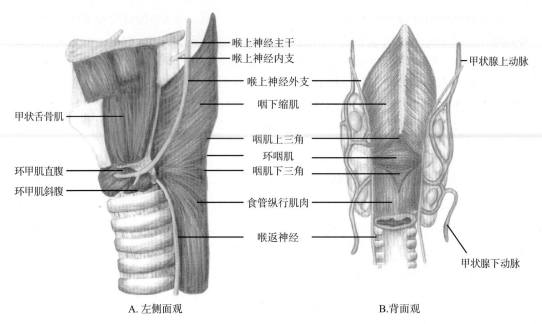

A. 左侧面观　　　　　　　B.背面观

图 6-20　喉上神经内外支的走行

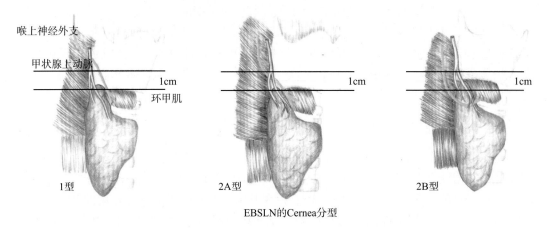

EBSLN的Cernea分型

图 6-21　喉上神经的位置变异（Cernea分型）

（一）区域保护法

游离甲状腺上极时先钝性分离环甲间隙，喉上神经外支在此处进入环甲肌前通常位于咽下缩肌表面，且平行于甲状腺上动脉。钝性分离甲状腺上血管，显露其进入腺体位置并分支结扎。腺体大小正常或轻度肿大时，无须切断带状肌。而甲状腺肿物＞100g，或者甲状腺上极上缘位置较高且超过喉上神经外支下降走行，对于甲状腺上极巨大肿物或颈部短粗的患者，离断部分胸骨甲状肌、向侧下方轻轻牵拉甲状腺腺叶有助于显露甲状腺上极血管。

（二）肉眼识别保护法

术中应用能量器械凝闭甲状腺上极血管时，也会对喉上神经外支产生侧向热损伤，故肉眼识别定位喉上神经外支非常关键。当上极缝扎或留置血管夹附近发现类似喉上神经外支的可疑组织时，应及时去除缝线或血管夹，仔细辨认观察神经功能恢复以降低发生永久性喉上神经外支损伤风险。尽管近 20% 的喉上神经外支由于走行于筋膜下或肌肉内而不能在直视下识别，或者肉眼识别可能将非神经纤维、局部肌腱纤维误认为喉上神经外支，国际神经监测组学仍然推荐甲状腺术中常规肉眼识别喉上神经外支。

四、喉上神经保护方法的评价

多数外科医师并没有常规识别保护喉上神经，而是选择避让。经验性的认为通过被膜精细操作，紧邻甲状腺上极骨骼化游离及单支钳夹切断甲状腺上极血管可足以保护喉上神经免受损伤。甚至分离甲状腺神经血管时可选择略低于甲状腺上极水平，以增加安全性。然而，当甲状腺肿物巨大，或因各种原因导致甲状腺上缘抬高时，即使精细的解剖，未识别喉上神经也难以避免损伤。同时不能盲目相信喉上神经外侧支位于咽下缩肌深层是相对安全的，仍有部分会由甲状腺上极附近肌肉穿行而出，具有很高的损伤风险。

术中神经监测可以起到一定的辅助作用，提高喉上神经外侧支的识别率，减少解剖范围及损伤发生率。

（一）环甲肌震颤评估法

术中神经监测时探测喉上神经外支或其走行区域，可在所有病例中诱发环甲肌震颤，推荐作为术中评估喉上神经外支功能的主要参考指标。以 1mA 电流探测喉上神经外支出现同侧环甲肌震颤，即成功识别喉上神经外支；如探测非神经组织时出现环甲肌震颤，常见于监测电流过高发生弥散，推荐进一步调低刺激电流；探测喉上神经外支未诱发环甲肌震颤，常见原因包括监测系统刺激端设备故障、神经表面血液或筋膜覆盖、刺激电流不足、神经肌肉发生阻断（误用肌松药）、神经功能异常等。

（二）肌电信号评估法

70% ～ 80% 的术中神经监测病例可通过监测导管表面电极，获得由探测喉上神经外支所产生的声带肌电信号波形，主要表现为双相波形，振幅约为 RLN 的 1/3（100 ～ 500μV），潜伏期较短（1.0 ～ 2.0ms），应注意与缺乏双相波形的假性肌电信号鉴别。由于喉上神经外支诱发的肌电信号振幅较低、变异较大、受监测设备限制等影响，术中无法通过比较 S1、S2 信号评估神经功能变化，量化效力较弱，故推荐肌电信号评估法仅作为喉上神经外支功能的次要参考指标。

五、腔镜手术（机器人手术）中喉上神经的保护

腔镜辅助及经乳晕入路等完全腔镜（机器人）甲状腺手术中，因高清腔镜的放大及多角度、广视野的优势，虽然手术视野小，但喉上神经外支的肉眼识别和显露比开放手术方便。腔镜手术中凝切主要依赖能量设备，封闭空间内能量设备的热量传导集中，易造成热损伤。处理甲状腺上极时术者常通过牵拉动作扩大精细操作时的术野范围，此类操作可导致一过性损伤，也可因重复动作造成神经长时间多次受损，因此相对于传统

开放手术，腔镜甲状腺手术中喉上神经外支损伤原因以热损伤及牵拉损伤为主。腔镜手术中推荐喉上神经外支保护方法同开放手术。特殊的是可通过腔镜的放大作用寻找、显露喉上神经外支以减少损伤。如上极显露不佳，可将手术台调整至左高右低或左低右高，充分利用腔镜的优势，显露环甲间隙。应用超声刀处理上极血管时，功能刀头须远离喉上神经外支并向腺体侧做旋转动作，有助于避免喉上神经外支的热损伤。为克服传统探针难以通过常规置入方式实现腔镜（机器人）甲状腺手术中监测喉上神经外支的限制，建议根据不同入路特点甄选监测途径术中神经监测（intraoperative neuromonitoring，IONM）。

六、神经监测技术

Shedd（1966年）及Flisberg（1970年）提出甲状腺手术中用神经监测仪，直接通过电生理刺激了解术中有无喉神经的损伤，观察神经的连续性和电生理传导功能。随着监测设备的不断改进，监测步骤的不断标准化，此项技术成为甲状腺术中判定喉神经功能，预防喉神经损伤的有效辅助手段。近年，在欧美国家甲状腺IONM普及率达到40%～90%，在我国也逐渐被外科医师认可和推广应用。

多年来，甲状腺手术一直存在观念上的分歧。支持"区域保护"者仍然坚持术中保留甲状腺后被膜，使其不被触摸、最少牵拉、尚未分离，以期待完全避免喉返神经损伤；而支持"识别显露"者，通过不断了解喉返神经的走行、安全地显露喉返神经及直视下大胆细心的操作，逐渐熟练喉返神经识别保护技巧，在应对复杂甲状腺手术中更加得心应手。喉返神经损伤发生率因保护方法不同存在差异：不显露喉返神经组为0.8%～33.9%，显露喉返神经组为0.3%～18.9%，IONM联合显露组为0～11%。

IONM原理是根据术中电流刺激使运动神经发生神经肌电反应，接收电极将神经支配肌肉释放的肌电信号形成肌电图波形及提示音，以辅助外科医师了解术中有无喉神经损伤，观察神经的连续性和电生理传导功能（图6-22）。

根据2013年中国医师协会外科医师分会甲状腺外科医师委员会特制的本指南，以下患者优先考虑使用IONM，其他依医师建议应用：①甲状腺肿物位于腺体背侧，可疑

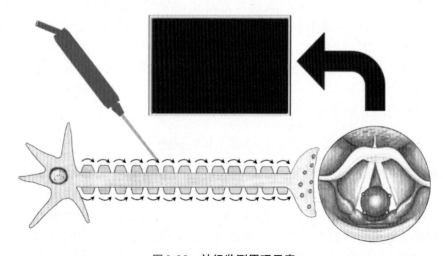

图6-22　神经监测原理示意

近期囊内出血或甲状腺癌患者；②甲状腺功能亢进患者，术前超声提示腺体大且内部血供丰富患者；③甲状腺恶性肿瘤需行颈部淋巴结清扫，尤其有中央组淋巴结肿大患者；④甲状腺再次手术，解剖结构紊乱，组织粘连重患者；⑤胸骨后甲状腺肿，巨大甲状腺肿物，考虑喉返神经有移位患者；⑥术前影像学提示有内脏转位或锁骨下动脉变异，可疑非返性喉返神经患者；⑦已有单侧声带麻痹，对侧叶需行手术治疗患者；⑧需行甲状腺全切除术，特别是腔镜下手术；⑨喉返神经损伤后的修复手术；⑩对音质、音调有特殊要求的患者，要求术中应用IONM的患者等。

特别说明：①如术中探查发现甲状腺癌完全侵透喉返神经，保留神经将不可避免造成肿瘤残留，为彻底切除肿瘤，需切除受侵神经。此种情况下，即使应用IONM也无法避免术后出现声嘶。②如患者术前有声带麻痹，可借助IONM寻找损伤点，在IONM辅助下完成神经修复，但神经功能很难完全恢复。

尽管术中监测较肉眼识别神经方法是否能有效降低喉神经损伤率仍未达成共识，但其较传统方法有许多优势：当一侧手术出现信号丢失时，可提示外科医师分期手术，有助于防止双侧神经损伤，避免气管切开。另外，鉴于大多数神经损伤连续性完整，IONM可预测术后神经功能，而传统的肉眼识别方法却无能为力。IONM可发现解剖变异和神经走行异常，降低神经损伤的风险。连续IONM是一种新型监测模式，通过实时监测肌电信号变化及时发现可逆的神经损伤，从而避免永久性神经损伤，如缝线压迫神经等。连续IONM还能够发现间断监测无法发现的神经近端损伤。进一步证实这些技术进展的优势，仍需要扩大研究规模（图6-23）。

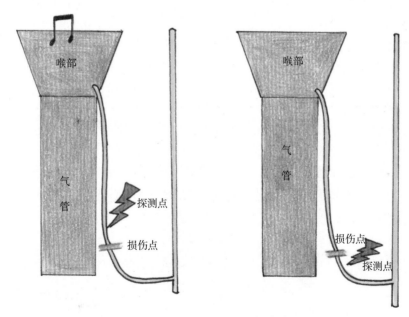

图6-23　神经监测判断损伤点

七、再次手术的神经保护

鉴于术后解剖层次的改变和瘢痕形成，使喉返神经不易解剖和显露，再次手术风险倍增，与初次手术相比，再次甲状腺手术喉返神经损伤风险提高3倍。

1.要选择合适的切口显露手术野 甲状腺良性疾病首次行大部或次全切除术后复发再手术者，首次术后由于颈前肌群与气管发生粘连，会使再从原颈白线切口到达手术野变得困难，甚至不小心会切破气管。甲状腺残留者如B超发现还存在峡部，可以采用原颈白线切口，这样对处理残留甲状腺上极和完整切除峡部更有利；如B超没有发现峡部，则通过颈前肌群和胸锁乳突肌之间间隙进入手术野更方便和安全。如再次手术距首次手术不满3周者，由于粘连较轻，仍可采用原颈白线切口以减少创面。

2.先寻找更容易找到的解剖标志再通过这些标志找到喉返神经 找到残留甲状腺后，用血管钳将其提起，在其背侧仔细寻找，一般都能找到喉返神经。需要注意的是，甲状腺术后复发的结节一般都位于甲状腺背侧。血管钳将残留甲状腺提起后，有时喉返神经会随着上提的结节（特别是结节较大时）一起被上提，与气管近成直角。此时，神经易被误认为一般的纤维条索组织或血管而被损伤。因此，建议不要在没有全程显露喉返神经前轻易切断与气管垂直的纤维条索组织，直至确认喉返神经完整无误后方可进行。

3.对于甲状腺癌首次仅行大部或次全切除术后再手术者可以先找到胸骨甲状肌 这块肌肉术后往往黏附于残留甲状腺、气管和喉返神经表面。找到后将其向内上方提起，解剖出其深面的颈总动脉，这是寻找喉返神经的关键。由于术后颈总动脉会内移与气管靠近。因此，不游离颈总动脉并将其外牵，是无法显露其深面的气管食管沟，也就无法寻找喉返神经。将颈总动脉外牵后，一般选择在靠近锁骨上方的气管食管沟内寻找喉返神经，因为上次手术这一部位的解剖概率相对较小，粘连较轻，找到喉返神经的可能性最大。

4.甲状腺再次手术寻找喉返神经确实存在一定困难和风险 建议，如果一侧腺叶的初次手术最好采用一侧腺叶全或近全切除的方式，摒弃次全或大部切除。如果担心术后出现甲状腺功能减退，可以尽量多保留靠近峡部的甲状腺组织。这样即使复发再次手术也不增加手术难度。

5.其他导致神经损伤风险增加的因素 与再次手术导致组织瘢痕粘连一样，放疗后也会因为组织粘连而导致神经损伤风险增高。另外，巨大甲状腺肿、Graves病和甲状腺炎者，增大的腺体使神经张力增大，更易导致神经损伤。右侧非返性喉返神经与动静脉畸形（右锁骨下动脉变异）相关，其走行变异增加神经损伤风险。因为存在喉外分支的喉返神经解剖更困难，损伤风险高于无分支的喉返神经。

（陈 晓 许 浩）

第五节 腔镜甲状腺手术

一、腔镜甲状腺手术的历史

传统甲状腺手术留下的瘢痕极大地影响颈部外观，不可避免地给患者造成了心理上的阴影。随着腔镜外科的发展，腔镜甲状腺手术（endoscopic thyroid surgery，ETS）应时产生，将颈部切口缩小或隐蔽于远离颈部处，既能切除甲状腺病变组织，又不影响颈部美观。

在过去的20多年中，ETS的发展遵循"微创、美容"的理念，由最初的颈部小切口的Miccoli手术发展到颈部无瘢痕全腔镜甲状腺手术，1995年，美国医师Gagner首次开展全腔镜甲状旁腺手术；1997年，意大利医师Huscher开展了首例全腔镜甲状腺手术（totally endoscopic thyroidectomy，TET）；2001年6月，仇明开展了我国第1例经胸乳入路全腔镜甲状腺手术（totally endoscopic thyroidectomy via breast and chest approach，TET-BCA），其良好的手术及美容效果受到了广大患者和医师的欢迎，此后TET手术在全国各地蓬勃发展。但TET与开放手术相比，仍存在一定的局限和不足，空间建立难度大，过程复杂，延长了手术时间，增加了皮下气肿等并发症，同时手术花费较高，对医师技术要求高，学习时间长，经济效益较低，各种因素也阻碍了其广泛开展。但目前主流观点认为，TET手术并非常规手术，需要选择合适的患者，合适的病例在合适的医院，由合适的医师才能开展。

（一）手术适应证和禁忌证

1. 主要手术适应证

（1）良性肿瘤最大径≤4cm，囊性为主的良性肿瘤可以适当放宽指征。

（2）需要手术的甲状腺功能亢进患者，甲状腺肿大应不超过Ⅱ度，单侧腺体重量评估＜60g。

（3）分化型甲状腺癌瘤直径≤2cm，且未侵犯邻近器官。

（4）良性或低级的滤泡性病变。

（5）早期甲状腺癌等。

2. 主要手术禁忌证

（1）没有颈部美容需求的患者，不推荐施行SET。

（2）肌肉发达的男性或是过于肥胖或合并胸部（包括锁骨）有畸形的患者，不推荐施行SET。

（3）术前考虑甲状腺未分化癌或者髓样癌，不推荐施行SET。

（4）存在以下淋巴结特征之一者不推荐施行SET。

①颈部Ⅰ、Ⅴ区有淋巴结转移。

②胸锁关节水平以下有淋巴转移。

③锁骨下发现淋巴结转移。

④上纵隔有淋巴结转移。

⑤转移淋巴结发生融合固定、淋巴结直径＞2cm。

⑥转移淋巴结存在囊性变、坏死。

（5）经术前评估考虑肿瘤浸润食管、气管、颈动静脉或喉返神经（recurrent laryngeal nerve，RLN）或发生全身其他部位远处转移的患者，不推荐施行SET。

（6）甲状腺癌合并桥本甲状腺炎或其他自身免疫性甲状腺炎的患者，由于手术难度增加，不推荐常规施行SET。

（7）不推荐对曾有过颈部放疗史、消融治疗史或者颈部已有瘢痕的患者施行SET。

（8）曾有过颈部放疗史或有增生性瘢痕患者，术中粘连严重，SET的难度增加，风险高，不推荐施行SET。

（二）其他手术绝对禁忌证

有严重的心、肝、肺、肾等主要脏器功能不全，全身情况差不能耐受全身麻醉，难以纠正的严重凝血功能障碍，甲状腺恶性肿瘤需要扩大切除及淋巴结清扫者，肿块太大（直径超过6cm），应列为禁忌证。

（三）其他手术相对禁忌证

Ⅲ度肿大甲状腺功能亢进、甲状腺疾病术后复发、甲状腺肿瘤过大、甲状腺炎等。

二、腔镜甲状腺手术的术式选择

Miccoli手术：意大利医师Miccoli等于1999年提出该手术方式，在胸骨切迹上方2cm处做长度≤2cm切口，借助拉钩牵开颈部组织，于带状肌下建立手术腔室，进而直接由小切口导入内镜（无Trocar）完成手术操作。Miccoli手术空间的维持主要依赖拉钩牵引，是一种免充气的空间维持方法。经典Miccoli手术严格限制切口长度，且采用简单拉钩建腔，导致手术空间较小且不稳定，手术适应证受限。高力改良的Miccoli手术放宽了切口长度限制，采用专用悬吊装置建腔，很大程度地改善了手术空间，从而拓宽了手术适应证。但无论经典还是改良Miccoli手术，颈部瘢痕是不可避免的；对于美容需求高的患者，该术式不作为首选。

由于腔镜手术使用了电视放大监视系统，甲状腺周围的血管、喉上神经、喉返神经、甲状旁腺这些解剖结构相对更清晰，从而最大程度避免了术中发生损伤。在颈部无瘢痕腔镜甲状腺手术中，入路包括锁骨下、腋下、腋乳、胸前入（包括胸乳入路与全乳晕入路）和经口入路等。现分别介绍如下。

（一）经乳晕径路

目前，TET的首选入路是经胸前入路（胸乳或完全乳晕），该入路颈部完全无瘢痕，美容效果佳；手术视角与开放手术相似，相对简便易学。胸前入路在乳晕和胸前部做切口，注入含有肾上腺素和罗哌卡因的膨胀液，然后通过皮下分离器钝性分离，置入Trocar并导入腔镜和能量器械，进而锐性分离皮下组织，建立手术腔室。胸前入路的空间维持方法主要有免充气、充气和混合空间维持法3种空间维持方法。胸前入路手术操作空间较大，对于有经验的腔镜甲状腺外科医师，甚至足以完成颈侧区的择区清扫。胸前入路建腔的要点是掌握皮下建腔的分离层次，以减少手术创伤和并发症发生。

具体操作为于两侧乳头连线中点、胸骨旁或乳晕内侧做一10mm纵行切口，置入10mm Trocar和30°腹腔镜，充入CO_2，压力小于8mmHg（以下各手术径路中均使用30°腹腔镜，CO_2压力均小于8mmHg），然后在左、右乳晕上缘各切一5mm的切口，向胸骨切迹中点方向穿刺置入5mm套管，置入相应器械进行分离。此方法美容效果好，但剥离范围较大（图6-24）。

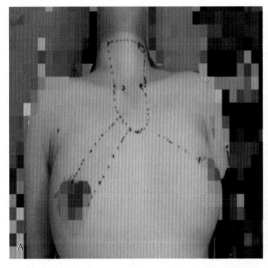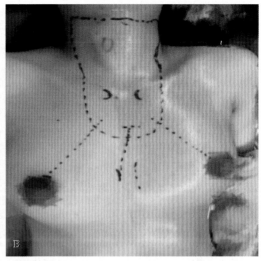

图6-24 经胸入路示意

A.全乳晕入路 B.胸乳入路

（二）胸骨切迹径路

于胸骨切迹上方中点做10mm切口，然后另行2个5mm切口，分别插入相应Trocar并缝合固定，送入腔镜及器械进行操作。该径路剥离范围较小，但美容效果欠佳。

（三）锁骨下径路

在病灶侧锁骨下做一10mm切口，置入腹腔镜，于对侧锁骨下及病灶侧颈侧部，分别穿刺2个5mm Trocar，置入手术器械。该径路美容效果比胸骨切迹径路好，创伤较乳晕及胸骨前径路小，但美容效果不太理想，适用于男性患者。锁骨下入路具有皮下隧道短、创伤小、操作简便等优点。然而，锁骨下入路只能处理单侧病灶，且遗留锁骨下手术瘢痕，美容效果不及胸前入路。

（四）腋径路

经腋窝入路在腋前线做切口，沿胸大肌筋膜分离皮下组织，然后置入Trocar充入CO_2建立气腹或采用悬吊装置牵拉建腔，直视下于该操作孔上下各行一个5mm切口，分别插入5mm Trocar。用以送入操作器械。该径路创伤小，术后恢复快，美容效果好。经腋窝入路能较好地显露甲状腺上下极，手术分离范围也较小，但跨过前正中线处理对侧病灶难度较大。对于甲状腺全切手术，有学者建议做双侧切口，以降低手术难度；但也有学者认为单侧切口，结合30°镜头和手术床转动，是可以完成甲状腺全切手术的。

（五）胸骨前径路

于胸骨前平双乳头连线做一10mm切口，然后于左、右乳头上方5cm处各做5mm切口。置入Trocar及操作器械。与胸骨切迹径路相比，切口隐蔽、美容效果佳，与乳晕径路相比，无须过多地游离皮瓣，创伤较轻。

（六）口腔径路

经口入路的首选入路是经口腔前庭入路。手术切口位于口腔前庭，实现体表完全无瘢，具有极佳的美容效果。目前，经口甲状腺手术单孔免充气术式和3孔充气术式均有报道。经口入路在处理甲状腺下极和清扫低位淋巴结方面较传统腔镜手术有优势，且切口距离甲状腺较近，创伤小，具有较好的美容和微创效果。

三、TET手术技巧（以经胸乳入路为例）

胸乳入路中间切口位于两乳头之间，中线偏右侧约1横指处；两侧切口分别位于左、右乳晕边缘，左侧位于10～11点处，右侧位于1～2点处。胸乳入路中间切口为观察孔，长约12mm，两侧切口为操作孔，均长约6mm。如果患者乳房较为丰满，可选择加长Trocar。若是男性患者，切口可选择第3或第4肋间横行切口。切口避开胸骨前方及女性乳腺的内上象限以免瘢痕过度增生影响外观。胸壁已有陈旧瘢痕，可以选择原瘢痕进行手术。将观察孔右移至右侧乳晕内侧缘，避免了胸部正中切口术后瘢痕增生的问题，同时利用乳晕的自然"黑色"来掩盖手术瘢痕，美容效果极佳。

（一）手术器械

SET的器械包括常规内镜器械和特殊器械。常规内镜器械包括10mm的30°腔镜系统、CO_2气腹机系统、内镜下能量器械（φ：5mm）、1只10mm的Trocar、2只5mm的Trocar、电凝钩、吸引器、无创带锁扣抓钳、分离钳、持针器等。特殊器械包括注水器、皮下分离器或者可视的剥离器、专用拉钩2～4只、神经检测多功能分离钳等。对于乳房较大，体形较高患者，建议使用加长的Trocar。建议使用腔镜甲状腺专用设备，包括可视的、小头的Trocar及分离棒，神经监测多功能分离钳，MiniLap经皮微创手术系统，腔镜甲状腺专用拉钩，可以有效缩短手术时间，减少手术并发症。

（二）手术准备

患者体位取"人"字位，仰卧，肩部垫枕，枕部垫头圈，保持颈部轻度过伸位。双下肢外展成45°～60°，绷带妥善固定。双臂内收于身体两侧，固定。主刀医师站位于患者双下肢之间或根据个人习惯站站位于患者侧方。第一助手坐于患者右侧扶镜，第二助手根据病变位置选择于患者身体两侧持腔镜拉钩，器械台及洗手护士位于患者左侧。连接电子镜、电凝钩、吸引器、超声刀后，置于患者左侧无菌储物袋中。消毒范围上达下唇，外至上臂中部及腋中线，下至脐水平，双腿、腹部均须铺满无菌单（图6-25）。

（三）空间建立

手术空间的建立，是SET操作的第1步。胸前入路在乳晕和胸前部做切口，注入或不注入含有肾上腺素和罗哌卡因的膨胀液，分离空间前注射膨胀液体，膨胀液推荐使用含1∶10万肾上腺素的生理盐水70～80ml加20～30ml罗哌卡因混合利于手术空间的建立。通过皮下分离器钝性分离，置入Trocar并导入腔镜和能量器械，进而锐性分离皮下组织，建立手术空间。注射膨胀液主要目的是避免钝性分离皮下组织时层次混乱和皮下

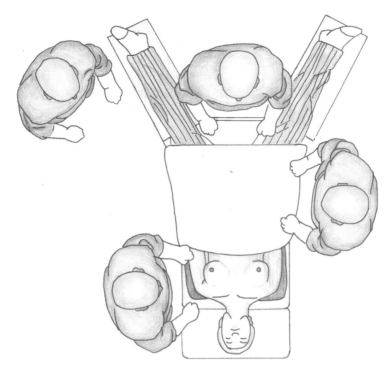

图6-25　腔镜甲状腺手术体位及手术室位置摆放

出血，注射范围仅限于胸前壁。膨胀液中的肾上腺素可以收缩血管并减少出血，罗哌卡因可有效地降低术后疼痛。为减少后续操作产生过多雾气，用皮下分离器分离后及时用纱布卷将膨胀液自切口挤出，再置入主Trocar。

1.空间初步建立　有条件建议使用可视皮下分离器，在皮下组织与肌筋膜之间建立导引隧道。隧道在胸骨柄处交点，分别朝向两侧胸锁关节。建立手术空间时，层次过深容易导致出血，过浅则会导致皮肤损伤。采用可视分离器有利于把握分离层次，在胸前壁，尽可能在浅筋膜与胸大肌筋膜之间分离；在颈部，尽可能在颈浅筋膜与颈深筋膜浅层之间分离（图6-26）。

2.空间维持方法　CO_2充气、甲状腺专用腔镜拉钩或缝线牵拉合理使用，或者几种方法混合，以充分显露手术野。腔镜手术空间维持主要有免充气、充气和混合空间维持法3种方法。免充气法单纯悬吊牵拉颈前皮瓣维持手术空间，能避免CO_2引起的并发症，但视野显露欠佳，操作不便，颈部创伤增大。充气法通过CO_2压力维持手术空间，但＞10mmHg

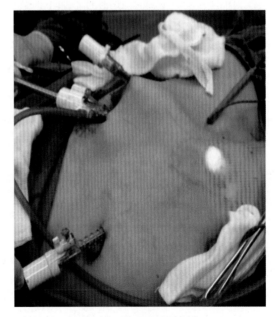

图6-26　全乳晕空间建立

（1mmHg=0.133kPa）时，容易出现高碳酸血症或皮下气肿等，压力低时不足以清晰显露。混合空间法采用CO_2气腹和牵引，压力维持在6mmHg，按照手术需要调整牵引位置和方向与力度，建立满意的手术视野同时最大限度防止高CO_2产生的并发症。

（四）腺体切除

SET切除腺体的原则和范围与开放手术基本一致，良性疾病可行腺叶近全切除或者次全切除，对于恶性肿瘤需行甲状腺全切时。SET手术中要避免气管、食管的损伤；注意保护甲状旁腺以及喉上神经外侧支（external branch of laryngeal nerve，EBSLN）与喉返神经。

SET腺叶切除步骤，建议采用中间入路。气管是SET的航标，首先离断峡部，显露气管可以预防发生严重并发症（气管、食管和RLN损伤等）。使用能量器械离断重要的血管时，包括甲状腺上极血管、下动脉及甲状腺中静脉，应使用移行凝闭或者分次凝闭切割法。对于比较粗的血管可以使用钛夹或者塑料夹。EBSLN保护可以通过神经监测定位显露，或者区域保护法；使用神经监测可以有效提高SET手术中RLN定位及显露效率，判断神经功能，减少永久性神经损伤，并缩短SET学习时间。

SET中，显露RLN后，建议置入干纱条带，置于RLN表面保护神经，超声刀的功能刀头远离RLN以避免超声刀的热灼伤，保持超声刀与RLN的安全距离在3mm以上。动物实验证实，超声刀激发后直接接触RLN会造成热损伤，尽管文献报道能量器械存在它的安全距离，为3mm，但考虑到激发强度、持续时间等因素的不同影响有一定差异，在神经表面使用干纱条可以有效阻挡热量传导或误触损伤。

1.显露甲状腺腺体　同开放手术类似，先切开颈白线，再置入拉钩。空间建立后，切开颈白线可以使用超声刀和电钩。使用超声刀时要注意超声刀的功能刀头尽可能朝上，如果功能刀头朝下，要将组织挑起后再烧断，或者适当扭转，防止气管损伤。初学者，切记上提带状肌，功能刀头朝上。在患侧胸锁乳突肌外侧缘，环状软骨水平处用18G粗针刺穿皮肤后，穿入专用拉钩。穿入专用拉钩要紧贴胸锁乳突肌表面，如果拉钩位置过高，会出现显露不佳，导致操作困难的情况。由于个体差异，根据患者体形、肌肉的发达程度等综合情况，需选择合适型号的拉钩。另外，初学者建立的空间往往偏深、颈浅、颈外静脉及其属支往往在皮瓣上，置入拉钩要避免损伤皮瓣上的血管，导致皮瓣淤血或出血。显露甲状腺后，从中间Trocar放入长度8cm左右的蓝色纱条（尽可能选择深色）。然后使用1ml针管抽取0.1ml纳米炭，采用5号的注射针头，经皮肤刺入，注入甲状腺的中部。

纳米炭注射过程中，需要注意以下6点。

（1）针管抽取0.1ml纳米炭后，先排空针管的空气，再套上5号细针头。套上细针头以后不能再排气，否则注射针尖上会残留纳米炭。使用针尖带有纳米炭的针头刺穿皮肤时，会在皮肤上留下永久的"黑痣"。

（2）注射完纳米炭的针头，要利用纱条带及周围的肌肉把针头擦干净。否则同样会在皮肤上染上"黑痣"。

（3）尽可能在手术前超声引导下完成纳米炭的注射，要使用1ml皮试针头。

（4）注射纳米炭，要避开肿瘤，注入到甲状腺腺体的中部，不要过深或过浅。纳米炭注射过深，会把甲状腺背侧的喉返神经（recurrent laryngeal nerve，RLN）及气管染黑；纳米炭注射过浅，会导致纳米炭外溢，影响手术野的清晰度。为了控制针头的深度，可以将细针头折弯，这样可以控制进针的深度。

（5）注射纳米炭时，要尽量保持甲状腺包膜的完整性，否则也会出现纳米炭液体的外溢。

（6）纳米炭注射完毕后，可能会出现甲状腺表面针头戳孔处渗血和少量纳米炭渗出，此时应使用蓝色纱条带压住戳孔处。

2.显露气管 游离及离断甲状腺周围的组织、韧带及血管是甲状腺腺叶切除的关键步骤；离断峡部与气管的显露是腔镜甲状腺的第一步，气管是腔镜甲状腺手术的航标，可以预防发生严重并发症（气管、食管和RLN损伤等）。我们提倡的"中间入路法切除甲状腺"，已经被广泛的接受，尤其是在腔镜甲状腺手术中。具体步骤：先在甲状腺峡部下方显露气管，找到气管，分离并切断甲状腺峡部。切开甲状腺悬韧带，显露环甲间隙。该步骤要注意以下几点。

（1）巨大的甲状腺肿瘤压迫气管的、造成气管移位的，往往寻找气管困难，初学者要避免选择这类病例或肿瘤位于峡部者。

（2）做腺叶切除时，尽可能和甲状腺峡部一并切除。所以在做左侧腺叶切除，要靠右侧断峡部。如果做双侧甲状腺切除时，要在中间离断峡部，便于钳夹牵拉甲状腺组织。

（3）峡部特别肿大者，可以先切除峡部（即分次切除技术），离断峡部前尽可能分离峡部与双侧腺叶交界，以及与气管间的疏松组织。

（4）甲状腺峡部不必和锥状叶一起切除。由于操作空间的限制，同时切除锥状叶容易损伤环甲肌及甲状软骨；腺叶一起切除时，锥状叶会影响甲状腺上极血管的处理。

（5）显露环甲间隙时，无损伤抓钳往外下放牵拉甲状腺组织，超声刀功能刀头要远离环甲肌。

3.显露颈总动脉 将甲状腺向内侧牵引，拉钩牵开带状肌，显露颈总动脉；多数患者有甲状腺中静脉，显露颈总动脉前予以离断。这里需要注意以下2点。

（1）需要灵活运用甲状腺专用拉钩，通过旋转、移动、改变用力方向，充分显露手术野，避免拉钩的尖头刺伤周围组织。

（2）甲状腺中静脉往往较粗，应用超声刀分3次凝闭后切断：近端凝闭，远端（甲状腺表面）凝闭，两者之间再凝闭离断；近端也可以考虑使用Hemolock。甲状腺侧出血无法用能量器械止血，可以用3-0带针线缝合止血。

4.离断甲状腺上极血管 向外下牵引甲状腺，沿环甲间隙继续往上分离；往内牵拉甲状腺上极，沿颈总动脉往上分离，可以显露甲状腺上极血管。可以用多功能神经监测钳分离和监测喉上神经。沿甲状腺往上分离甲状腺上极血管，分次凝闭并切断。对于较粗的血管，也可以使用钛夹或者可吸收夹。注意以下2点。

（1）做喉上神经监测时，有两种方法：一种是用刺激电流3.0mA直接查找到喉上神经，再用刺激电流1.0mA确定喉上神经；另一种方法时是回避法，先分离好甲状腺上动脉，在准备切断甲状腺上动脉之前，用刺激电流3.0mA在拟准备切断的位置周围探测有无喉上神经刺激的信号（环甲肌收缩或者肌电信号）。确定无信号，再分次凝闭甲状腺上极血管。

（2）分离甲状腺上动脉时，上动脉前支相对容易找到，而后支常常显露困难。可以先分次凝闭并切断甲状腺上动脉前支，后支可以仅做凝闭暂时不切断，留作后面处理。

5.离断甲状腺下极血管　向内上牵引甲状腺，沿甲状腺下极，紧贴甲状腺组织凝闭切断甲状腺下动脉的2～3级分支及伴行静脉，将甲状腺逐渐向上翻起，游离下1/3腺体，便于显露RLN。要避免过度上提甲腺，以免损伤RLN，推荐用神经监测提前定位RLN及其走行。

6. RLN的显露与功能保护　游离甲状腺下1/3，将甲状腺向上方牵引，继续切断甲状腺下血管分支至RLN接近入喉处1cm左右处寻找RLN。如果使用神经监测设备，可以提前定位并了解RLN的走行路线，再按照第5个步骤离断下极血管。找到RLN后，置入干纱条带（蓝色，长8cm左右），置于RLN表面保护神经，避免超声刀的热灼伤。将甲状腺自下而上完整切除。推荐采用多功能神经监测钳进行RLN术中监测，实现腔镜下RLN的实时监测。注意以下6点。

（1）显露RLN难免有出血，没有明确RLN前不能用能量器械盲目止血；为了减少出血，可以先离断下极的血管，再寻找RLN。

（2）同开放手术一样，利用神经监测，可以快速定位并显露RLN，可以明显缩短学习曲线。

（3）使用多功能神经监测钳，刺激电流比普通的探针大一些，一般用3.0～5.0mA，找到疑似RLN后，再用1.5～2.0mA确定RLN。

（4）超声刀的功能刀头远离RLN。

（5）保持超声刀与RLN的距离要在3mm以上。

（6）处理RLN附近的出血，也可以使用特制的双极电凝。

7.原位保留上位甲状旁腺并完整切除甲状腺腺叶　高清腔镜的广泛应用及腔镜的放大作用，加上纳米炭的应用，腔镜甲状腺手术发现甲状旁腺非常容易，但是保留旁腺（尤其是A2、A3型甲状旁腺）相对困难。腺叶切除紧贴甲状腺真包膜分离，借助Minilap，完全可以原位保留甲状旁腺（尤其是上甲状旁腺）。注意以下6点。

（1）保护旁腺及其血供，避免超声刀的热灼伤。

（2）利用甲状旁腺负显影技术，协助术中鉴别和保护旁腺。

（3）确保原位保留上位旁腺。上提甲状腺的时候，通常在RLN入喉处的外上方可显露上位旁腺。

（4）淤血的甲状旁腺，利用7号针头刺破其包膜或借助剪刀原位剪破包膜。

（5）无法原位保留或者没有血供的甲状旁腺常规做自体移植。

（6）仔细检查标本有无被误切的甲状旁腺，经病理确定后自体移植。

（五）中央区淋巴结清扫

根据中国版指南推荐，术前需要常规做颈部增强CT，评估淋巴结转移情况，甲状腺乳头状癌需要常规行中央区淋巴结清扫，SET的清扫范围应与开放手术一致。术前应详细评估，对于无法达到开放清扫范围的病例，不应推荐SET手术。初学者，原则上要选择CN0的病例开展颈部无瘢痕的腔镜甲状腺手术。术前评估发现以下情况应视为腔镜下中央区淋巴结清扫的禁忌证：①淋巴结广泛转移；②转移淋巴结融合固定；③转移的淋巴结位于锁骨平面以下；④转移的淋巴结侵犯周围器官，如气管、食管、颈总动脉、静内静脉和喉返神经等。如果术中发现有此类情况，也应及时中转开放手术。

使用淋巴结示踪剂、甲状旁腺负显影剂，可更好地辨认淋巴结及甲状旁腺，有助于淋巴结清扫和甲状旁腺的保护。有时为了保护甲状旁腺，可以仅行甲状旁腺边上淋巴结摘除。

为了便于操作及保护RLN，中央区清扫可以分块清扫。行右侧中央区清扫时，先清扫RLN前方的脂肪淋巴组织，再将RLN往外侧牵拉，清扫RLN与气管之间，食管前方脂肪淋巴组织。

本书以左侧中央区清扫为例，介绍全乳晕入路腔镜下中央区淋巴结清扫的步骤，为了便于记忆，手术步骤归纳为以下7步。

第一步：手术野的显露。手术野的良好显露是手术成功的关键。腔镜下甲状腺及淋巴结清扫时手术野显露的方法很多，推荐置入2个甲状腺专用拉钩来协助完成中央区淋巴结清扫。在腺叶切除处置入1个甲状腺专用拉钩的基础上，需要置入第2个拉钩来维持清扫淋巴结需要的空间。上拉钩是在甲状软骨下缘水平，下拉钩在紧贴锁骨上缘。2个拉钩均要紧贴胸锁乳突肌表面。因为甲状腺专用拉钩的尖端较钝，置入拉钩时，需要先用16号粗针头，垂直经皮肤戳孔。然后，再经戳孔处置入拉钩。拉钩的尖端也需要垂直皮肤，然后旋转置入。拉钩的应用注意以下几点。

①甲状腺专用拉钩，分为拉钩朝上和拉钩朝下两个方向。上拉钩需要使用拉钩朝上方向的甲状腺专用拉钩，下拉钩需要置入拉钩朝下方向的甲状腺专用拉钩；这样更有利于手术野的显露。

②置入拉钩时，要注意避开血管。拉钩旋转时，要注意旋转方向，尽量向甲状腺专用拉钩尖端的反方向旋转，避免尖端刺破周围的血管，如颈前静脉等。同时，拉钩尖端也容易刺入带状肌，引发出血等，术中要小心操作。

③置入拉钩尽量紧贴胸锁乳突肌表面，如果远离胸锁乳突肌表面，常会使拉钩不能水平方向牵拉，进而影响手术野的显露。

④助手通过调整拉钩用力方向以达到最佳的显露。

第二步：清扫气管前方的淋巴结。用上拉钩推开右侧带状肌，下拉钩将左侧带状肌拉开，显露气管前方的淋巴脂肪组织。将气管前方和气管右侧缘水平的淋巴及脂肪组织切开。需要注意几点：切开气管前方的淋巴脂肪组织时，注意不要损伤气管。超声刀激发时，尽量使功能刀头远离气管。清扫左侧中央区时，其右侧界是在气管右缘水平。在气管右侧附近清扫时，注意不要牵拉过度，导致损伤被牵拉上提的右侧喉返神经。此区域的胸腺尽量保留，如果胸腺对手术视野阻挡明显，影响手术，可以一并切除。

第三步：显露左侧颈总动脉。用上拉钩推开气管。左手持无创抓钳将淋巴脂肪组织向右侧牵拉，显露左侧颈总动脉。左侧颈总动脉是左侧中央区清扫的左侧界。清扫时，注意超声刀的功能刀头，尽量远离颈总动脉。

第四步：显露上段喉返神经。左手持无创抓钳将淋巴脂肪组织向外下侧牵拉，从喉返神经入喉附近处，用直角分离钳自上向下仔细分离喉返神经。在分离过程中，可能会遇到出血。这时候，不要盲目钳夹止血。可以用蓝色纱条带覆盖压住出血点，吸尽积血后，看清楚神经位置后再处理出血的血管。

第五步：显露下段喉返神经。用直角分离钳分离下段喉返神经时，会感觉分离困难。此时，可以使用神经监测钳，自下而上分离下段喉返神经。清扫喉返神经前方淋巴结，连同气管前方淋巴结一并移除。监测 R2 和 V2 信号。在分离下段喉返神经时，要尽量原位保留甲状旁腺组织和胸腺；同时要注意避免过度牵拉，造成喉返神经的损伤。相比左侧喉返神经，右侧喉返神经位置较浅，右侧中央区淋巴结清扫时，还要注意清扫右侧喉返神经后方的淋巴结，清扫时要注意勿损伤食管。

第六步：将清扫出的淋巴脂肪组织，使用标本袋取出。并仔细寻找甲状旁腺。如果找到甲状旁腺，冷冻切片证实后，将甲状旁腺切碎后，与生理盐水 1 ～ 2ml 混合，制成甲状旁腺混悬液，用注射器的粗针头经皮肤注入胸锁乳突肌内。

第七步：将喉前组织（锥状叶和喉前淋巴结）一并切除。因为甲状腺锥状叶的位置较高，通常需要助手将锥状叶上方的皮肤用手指捏紧上提，可以更好的显露锥状叶，方便切除干净。

最后，彻底止血后，用蒸馏水冲洗手术野，同时麻醉师鼓肺，仔细检查无活动性出血。然后缝合颈白线后，放置引流管，缝合皮肤切口。需要注意以下几点。

①腔镜甲状腺术后出血，多来自颈前的小静脉，以及隧道出血。因此，止血的重点是在颈前的小血管和隧道。Trocar 拔出后，要仔细检查隧道内口有无出血。如果止血不满意，需要在颈部和胸部加压包扎。

②缝合颈白线时，颈白线下段，要留 1 个 1cm 左右的缝隙，放置引流管。不要把颈白线完全缝合。颈部留下这个 1cm 的缝隙很重要。一旦甲状腺窝内出血，出血可以通过这个缝隙流出到颈前的操作空间里，避免发生窒息；同时，颈部可以早期出现"面包形状"的隆起，让临床医师早期发现颈部出血，早期处理。

③患者在术后拔气管插管的时候，常常会在剧烈咳嗽后，引发颈部出血。麻醉医师鼓肺，主要是提高颈胸部静脉的静脉压，相当于提前让患者"咳嗽"，从而提早干预处理潜在的出血点，避免术后二次手术止血。

④缝合乳晕切口时，要特别注意右乳晕 3 点左右的观察孔皮下及皮肤的缝合。由于乳房的重力作用，观察孔皮肤切口相对容易裂开。要注意此处的皮肤需要严密缝合，并术后早期戴胸罩，避免切口裂开。

⑤一般情况下，术后 3d 左右，引流量＜30ml，可以考虑拔出引流管出院。

（六）择区性的淋巴结清扫

需要进行择区性的淋巴结清扫的患者术前评估非常重要，SET 的清扫范围应与开放手术一致。根据术前的影像学及其肿瘤的位置，结合术中清扫淋巴结的冷冻检查结果，选择性清扫Ⅲ区、Ⅳ区及部分ⅤB区或者加ⅡA/B区。择区性的淋巴结清扫难度较大，对手术者技能要求很高，不作为常规推荐。转移淋巴结位置如低于锁骨上平面 1.5cm 以内，淋巴结固定或侵犯重要组织，或者囊性变，不建议行 SET 腔镜清扫。建议尽量保留胸导管及淋巴导管，如有破损，可使用缝合结扎、一次性可吸收夹或者钛夹夹闭。

（七）标本的取出及创面的冲洗

用标本袋完整取出标本是防止甲状腺及其肿瘤异位种植的关键。无菌蒸馏水冲洗，是减少术后异位种植的必要步骤，无论是良性还是恶性患者，都应常规进行。蒸馏水浸泡只能破坏游离单个细胞，主要通过反复冲洗将组织块带出减少种植。标本应置入坚实而不易破裂的标本袋中完整取出。手术创面（包括手术空间及隧道）应该用无菌的蒸馏水反复冲洗干净。

四、甲状腺腔镜手术并发症及处理原则

（一）出血

术后出血仍然是SET术后常见的并发症，出血原因多见于甲状腺供应动静脉及分支、皮下的静脉、肌肉的营养血管等。出血多数发生于术后12h以内，也有术后3d拔管时发生。一般分为隧道出血、手术空间出血及甲状腺手术创面的出血。由于腔镜手术入路隐蔽、路程远、皮瓣剥离区域广，因此出血的原因有多种。

1.术后出血的原因

（1）制作腔隙层次不对致肌肉血管损伤。

（2）超声刀使用不当误伤血管或缝合不全损伤腺体血管。如出血量大，引流不畅，可有颈部肿胀，严重时压迫气管导致呼吸困难、烦躁、发绀甚至窒息。术后密切观察引流管引流情况，局部间断冷敷可使皮下血管收缩，起到止血作用，从而预防出血的发生。冷敷时避开心尖部，同时密切观察患者心率变化。

2.术后出血的处理

（1）术后出血如果有必要再次手术，推荐首选再次行腔镜下止血。

（2）术后出血致呼吸困难或窒息危及生命时，建议立即采用传统开放手术。

（3）考虑隧道内出血时可行局部打包缝扎止血，关键要封闭隧道内口，防止鲜血流入手术野。

（4）皮下气肿或纵隔气肿若不影响呼吸和循环功能，无须特殊处理。

（5）皮下积液、皮肤瘀斑可无须特殊处理；局部皮肤坏死可延期缝合或选择二期整形手术。

（6）应严格遵循无瘤原则，防止肿瘤的异位种植。

（二）喉上、喉返神经损伤

1.甲状腺腔镜手术最常见的并发症发生的可能原因

（1）术中切断、结扎或过度牵拉神经；

（2）术后神经组织水肿或缺血；

（3）术后血肿、瘢痕压迫神经等；

（4）超声刀热损伤。

2.为了尽量减少此类并发症的发生，术后应严密观察患者有无声嘶、音调降低、失声等症状，如发现上述症状应及时查明病因予以处理。为了保护喉返神经，手术时必须

做到。

（1）切除甲状腺时应保留腺体背面的完整性；

（2）靠近颈总动脉、远离腺体分离并结扎甲状腺下动脉；

（3）减少术中出血，保持手术野的清晰；

（4）术中轻巧操作，切勿将甲状腺下动脉做大块结扎，应用超声刀尽量游离下动脉，最好达到"骨骼化"后再切断；

（5）对于甲状腺下极粘连严重者，在不违反切除原则的情况下，可保留下极少许腺体而不离断下动脉。

（三）脂肪液化、皮肤红肿和瘀斑、皮下感染积液等

腔镜甲状腺手术需要在胸前及颈前部分离出一个潜在的空间，如果技术不熟练，分离的层次不对，则可能损伤皮下脂肪层，甚至损伤皮下小血管或真皮层，从而导致皮下脂肪液化，皮肤瘀斑、红肿等，严重者可引起皮下软组织感染。术后保持引流通畅，排出创面积液、积气，观察前胸部皮肤颜色，皮下瘀斑一般可自行消失，不必特殊处理，严重者用局部冷敷可预防和缓解皮肤瘀斑、红肿，同时定期换药，应用抗生素预防感染。

（四）颈胸皮肤发紧不适

腔镜甲状腺手术需要在颈胸部皮下分离出一个手术操作空间，术后空间消失，并很快愈合形成瘢痕，部分患者术后会感觉颈胸部皮肤发紧不适，皮下分离范围处的皮肤不能像其他区域正常皮肤一样提起活动，活动头部时存在僵硬感。此种情况一般不需要特殊处理，术后3个月后会自动消失，倘若持续存在，可局部理疗减轻症状。

（五）甲状旁腺损伤

原因通常是未完全分离甲状旁腺，将甲状旁腺和腺体一并切除，或甲状旁腺血管损伤致缺血引起，表现为面部、口唇周围和手足有针刺和麻木感，随着血钙浓度下降，神经肌肉的应急性显著提高，引起手足抽搐，多发生在术后1～2d。术中操作时应钝性显露甲状旁腺，使甲状旁腺与甲状腺分开，然后紧贴甲状腺操作。术后定时巡视，严密观察，询问患者自我感觉。

（六）气管损伤、食管损伤

气道损伤、食管损伤较少见，其损伤系操作过深、视野不清而盲目切割，在环甲膜附近牵拉过度牵起环甲膜或超声刀距气道太近所致。为避免此类并发症的发生，一定要细致解剖，避免盲目切割组织团块，引起气管、食管损伤。

（七）甲状腺功能低下

系甲状腺全部切除或切除过多所致。对策：①尽量保存正常的腺体组织，甲状腺功能亢进者要保留背侧腺体约拇指样大；②长期服用甲状腺素片，根据甲状腺功能水平检测适当调整用量。

（八）CO_2相关并发症

主要是高碳酸血症与皮下气肿，术中需向术野组织腔隙内注入CO_2气体以保证操作空间。由于这一腔隙与胸腔、腹腔不同，没有相对完整、密闭的浆膜来封闭，而是利用皮下组织间的潜在腔隙形成的，皮下组织较腹膜更易吸收造成二氧化碳潴留，引起高碳酸血症；此外，若$PaCO_2$显著升高，pH显著下降，需考虑气体可能沿皮下广泛蔓延，导致广泛性皮下气肿，甚至纵隔气肿。一旦出现与CO_2有关的并发症可通过以下方法处理：①降低CO_2压力（＜10mmHg）；②严重酸中毒时予以碱性药物；③加强通气，促进CO_2排出。

五、其他常见问题及处理措施

（一）第一助手（扶镜手）常见问题及处理措施

1.超声刀、电钩烧灼引起的烟雾影响术野　与腹部腔镜手术相比，SET空间相对较小，少量烟雾即可使术野变得模糊不清。此时可通过腔镜甲状腺专用Trocar的排烟管接负压吸引，排出烟雾。同时，要求分离解剖喉返神经、甲状旁腺等精细操作时，腔镜镜头应靠近操作野；在超声刀激发时，适当后退镜头。

2.镜头模糊　术中出现镜头模糊时，应用70～80℃的水擦洗镜头。如果用冷水擦洗，会出现水雾，影响镜头清晰度。同时，用纱条擦净主Trocar活瓣上的水渍与污迹。

3.摄像头角度不正导致视野偏移，左右晃动。这要求扶镜手调整镜头至气管基本垂直于显示屏，而始终保持摄像头处于平衡状态。大多数初学者不善于利用30°镜。如看天花板时，30°镜方向应向上。

4.术野偏离监视器中心而影响手术　腔镜扩展了术者的视野，镜子代表术者的眼睛，扶镜手的工作至关重要，术中应充分利用30°腔镜旋转显示术野，以满足术者需求。

（二）空间建立的常见问题及处理措施

1.皮下气肿　SET推荐采用充气法或混合充气的空间维持方法。建议CO_2气腹压力控制在6～8mmHg，以预防皮下气肿的发生。皮下气肿的常见表现为术后患者颈部或腋下有捻发音、捻发感，多无须特殊处理，术后2d即可吸收。如术后出现皮下气肿或积液，同时负压引流无效，需注意排除气管、食管损伤的可能，必要时再次手术探查。

2.皮肤损伤　这是初学者建立空间经常遇到的问题，原因主要是分离层次过浅，未坚持"宁深勿浅"的原则。常见损伤部位如下。

（1）胸锁关节处。因此处皮肤往往凹凸不平，分离层次不清时容易损伤皮肤。

（2）胸锁乳突肌外侧与皮肤交界处。此处损伤多与使用电钩分离有关。建立空间时，显露胸锁乳突肌胸骨头后，务必改用超声刀。

（3）甲状软骨水平皮肤也容易破损。

空间分离时，越靠近上方，越难以分离。左手持吸引器尽可能上提皮瓣，利用超声刀钝性分离疏松组织，切割凝闭主要血管。遇皮瓣出血，可用超声刀凝闭，务必注意功能刀头远离皮肤。SET以微创美容为初衷，皮肤破损是患者无法接受的；因此初学者建立空间时应慎之又慎。

3.胸骨上窝处层次偏深空间建立时将胸骨上窝处深层的脂肪纤维组织分离到"天花板"上，导致术后此处局部隆起或皮肤凹凸不平。胸骨上窝的深层脂肪纤维组织，应尽量留在"地板上"，如果误将其分离至天花板上，可用超声刀切除，以免影响外观。

4.建腔方向偏离这是开展初期常见问题。初学者往往空间感比较差，经常跟着镜子走，认为镜子照到的地方就是正前方，容易导致建腔时偏离正中方向。行之有效的方法是标记预分离范围。建腔时，经常用手指按压胸、颈部中间处，以确认中线位置。

（三）甲状腺切除及淋巴结清扫的常见问题及处理措施

使用腔镜甲状腺专用拉钩、Minilap、运动神经检查设备、甲状旁腺负显影技术等，按王氏七步法行完全SET，并完成中央区淋巴结清扫，可有效减少喉返神经与甲状旁腺的损伤。

1.喉返神经损伤　避免喉返神经损伤是大家最关心的问题。最常见的是入喉处喉返神经损伤，主要为牵拉伤，左侧多于右侧；其次是热损伤，右侧多于左侧。对于良性甲状腺疾病，避免入喉处喉返神经损伤的最好方法是选择甲状腺腺叶近全切除术；对于恶性病变，应利用精细的分离钳，以喉返神经为中心，分离出足够空间，在其前方置入深色小纱布条，功能刀头远离喉返神经，内外侧组织分别离断。建议使用多功能神经检测分离钳为先行试探，用3mA的刺激电流，确保没有喉返神经的刺激信号，再用超声刀离断组织，可避免超声刀的热损伤。SET术中出血时，只能选择纱布压迫，借助吸引器的吸引与分离等，充分显露喉返神经，才能用超声刀或精细的双极电凝止血，以免误伤喉返神经。喉返神经的离断多见于甲状腺切除及自下而上行中央区淋巴结清扫，在"误将血管当神经的基础上"发生。比较少见的情况有两种：①入喉处喉返神经的分支比较低，后支被分离出来，前支未注意保护，从而造成横断伤；②喉返神经的横断伤。腔镜甲状腺外科医师必须具备丰富的开放手术经验，熟悉各种解剖及其变异；清扫中央区淋巴结时，利用直角小弯分离钳自上而下、上下会师的方法全程显露保护喉返神经的结构与功能的完整性。初学者最好能规范化使用运动神经监测技术，定位喉返神经及其走行，鉴别血管与喉返神经，以保护喉返神经。

2.甲状旁腺损伤　很多术者担心SET不容易保留旁腺，而惧怕行双侧甲状腺手术。事实上，高清腔镜具有放大效果，SET术中可清晰辨别甲状旁腺，尤其位置相对固定的上位旁腺。开放手术中，自上向下寻找甲状旁腺，前方往往有甲状腺阻挡；而腔镜甲状腺手术中，腺体基本游离并上提后，可水平方向观察上位甲状旁腺，有更好的观察角度，上位甲状旁腺及其血供更容易保护。原位保留下位甲状旁腺相对困难，可利用甲状旁腺负显影技术，并借助minilap协助手术，即使行中央区淋巴结清扫，B型甲状旁腺也容易原位保留，不能原位保留的甲状旁腺，可采取策略性的主动自体移植。对于低危组甲状腺癌患者，可用近全切代替全切；近全切既不影响疗效及其后续治疗，又能有效防止永久性甲状旁腺功能低下。

3.气管损伤气管损伤　有全层损伤与非全层损伤，前者多数情况下是因无腔镜基础而误伤，如果术中发现，原则上中转开放手术；后者比较常见，原因主要是超声刀功能刀头未远离气管，最容易发生在两个位置：①峡部下方气管，切开颈白线时功能刀头朝下而误伤气管；②喉返神经入喉前方的气管，未充分游离Berry韧带行甲状腺全切时，或局部出血用超声刀过度凝闭所致。气管附近操作时，功能刀头尽可能背离气管；用专用的精细双极电凝止血可避免气管损伤。

4.食管损伤　虽然食管偏向左侧，而右侧食管更容易损伤。行右侧喉返神经后方淋巴结清扫时，通过甲状腺专用拉钩将气管推向左侧，右侧食管被上提因而容易损伤。

5.颈内静脉破裂出血　颈内静脉破裂出血是颈侧区淋巴结清扫的常见问题。与开放手术不同，腔镜手术中颈内静脉修补难度较大。如发生颈内静脉主干损伤，有时需横断颈内静脉（用Hemolok夹闭血管）。镜下如颈内静脉修补困难，也可于颌下做4cm横切口（Mcfee切口）行颈内静脉修补，术后效果较满意。

6.淋巴导管、胸导管损伤　淋巴管是单层上皮结构，超声刀无法凝闭；如发生损伤，术中应结扎或缝扎淋巴导管、胸导管，或用Hem-o-lok夹闭。对于多数淋巴（乳糜）瘘引流量不多时，非手术治疗多可好转。

7.肿瘤种植　不坚持无瘤的操作原则、使用标本袋不够坚固、术后未冲洗等是导致肿瘤异位种植的主要原因。对于甲状腺组织较大或肿瘤大于4cm的良性病变，可置入标本袋，切成小块分次取出。一旦发现肿瘤破裂或标本袋破裂，应用大量蒸馏水自下向上（由远端向甲状腺窝）冲洗。良性病变的局部种植可考虑再次行SET或利用射频消融处理，术后采取TSH轻度抑制治疗策略。恶性病变出现异位种植，可以说是一个灾难！此时务必按肿瘤根治原则再次行开放手术，除切除异位种植病灶，建议切除所有的甲状腺组织，术后补充[131]I治疗。

8.术后出血　腔镜下术后出血多见于隧道出血、皮下出血及肌肉小血管出血；与开放手术相似，多于24h内发生，也偶见术后7d内发生。与开放手术相比，由于腔镜手术于颈胸部皮下有一个缓冲间隙，大多数情况下不会造成血肿压迫气管导致窒息。如发生危及生命的术后大出血引起窒息，可于颈部做切口减压。多数情况下，应在腔镜下再次手术止血。对于隧道出血止血困难的患者，也可采用打包缝扎止血。

（王　勇）

第六节　机器人甲状腺手术

一、机器人甲状腺手术应用现状

开放手术是甲状腺疾病的主要手术方式，但在保证疾病彻底治疗的同时，会给患者带来明显的颈部手术瘢痕。随着腔镜技术的推广，在严格选择适应证的前提下，腔镜甲状腺手术很大程度上克服了颈部手术瘢痕，同时达到较好的疾病治疗效果。但腔镜甲状腺手术存在操作复杂、器械不能弯曲、学习曲线较长等缺点，临床应用具有较大的局限性。达芬奇机器人手术系统是目前最先进的内镜手术辅助系统，高清镜头可提供三维极尽真实的手术视野，endo-wrist功能的机械臂可以超越人手腕活动自由度，适应在狭小的空间内进行精细手术操作，滤颤功能保证操作的稳定性，这些技术优势能更好地达到甲状腺疾病治疗的彻底性，在喉返神经和甲状旁腺功能保护方面具有巨大技术优势，实现手术精准微创、重要器官功能保护和外形美观的三重效果。机器人甲状腺手术在国外及国内均呈现快速发展势头，韩国在2007～2011年已完成超过8000例机器人甲状腺手术。我国已有10多家医院共开展近2000例机器人甲状腺手术。

（一）机器人甲状腺手术的入路

机器人甲状腺手术入路主要分为注气入路和非注气入路。注气入路包括双侧腋窝乳晕入路（bilateral axillo-breast approach，BABA）、胸乳入路和经口腔入路等；非注气入路包括腋窝入路及耳后入路等。BABA入路可提供近似开放手术视野，且处理双侧腺叶及双侧颈侧区淋巴结相对较容易，BABA入路临床上应用最广泛。腋窝入路及耳后入路在处理对侧甲状腺及清扫对侧侧区淋巴结方面存在局限性，经口入路处理颈侧区淋巴结清扫方面较为困难，在术式选择上要严格手术适应证。手术径路的选择和术者的手术习惯及操作熟练程度密切相关。

（二）机器人甲状腺手术的适应证和禁忌证

手术适应证的严格选择是保证机器人手术成功的重要前提，随着外科医师手术水平的不断提高，对机器人机械臂操作技术的进步，人机结合的日益熟练，机器人甲状腺手术技术日臻完美，机器人手术操作平台技术上的革新，主要包括镜头臂能否突破具备endo-wrist功能，超越目前不具备弯曲功能的超声刀的能量器械在机器人系统的整合，机器人甲状腺手术的适应证必将不断扩大。国内外临床研究均证实对术前评估有颈侧区淋巴结转移的甲状腺癌患者行机器人甲状腺全切加颈侧区淋巴结清扫可到达与开放手术一致的效果。

1.我国目前机器人甲状腺手术专家共识中推荐的适应证

（1）良性甲状腺疾病：有手术指征的直径＜5cm的甲状腺腺瘤和结节性甲状腺肿或伴囊性病变；Ⅱ度肿大以内的原发或继发性甲状腺功能亢进。

（2）甲状腺癌：肿瘤直径＜2cm；无气管、食管和血管神经等邻近器官侵犯；无颈部淋巴结广泛转移且肿大淋巴结无融合固定；上纵隔无淋巴结肿大；患者知情同意且有强烈的美容愿望。

2.机器人甲状腺手术禁忌证

（1）颈部手术或颈部放疗史，拒绝实施机器人甲状腺手术患者，妊娠期或哺乳期妇女，凝血功能障碍等手术禁忌者。

（2）颈部短平，胸廓畸形等患者。

（3）胸骨后甲状腺肿。

（4）良性甲状腺肿块直径＞5cm。

（5）分化型甲状腺癌：肿瘤伴甲状腺外侵犯累及周围器官，广泛颈部淋巴结转移或肿大淋巴结融合固定，转移的淋巴结囊性变，转移淋巴结直径＞2cm，甲状腺癌伴远处转移，甲状腺背侧肿瘤突出甲状腺被膜外。

（6）伴有严重凝血功能障碍、心肺功能障碍，不能耐受全身麻醉和手术者。其中机器人甲状腺手术下可以完整切除颈前肌群，所以在甲状腺肿瘤局部侵犯颈前肌群时，不列为手术禁忌证。周围器官受累主要指累及气管、食管、喉或周围颈内动静脉等大血管等。患者的体重指数也是机器人甲状腺手术重要的考虑因素，体重指数的明显增高会增加手术难度，可能也是机器人甲状腺手术在欧美等发达国家开展相对较少的原因之一。

（三）机器人甲状腺手术的安全性与肿瘤治疗彻底性

机器人甲状腺手术作为一种新型的治疗措施，需和常规手术方式进行对比分析，充分评估其手术的可行性和安全性，为其应用和广泛推广奠定基础。目前，尚未有高级别的随机对照临床研究报道，所有的文献资料都是基于易产生选择偏差的非随机对照或回顾性分析。

2013年，Lee等报道了1026例BABA径路机器人甲状腺手术的回顾性研究。该研究中，患者平均年龄40岁（13～70岁），结节平均直径0.8cm（0.1～2.7cm），大部分病理为甲状腺微小乳头状癌（81%），872例行甲状腺全切及中央区淋巴结清扫，其中4例术后发生出血，1例出现气胸，暂时性甲状旁腺功能减退发生率为39%，永久性甲状旁腺功能减退发生率为1.5%，暂时性声带麻痹发生率为14.2%，永久性声带麻痹发生率为0.2%。放大10倍的开阔、直观和明亮的三维高清视野，使手术局部解剖清晰，为外科医师提供身临其境的手术感受，小血管在直视下放大非常清晰，易于超声刀凝闭处理，保持术野无出血，对甲状旁腺和喉返神经的识别和保护作用更确切，实现了手术精准微创，超越目前其他所有外科手术方式，因而可最大程度减少常规甲状腺手术一些并发症的发生和功能性的损害。回顾性研究表明，尽管机器人甲状腺手术开展时间较短，其围术期并发症发生率在可接受范围内，且并不比传统开放手术和腔镜手术发生率高。

最近，Pan等对已发表的对比分析机器人甲状腺手术和开放手术，包括5200例的23篇临床研究进行荟萃分析，发现机器人甲状腺手术在并发症的发生率（喉返神经损伤、甲状旁腺功能减退、出血和血肿、乳糜漏、声音障碍评分等）、肿瘤的根治性（术后放射碘治疗的消融率、次数、平均剂量、刺激状态下的平均Tg值和放射碘治疗后Tg＜1.0ng/ml的比率）和肿瘤的复发率方面与开放手术相比均没有明显差别。此外，机器人甲状腺手术出血量更少，清扫的淋巴结数目较多，术后吞咽困难程度更低，术后美容效果更好；同时，手术时间较长，引流量相对较多。因此，与开放手术相比，机器人甲状腺手术是同样安全的。

评估甲状腺癌新的手术方式，除了手术技术的安全性、可操作性、功能或美容结果，肿瘤的根治性切除是最重要的问题。在强调机器人甲状腺手术的美容效果，肿瘤根治性切除问题不应被忽略或牺牲。2016年，Tae等对开放手术组和机器人甲状腺手术组各185例甲状腺癌患者的肿瘤学结果进行分析，采用倾向性得分匹配方法（propensity score matching）进行精确配对，将患者的选择性偏倚降至最低，并进行长期随访（随访时间43.6个月），发现肿瘤复发率在机器人组（0.5%）与开放手术组（1.1%）间差异没有统计学意义。微创化是甲状腺外科发展的必然趋势，规范化是肿瘤外科坚持的原则，达芬奇机器人外科手术系统以微创技术手段和其自身的特点与优势在实现传统开放甲状腺手术结果的同时获得颈部无痕如初的美容效果，有助于患者个体生理和心理的康复。

（四）机器人甲状腺手术的局限性和发展方向

机器人甲状腺手术限制因素仍然存在。机器人甲状腺手术和开放手术相比存在不足：①缺乏触觉反馈，Mec-cariello等对不同经验水平的外科医师进行机器人操作实验，发现丰富的操作经验可克服触觉反馈缺乏的影响，同时机器人系统3D高清成像系统也可通过视觉反馈部分弥补该不足。②由于机器人系统的超声刀不具备endowrist功能，一些较深且空间狭小的区域不易操作。新一代的机器人手术系统应致力于改善这些不足。③仪器成本及维护费用高，导致机器人手术费用较高，限制了其广泛推广。机器人甲状腺手术作为甲状腺外科新的重要的治疗方法，属于技术创新，并没有改变甲状腺外科的本质，但显示出强大的生命力和良好的应用前景。

机器人是改变世界的颠覆性技术，随着科技成熟和进化，人工智能对认知模式和自我算法的不断完善，医用机器人也许会从辅助医生到部分取代或完全取代医师独立开展甲状腺手术。微创是外科发展的趋势，应充分发掘机器人手术的优势，而不是放大其缺点。富有经验的外科医师操控手术进程和决策，遵循甲状腺外科的基本原则，术者经验的积累和"视觉思维"的形成可弥补触觉的不足，使得传统意义上的感知-思考-反应模式发生改变，克服传统开放和腔镜手术的固有缺陷和不足，解决甲状腺外科特有的问题和困难，将医师的传统外科技艺更精益化，将患者的治疗效果最大化，这对手术者和手术团队提出了更高的要求。医师的培养模式必将随之改变。另外，需制订和不断更新专家共识，不断优化流程，减少机器人甲状腺手术临床应用中的不当操作，促进甲状腺外科手术技术的进步。为开展安全有效的机器人甲状腺手术，术者应科学客观选择适应证，充分熟悉手术区域解剖，熟练掌握机器人仪器的控制和操作技术。

理念和器械引领手术革新，与传统开放手术相比，机器人甲状腺手术在保证手术安全性的同时，拥有与之相媲美的肿瘤学根治性，摆脱了颈部切口瘢痕，甲状腺癌患者生存期长，术后精神和心理康复更重要，在治愈疾病的同时兼顾患者的美观和心理效应，提高患者自信心和生活质量，为患者提供更理想的手术微创（心理和生理微创）、功能保护（颈部功能、甲状旁腺和喉返神经保护）和外形美观的手术效果，是外科技术的创新发展。目前，利用机器人甲状腺手术已可完成精细的颈侧区淋巴结清扫。有理由相信，未来很多经典的甲状腺外科手术径路将发生改变，当然每一种传统手术径路并不是被抛弃，而是多了一个选择。目前传统开放手术仍是大部分甲状腺癌患者的主要治疗方式，机器人手术系统用于甲状腺外科是探索性手术，改变了传统甲状腺手术方法、程序和路径，改变了手术视野角度，要求术者对手术局部区域解剖结构的再认识，需创新理念、科学论证和严谨技术设计。微创理念是使用最小创伤达到最理想的手术疗效，但有时要达到最理想的临床疗效是需扩大创伤的，这种扩大的创伤对良好的远期预后、患者的精神和心理健康与康复来说是值得的，同样应被认为是最小创伤。机器人甲状腺手术较传统开放手术可获得术后恢复快，不增加手术并发症的微创效果，对肿瘤患者可获得与开放手术相同的肿瘤根治度（包括切除原发灶和清扫淋巴结）和根治效果（包括总生存和无病生存率），已逐渐被医患双方接受，成为具有巨大临床潜力和广泛应用前景的甲状腺手术方式。目前已发表的研究均为非随机或回顾性分析，应积极开展多中心、大样本、随机的、随访时间长的前瞻性临床对照研究，评估肿瘤的复发和患者长期生存情况，进一步证实和阐明机器人甲状腺手术技术的安全性和有效性。外科医师理念的革新和新技术的引用是推动甲状腺外科发展的原动力，两者缺一不可。

二、BABA径路机器人甲状腺手术

近年来，随着患者对甲状腺健康查体的重视，超声诊断水平的提高，超声引导下细针穿刺细胞学检查在甲状腺疾病诊断中的规范化应用，甲状腺癌患者检出率逐年增高，目前甲状腺癌已成为过去10年增长速度最快的恶性肿瘤。传统开放手术是治疗甲状腺癌的主要手术方式，开放手术治疗具有视野宽阔、操作简单、适用于各种手术切除范围等优点，但会给患者带来明显的术后瘢痕。随着腔镜技术在甲状腺癌术中的应用，可以达到颈部无瘢痕、切口隐蔽、美容效果好等优点，但由于手术操作复杂，培训时间长，腔镜器械和技术限制，应用具有一定的局限性。达芬奇机器人系统作为当今最先进的内镜手术辅助系统，很大程度上克服了腔镜器械不能弯曲等不足，目前已成为甲状腺癌重要的手术治疗方式。双侧腋窝乳晕入路（bilateral axillo-breast approach，BABA）机器人甲状腺手术于2007年首先在韩国开展；2014年首次在国内开展，该术式对于双侧甲状腺癌患者处理优势明显，BABA入路机器人甲状腺手术目前在国内开展最普及。

（一）BABA入路机器人甲状腺癌手术适应证的合理选择

BABA入路甲状腺癌手术适应证已在机器人手术系统辅助实施甲状腺和甲状旁腺手术专家共识中具体描述。手术适应证的选择对保证手术成功具有极其重要的意义。手术适应证：肿瘤直径＜2cm；无气管、食管和血管神经等邻近器官侵犯；无颈部淋巴结广泛转移且肿大淋巴结无融合固定；上纵隔无淋巴结肿大；患者知情同意且有强烈的美容愿望。对于低危、预后良好的甲状腺乳头状癌，有瘢痕倾向的尤其是年轻女性具有美容要求的患者是BABA手术适应证。甲状腺乳头状癌生物学行为差异较大，充分的术前评估具有重要意义，术前检查超声检查（包括超声造影），颈部增强CT检查和颈部MRI检查，其中颈部MRI检查对于颈部淋巴结定位意义较大。有条件医院推荐术者术前亲自超声检查，评估肿瘤与周围重要解剖结构的毗邻关系，尤其对于结节位于甲状腺背侧的，要充分评估与喉返神经的相关性，避免手术中发现肿瘤侵犯喉返神经而转开放手术。BABA入路机器人手术标本取出自2臂通道取出，可根据标本大小适当延长2臂切口，对肿瘤直径要求相对宽松，笔者所在科室曾做过直径3.5cm甲状腺癌手术，对初次开展手术仍建议尽量肿瘤直径2cm内。Chai YJ研究发现对于直径2～4cm甲状腺癌患者，严格选择适应证的前提下，实施机器人甲状腺手术也是安全的。手术禁忌证：颈部手术或颈部放疗史；拒绝实施机器人甲状腺手术患者；妊娠期或哺乳期妇女；凝血功能障碍等手术禁忌者；胸骨后甲状腺；颈部淋巴结广泛转移或固定融合；转移淋巴结累及颈总动脉或颈内静脉；转移淋巴结直径＞2cm或有囊性变；淋巴结转移平面位于锁骨平面以下。

随着术者机器人操作技巧和手术水平的不断提高，机器人器械的不断革新和进步，人机结合程度的深入与创新，机器人甲状腺癌手术的适应证必将不断扩大。

（二）BABA入路机器人甲状腺手术麻醉和手术体位及手术室布局

BABA入路机器人甲状腺手术采用气管插管全身麻醉手术。手术体位采用平卧位，肩背部垫高，头稍后仰，充分显露颈部，双上肢置于胸壁两侧固定于身体两侧（图6-27）。手术室布局：见图6-28。

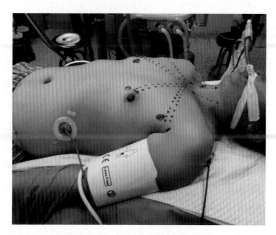

图6-27　BABA入路手术体位

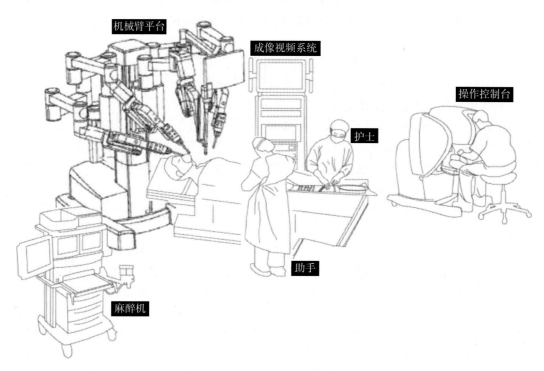

图6-28　BABA入路手术室布局

（三）BABA入路机器人甲状腺癌手术器械准备、切口选择、通道建立与机械臂对接

1.BABA入路器械准备　梯形头及宽头分离棒各1个，用于皮下分离通道，建立通道后置入Trocar（图6-29）。Trocar需要强生12mm加长镜头臂Trocar一个，直径8mm机器人专用Trocar 2个，根据患者需求，患者身高较高乳晕距离胸骨上窝较远者，需备加长直径8mm机器人专用Trocar 1个，直径5mm机器人专用Trocar 1个（图6-30）。机器人专用器械：机器人专用30°镜头，机器人专用双极电凝单孔长抓钳1个，机器人专用超声刀1个，机器人专用直径5mm分离钳1个。机器人专用Hom-o-lok（备用）

（图6-31）。

2. 切口选择　镜头臂切口取右侧乳晕，1臂切口取左侧乳晕，取右乳晕内上2～3点位及左乳晕内上10～11点位弧形切口长分别为12mm和8mm；2臂切口取右侧腋前线皱襞处沿腋窝皱襞方向8mm切口，3臂切口取左侧腋前线皱襞处沿腋窝皱襞方向5mm切口（图6-32）。沿拟定路线取切口为注射点自切口向胸骨上窝稍下用注水针向皮下注入肿胀液（生理盐水500ml＋罗哌卡因40mg＋肾上腺素1mg）100～150ml，用分离棒经切口在深筋膜浅层向胸骨上窝方向潜行分离皮下，各通道分离棒分离至胸骨上窝汇合后，完成皮下通道建立，吸引、挤压通道内液体。皮下注射肿胀液方法适合初学者，有助于对间隙的正确识别与操作，且减少通道出血发生率，但会延长术前准备时间，且通道皮下渗液会导致术中烟雾过多，熟悉皮下间隙操作后，可皮下不注射肿胀液，直接分离棒皮下分离间隙至胸骨上窝汇合，目前近700例操作经验，未有皮下严重出血发生，通道出血多发生于切口周围乳晕旁皮下血管，充分暴露后均可可靠止血。该方法安全可靠。穿刺过程中注意避免反复操作，尽量穿刺过程找准操作间隙，一次完成，避免反复穿刺导致通道脂肪坏死的发生（图6-33）。将Trocar沿建好通道直接经皮下穿刺潜行至胸骨上窝会师。右乳晕切口置入12mm Trocar，左侧乳晕切口、右腋窝及左腋窝切口分别置入1臂8mm Trocar、2臂8mm Trocar、3臂5mm Trocar（图6-34）。置入Trocar后医师指挥巡回护士完成机械臂泊位，使机械臂主轴方向与镜头臂方向对齐，机械臂与置入Trocar位置适中后完成机械臂与Trocar对接（图6-35）。对接完成后置入机器人手术操作器械，1臂连接超声刀，2臂连接机器人专用双极电凝单孔长抓钳或机器人专用无创单孔心包抓钳，3臂连接机器人专用直径5mm分离钳（图6-36）。

（四）BABA入路机器人甲状腺手术腺叶切除操作技巧

借助达芬奇机器人三维高清镜头放大作用和EndoWrist功能机械臂灵活操作，具有熟练开放甲状腺手术的外科医师，经过专门的机器人操作培训后，可以更精巧的完成机器人下甲状腺腺叶切除，因镜头臂置于右侧乳晕切口，甲状腺左叶和右叶切除略有差异，通过近700例甲状腺癌手术操作后，腺叶切除操作可总结为五步法。

1. 显露气管，切断甲状腺峡部。尤其注意峡部下端的识别，注意切断峡部时气管的识别和保护。气管是机器人手术中重要的解剖标志，甲状腺最下静脉是峡部下端重要的解剖标志，注射纳米炭后，峡部下方蓝染气管前淋巴结也是峡部下端的重要标志。

2. 显露甲状腺侧面。将甲状腺腺叶向气管方向牵拉，解剖游离甲状腺侧方筋膜，切断甲状腺中静脉，显露甲状腺侧面。

3. 解剖甲状腺上极。沿环甲间隙游离甲状腺上极内侧，仔细沿甲状腺被膜分离，解剖甲状腺上极血管，超声刀凝闭甲状腺上极血管，解离甲状腺上极。操作过程紧靠甲状腺被膜操作，注意上极甲状旁腺识别和保护，注意甲状腺上极血管的仔细解剖和辨别，避免喉上神经损伤。

4. 解剖甲状腺下极。将下极腺体向上牵拉，仔细分离甲状腺下极血管，超声刀凝闭甲状腺下极血管，解离甲状腺下极。注意下甲状旁腺的识别与保护。

5.切除甲状腺腺叶。切除腺叶操作过程中一定要向内向上推、牵拉腺体，按照下极-后间隙解剖分离原则。在甲状腺蒂部，喉返神经与腺体解剖关系最恒定，解剖喉返神经。充分发挥达芬奇机器人机械臂灵巧操作优势，自喉返神经与腺体关系最紧密处仔细分离钳精细分离辨识并保护好喉返神经直至入喉处后，然后切断Berry韧带，完整切除甲状腺腺叶。

（五）BABA入路机器人甲状腺癌手术淋巴结清扫操作技巧

中央区淋巴结清扫，借助机械臂巨大牵拉力量，镜头尽量上提倾斜后，有效避免传统腔镜对胸骨上窝及中央区下方视野盲区。机器人借助能够弯曲的机械臂，可以尽量将锁骨后及胸骨后方淋巴脂肪组织向上牵拉，从而保证中央区淋巴结清扫的彻底性，这是优于腔镜操作的巨大优势。清扫中注意保持镜头清晰，重要解剖结构尤其是喉返神经、甲状旁腺的识别和保护，在机器人三维高清视野下，喉返神经为白色发亮，有光泽，区别于粥样硬化的白色血管。甲状旁腺位置变异较大，操作技巧注意甲状旁腺识别，原位保留甲状旁腺可因缺血变暗，有助于术中识别，下位甲状旁腺多位于胸腺上缘脂肪囊内，具有"荷包蛋样"特征（图6-37）。注意喉返神经入喉处淋巴结的清扫。

颈侧区淋巴结清扫，借助二臂抓钳和三臂分离钳的灵活配合，充分显露颈侧区清扫视野，清扫中充分发挥机械臂EndoWrist功能，彻底清扫颈侧区淋巴脂肪组织。Ⅱ、Ⅲ区淋巴结清扫沿胸锁乳突肌与颈前肌群之间间隙显露，Ⅳ区清扫沿胸锁乳突肌胸骨头与锁骨头之间间隙显露。颈侧区淋巴结清扫上方清扫视野显露较好，清扫容易，注意Ⅳ区淋巴结清扫的彻底性。清扫过程中尤其注意锁骨上淋巴脂肪组织清扫，可将颈静脉角处肿大淋巴结术前超声引导下纳米炭标记，有助于下界淋巴结清扫彻底性。颈静脉角处淋巴结清扫采用超声刀多重凝闭，防止乳糜漏的发生，清扫完成后仔细观察术野，一旦发现乳糜漏，可应用机器人Homolok夹闭淋巴管。

（六）纳米炭和喉返神经监测在机器人甲状腺手术中合理应用

纳米炭的合理应用，利用甲状旁腺副显像技术，有助于甲状旁腺的识别和保护。同时，利用淋巴结的染色，有助于甲状腺癌手术中区域淋巴结的识别和清扫彻底性，尤其是喉返神经入喉处淋巴结，借助纳米炭的染色技术，大大提高了喉返神经入喉处淋巴结的检出率，同时可以避免不必要的烦琐操作。

应用机器人三维高清镜头的放大作用，机器人下寻找喉返神经相对容易（图6-38），开放手术一致，术中喉返神经监测（intraoperative neuromonitoring，IONM）可以更快和更准确地定位喉返神经，机器人下我们将术中监测针改良为钳夹连接三臂分离钳（图6-39），从而在三臂分离钳分离操作同时，可以达到实施监测，缩短手术时间。对于初学者，IONM能够明显缩短学习曲线；正确应用IONM不但可以预防喉返神经离断损伤的发生，而且助于术中对热灼伤、牵拉伤等非离断性喉返神经损伤情况的判断，并及时避免。

（七）BABA入路机器人甲状腺手术并发症防治

术后并发症防治已在双腋窝乳晕径路达芬奇机器人甲状腺癌手术并发症防治论文中详述。并发症需要特别注意皮肤损伤，在建腔游离皮瓣过程中，注意解剖层次的识别，避免皮肤损伤。避免甲状腺肿瘤种植，甲状腺腺叶及清扫淋巴脂肪组织取出置于标本袋中，完整自2臂通道取出体外，术后反复大量温蒸馏水强力冲洗创面及通道，彻底清除组织块及细胞。建立皮下通道时，在过度肥胖患者操作中，存在脂肪液化感染的风险，操作中注意解剖层次的掌握，尽量穿刺过程一次成功，避免反复操作，减少通道脂肪液化感染的发生率。

（八）BABA入路机器人甲状腺手术的前景和展望

达芬奇机器人在甲状腺癌术中的应用，为甲状腺癌治疗带来了新的机遇，保证肿瘤治疗彻底性的同时，满足颈部无瘢痕，充分体现了微创手术特点，提高美容效果（图6-40）。BABA入路机器人甲状腺癌手术由于其视野和开放手术大致相同，有助于术者对手术掌握，学习曲线相对较短。该入路仍然会在患者乳房处留有手术瘢痕，对于年轻女性尤其不愿意破坏乳房区域皮肤的患者BABA入路受到挑战。同时机器人操作缺乏力反馈，需要术者长时间的操作后形成视觉反馈，弥补力反馈的不足，保证手术安全性。

机器人甲状腺手术相比腔镜甲状腺手术具有显而易见的技术优势，机器人甲状腺手术必将成为甲状腺癌治疗的标准术式之一，BABA入路机器人甲状腺癌手术与开放性手术具有相近的手术风险和预后，但可以带给患者极佳的美容效果。该手术唯一缺点是目前费用较高且不在医保报销范围，给患者带来较大经济负担。机器人手术成本效益方面有待进一步研究。相信，随着机器人手术费用的降低和机器人在国内的普及和应用，该技术在未来会得到更广泛的应用。

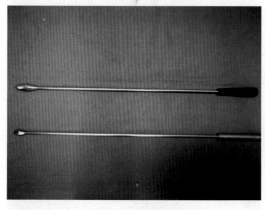

图6-29　皮下分离棒

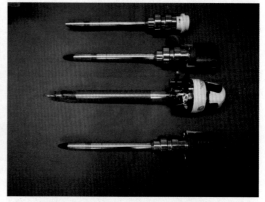

图6-30　BABA入路机器人Trocar

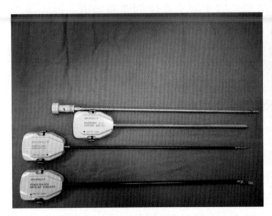

图 6-31　BABA 入路机器人专用器械

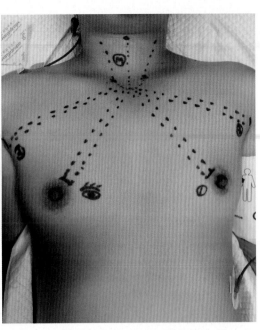

图 6-32　BABA 入路机器人甲状腺手术切口选择

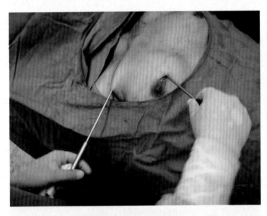

图 6-33　皮下分离通道分离棒胸骨上窝汇合

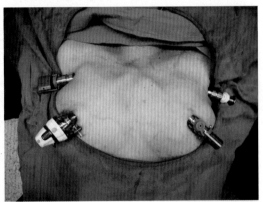

图 6-34　各通道置入 Trocar

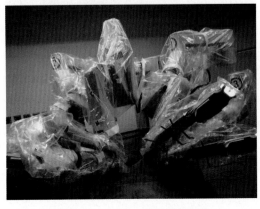

图 6-35　Trocar 与机械臂对接

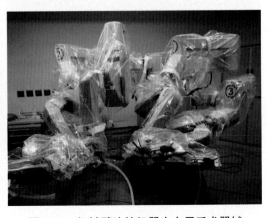

图 6-36　机械臂连接机器人专用手术器械

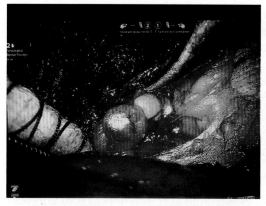

图6-37　机器人甲状腺手术显露甲状旁腺

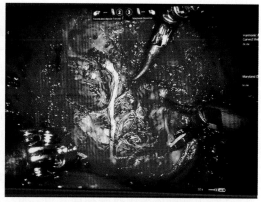

图6-38　机器人甲状腺手术显露喉返神经

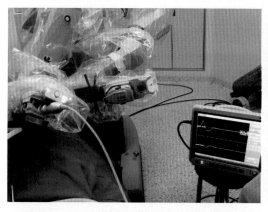

图6-39　喉返神经探针连接3臂机械臂实时神经监测

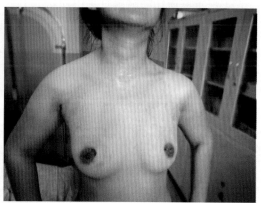

图6-40　机器人甲状腺术后美容效果

（朱　见）

第七节　甲状腺结节的射频消融及激光消融

一、适应证

中国抗癌协会甲状腺消融协组于2013年11月制定了我国的《甲状腺结节热消融指南》，该指南确定的甲状腺结节热消融适应证如下。

1.甲状腺结节的实性部分＞20%。

2.穿刺活检符合甲状腺良性结节，或甲状腺癌术后复发病灶。

3.高龄、合并心肺等脏器功能障碍而不能手术或拒绝手术。

4.结节明显增长，1年内体积增大超过50%，或者至少有2条径线超过原径线的20%，并且直径超过2cm的结节。

5.存在明显与结节相关的症状，如颈部疼痛、语言障碍、异物感、烦闷和咳嗽等。

6.结节明显外凸，影响美观并要求治疗。

7.思想顾虑过重，影响正常生活并拒绝继续临床观察。

8.自主功能性甲状腺结节引起的甲状腺功能亢进。

二、禁忌证

1.气管高度狭窄或移位。气管内径＜8mm。但置入气管支架后仍可考虑进行消融治疗，以缓解气管压迫症状。若结节虽大，但不致气管狭窄仍可进行消融。

2.气管软化。结节对气管长期压迫可致气管缺血，气管软骨萎缩成纸样，形成所谓的"软化"。气管软化后，呼吸时气管内压力变化而产生管腔内径变化。

3.结节伴临床型甲状腺功能亢进。此类患者术中大出血及术后甲状腺尿毒症的风险较高，但高功腺瘤可在调整甲状腺功能基础上进行治疗。

4.严重凝血功能障碍且难以纠正。

5.伴有其他恶性肿瘤，需要仔细评估其他肿瘤与甲状腺结节哪个治疗的指征更迫切。

三、射频消融

（一）射频消融的原理

射频消融的的基本原理是交变电流与组织的相互作用。高频电流通过组织时造成的组织内离子（Na^+、K^+、Cl^- 等）的扰动引起摩擦生热。热量产生的速度与强度与电流的强度及频率有关，但在消融时主机的频率往往是固定的，因此只与电流强度有关。为了形成回路产生电流，一般需要在体表贴一块金属薄片做的负极板（单极针或多极针）形成电流回路，或者针尖被绝缘成成两个部分从而在针尖形成回路（双极针）。当施加一定功率（P）的射频电流，从消融针到负极之间的电流强度（I）只与路径上的阻抗（R）有关，即 $I=\sqrt{\dfrac{P}{R}}$。消融时功率是人为施加并且是可调的，因而阻抗是体内影响消融的主要因素。随着消融的进行，组织发生凝固及脱水，R 会不断升高。当 $R>500\,\Omega$ 或 >$900\,\Omega$（依据不同厂家的设计），回路上基本不产生电流，从而无法产生热量。需要注意的是，电流会自发地沿阻抗最小的部分传导，而体内血管的阻抗较小并且可带走热量，因此当血管穿过或绕行肿瘤时，可导致局部温度较低而使肿瘤细胞残存。这种电流优先从阻抗低的部分流动，导致电能转化为热能减少的现象，称为电流沉降效应（current sink）。这是RFA需要克服的主要问题之一。某些设备使用功率输出模式的主机来使输出的功率保持恒定，以及使用多极消融针来强制大范围加热。然而尽管采用了多种调节，消融区域也可能不均匀，并且范围很小。

消融区域的最终大小在很大程度上取决于热的传导。在热传导区，类似于冷冻消融的血流冷却效应也会发生，称为热沉降的效应（heat sink），这种效应会影响消融的效果。但只要消融区和热传导区具有足够的重叠，肿瘤仍可被完全破坏。然而，消融电极放置的不精确，或未预料到的较大的电流沉降效应，可导致肿瘤内或边缘的细胞残留。目前，RFA已经应用于肝、肺、肾、甲状腺等器官的实质肿瘤的治疗。尽管有各种主机和消融电极设计方案，但重点仍是阻抗或输出控制系统，即阻抗模式或功率模式。目前，商用的主机均集成了两种工作模式。另一个问题是电极过度发热。电流从消融电极发出，经过人体传导至负极板，其强度逐渐减弱，因此消融电极周围的发热量非常高，温度过高则会使组织产生炭化，从而使局部的阻抗迅速上升（通常＞900Ω）。组织一旦发生炭化，在阻抗模式下电流迅速下降，而在功率模式下电极则过度发热。目前，有许多技术被用于减少过度发热，如水冷循环系统、局部注射生理盐水、阻抗反馈等。

射频消融的电极设计有多种，包括单极针、双极针、多极针。单极针消融范围较小，一般需要多针同时使用，可用于较小或体表肿瘤的消融；双极针的电流回路在针尖完成，减少了通过人体的电流，单针消融范围也较小（＜2cm），但双极针可用于体内有金属置入及起搏器的患者。多极针，又可分为集束针（通常为3根单针集成在一起），以及伞形针（针尖为8～10根弧形细针打开时犹如一把打开的伞）。使用时可以单针使用，也可以多针组合使用。通过多针技术，电流在不同的针尖（2～3根针）之间完成回路，通过一定的逻辑组合，针尖交替发热，同时配合循环水冷，也可减少针尖过度发热，最终提高消融的效率及范围。

目前，RFA是几种消融技术中最有效的消融方式。该技术能够消融5cm的肿瘤，通过多针及多模式的组合还可消融更大的肿瘤。然而由于存在消融区的电流沉降效应及传导区的热沉降效应，实际的消融范围可能受到限制。

（二）射频消融的设备

1.消融主机　所有消融设备的主机在外观上并无太大的区别，分为前部的操作面板、循环水冷（部分设备没有）及输入输出接口。目前，在国内能用于甲状腺消融的设备主要是Starmed和Medshpere。设备的输出功率为0～200W，连续可调。另外，循环水冷也是非常重要的。目前商用的射频主机均同时备有功率控制模式及温度控制模式。在甲状腺消融中，我们们均使用功率控制模式，常用功率为25～55W。

2.消融针　由前文可见RFA的消融针种类是五花八门，但适合甲状腺及浅表消融的是带有循环水冷的直针设计。消融针分为针柄及针体。针柄主要是方便握持，部分层及隔热涂层，如果不使用循环水冷，消融针尖容易过热而发生停机保护及粘连。如果消融时经常发生跳机（停机保护），消融时间将大大延长，从而明显增加出血的机会，并且导致消融不彻底。

理想的甲状腺RFA针应该具有以下特点。

（1）发热速度快，便于在较短时间内完成消融，并减少出血。

（2）消融时针尖不易形成粘连。

（3）针杆质地坚硬，不能弯曲。

（4）整体轻巧便于握持。

（三）甲状腺消融时进针的层次

1.从中路进针　皮肤→皮下脂肪→颈阔肌→胸骨舌骨肌/胸骨甲状肌→甲状腺假包膜→甲状腺真包膜→甲状腺结节。

2.从侧路进针　皮肤→皮下脂肪→颈阔肌→胸锁乳突肌→甲状腺假包膜→甲状腺真

包膜→甲状腺结节。

（四）手术操作过程

患者取仰卧位，肩部垫枕，显露颈部。碘伏消毒后铺无菌单，1%利多卡因浸润皮肤，在超声引导下将穿刺针刺入病灶内部，根据结节部位不同选择一种或几种联合操作方法进行射频消融术，对于囊实性结节先将液体用注射器冲洗干净，再对残留的实性结节进行消融。具体操作方法如下。

1.经峡部穿刺法　电极通过峡部刺入一侧甲状腺的目标结节内，通过超声影像技术显示的横切面，操作者可以看到探针进入甲状腺内的整个长度，可避免损伤到喉返神经和食管在内的危险区域。电极在甲状腺内穿过足够多的实质，可有效避免RFA所致的高热液体向甲状腺外渗漏，也可防止因患者吞咽或说话所致电极偏移，继而引起周围组织损伤。

2.移动消融法　通过移动治疗技术，可以在结节内缓慢游走电极针，逐个治疗多个较小的消融单位，电极头进入结节内被置于最深处，即相对探针的结节最远端，治疗时逐渐移回结节浅表和最近端部分，其目的在于避免先治疗近端后引起结节超声影像图像改变，从而影响治疗。

3.液体隔离带法　对距离甲状腺周边喉返神经、颈总动脉、气管、食管等颈部重要结构＜5 mm结节消融治疗时，超声引导下在甲状腺被膜与喉返神经所在危险三角区之间，甲状腺被膜与颈总动脉之间注入适量生理盐水溶液，形成宽度≥5mm的液体隔离带，避免重要组织损伤。

4.杠杆撬离法　以气管为支撑点，将针尖上抬0.2～0.3cm，使腺体与喉返神经、颈总动脉、气管、食管等颈部重要结构间距增大。消融时超声适时观察气化及覆盖区域，气化区完全覆盖且超过病灶边缘时结束消融。消融后再次超声检查确认结节血流信号、内部回声等变化，必要时造影检查。

5.阻断穿刺路径　对彩色多普勒血流显像（color Doppler flow imaging，CDFI）显示穿刺路径上（主要是胸锁乳突肌内与甲状腺包膜处）血流信号丰富或腺瘤滋养动脉丰富者，或者避开此区域，或者将电极穿刺到相应的彩色信号处将其凝固以减轻切割式活检导致的出血，对于多根滋养动脉者根据CDFI的提示调整消融平面直至围绕腺瘤的血流信号明显消失。

四、激光消融

（一）适应证

2010年，美国临床内分泌医师学会、意大利临床内分泌协会及欧洲甲状腺协会联合推荐PLA是处理甲状腺良性结节一个有效而安全的方法，符合以下条件之一的良性结节可推荐行PLAH：①有压迫症状；②影响美观；③结节外凸；④颈部异物感或疼痛；⑤短期内明显增大；⑥不愿接受手术或不能耐受手术者；⑦不愿反复进行临床检查者。

但也有部分学者报道消融恶性病灶，包括未分化癌和无手术指征的乳头状癌及转移淋巴结；另有学者报道采用PLA治疗甲状腺微小乳头状癌。但对恶性病灶的应用存在一定争议，即PLA无法进行颈部淋巴结的清扫。

（二）禁忌证

1.气管高度狭窄或移位。气管内径＜8mm。但置入气管支架后仍可考虑进行消融治疗，以缓解气管压迫症状。若结节虽大，但不致气管狭窄仍可进行消融。

2.气管软化。结节对气管长期压迫可致气管缺血，气管软骨萎缩成纸样，形成所谓的"软化"。气管软化后，呼吸时气管内压力变化而产生管腔内径变化。

3.结节伴临床型甲状腺功能亢进。此类患者术中大出血及术后甲状腺尿毒症的风险较高，但高功能腺瘤可在调整甲状腺功能基础上进行治疗。

4.严重凝血功能障碍且难以纠正。

5.伴有其他恶性肿瘤，需要仔细评估其他肿瘤与甲状腺结节哪个治疗的指征更迫切。

（三）设备及原理

PLA属于热消融技术。组织细胞仅能在较窄的温度范围内生存，当温度达到42～45℃时，细胞易受各种理化因素的损伤；温度升高至60～100℃时，细胞内蛋白质可迅速凝固，导致细胞内酶、线粒体酶和核内DNA复合体等发生不可逆损伤；温度高于105℃时，即可发生组织汽化和炭化，导致组织绝缘，影响能量的传导，并引起光纤本身损坏而妨碍消融治疗。因此，消融治疗的主要目标是在整个消融过程中将消融组织温度维持在60～100℃。目前应用的激光设备有两种：一种是钕-钇铝石榴石激光，波长1064nm，光纤直径300μm；另一种是镓-铝砷激光，又称红外二极管激光，波长810～980nm，光纤直径400μm。光纤置入组织后，激光光源发射的光子使热能集中于光纤尖端，其局部温度可超过100℃，之后热能在光纤周围组织中扩散传递，使消融部位达到所需温度，最终使组织细胞凝固性坏死。相较于射频消融，PLA功率较小、能量集中，消融范围可控性较好，更加准确和安全。

消融时，甲状腺结节在微波场的作用下迅速发热，因此可采用所谓移动消融的方法，即将甲状腺结节分成多个小的消融区域，分点消融，最终达到彻底消融。

（四）手术操作过程

患者取仰卧颈部过伸位，必要时侧颈，戴护目镜。行消融术前，对目标结节行CEUS检查。常规消毒后1%利多卡因局部浸润麻醉。若结节为囊实性，应抽吸完结节内无回声区的液体。消融前，超声引导下注入适量的生理盐水制造人工隔离带，再将21G穿刺引导针刺入预定位，拔出引导针针芯，插入光纤，待光纤完全进入后退引导针，使光纤头端露出约5mm。消融肿瘤的功率2.5～5.0W，能量输出250～1800J，消融的功率和能量须按照肿瘤的大小和形状进行调整。有研究发现600J能量的消融范围约6.3mm×4.3mm，1800J能量消融的范围约16mm×12mm。有学者提出体积≤15ml的结节，可一针单次消融，体积＞15ml的结节，一般需2针或多针同时消融。多针消融时须保持各针同向并保持10mm的安全边界。超声实时观察整个过程，在消融开始后，可观测到穿刺针尖端及其周围出现不规则的强回声消融灶，当强回声范围完全覆盖目标结节时结束消融。消融结束后，关闭激光发射装置，超声引导下缓慢拔出光纤管套针，观察结节内部及周边的出血情况。

五、甲状腺结节消融的并发症及处理对策

（一）喉返神经损伤及发音改变

鉴于甲状腺体积小、毗邻关系复杂，无论是传统开放性手术切除、腔镜下切除、无水乙醇注射、局部热消融技术等方法治疗甲状腺肿瘤都会产生一定并发症，其中喉返神经损伤是最常见的严重并发症。据文献报道，传统开放性甲状腺切除术导致喉返神经损伤的发生率为 0.5% ～ 13.5%，腔镜下甲状腺叶切除损伤喉返神经的发生率为 2.7% ～ 7.9%，射频、激光等热消融技术治疗甲状腺肿瘤导致喉返神经损伤的发生率为 2.0% ～ 4.0%。

由于甲状腺与喉返神经紧邻，在消融过程中可能因为注射局部麻醉药物的直接作用，出血的压迫或热量弥散刺激，而引起喉返神经一过性刺激或损伤而导致患者发音改变或一段时间内发音困难。在实践中我们常遇到一过性发音困难（消融后 1.5h 内恢复），这常常是热量弥散所致。

1. 危险因素

（1）结节靠近气管分为 2 种情况：①大结节内侧靠近气管的部分；②紧邻内后侧的小结节，此区域在消融上被称为危险区域。

（2）有甲状腺切除史此类患者可因前一次手术导致神经与新发结节粘连在一起，虽然采用生理盐水隔离，仍可能导致神经损伤。

2. 发音改变的原因　　发音改变的原因是各种原因导致的喉返神经的一过性或永久性损伤。另外，消融时局部部疼痛也可致使患者不敢发音，但此时患者的音色是不变的，这一点可用来鉴别发音改变是神经损伤还是疼痛引起。

3. 发生时间

（1）注射局局部麻醉药后发生：在甲状腺内后方（靠近气管处）注射局部麻醉药时，部分患者会发生发音困难。此时患者会主诉说话困难，且音量很低，但发音困难是在 10 余秒内逐渐加重的。因为神经有结缔组织覆盖，除非直接将局部麻醉药注射到神经表面，一般局部麻醉药不会作用于此神经。

（2）消融过程中发生：这种情况多数是由于热量弥散引起的，如果热量较少，引起暂时性刺激。但热量较多则导致喉返神经损伤。患者如果能发音，但只是音量较低，应该是神经刺激。若患者几乎发不出声音，则多为神经损伤。另外，消融靠近神经的结节时，有时需要在结节内侧与气管之间持续性注射冷生理盐水，也可因为局部压力增大而导致患者发音困难，但多发生在消融开始前。

（3）消融后发生：这是结节内残余的热量弥散所致，往往出现在消融结束后 10min 左右，一般在 90min 内均能恢复正常。还有一些患者在术后发音困难，是由于局部疼痛肿胀导致患者不敢说话，而不是真正的发音困难。

4. 处理方法　　需要注意的是，在术中发生的发音困难，一旦发生必须仔细评估发音

困难的程度。如果患者仅表现为声音低钝，但仍可发音，多半是由于神经刺激引起。若患者几乎无法发音，则多为神经损伤。另外，可让患者吞咽口水，如果没有呛咳，则多数情况不是神经损伤。术中发生发音困难后，经验性的处理方法是等待2～5min，观察患者声音恢复情况，一过性发音困难多于5min内恢复或明显改善。

5.预防方法

（1）要点：首先要重视喉返神经走行区域，即危险三角区；其次不要过度消融，同时不要勉强在靠近气管两侧后部处进行消融。

（2）可使用的方法

①液体隔离冷却法：在结节后缘及与气管之间注入（冷）生理盐水。但生理盐水很快被吸收，因此在处理较大结节时（左右径＞2cm），可用一根18G或19GPTC针穿刺置于甲状腺结节内后方，并在消融时持续少量注入冷生理盐水。

②不完全消融法：将结节靠近气管的部分保留，待结节主体缩小后，再进行二次消融治疗，对于最大直径＞3.0cm的结节常采用这种方法。第二次消融一般在第一次消融后6～12个月进行，消融时仍需要采用液体隔离法来保护喉返神经。

③中路进针撬离法：从中路进针，穿刺结节后，将结节挑起向外上。这种方法对于靠近气管的较小结节（最大直径＜1cm）特别有用，但要注意消融时不要持续加热，可采用数次极短日时间加热，每次1～2s。边消融边观察患者的反应及结节的超声表现。一旦结节消融完全即停止，并且注意要要等待一会儿（通常为30s），让结节稍冷却，再退出消融针。

（二）出血

甲状腺血供极其丰富且毗邻颈总动脉，尤其是伴有甲状腺功能亢进时血供更加丰富。尽管射频消融本身具有止血作用，但是刺进针时仍不可避免导致出血，特别是大结节需要多次穿刺甲状腺包膜，易发生出血。一旦发生出血，轻则影响消融的进程，重则造成神经压迫甚至气管压迫，产生非常严重的后果。

1.出血的相关因素

（1）甲状腺功能亢进状态时甲状腺处于充血状态，血管较脆，注射局部麻醉药物时针尖轻触甲状腺表面或注射局部麻醉药物后，甲状腺外包膜撕开后就可能大量出血，量大时可能无法进行消融治疗。

（2）高血压易导致针道出血，尤其是舒张压＞110mmHg时。因此，术前及术中将血压控制在160mmHg/100mmHg以下是非常重要的。

（3）消融时多次进针易造成穿刺路径中肌肉及小血管撕裂出血。

（4）抗血小板药的使用。血小板的数量及功能是维持正常凝血功能的重要因素。进行抗血小板治疗的患者主要是置入血管支架或既往发生心肌梗死、脑梗死后，此类患者易出现消融后颈部甚至胸骨上窝区渗血。处理原则是：术前4d停用抗血小板药，如病情需持续治疗，改用低分子肝素。手术当天上午停用肝素、术后晚上恢复使用肝素，术后第2天起恢复使用抗血小板药物。

2.出血类型及表现

（1）按出血的部位分

①甲状腺外出血：即出血位于甲状腺包膜外，往往是由甲状腺表面渗出或针道出血造成。

②甲状腺内出血：表现为整个甲状腺实质肿胀充血（非治疗侧也发生充血）。多见于单发大结节的治疗过程，年龄分布无差异，往往伴有治疗过程中舒张压高于100mmHg。

③肌肉内出血：表现为穿刺路径上的肌肉充血肿胀，这种情况多发生于多次进针时，经胸锁乳突肌进针时尤易发生。

（2）按出血的时间分

①消融前出血：发生于注射局部麻醉药物后，多为渗血，这种出血速度较慢，量较少，但甲状腺功能亢进患者的渗血量可能很大；可也为明显的出血点，此时出血速度较快，多为针尖刺破甲状腺表面的小血管所致。

②消融过程中出血：表现为消融过程中甲状腺周围出血，或甲状腺内充血肿胀。多为渗血，也可为针道出血。

③清融后出血：多数为渗血，表现为患者颈部肿胀，2～3d后皮下可见青紫斑，这种渗血多于2周内完全吸收。

（3）出血对消融的影响

①影响消融的进程出血发生后，往往需要压迫止血甚至消融止血，从而延长手术时间，并且可能造成部分结节无法消融。

②造成消融不彻底：如果出血发生在甲状腺周围，可将甲状腺压向后方，影响结节超声图像的显示，从而影响治疗。如果出血发生在甲状腺内，在超声上，结节与周围甲状腺的对比减弱，甚至不能分辨结节的确切位置，使治疗不能继续进行。如果采用消融止血，消融在甲状腺包膜处形成的高回声团可影响局部腺体及结节的显示，从面影响消融。

③可造成一过性返神经压迫，影响患者的发音。但出血量大时，不管是单侧还是双侧出血均可造成压迫气管，若患者本来存在气管狭窄甚至软化，则可造成窒息。

④血肿吸收的反应，少量出血可在当日吸收，患者无明显感觉。大量出血需要7～10d吸收，吸收过程中患者可出现不同程度的发热，以中高热为主，高热患者可见有口腔溃疡形成。

（4）处理方法

①如果为渗血只需要局部加压即可止血。

②如果为明显的出血点，可先采用压迫止血，若出血速度较快或出血点较深，也可直接采用消融止血。出血点的加压止血可以采用手指加压也可采用探头加压。

③在处理出血的过程中，要密切观察患者的呼吸、血压、心率及血氧饱和度变化。如果患者血压较高、心率较快需要给予降压及降心率处理。如果患者主诉呼吸困难并伴有血氧饱和度下降，则需要考虑紧急气管插管，并启用应急预案。

④在结束整个消融治疗前，一定要确保患者无针道出血。方法是在彩色多普勒模式下从上极到下极横向扫查甲状腺，确保看不到活动的出血点。

（5）预防方法

①控制甲状腺功能亢进：在治疗前需要控制甲状腺功能亢进，并且尽量减少消融针

进出甲状腺的次数。血供丰富的结节也容易发生出血，这种出血往往是针道出血。这种情况下每消融完一个点，消融针退出甲状腺时最好要烧一下针道（即消融止血）。

②控制血压：已知高血压的患者在治疗当天不停用口服降压药，并且在术中使用静脉降压药将血压控制在160mmHg/100mmHg以下。平时血压正常的高龄患者在治疗过程中往往也会发生应激性高血压，若收缩压在160mmHg以下可不处理。但多数情况下需要使用静脉降压药。

③预防性使用止血药：因甲状腺血供丰富并且组织内富含纤溶酶，常规术前15 ～ 30min使用蛇毒血凝酶，术中再使用氨甲环酸。

④控制心率：若心率超过100次/分，则需要使用艾司洛尔来控制心率。在心动过速状态下，血压也会增高（应激），此时如果发生出血，血压增高和心率加快会导致单位时间的出血量也随之增加。

（三）疼痛

疼痛是RFA治疗最常见并发症，有些疼痛仅限于颈部，有些伴有牙齿、耳根、肩部、背部等放射性疼痛。而RFA产生的疼痛多数可以忍受，无须处理，停止消融疼痛即刻缓解，不影响治疗进程。

RFA引发的颈部疼痛多发生于治疗邻近甲状腺腹侧被膜结节的过程中，耳根和牙齿放射痛多发生于邻近甲状腺前上极的结节。因此，对邻近甲状腺腹侧被膜的结节消融时应在甲状腺腹侧被膜外与颈前肌群之间注射适量2%利多卡因溶液做隔离带，可显著缓解疼痛，维持消融持续进行，提高了治疗效果。对邻近甲状腺上极的结节消融时既需要在腹侧被膜外注射适量2%利多卡因以减轻或消除颈部疼痛及耳根、牙齿放射痛，还要在腺体与气管间打"液体隔离带"以避免喉返或喉上神经损伤。

（四）皮肤热损伤

1.皮肤热损伤分为两种：针道灼伤及结节表面皮肤灼伤。

2.针道灼伤是由于消融针的水冷循环失效所致。针道灼伤，属于三度烧伤，非手术治疗不易愈合，需要在术中将灼伤点坏死皮肤切除后一期缝合才能治愈。

3.结节表面皮肤灼伤，多发生在峡部结节消融时。由局部皮肤较薄，消融时能量过大、消融时间过长、消融后未局部冷却所致。一旦发生损伤可根据损伤的范围及程度来处理，一般非手术治疗有效。如果范围较大，可能需要植皮治疗。

（五）Horner综合征

颈交感干走行于甲状腺后方深部，多位于颈长肌表面，若在消融过程中发生意外损伤（多为热损伤），患者则出现Horner综合征，表现为损伤侧上睑下垂、瞳孔缩小、球结膜充血伴流泪。发生Horner综合征后。

（六）食管损伤

此类损伤多为穿刺经验不足，穿刺时未看清针尖位置盲目进针消融所致。食管为肌性器官，在颈部超声图像中极易辨别。在侧路法进针尤其是左侧进针时，如果未看清针尖位置盲目进针可能使消融针穿刺进入食管内，从而造成损伤。如果是单纯穿入食管，一般不至于引起严重后果。但是如果在食管内进行消融，可导致食管瘘，甚至食管气管瘘，需要手术治疗。另外，有些食管颈段的憩室可能突入甲状腺内类似混合性结节，需进行鉴别，如果对该"结节"贸然进行消融治疗则导致食管瘘。

（七）气管损伤

损伤发生的机制类似食管损伤，除了直接的机械性穿刺损伤外，还可能是热损伤。特别是消融峡部的结节时，如果消融时沉积的能量过大，则可能导致气管软骨凝固性坏死。一般这种坏死范围较小，多为点状坏死，局部可形成肉芽肿，肉芽肿可以经气管内镜处理，不会引起严重的后果。但是食管气管瘘是非常严重的并发症，需要及时有效地处理。

（八）颈部大血管损伤

颈部大血管损伤多为机械性损伤，如果误伤颈内静脉，由于静脉压力较低，问题不会太大。如果损伤的是颈动脉，根据进针路径不同，出血量及处理方法可能会有所差别。侧进针时，损伤的是颈动脉外侧壁，缓慢退出针后，局部压迫至少4min，可能仅出现少量出血，不至于形成血肿。如果用峡部进针法，因为损伤的是内侧壁，可在缓慢退针后加压，但这种损伤出血量可能较大。当患者凝血功能差且损伤到大血管时，出血就会很难控制，形成较大血肿，造成严重后果。

（九）窒息

为甲状腺消融治疗最严重的并发症，但并非最罕见。如果未掌握好适应证、消融过程中的出血未控制好，极易发生窒息。此外，双侧结节消融时，如果一侧结节消融过程中发生一过性发音改变（实质为喉返神经功能影响），一定要等到声音完全恢复后才能进行另一侧结节的消融治疗，否则可能因为双喉返神经影响而产生窒息。

窒息一旦发生，必须立即进行抢救。实际工作中应做好防范：①常备喉镜、气管插管，并定期检查确保其在工作状态；②在术前对多发大结节，高龄患者常规检查X线胸片或者颈部CT是非常重要的；③在消融后一定要仔细检查有无活动出血点，一定要进行严格的止血，确保没有活动出血点才能结束治疗。

（张　弛　谢秋萍）

第八节　甲状旁腺手术

一、甲状旁腺手术发展史

对甲状旁腺的认知和手术发展迅速且具有多样性。甲状旁腺于1880年首次被一位瑞典医学生 Ivar Sandstrom 描述为"甲状腺旁的小腺体"。尽管另有记载，早在1850年，Richard Owen 爵士就已经对甲状旁腺进行了最初的描述。追溯甲状旁腺发展史，对甲状旁腺功能的了解早于对腺体本身的鉴定。1879年，一例患者在接受甲状腺切除手术（同时切除了甲状旁腺）后出现手足抽搐，而甲状旁腺与手足抽搐之间的联系在1891年才得到确定。历史上有众多著名的对甲状旁腺功能亢进（HPT）患者施行的甲状旁腺手术，其中一位名叫Albert Gahne的维也纳电车售票员，因高度怀疑患甲状旁腺癌，于20世纪20年代接受两次由Felix Mandl实施的甲状旁腺切除术；另有一名叫Charles Martell的商船船长，先后经历了7次手术，最终发现纵隔内甲状旁腺腺瘤。他们两人最终都死于所患的疾病及治疗带来的后果。

1934年，Albright团队首次提出了慢性肾病与HPT之间的关系。Castleman和Mallory在病理学层面描述了甲状旁腺亢进的甲状旁腺主细胞增生和腺体的肥大。Stanbury团队发现了肾性佝偻病、氮质血症性骨软化症及氮质血症性HPT，并完成了首例甲状旁腺次全切除术以作为肾性纤维性骨炎的治疗方式。Rasmussen和Craig，以及Aurbach和其同事分别独立提取到一种均质稳定的甲状旁腺多肽，并且证明高钙血症和磷酸盐尿与甲状旁腺素有关。Berson和Yalow发明了测量甲状旁腺激素（PTH）含量的免疫测定法并于1977年获得诺贝尔奖，而Reiss和Canterbury发明了测量PTH的C末端及后来的中分子蛋白含量的方法。

20世纪60年代中期，血清通道自动分析器的应用促进了原发性HPT的早期诊断，开创了甲状旁腺外科的新时代。其他技术发展还包括以司他比锝扫描改进手术前定位，单光子发射型计算机断层摄影（SPECT），术中快速PTH测定，微创甲状旁腺切除术单侧颈部探查等。

二、甲状旁腺功能亢进症（HPT）手术选择

甲状旁腺功能亢进包括原发性甲状旁腺功能亢进、肾衰竭所致继发性甲状旁腺功能亢进、第三型甲状旁腺功能亢进症。

（一）原发性甲状旁腺功能亢进症（PHPT）

主要以外科手术治疗为主。

1.适应证

（1）血清钙浓度＞正常范围上限1mg/dl。

（2）在腰椎、髋和桡骨远端的骨密度＞骨质量峰值下方2倍标准差（T评分＜－2.5）。

（3）所有患有原发性甲状旁腺功能亢进的且＜50岁可考虑手术。

（4）不愿或不能进行医学监测的患者。

2.手术方式

（1）双侧颈部开放探查手术：该术式是手术治疗原发性甲状旁腺亢进的标准术式。包括显露双侧甲状旁腺，切除增大的甲状旁腺组织。其有效治愈率达95%以上，其并发症发生率为2%（表6-2）。

该手术通常在全身麻醉下进行，也可以通过颈丛阻断麻醉。关键要点：①辨识正常和异常的甲状旁腺；②分辨是单发甲状旁腺疾病还是多发甲状旁腺疾病；③当选择次全切除时，切除异常的甲状旁腺同时充分保留血供良好的甲状旁腺残余组织。

表6-2　开放手术治疗原则

1	区分所有正常和异常的甲状旁腺腺体
2	辨别单腺体和多腺体疾病
3	切除异常甲状旁腺组织
4	如果行次全甲状旁腺切除术，在一侧保留充足的甲状旁腺残余组织[*]
5	避免行甲状旁腺活检
	（1）可减少对正常甲状腺组织损伤的风险
	（2）有时活检有助于分别甲状旁腺与其他非甲状旁腺组织（如脂肪或淋巴结）
6	多数甲状旁腺位于正常原位

[*] 当行甲状旁腺次全切除，剩余的异常甲状旁腺亦需要加以部分保留

（2）小切口（开放）甲状旁腺切除术：鉴于近85%的原发性甲状旁腺亢进的患者是单腺体疾病，故可以行单侧小切口微创手术。目前，MIP要求术前定位，随后进行局限性探查，常用颈丛阻滞麻醉，并以术中PTH测定来保证足够的切除量。随后作为门诊患者严密监测，在随访的第1周内检测血清钙和iPTH水平。此术式：①不影响甚至可提高其治愈率，同时降低并发症发生率；②可显著减少手术时间；③能显著减少住院时间。

（3）腔镜甲状旁腺切除术：世界上首例腔镜甲状旁腺切除术于1996年报道。此手术通常用于单个腺体病变的患者，并要求术前影像学定位甲状旁腺腺瘤病灶并引导手术。通常，内镜通道建立在胸骨柄水平，在颈部两侧插入另外两个通道，分别位于胸锁乳突肌前方和甲状腺肿瘤同侧。这种方式类似于传统补救性颈部探查时使用的外侧入路。方式为通过颈部小切口（1.5～2cm）注入低压力二氧化碳气体（5～8mmHg），在颈阔肌到带状肌之间创造手术空间，并游离带状肌和甲状腺以显露甲状旁腺。但是，此方法会伴随高碳酸血症及皮下气肿。改进方法包括低压充气，经腋窝或耳后入路。

（4）视频辅助甲状旁腺切除术：Paolo Miccoli及其同事首次提出该手术方式。在胸骨切迹上约2cm处做1个1.5cm的横行切口，以容纳触觉评估、抽吸冲洗肌解剖和回缩设备。可以依据腺瘤的位置改变切口位置。将另外1个10mm的Trocar置于可疑腺瘤的同侧，带状肌下方、甲状腺上方的正中线垂直进入，用来在手术开始后容纳气体吹入器；然后将1个30°、5mm的内镜连同2个Trocar一起插入，用来牵开中间的甲状腺和外侧带状肌。因为不需要持续的注气，抽吸冲洗是可行的。有研究将该手术方式与开放小切口式在治疗单发甲状旁腺腺瘤比较，结果为两种方式其有相似的治愈率。而平均时间视频辅助甲状旁腺切除术为44min，开放小切口甲状旁腺切除术为49min；而术后1个月，视频辅助使其手术瘢痕获得更高的满意度。缺点为腔镜器械显著增加手术耗费。

（5）其他微创手术技术：为了避免颈部瘢痕，利于切口美观，多种手术方式应运而生，包括经乳晕、经口腔等腔镜入路。机器人甲状旁腺切除术也有开展。作为应需术式，可根据患者需求选择适当手术方式。

（二）继发性甲状旁腺功能亢进（SHPT）

肾衰竭所致继发性甲状旁腺功能亢进：继发性HPT的发病机制具有复杂的促成因素，包括基因突变、维生素D代谢改变、血钙对PTH反应的失控、磷的滞留和PTH代谢的改变。与原发性甲状旁腺亢进相比，少于1%的尿毒症性继发性甲状旁腺旁亢进患者需要手术干预。这些患者通常以内科性药物治疗为主。但是当出现严重肾性骨营养不良及其并发症时，仍建议外科手术治疗。

三、甲状旁腺具体手术步骤

1.术中甲状旁腺素测定　甲状旁腺激素的半衰期很短，只有3～5min，利用这一特点，通过术中在高分泌甲状旁腺切除前与切除后分别测定PTH，监测其是否快速下降，来评估高分泌功能的甲状旁腺是否被切除。需要注意的是，在术中测定PTH时，应考虑到显露腺体过程中腺体受到刺激而造成的PTH水平增高等因素，必要时可推后采血时间点至腺体切除后30min。

2. PHPT手术步骤

（1）切口：甲状旁腺探查切口与甲状腺手术的颈前皮纹低位弧形切口相似。

（2）游离皮瓣。

（3）探查并切除甲状旁腺：先显露甲状腺，结扎离断甲状腺中静脉，将粗丝线缝扎于甲状腺叶外侧上、中、下部，将甲状腺叶向前内侧翻起。可先打开下部甲状腺假包膜，确定喉返神经和甲状腺下动脉的位置。在"热区"寻找甲状旁腺。有时亦须结扎、离断甲状腺上极血管，将上极翻下充分显露甲状腺背侧面。分离颈总动脉内侧及后方疏松结缔组织，打开其浅面的纤维薄膜，探查是否有肿大甲状旁腺隐匿于脂肪垫或淋巴结间。可再打开颈动脉鞘，沿血管间隙探查，有无紧贴迷走神经的异位甲状旁腺。随后探查胸锁关节后方。再由下向上探查气管食管沟和咽、食管后，并可将手指顺气管两侧向下探查后纵隔。最后探查前上纵隔。同时还可打开胸腺囊，以探查胸腺内的异位甲状旁腺。术中如在甲状腺内扪及结节，可一并切除，并送冷冻病理检查以确认是否为甲状腺内异位甲状旁腺。如果经上述探查后仍为阴性，勿遗漏探查颈前肌群，有时甲状旁腺可遗落于气管前肌肉中，甚至藏匿于既往手术瘢痕内。在操作显露喉返神经时，在甲状腺下动脉与喉返神经交叉处下方气管食管沟旁5～10 mm处或在喉返神经入喉处分离显露喉返神经，如未找到喉返神经，则紧贴甲状腺内膜分离甲状腺。

术中探查除找寻异常甲状旁腺外，还需明确其性质。正常的甲状旁腺呈扁平卵圆形、黄褐色、质软。单个腺体增大多为腺瘤，椭圆形、棕红色、质软，包膜完整而光滑，而其余腺体可呈萎缩状。4个腺体均增大需考虑增生。如发现腺体质地坚硬，呈灰白色，表面凹凸不平，被增生的纤维组织浸润及包绕，特别是与周围组织致密粘连，则从大体表现上应怀疑为甲状旁腺癌。冷冻切片对甲状旁腺良、恶性肿瘤的鉴别有一定困难，而石蜡病理可明确诊断。如考虑恶性，宜将同侧甲状腺及其粘连组织一并切除。

（潘　俊）

第九节　甲状腺及甲状旁腺手术常见并发症及处理

甲状腺术中和术后发生的出血、感染、甲状腺危象和甲状旁腺功能低下，术后发生的呼吸困难，声嘶，甲状腺功能低下等并发症，严重影响手术的成功率和患者术后的生存质量。手术治疗是解除甲状腺外科疾病患者病痛和挽救患者生命的重要手段。甲状腺手术是风险较大的手术之一，应当认真对待。

甲状腺术后并发症以预防为主，有些并发症是可以避免的，如甲状腺危象、喉返神经和喉上神经损伤等。这些并发症在术前准备不充分、检查不完善、手术适应证掌握不准确、手术时机选择不恰当、手术者对手术部位解剖知识不熟悉，以及手术者操作不熟练时等均可发生。有的并发症是手术本身所产生的后果，如甲状腺癌行根治性甲状腺全切除术后所发生的甲状腺功能低下。因此，要正确掌握甲状腺的手术指征，了解甲状腺手术可能出现的各种并发症，以及可能导致的严重后果和预防治疗措施。

一、呼吸道梗阻

甲状腺术后呼吸道梗阻临床表现为进行性加重的呼吸困难，患者有烦躁不安、大汗、口唇发绀，出现三凹征。是最严重、处理不及时可引起术后死亡的并发症之一，多发生在术后48h内，要迅速查找呼吸道梗阻的原因，采取有效措施，解除阻塞，挽救患者生命。

（一）术后伤口内出血

1.原因

（1）甲状腺血管结扎线不牢、脱落，尤其是甲状腺动脉结扎线脱落可引起大出血；

（2）甲状腺断面止血不彻底，术后残面渗血；

（3）血管变异，常见的是甲状腺下动脉，可直接发自锁骨下动脉，位置较低，此血管未能妥善结扎，可回缩到胸骨后，术中不易发现，术后在胸骨后间隙形成血肿压迫气管；

（4）肌肉切断时未结扎或结扎不牢，术后引起出血；

（5）术后引流不畅，手术创面渗血不能充分引流，积存在伤口内压迫、刺激气管，引起黏膜水肿和喉头分泌物增多，加重呼吸道梗阻。

2.临床表现　甲状腺术后出血多发生于术后24h内，患者突然出现颈部疼痛肿胀，进行性加重的呼吸困难和发绀，伤口可有渗血和肿胀，引流管中有大量新鲜血液流出。常伴有烦躁、焦虑不安。如处理不及时，因气管受压导致很快缺氧可引起意识丧失、昏迷，甚至死亡。

3.预防和处理

（1）术前注意事项：患者术前必须进行充分的术前准备，应常规术前服用复方碘溶液0～14d，使甲状腺变硬，减少术中出血。术前全面评估患者情况、甲状腺大小、病变位置和手术范围。

（2）术中注意事项

①术野显露要充分，显露不清可造成术中损伤、止血不彻底引起出血。

②手术操作要仔细，熟悉解剖是甲状腺手术的必备条件。对颈前浅静脉、肌肉断端要认真止血；对甲状腺上动、静脉，以及中、下静脉均要双重结扎，防止滑脱出血。

③甲状腺断面应缝扎止血，妥善缝合。对甲状腺断面的活动性出血用电凝止血是不安全的。

④引流要充分，放置引流条，对创面较大的手术，要放置引流管，并及时观察引流情况。

（3）术后注意事项

①术后注意观察呼吸、引流、敷料渗血情况，是否有皮下瘀斑，要保持引流通畅；

②术后可适当给予止血药物；

③术后尽量避免咳嗽；

④床头旁常规准备气管切开包或气管插管器械，以便出现紧急大出血时能及时处理。

术后伤口内大出血多发生在术后12h内，发现伤口内出血，要迅速在床旁抢救，拆除缝线清理出血，解除对气管的压迫，如果患者呼吸仍然无改善，应立即行气管切开或气管插管。情况好转后，再送手术室充分显露伤口，做进一步检查、止血处理。

（二）喉头水肿及呼吸道分泌物阻塞

1.原因

（1）全身麻醉时因操作不熟练而反复气管插管，可造成喉头损伤、水肿；

（2）手术刺激可引起喉头水肿，使呼吸道分泌物增多；

（3）原有呼吸道疾病，炎症未能很好控制，术后呼吸道分泌物增多；

（4）术后患者不敢用力咳嗽排痰，影响呼吸道分泌物排出，造成呼吸道阻塞。

2.临床表现　主要表现为患者术后出现进行性呼吸困难，可伴有喉鸣音和三凹征，呼吸道分泌物增多，痰多。给予吸痰、清理呼吸道后，呼吸困难不见缓解，在排除了伤口内出血时应考虑喉头水肿的可能。

3.预防和治疗

（1）术前积极控制呼吸道感染。

（2）气管内插管时应仔细、准确、轻柔，防止声带损伤；拔除气管插管前应尽量吸尽口腔和气管内的分泌物。

（3）手术操作要轻柔，避免对气管的挤压和反复刺激，分离腺体和肿瘤时要防止损伤气管和环甲肌。

（4）术后协助和鼓励患者排痰，防止呕吐物误吸。

（5）严密观察病情变化，有喉头水肿表现者应及时给予吸氧，雾化吸入，分泌物较多时，可给予吸痰。经处理呼吸困难不减轻时，应立即行气管切开，以免引起严重后果。

（三）气管塌陷

1.原因　较大的甲状腺肿块长期压迫气管，可使气管软骨环变薄，成为膜状，发生软化。如果手术切除大部分腺体、肿瘤后，软化的气管失去外部的支撑，气管壁可出现塌陷，造成呼吸道阻塞而发生窒息。在缝合残余甲状腺创面时，将残留甲状腺外侧薄膜缝合于气管旁筋膜，气管受两侧甲状腺组织的牵拉，引起部分软化气管塌陷，气道变窄，也能引起呼吸困难。

2.预防和处理

（1）对甲状腺肿比较巨大，病史较长和甲状腺癌患者，术前应常规拍摄颈部正、侧位X线片，有条件可行纤维支气管镜检查，了解气管有无受压及其程度。如X线片提示有气管软化，应做好充分准备，术前应放置气管支架。

（2）如果在术中发现有气管软化，应行气管悬吊术，将软化气管被膜悬吊于胸锁乳突肌或颈前肌上，以防术后气管塌陷。

（3）术中发现有严重气管软化时，为防止发生术后窒息，应行气管切开，术后待气管与周围组织紧密黏着后，患者无呼吸困难时再拔管。拔管时间一般在术后1周左右，如气管软化严重，可适当延长拔管时间。如果系甲状腺癌侵犯气管，需长期或终身带管。

（四）气管痉挛

1.原因

（1）手术动作粗暴，使气管受到强烈刺激，引起气管痉挛性收缩，导致呼吸道梗阻；

（2）喉头水肿和缺氧可诱发气管痉挛；

（3）普萘洛尔在甲状腺功能亢进症患者的术前准备中，一般情况下，收缩气管的作用较弱，但有支气管哮喘时，可诱发支气管平滑肌痉挛。

2.临床表现　患者发病突然，主要表现为烦躁，极度呼吸困难，有窒息感，面部发绀，有明显喉鸣音及三凹征。严重气管痉挛处理不当可迅速发生严重缺氧和昏迷，甚至死亡。

3.预防和处理

（1）全身麻醉时避免反复气管插管，刺激气管，手术后要等待患者完全清醒、肌力恢复、血氧饱和度正常后再拔除插管。

（2）充分做好术前准备，仔细询问有无应用普萘洛尔的病史。

（3）手术操作要轻柔、仔细，尽量少刺激气管。

（4）必要时可给予肾上腺皮质激素。发生气管痉挛时，应立即给面罩吸氧，急行气管切开，患者由于声门紧闭，气管插管较难，气管切开可避免患者死于窒息。吸净呼吸道内分泌物，给予气管扩张药及地塞米松静脉推注，以缓解气管痉挛。

二、甲状腺危象

随着对甲状腺功能亢进症术前准备的标准化实施，甲状腺功能亢进术后发生危象已明显减少。然而，甲状腺危象仍然是甲状腺手术死亡率较高的并发症之一，应引起高度重视。

（一）原因

术前准备不充分，甲状腺功能亢进症状未能很好控制，患者精神过度紧张，手术前后服碘中断，部分患者潜在肾上腺皮质功能减退、感染、发热等均与术后甲状腺危象发生有关。

（二）临床表现

甲状腺危象大多发生在甲状腺功能亢进术后1～3d，其表现如下。

1.脉搏增快，可超过120次/分。

2.发热，体温高达39℃以上。

3.有高代谢和自主神经功能紊乱症状，大汗、呕吐和水泻。

4.水和电解质代谢平衡紊乱。

5.精神症状，患者有神情紧张、焦虑、烦躁不安、谵妄，甚至昏迷。

6.病情严重可出现心力衰竭和肺水肿，甚至死亡，病死率为20%～30%。

7.其他：个别病例表现为表情淡漠，反应迟钝，嗜睡。体检可见体温降低，心率缓慢，脉压缩小，反应迟钝。这种危象虽然少见，但其发病时不易被发现，应该警惕。

（三）甲状腺危象的预防和治疗

1.术前准备

（1）一般准备：要了解患者的全身情况，特别要注意心血管系统、神经系统和肾上腺皮质的功能状态，必要时给予相应的药物治疗。

（2）药物准备：甲状腺功能亢进患者术前必须进行药物准备，先用抗甲状腺药物治疗，使甲状腺功能亢进症状得到充分控制，病情稳定。然后口服复方碘溶液，常用复方碘化钾溶液，每日3次，每次从3滴开始，每日增加1滴，至16滴。心率过快者应用普萘洛尔治疗。较为满意的手术时机指标是：甲状腺功能亢进的临床症状明显改善，患者基础代谢率基本正常，晨起脉搏在80次/分以下；血压及脉压正常，患者情绪稳定、睡眠好，甲状腺缩小变硬。

（3）心理准备：应耐心说明手术目的和术前准备的方法，使患者心理稳定、减轻顾虑和精神紧张，能够很好配合治疗，适当应用镇静催眠药物，充分休息，给予高热量，易消化食物。

2.术中处理　麻醉一般可用气管插管全身麻醉，应尽量平稳，镇痛完全，术中行心电监护，保持呼吸道通畅，以及严密观察体温、心率等变化，保证生命体征稳定；手术中注意切口显露要充分，操作要轻柔，尽量避免对甲状腺的挤压，先结扎血管，再切除甲状腺，以减少甲状腺素大量释放入血。

3.术后处理　术后严密观察病情变化，注意监测患者的体温、脉搏、血压等生命体征变化，观察患者的精神状况。减少精神刺激因素，适当给予镇痛药和镇静药，保证睡眠和情绪稳定。维持水及电解质平衡，预防性应用抗生素。术后继续使用应用复方碘溶液，应用普萘洛尔，使心率控制在80次/分以下。

4.甲状腺危象的治疗

（1）抑制甲状腺激素释放入血：口服复方碘溶液，每次3～5ml，或用10%碘化钠5～10ml加入10%葡萄糖溶液500ml中持续静脉滴注。

（2）控制过度应激反应：用氢化可的松200mg加入5%葡萄糖生理盐水100ml中静脉滴注，必要时6～12h后可重复使用，病情稳定后逐渐减量。

（3）纠正心动过速：利血平1～2mg肌内注射或普萘洛尔5～10mg加入5%葡萄糖液中，静脉滴注，每分钟剂量不超过1mg，心率降低至100次/分以下后调整滴速并维持，注意在心电监护下使用。心率稳定后改为口服普萘洛尔，每次10mg，每日4次，甲状腺危象症状完全缓解后逐渐减量停药。

（4）降低体温：可用解热药、用物理降温，冰帽保护头部，冰袋置于颈侧和腹股沟等大血管处，配合乙醇擦浴，如体温过高可使用冬眠药物。

（5）纠正水、电解质和酸碱失衡：静脉给予葡萄糖为主的液体和维生素，补充能量消耗。

（6）控制感染：应用有效抗生素。

（7）吸氧：补充因高热，心动过速等造成的氧耗量增加，减轻组织缺氧状况。

（8）其他：注意保护心肺脑肾等重要器官的功能，预防各种并发症。

三、神经损伤

（一）喉返神经损伤

1.原因　喉返神经与甲状腺下动脉的关系密切，有的走行在甲状腺下动脉的浅面，有的于动脉的深面，或交错于动脉分支之间，有的位于气管旁，有的穿行于甲状腺组织内。不熟悉喉返神经走向的解剖学特点，则有损伤的可能。喉返神经损伤发生率约为0.5%。

（1）结扎甲状腺下动脉时未注意喉返神经与甲状腺下动脉的关系，误将喉返神经切断；

（2）甲状腺下动脉出血时，盲目钳夹止血而损伤喉返神经；

（3）缝合甲状腺残端时缝合过深，将喉返神经结扎；

（4）有的喉返神经不在气管食管沟内走行，而在气管旁或于甲状腺后包膜内，切断甲状腺后游离气管旁甲状腺过深而损伤喉返神经；

（5）解剖、显露喉返神经行程较长，致使神经缺血；

（6）行甲状腺腺叶切除时，将甲状腺后被膜翻起，喉返神经可能紧贴后被膜，而导致损伤；

（7）术后组织水肿或有小血肿、瘢痕组织压迫或牵拉等引起暂时性喉返神经麻痹。

2.临床表现　单侧喉返神经损伤，可导致同侧声带麻痹，临床表现为声嘶。神经被切断未能立即吻合，将导致永久性损伤，经过一段时间后，对侧声带逐渐代偿，声嘶可部分恢复。喉镜下可看到损伤侧声带处于麻痹状态。喉返神经被钳夹或缝扎后，立即拆除缝线，引起暂时性声带麻痹，一般在术后15d左右可逐渐恢复。严重神经挫伤需要3个月以上时间恢复。双侧喉返神经损伤后，两侧声带麻痹可立即发生呼吸困难和窒息。

3.预防　喉返神经与甲状腺下动脉的关系密切，两者的伴行关系常有解剖变异。在行甲状腺部分切除时，一般不显露甲状腺下动脉，紧贴甲状腺下极表面结扎处理进入甲状腺的下动脉分支，可避免损伤喉返神经，还可保证甲状旁腺的血供。在处理甲状腺下极血管时，避免大块结扎和因出血而匆忙钳夹，以免误伤喉返神经。有的喉返神经在气管食管沟上方，其紧贴甲状腺后包膜上行，在切断甲状腺峡部，游离气管旁黏附的甲状腺组织时，不要游离过深而误伤喉返神经。部分喉返神经紧贴甲状腺后包膜上行，手术中应尽量保留甲状腺后包膜。缝合甲状腺残端时，注意勿缝合过深，否则可能将喉返神经结扎。在行甲状腺全切除时，宜在甲状腺下极附近解剖喉返神经，向上追踪至环甲关节处，以确保避免误伤。

4.治疗

（1）术中发现喉返神经被切断后，应解剖出两断端进行吻合。

（2）如系钳夹或缝合所致的损伤，立即松开血管钳或拆除缝线。术后可给予氢化可的松治疗，经过一段时间可逐渐恢复。

（3）如术中或术后当天发音正常，而术后又逐渐发生声嘶者，一般系组织水肿压迫所致，可自行恢复。

（4）双侧喉返神经损伤，应立即行气管切开，保持呼吸道通畅。待声带麻痹恢复后再拔除气管套管。如半年后神经损伤仍不能恢复，可考虑行声带固定术，维持呼吸道的通畅。

（二）喉上神经损伤

1.原因　喉上神经内侧支分出位置较高，行程短，在舌骨大角平面穿过甲状舌骨膜入喉，喉上神经内侧支损伤的机会较少。喉上神经外侧支与甲状腺上动脉的解剖关系比较密切，入喉以前与甲状腺上动脉并行，至甲状腺上极时才与血管分开。甲状腺上极较高者，喉上神经贴近上极，结扎甲状腺上动脉时，离腺体太远，分离不仔细，将神经和血管及周围组织一并结扎，可损伤喉上神经外侧支。对喉上神经牵拉，术后血肿压迫等也可引起暂时性喉上神经麻痹。

2.临床表现　喉上神经外侧支损伤后，环甲肌瘫痪，声带松弛、音调变低。喉镜检查时双侧声带无麻痹，发声时声带松弛。喉上神经内侧支损伤后，喉部黏膜感觉丧失，可引起误咽及呛咳，严重时可发生吸入性肺炎。患者在饮水时发生呛咳明显，有的患者进食时无呛咳现象。

3.预防　手术医师要熟悉甲状腺解剖关系，处理甲状腺上极时，要警惕喉上神经损伤。在结扎甲状腺上血管时，尽量靠近甲状腺上极，直视下结扎甲状腺上动脉和甲状腺上静脉。

4.治疗　喉上神经内侧支位置较深，行程短，外侧支较细，被切断后不易吻合。喉上神经挫伤或血肿压迫造成的损伤多可恢复，可给予非手术治疗，给予神经营养药物，氢化可的松和局部理疗等。有误咽、呛咳时，喉黏膜感觉未恢复前，应禁用或少用流质饮食，减慢进食速度，有脱水者，可静脉补充液体，注意维持水、电解质平衡。患者可逐步适应、代偿。

四、甲状腺功能减退

（一）原因和分类

甲状腺功能减低分为永久性和暂时性甲状腺功能减退。

1.甲状腺癌行甲状腺全切除，可造成永久性甲状腺功能丧失。结节性甲状腺肿行甲状腺次全切除或近全甲状腺切除时，因保留甲状腺组织过少将导致甲状腺功能不足。

2.甲状腺术后残留腺体血供不足，可导致术后残留的甲状腺腺体缺血，缝合甲状腺创面时，缝合过密也会影响腺体血供。

3.甲状腺功能亢进症患者，行甲状腺大部分切除术后，一定时间内残存的甲状腺组织合成和释放甲状腺素受到抑制，引起术后暂时性甲状腺功能减低。

4.慢性淋巴细胞性甲状腺炎的甲状腺组织被淋巴、纤维组织取代，致甲状腺功能减退。当临床表现有甲状腺不对称结节而不能除外肿瘤时，切除病变的甲状腺组织过多，可进一步加重甲状腺功能减退。

5.甲状腺功能亢进症患者因切除甲状腺过多，可引起甲状腺功能减低。

（二）临床表现

甲状腺癌根治术行全甲状腺切除术后，未行替代治疗或治疗不恰当，可出现典型的甲状腺功能低下症状，表现为食欲缺乏、乏力、表情淡漠，反应较迟缓，性欲减退。查体可见心率减慢，体温偏低，基础代谢率低。后期可见皮肤干燥，毛发脱落，面部和颈前出现黏液性水肿。严重者可引起心脏的黏液性水肿和心包积液，患者出现心功能降低和心音减弱等一系列表现。如不经治疗，症状可逐渐加重。

（三）实验室检查

实验室检查可见血清T_3、T_4低于正常，基础代谢率降低，甲状腺吸碘率减低，血清TSH增高。

（四）预防

1.原发性甲状腺功能亢进症患者手术，要保留恰当的甲状腺组织，保留过多甲状腺组织，可能引起术后复发，而保留甲状腺组织过少会导致甲状腺功能减低。术中保留4～8g的甲状腺组织可维持术后甲状腺的正常功能。应考虑到甲状腺功能亢进的病因和程度、患者年龄和生理状态等因素。重度甲状腺功能亢进药物治疗不易控制症状，可多切除一些甲状腺，保证治疗效果。儿童、老年人需行甲状腺切除术时，应适当多留正常甲状腺组织。

2.保证残留甲状腺组织的血供，维持术后甲状腺的正常分泌。甲状腺功能亢进患者行双侧叶甲状腺次全切除术时，不要完全结扎甲状腺上、下动脉，避免过多游离甲状腺后包膜，导致残留的甲状腺缺血。可保留甲状腺下动脉。术中注意保留甲状腺包膜，腺体切除后，创面的出血点予以结扎后，对拢缝合即可。

3.结节性甲状腺肿、慢性淋巴细胞性甲状腺炎术后，注意定期随访，了解疗效，监测甲状腺功能。

4.治疗

（1）药物替代治疗甲状腺干制剂疗效满意，甲状腺素片40～120mg/d，根据患者情况逐渐增加或减少用药量，调整用量到患者甲状腺功能低下的症状消失，同时无甲状腺功能亢进表现，血清甲状腺激素和促甲状腺素水平在正常范围，维持该剂量，永久性甲状腺功能低下者需终身药物治疗。暂时性甲状腺功能低下者，根据恢复情况，逐渐减少用药量至完全停药。

（2）药物补充治疗甲状腺癌，尤其是有功能的分化型甲状腺癌，行甲状腺全切除术后，因自身分泌的甲状腺素分泌不足，导致TSH的分泌增多，过量的TSH对甲状腺癌细胞有促进生长作用。用甲状腺素治疗即是对甲状腺功能低下的补充治疗，也是预防甲状腺癌复发的重要措施。保持患者血清甲状腺激素处于正常水平，同时TSH处于较低水平。对复发和远处转移的分化型甲状腺癌，首先行甲状腺全切除后，进行大剂量放射性核素破坏残留甲状腺组织，治疗肿瘤。此类患者应注意行甲状腺药物替代治疗。

五、甲状腺功能亢进术后复发

（一）原因和分类

1.原发性甲状腺功能亢进症术后复发甲状腺大部切除术后，甲状腺功能亢进症状复发，甲状腺激素水平增高，原因是甲状腺切除不够、残留腺体过多，术后复发以年轻患者多见。

2.结节性甲状腺肿并甲状腺功能亢进术后复发结节性甲状腺肿术后未能给予碘剂治疗，机体处于缺碘状态，甲状腺大部切除术增加了甲状腺激素的不足，垂体代偿性分泌TSH过多，刺激甲状腺组织过度增生，引起甲状腺功能亢进症状。

3.垂体性甲状腺功能亢进术后复发垂体性甲状腺功能亢进误认为原发性甲状腺功能亢进，而进行切除术，引起术后复发。垂体性甲状腺功能亢进的发病原因是垂体有分泌促甲状腺素的垂体瘤，患者同时有血清甲状腺素和促甲状腺素含量增高。垂体肿瘤经手术切除或放射治疗后，甲状腺功能亢进临床症状可消失，实验室检查甲状腺激素和促甲状腺激素均可恢复正常。如患者单纯行甲状腺切除，而未处理垂体肿瘤，高水平的TSH持续刺激甲状腺组织，引起过度增生，可导致甲状腺功能亢进复发。

（二）临床表现

术后一段时间，患者逐渐出现多汗、怕热、心慌、食欲增加等，部分患者有焦虑、急躁、情绪不稳定等自主神经系统症状，部分患者有明显眼球突出。实验室检查有基础代谢率增加，甲状腺吸碘率增高和吸碘高峰时间提前等甲状腺功能亢进表现。

（三）预防和治疗

甲状腺功能亢进患者术前应明确甲状腺功能亢进病因，严格掌握手术适应证，注意垂体性甲状腺功能亢进。原发性甲状腺功能亢进手术应掌握甲状腺切除量，结扎甲状腺上动脉，结节性甲状腺肿手术后应注意补充碘剂，甲状腺功能亢进手术后继续给予治疗和随访，注意观察血清T_3、T_4或TSH水平，对有异常者给予纠正。

原发性甲状腺功能亢进术后复发者多数症状较轻，以非手术治疗为主，抗甲状腺药物或放射性核素碘治疗效果满意；有明显压迫症状时，可考虑手术治疗。甲状腺再次手术因局部解剖关系不清，组织粘连，容易损伤神经和甲状旁腺。

六、甲状旁腺损伤和功能减低

甲状腺手术时，切除、误伤甲状旁腺或甲状旁腺缺血可引起暂时或永久性甲状旁腺功能降低，甲状旁腺素合成和分泌不足，使患者血钙浓度降低，引起神经肌肉应激性增高的一系列症状，重者可危及生命。

（一）原因

1.甲状旁腺被切除或损伤行甲状腺切除术时，将甲状腺后方的甲状旁腺切除，有的甲状旁腺解剖变异，位于甲状腺实质内，被误切的机会更大。术中甲状旁腺被钳夹、缝合、结扎也能引起甲状旁腺损伤。保留1～2个功能正常的甲状旁腺，可维持正常的功能。

2.甲状旁腺血供障碍甲状腺手术，因结扎甲状腺上、下动脉，甲状腺后被膜游离过多或将甲状腺后被膜完全切除，即使未切除或损伤甲状旁腺，亦可引起甲状旁腺血供障碍，造成术后甲状旁腺功能低下。

（二）临床表现

1.神经肌肉症状　因甲状腺手术损伤甲状旁腺引起的急性甲状旁腺功能减低的症状多在术后1～3d出现，症状早期患者有面部、唇部、手足针刺样麻木感；经过2～3周后，未受损伤的甲状旁腺增大，起到代偿作用，症状可逐渐消失。严重者继之出现僵直性面肌痉挛，典型发作性手足痉挛性抽搐。手部痉挛表现为双侧腕及掌指关节强制性屈曲，指间关节伸直，拇指内收。每次发作数分钟至十几分钟，每天发作多次，严重者可发生全身性疼痛性痉挛。其他症状可有喉鸣和哮喘、胆绞痛、肠痉挛、精神障碍、癫痫样发作和锥体外系症状等，严重者可引起喉和膈肌痉挛，引起窒息而导致死亡。

2.精神症状　痉挛发作时患者意识清楚，可出现精神紧张、恐惧、焦虑、忧郁、失眠，注意力和记忆力减退等症状。

（三）实验室检查

血钙浓度降低至2.0mmol/L以下，严重者可降至1.0～1.5mmol/L，血磷增高；尿钙、尿磷降低，24h尿中钙含量低于100mg，尿磷含量低于500mg。草酸铵盐试验呈阴性反应。心电图检查，心电图可有表现为Q-T间期延长和ST段延长。

（四）预防

行甲状腺手术时，尽量保留甲状腺后被膜，保护甲状旁腺免受损伤。行甲状腺次全切除术时注意位置变异的甲状旁腺，以免受到损伤或切除。尽可能保留甲状腺下动脉，保留甲状旁腺血供。

（五）治疗

1.低钙血症的治疗

（1）钙剂治疗：术后出现面肌麻木或发生抽搐时立即静脉注射10%葡萄糖酸钙或氯化钙10～20ml，注意观察心率变化，以防发生心搏骤停。次日静脉滴注10%葡萄糖酸钙10ml，每日2～3次，待抽搐症状控制后，改为口服补钙，葡萄糖酸钙或乳酸2～4g，每日3次，逐渐减量至停用。

（2）维生素D治疗：口服补钙的同时给予维生素D，每日5万～10万U、骨化三醇（罗钙全）每日1片，以促进钙剂的吸收和利用。口服二氢速固醇，能明显提高血中钙含量，降低神经肌肉的应激性。

（3）镇静药：患者反复发作抽搐时，可给予镇静药，口服或肌内注射地西泮，起到镇静、安神和催眠的作用。对全身性抽搐，用冬眠疗法，可使患者度过危险期。

2.甲状旁腺移植

（1）发现有误切的甲状旁腺应将其立即切成薄片，埋藏于胸锁乳突肌内。移植的甲状旁腺多可成活，避免产生永久性甲状旁腺功能低下。

（2）永久性甲状旁腺功能低下，需长期使用钙剂和维生素D制剂，经药物治疗无效者，可考虑行同种异体甲状旁腺移植。

七、术后头痛

甲状腺术后出现头痛较为多见，发生术后头痛者约占45%。临床表现为头痛、头晕、恶心、呕吐等症状。也称之为"颈过伸脑循环紊乱综合征"。其发病机制为：手术中颈部过度伸拉时，颈部肌肉、韧带过度紧张，挤压颈部血管，影响血液回流；颈静脉怒张，静脉回流阻力增加；术中对血管的压迫刺激，可引起血管的痉挛，造成脑血管痉挛、扩张，脑细胞缺血、缺氧、淤血和颅压增高等。

甲状腺术后出现头痛症状时，可采取镇痛对症处理。手术前几天做仰颈练习，能有效减轻临床症状，消除导致脑血循环障碍的因素，防止脑缺氧、脑水肿的发生。术中尽量避免对血管压迫、气管牵拉、口鼻腔阻塞等因素。症状严重时，可用脱水、利尿药，甘露醇250ml、地塞米松5mg静脉滴注，每日2次，效果满意。

八、食管损伤

甲状腺手术中食管损伤极为罕见。

1.原因　巨大型甲状腺肿患者，由于肿大的甲状腺常使气管受压而发生移位，将气管推向一侧，这样就使气管与食管的前后平行重叠关系发生改变，成为左右不对称的情况。肿大的甲状腺可以包绕食管或与食管紧密粘连。手术时不仔细或牵拉甲状腺时就可能伤及食管。甲状腺癌比较晚期时，可侵及食管。在行甲状腺癌淋巴结清扫时，为了切除癌肿，也可能损伤食管。

2.处理　手术中伤及食管时，食管黏膜可外翻，其颜色为淡粉色，容易辨认，所以容易被发现，可立即进行修补缝合。但有时因损伤的伤口极小，术中不易被发现，因而术后会形成食管瘘。在术中如有怀疑时，应仔细探查。术毕应以无菌生理盐水冲洗手术野，以帮助检查有无食管损伤。如发现有损伤，即应修补缝合。缝合食管时黏膜对合好，全层缝合，然后再做浆肌层缝合以加强，伤口放置引流。

九、气管损伤

甲状腺术中钳夹、切除峡部时，有可能损伤气管。切除良性病变造成气管穿破时，要迅速封闭裂口，防止血液吸入气管，引起窒息，同时要尽快修补穿孔；不能修补时，应插入气管导管；当发现甲状腺癌侵犯、浸润到气管外膜时，操作要轻柔，应仔细剥离，防止损伤气管。当癌肿已侵犯气管软骨或气管全层时，应将受累气管一并切除，根据气管缺损部位及面积大小酌情处理，用硅胶管支撑、记忆合金管及组织转移修复等治疗。术后局部放置引流管，应用有效的抗生素。

十、气胸

甲状腺术中如果损伤到胸膜，可发生气胸，出现严重的症状，气胸发生较为罕见。

1.原因　胸骨后甲状腺肿切除术时，易损伤到肺尖部胸膜，因胸骨后甲状腺肿常与肺尖胸膜或肺尖有粘连。提起甲状腺分离时，可伤及胸膜或肺尖而形成气胸。甲状腺癌行颈部淋巴结清扫术时，也可损伤胸膜发生气胸。

2.处理　甲状腺手术中，患者出现胸闷、呼吸困难时，在排除呼吸道梗阻的情况下要想到气胸的发生。发生气胸后，患者除感到胸闷、气短外，在呼吸时或嘱患者咳嗽时，伤口可有气体进出胸腔的声响，可见气泡产生并溢出。如术中确定有气胸发生，应立即对损伤的胸膜进行修补，然后根据患者呼吸困难的程度采取一定措施。若症状不很严重，不必穿刺抽气，给予氧气吸入后，一般很快恢复正常。如呼吸困难严重，缺氧症状明显，应立即穿刺抽气，仍不缓解时应行胸腔闭式引流术。

十一、纵隔气肿

纵隔气肿是甲状腺手术中比较少见的并发症。

1.原因　①由于窒息而引起肺泡破裂，发生肺间质气肿，气体扩散到纵隔及颈胸部所致；②甲状腺肿的位置比较深在、粘连，术中损伤了椎前筋膜，向纵隔通路开放；③胸骨后甲状腺肿手术后，腺肿对气管包围产生的压迫作用，当腺肿摘除后，局部遗留腔隙，当吸气时由于腔静脉的负压作用，容易发生气肿。

严重的纵隔气肿可引起死亡。因此，纵隔气肿是甲状腺手术非常危险的并发症之一，要高度重视，避免发生。

2.处理　①首先应防止患者术中窒息；②防止空气进入的危险，术中可用湿纱布堵塞残腔或温生理盐水灌注；③手术要遵循被膜内切除腺肿的办法，避免损伤椎前筋膜，防止空气进入而发生纵隔气肿。如果发生了纵隔气肿，要用纱布经甲状腺手术切口填入，排出气，还可在皮下气肿严重处切多个小切口排气。

十二、乳糜瘘

乳糜瘘在甲状腺手术中发生率较低，通常是切除显著增大的甲状腺或甲状腺癌行颈淋巴结清扫术时伤及胸导管或颈淋巴干所造成的一种并发症。

（一）病因

胸导管起始于腹部乳糜池的上端，在腹主动脉右侧上行经主动脉裂孔进入胸腔，沿胸部后纵隔上行至主动脉弓处斜向左侧，注入左锁骨下静脉与颈内静脉交界处。胸导管主要收集腹腔、胸腔脏器及左上肢、左头颈部的淋巴液。

颈淋巴干主要收集右上肢、右头颈部淋巴液，注入右锁骨下静脉和颈内静脉交角处。在左、右下颈深部手术时，如甲状腺癌的根治性手术，在清扫淋巴结时，如不慎可造成胸导管或颈淋巴干的损伤。术者在手术中须仔细辨认。胸导管或颈淋巴干为乳白色，壁薄，发亮，有时呈串珠状。术中损伤后，可发现乳糜样液体流出，必须进行结扎。

（二）临床表现

术中胸导管或颈淋巴干损伤，术后颈部引流可见大量液体渗出，待渗血停止后，可见到乳糜样或血浆样液体不断流出。可将渗漏液收集于试管内送检，用苏丹红染色见多量脂肪球，即可证实为乳糜液。或让患者进高脂饮食或脂溶性染料，也可证实乳糜瘘的存在。

（三）治疗

小的淋巴管或非主干淋巴管的损伤，漏出的淋巴液量相对较少，充分引流后常能自行愈合。主干损伤后漏液量大，每24h可达超1000ml，使血浆中大量血浆蛋白丧失，对机体影响较大，严重者可导致死亡。

1.非手术治疗

（1）充分引流，应用抗生素。

（2）注意维持水、电解质平衡。

（3）加强营养，补充蛋白质、脂肪及维生素；漏液量逐渐减少，非手术治愈的可能性较大。

2.手术治疗　经过充分的非手术治疗，漏液量无明显减少，大淋巴管或主干损伤的可能性较大。如漏液量大，数周至数月不愈，需要再次手术，以便进行结扎。乳糜瘘手术治疗，关键是定位。

术前可试用下述方法辨认胸导管及寻找瘘口：①术前3～4h口服牛奶，使乳糜量增加，色泽变白。②术前口服或胃管注入含亲脂染料的橄榄油，皮下注射伊文斯蓝，观察瘘口染色。③准备手术台上行淋巴管造影术。准确寻找到胸导管和瘘口定位，争取一次手术成功。

十三、颈交感神经损伤

甲状腺手术损伤颈交感神经链后，可出现Horner综合征，交感神经链的近侧端到甲状腺下动脉这一段容易受到损伤。在解剖结扎下动脉时或将主动脉鞘向外侧牵拉时，容易伤到颈交感神经链。行甲状腺部分切除，在处理甲状腺下动脉时，仅贴腺体被膜处做结扎，比较安全。做腺叶全切除时，要仔细地将交感神经链解剖出来，看清甲状腺下动脉与喉返神经的关系后，将其分支结扎，可以避免损伤颈交感神经链。

十四、颈总动脉破裂

甲状腺癌行颈淋巴结清除术时，有可能损伤颈总动脉，造成破裂，发生率为1%左右，多因肿瘤浸润动脉壁、分离时操作欠轻柔所致。术中颈总动脉破裂后应立即用手指压迫止血，快速输血，对颈总动脉破裂处进行缝合、修补。结扎颈总动脉，能引起严重颅脑并发症甚至导致患者死亡。术后出现的颈总动脉破裂多因行气管造口或食管瘘造成伤口感染，长时间炎症侵蚀血管；术前行大剂量放疗照射；皮瓣坏死、伤口裂开，导致血管外露等原因造成。一旦术后出现破裂，抢救成功率很低，病死率极高。因此，预防此并发症发生非常重要。

十五、空气栓塞

甲状腺术中损伤颈内静脉、甲状腺静脉干、甲状腺中静脉、游离皮瓣时损伤到颈静脉弓时，静脉破裂，由于血管内负压将空气吸入血液循环，瞬间进入大量空气，可导致右心排血量骤减，呼吸循环障碍，出现呼吸困难、面色苍白、血压下降，严重者可导致死亡。手术中如果出现此类静脉破裂，要迅速压迫止血，将创口处充满生理盐水，使患者处于头低足高位，用血管夹阻断受伤的静脉两端，尽量缝合修补，如果无法修补，可以进行结扎处理。

十六、甲状腺腔镜手术并发症及处理原则

（一）出血

1.原因　术后出血仍然是SET术后常见的并发症，出血原因多见于甲状腺供应动静脉及分支、皮下的静脉、肌肉的营养血管等。出血多数发生于术后12h以内，也有术后3d拔管时发生。一般分为隧道出血、手术空间出血及甲状腺手术创面的出血。由于腔镜手术入路隐蔽、路径远、皮瓣剥离区域广，出血的原因有以下几种：①制作腔隙层次不对致肌肉血管损伤；②超声刀使用不当误伤血管或缝合不全损伤腺体血管。如出血量大，引流不畅，可有颈部肿胀，严重时压迫气管导致呼吸困难、烦躁、发绀甚至窒息。术后密切观察引流管引流情况，局部间断冷敷可使皮下血管收缩，起到止血作用，从而预防出血的发生。冷敷时避开心尖部，同时密切观察患者心率变化。

2.预防和治疗　对于术后出血的处理，可分为以下几种情况。

（1）术后出血，如果有必要再次手术，推荐首选再次行腔镜下止血。

（2）术后出血致呼吸困难或窒息危及生命时，建议立即采用传统开放手术。

（3）考虑隧道内出血时可行局部打包缝扎止血，关键要封闭隧道内口，防止鲜血流入手术野。

（4）皮下气肿或纵隔气肿若不影响呼吸和循环功能，无须特殊处理。

（5）皮下积液、皮肤瘀斑可无须特殊处理；局部皮肤坏死可延期缝合或选择二期整形手术。

（6）应严格遵循无瘤原则，防止肿瘤的异位种植。

（二）喉上、喉返神经损伤

1.原因　甲状腺腔镜手术最常见的并发症，其原因可能如下。

（1）术中切断、结扎或过度牵拉神经；

（2）术后神经组织水肿或缺血；

（3）术后血肿、瘢痕压迫神经等；

（4）超声刀热损伤。

为了尽量减少此类并发症的发生，术后应严密观察患者有无声嘶、音调降低、失声等症状，如发现上述症状应及时查明病因予以处理。

2.预防和治疗　为了保护喉返神经，手术时必须做到以下几方面。

（1）切除甲状腺时应保留腺体背面的完整性；

（2）靠近颈总动脉、远离腺体分离并结扎甲状腺下动脉；

（3）减少术中出血，保持手术野的清晰；

（4）术中轻巧操作，切勿将甲状腺下动脉做大块结扎，应用超声刀尽量游离下动脉，最好达到"骨骼化"后再切断；

（5）对于甲状腺下极粘连严重者，在不违反切除原则的情况下，可保留下极少许腺体而不离断下动脉。

（三）脂肪液化、皮肤红肿、瘀斑、皮下感染和积液等

1.原因　腔镜甲状腺手术需要在胸前及颈前部分离出一个潜在的空间，如果技术不熟练，分离的层次不对，则可能损伤皮下脂肪层，甚至损伤皮下小血管或真皮层，从而导致皮下脂肪液化，皮肤瘀斑、红肿等，严重者可引起皮下软组织感染。

2.预防和治疗　术后保持引流通畅，排出创面积液、积气，观察前胸部皮肤颜色，皮下瘀斑一般可自行消失，不必特殊处理，严重者用局部冷敷可预防和缓解皮肤瘀斑、红肿，同时定期换药，应用抗生素预防感染。

（四）颈胸皮肤发紧不适

1.原因　腔镜甲状腺手术需要在颈胸部皮下分离出一个手术操作空间，术后空间消失，并很快愈合形成瘢痕，部分患者术后会感觉颈胸部皮肤发紧不适，皮下分离范围处的皮肤不能像其他区域正常皮肤一样提起活动，活动头部时存在僵硬感。

2.处理　此种情况一般不需要特殊处理，术后3个月后会自动消失，倘若持续存在，可局部理疗减轻症状。

（五）甲状旁腺损伤

1.原因　原因通常是未完全分离甲状旁腺，将甲状旁腺和腺体一并切除，或甲状旁腺血管损伤致缺血引起，表现为面部、口唇周围和手足有针刺和麻木感，随着血钙浓度下降，神经肌肉的应急性显著提高，引起手足抽搐，多发生在术后1～2d。

2.预防和处理　术中操作时应钝性显露甲状旁腺，使甲状旁腺与甲状腺分开，然后

紧贴甲状腺操作。术后定时巡视，严密观察，询问患者自我感觉。

（六）气管损伤、食管损伤

1.原因　气道损伤、食管损伤较少见，其损伤系操作过深、视野不清而盲目切割，在环甲膜附近牵拉过度牵起环甲膜或超声刀距气道太近所致。

2.预防　为避免此类并发症的发生，一定要细致解剖，避免盲目切割组织团块，引起气管、食管损伤。

（七）甲状腺功能低下

1.原因　系甲状腺全部切除或切除过多所致。

2.预防和处理　尽量保存正常的腺体组织，甲状腺功能亢进者要保留背侧腺体约拇指样大；长期服用甲状腺素片，根据甲状腺功能水平检测适当调整用量。

（八）CO_2 相关并发症

1.原因　主要是高碳酸血症与皮下气肿，术中需向术野组织腔隙内注入 CO_2 气体以保证操作空间。由于这一腔隙与胸腔、腹腔不同，没有相对完整、密闭的浆膜来封闭，而是利用皮下组织间的潜在腔隙形成的，皮下组织较腹膜更易吸收造成 CO_2 潴留，引起高碳酸血症；此外，若 $PaCO_2$ 显著升高，pH 显著下降，需考虑气体可能沿皮下广泛蔓延，导致广泛性皮下气肿，甚至纵隔气肿。

2.处理　一旦出现与 CO_2 有关的并发症可通过以下方法处理：降低 CO_2 压力（<10mmHg）；严重酸中毒时予以碱性药物；加强通气，促进 CO_2 排出。

（李志伟　耿　冲）

参 考 文 献

[1] Jung KW, Won YJ, Kong HJ, et al.Cancer statistics in Korea：incidence, mortality, survival and prevalence in 2012 [J].Cancer Res Treat, 2015, 47（2）：127-141

[2] 王平.腔镜甲状腺手术中甲状旁腺的保护技巧 [J].腹腔镜外科杂志, 2014, 19（4）：252-254

[3] Giordano D, Valcavi R, Thompson GB, et al.Complications of central neck dissection in patients with papillary thyroid carcinoma：results of a study on 1087 patients and review of the literature [J]. Thyroid, 2012, 22（9）：911-917

[4] Huang K, Luo D, Huang M, et al.Protection of parathyroid function using carbon nanoparticles during thyroid surgery [J].Otolaryngol Head Neck Surg, 2013, 149（6）：845-850

[5] Li Y, Jian WH, Guo ZM, et al.A Meta-analysis of carbon nanoparticles for identifying lymph nodes and protecting para-thyroid glands during surgery [J].Otolaryngol Head Neck Surg, 2015, 152（6）：1007-1016

[6] Ahmed N, Aurangzeb M, Muslim M, et al.Routine parathyroid autotransplantation during total thyroidectomy：a procedure with predictable outcome [J].J Pak Med Assoc, 2013, 63（2）：190-193

[7] Testini M, Rosato L, Avenia N, et al.The impact of single para-thyroid gland autotransplantation during thyroid surgery on postoperative hypoparathyroidism：a multicenter study [J].Transplant

Proc，2007，39（1）：225-230

［8］朱精强.甲状腺手术中甲状旁腺保护专家共识［J］.中国实用外科杂志，2015，35（7）：731-736

［9］殷德涛，赵波.甲状腺手术中甲状旁腺保护要点与技巧［J］.中国实用外科杂志，2018，38（6）：615-619

［10］Duran Poveda MC，Dionigi G，Sitges-Serra A，et al.Introperative monitoring of the recurrent laryngeal nerve during thyroidectomy：A standardized approach（Part 1）［J］.World Journal of Endocrine Surgery，2011，3：144-150

［11］吴孟超，吴在德.黄家驷外科学［M］.北京：人民卫生出版社，2008

［12］田文，埃迈德.甲状腺外科学［M］.长沙：中南大学出版社，2016

［13］孙辉，刘晓莉.甲状腺手术中喉返神经与喉上神经的保护［J］.中国实用外科杂志，2012，32（5）：365-369

［14］中国医师协会外科医师分会甲状腺外科医师委员会.甲状腺及甲状旁腺手术中神经电生理监测临床指南（中国版）［J］.中国实用外科杂志，2013，06：470-474

［15］中国医师协会外科医师分会甲状腺外科医师委员会.甲状腺及甲状旁腺术中喉上神经外支保护与监测专家共识（2017版）［J］.中国实用外科杂志，2017，11：1243-1249

［16］Haugen BR，Alexander EK，Bible KC，et al.2015 American Thyroid Association Management Guidelines for Adult Patients with Thyroid Nodules and Differentiated Thyroid Cancer：The American Thyroid Association Guidelines Task Force on Thyroid Nodules and Differentiated Thyroid Cancer［J］.Thyroid，2016，26：1-133

［17］Bae DS，Koo do H，Choi JY，et al.Current status of robotic thyroid surgery in South Korea：a web-based survey［J］.World J Surg，2014，38（10）：2632-2639

［18］Tian W，He QQ，Zhu J，et al.Expert consensus on robotic surgery system to assist thyroid and parathyroid operation［J］.Chin J Prac Surg，2016，（11）：1165-1170

［19］Wang M，Zheng LM，Yu F，et al.Da Vinci robotic surgical treatment of papillary thyroid carcinoma：a clinical analysis of 150 cases［J］.Chin J Prac Surg，2016，36（5）：540-542

［20］贺青卿，朱见，范子义，等.达芬奇机器人腋乳径路与传统开放手术治疗甲状腺微小癌的对照研究［J］.中华外科杂志，2016，54（1）：51-55

［21］He QQ，Zhu J，Fan ZY，et al.Robotic thyroidectomy with central neck dissection using axillo-bilateral-breast approach comparison to open conventional approach［J］.Chin J Surg，2016，54（1）：51-55

［22］Kang SW，Lee SC，Lee SH，et al.Robotic thyroid surgery using a gasless，transaxillary approach and the da Vinci S system：the operative outcomes of 338 consecutive patients［J］.Surgery，2009，146（6）：1048-1055

［23］Tae K，Song CM，Ji YB，et al.Oncologic outcomes of robotic thyroidectomy：5-year experience with propensity score matching［J］.Surg Endosc，2016，30（11）：4785-4792

［24］Meccariello G，Faedi F，AlGhamdi S，et al.An experimental study about haptic feedback in robotic surgery：may visual feedback substitute tactile feedback［J］.J Robot Surg，2016，10（1）：57-61

［25］Siegel RL，Miller KD，Jemal A.Cancer Statistics，2017［J］.CA Cancer J Clin，2017，67（1）：7-30

［26］中国医师协会外科医师分会甲状腺外科医师委员会，中国研究型医院学会甲状腺疾病专业委员会，中国医学装备协会外科装备分会甲状腺外科装备委员会.超声引导下甲状腺结节细针穿刺活检专家共识及操作指南（2018版）［J］.中国实用外科杂志，2018，38（3）：241-244

［27］王平，谢秋萍.腔镜甲状腺手术临床应用争议和共识［J］.中国实用外科杂志，2015，35（1）：76-78

［28］中国医师协会外科医师分会甲状腺外科医师委员会，中国研究型医院学会甲状腺疾病专业委员会.机器人手术系统辅助甲状腺和甲状旁腺手术专家共识［J］.中国实用外科杂志，2016，36（11）：1165-1170

［29］He QQ，Zhu J，Zhuang DY，et al.Comparative study between robotic total thyroidectomy with central lymph node dissection via bilateral axillo-breast approach and conventional open procedure for papillary thyroid microcarcinoma［J］.Chin Med J，2016，129（18）：2160-2166

［30］Paek SH，Kang KH.Robotic thyroidectomy and cervical neck dissection for thyroid cancer［J］.Gland Surg，2016，5（3）：342-351

［31］Chai YJ，Suh H，Woo JW，et al.Surgical safety and oncological completeness of robotic thyroidectomy for thyroid carcinoma larger than 2 cm［J］.Surg Endosc，2017，31（3）：1235-1240

［32］中国医师协会外科医师分会甲状腺外科医师委员会.甲状腺手术中甲状旁腺保护专家共识［J］.中国实用外科杂志，2015，35（7）：731-736

［33］王丹，朱见，周鹏，等.喉肌电活动实时监测在da Vinci机器人甲状腺手术中的应用［J］.国际外科学杂志，2016，43（2）：115-117

［34］Bae DS，Kim SJ.Intraoperative Neuromonitoring of the Recurrent Laryngeal Nerve in Robotic Thyroid Surgery［J］.Surg Laparo Endo Per，2014，25（1）：23-26

［35］朱见，贺青卿，庄大勇，等.双腋窝乳晕径路达芬奇机器人甲状腺癌手术并发症防治［J］.国际外科学杂志，2017，44（2）：129-132

［36］Kim SK，Woo JW，Park I，et al.Propensity score-matched analysis of robotic versus endoscopic bilateral axillo-breast approach（BABA）thyroidectomy in papillary thyroid carcinoma［J］.Langenbecks Arch Surg，2017，402（2）：243-250

［37］Jiang ZG，Zhang W，Jiang DZ，et al.Clinical benefits of scarless endoscopic thyroidectomy：an expert's experience［J］.World J Surg，2011，35（3）：553-557

［38］Park EY，Kwon JY，Kim KJ.Carbon dioxide embolism during laparoscopic surgery［J］.Yonsei Med J，2012，53（3）：459-466

［39］Brzozowski K，Piasecki P，Zięcina P，et al.Partial thyroid arterial embolization for the treatment of hyperthyroidism［J］.Eur J Radiol，2012，81（6）：1192-1196

［40］Barczyński M，Randolph GW，Cernea CR，et al.External branch of the superior laryngeal nerve monitoring during thyroid and parathyroid surgery：International Neural Monitoring Study Group standards guideline statement［J］.Laryngoscope，2013，123（4）：1-14

［41］Kwak HY，Chae BJ，Park YG，et al.Comparison of surgical outcomes between papillary thyroid cancer patients treated with the Harmonic ACE scalpel and LigaSure Precise instrument during conventional thyroidectomy：a single-blind prospective randomized controlled trial［J］.J Surg Res，2014，187（2）：484-489

［42］Wu CW，Chai YJ，Dionigi G，et al.Recurrent laryngeal nerve safety parameters of the harmonic focus during thyroid surgery：Porcine model using continuous monitoring［J］.Laryngoscope，2015，125（12）：2838-2845

［43］Wang C，Sun P，Li J，et al.Strategies of laparoscopic thyroidectomy for treatment of substernal goiter via areola approach［J］.Surg Endosc，2016，30（11）：4721-4730

［44］孙鹏，李进义，王存川.腔镜甲状腺手术术式的选择和评价［J］.中华普通外科杂志，2017，32（3）：189-190

［45］Yang X，Cao J，Yan Y，et al.Comparison of the safety of electrotome，harmonic scalpel，and LigaSure for management of thyroid surgery［J］.Head Neck，2017，39（6）：1078-1085

第7章　甲状腺外科的术后再手术

第一节　甲状腺疾病术后再手术

甲状腺疾病是常见病多发病，甲状腺手术也是普通外科医师做得最多的手术之一。其中，因手术并发症、疾病复发、癌转移而实施的再手术也占了相当高的比例。这也是普通外科医师不得不面对的课题。

甲状腺疾病的再手术率无准确统计，文献报道亦不一致，不同疾病的再手术率所占比例不尽相同。叶真等报道，1983～1993年手术治疗的高分化型甲状腺癌346例，159例为再次手术，占45.95%。Reeve等报道甲状腺再次手术408例，结节性甲状腺肿再手术占55.6%，甲状腺癌占37%，复发性甲状腺功能亢进占7.35%。Beahrs和Vandertoli报道甲状腺再次手术548例，其中腺瘤占63%，甲状腺癌占21.5%，甲状腺功能亢进占8.6%，甲状腺炎占6%。而Levin等报道甲状腺再次手术166例，79例为甲状腺癌复发，33例为良性疾病，3例因术后感染再手术。

一、甲状腺疾病再手术的常见适应证

1.术后发生并发症　甲状腺手术后发生下列并发症时，常需再次手术治疗。

（1）双侧喉返神经损伤：甲状腺手术可致暂时性或永久性喉返神经损伤。暂时性损伤是由于术中钳夹或牵拉引起暂时性声带麻痹，多数在3～6个月后逐渐恢复；也有术后数天才出现声嘶，多系术区水肿、血肿或瘢痕牵拉所致，一般预后较好。永久性损伤是由于术中结扎、切断喉返神经所致，并引起永久性的声带麻痹；单侧喉返神经损伤数月后健侧声带代偿，患者声音可望好转；双侧损伤则无代偿及自愈，而且出现呼吸困难或窒息，应紧急行气管切开。近年来，许多学者主张尽早行神经修复手术治疗喉返神经损伤。神经修复越及时，效果越好。延期行神经修复术，不仅影响了再支配神经的达靶作用，而且因长时间环杓关节不动，有可能纤维化，以及喉内肌萎缩、纤维化，从而影响疗效，神经修复手术后喉返神经功能不恢复者，可行杓状软骨和声带切除术，或择期行杓状软骨移位术治疗，以解除喉梗阻。

（2）术后出血和切口血肿：多因术中血管结扎不可靠以致术后线结脱落，或广泛渗血，以及引流不畅所致。以甲状腺功能亢进手术、甲状腺癌根治手术较为常见。多数表现为颈部血肿、气管受压，进而呼吸困难、发绀，很快发生窒息和心脏停搏。需紧急手术，敞开切口、清除血肿并寻找出血点止血，必要时行气管插管或切开术。

（3）气管软化：甲状腺手术气管软化多因气管壁受肿大的甲状腺长期压迫所致，发生率为0.6%～9.2%，多发生于术后24h内，以巨大甲状腺肿、甲状腺功能亢进及甲状

腺癌术后多见。表现为进行性呼吸困难、窒息，需紧急行气管切开治疗。

（4）喉头水肿：喉部长时间的牵拉、挤压和广泛的解剖操作（如颈淋巴结清扫术局部骨骼化），术后易发生严重的喉头水肿，须紧急实施手术气管切开或气管插管。

（5）乳糜漏：多发生于颈淋巴结清扫术后，亦见于结节性甲状腺肿或胸骨后甲状腺肿手术后。由于胸导管管壁薄、走行位置不规则且常有解剖变异，加之肿块的推移、挤压、粘连等因素，手术中易于损伤胸导管及右淋巴管，如术中未发现或未结扎，则可形成术后乳糜漏。如乳糜液漏出量＞500ml/24h或经保守处理1周未见减少甚至增多时，应行胸导管结扎、局部转移肌瓣覆盖术治疗。

（6）其他：如甲状腺癌手术中损伤食管并发食管瘘等常需再次手术治疗。

2. 恶性疾病延误诊断　由于术前未行细针穿刺细胞学检查、术中未行冷冻切片检查，以及病理医师在做冷冻切片检查或细针穿刺细胞学检查时诊断有被膜的滤泡状甲状腺癌有一定困难等原因，常致延误诊断，仅行肿块切除或腺叶部分切除，术后病理检查确诊为甲状腺恶性肿瘤后而不得不再次手术。

3. 恶性疾病病灶残留　首次手术前影像学检查不典型，术中忽视良性肿瘤恶变或与癌并存，对甲状腺癌多灶性等病理特点认识不足，对疾病的范围判断不准确，在切除原发肿瘤或清扫区域淋巴结时手术方式不规范、不合理等因素，可致病灶或淋巴结转移灶残留。

4. 术后复发

（1）结节性甲状腺肿术后复发：国外学者统计，结节性甲状腺肿行甲状腺部分切除术后复发率为2.5%～9.3%。多数结节性甲状腺肿术后复发不需再次手术，但对服用甲状腺干制剂抑制治疗无效、结节持续增大出现压迫症状或影响生活者，须再手术治疗。

（2）甲状腺功能亢进术后复发：原发性甲状腺功能亢进（Graves病）甲状腺次全切除术后复发率为4%～5%，再手术难度较大，易损伤喉返神经和甲状旁腺，因而许多学者通常采用药物和放射性碘治疗，不主张二次手术。但对于药物治疗有禁忌或效果差、患者难以长期坚持服药治疗及不具备放射性碘治疗的地区，应考虑再次手术。毒性结节性甲状腺肿术后复发罕见，放射性碘治疗较再次手术安全，应首选；但对碘吸收率低者应再次手术，术后复发性高功能结节应行限制手术（仅切除高功能结节），可大大减少再次手术相关并发症的发生率。

（3）恶性疾病术后复发：如乳头状或滤泡状腺癌术后复发，复发的部位包括甲状腺床、残留腺叶、对侧腺叶或区域淋巴结。据McConahey统计，局限性的乳头状腺癌首次实施腺叶切除后，对侧腺叶的复发率约7%。乳头状或滤泡状腺癌术后复发以手术切除为首选，术式以甲状腺叶次全或全切除术为宜。对区域淋巴结有癌浸润者，应视具体情况实施改良或根治性颈部淋巴结清扫。

5. 远隔转移　恶性肿瘤发生远隔转移往往视为进一步手术的禁忌，但对分化型甲状腺癌来说，骨、肺及其他脏器的孤立或多发性的转移病灶在选择^{131}I治疗前，应再次手术切除残留的甲状腺腺体，以利于转移癌灶能最大限度地吸收^{131}I并获得较为满意的疗效。一般来说，残留体越大越应切除，残留腺体的切除手术也相对容易；而首次实施了甲状腺叶次全切除手术者，残留腺体很小，甚至少于2g，再次手术寻找和切除残留腺体有一定难度，可选^{131}I来根除残留腺体。

6. 其他　甲状腺功能亢进术后残留腺体内出现疑有恶变的结节。结节性甲状腺肿术后继发甲状腺功能亢进或疑有恶变。

二、甲状腺疾病再手术的时机

对于甲状腺手术后发生双侧喉返神经损伤、气管软化塌陷或损伤、急性大出血等并发症，患者发生呼吸困难、窒息时，应争分夺秒，紧急手术，以挽救患者生命。甲状腺良性疾病的再次手术，如甲状腺功能亢进术后复发、结节性甲状腺肿术后复发的再次手术，往往在术后很长时间后实施，只要有手术指征、无禁忌证，在充分准备后即可手术。对甲状腺癌再次手术的时机，尚有不同意见。对甲状腺癌局部切除术后疑癌残留者，Reeve 主张以首次术后 1 周内或术后 3 个月以后为佳。也有学者主张尽早进行，这样既可彻底切除残留癌灶，又为术后监测是否有远处转移及 ^{131}I 治疗转移病灶创造有利时机。再手术的时机应以病变的性质、病理类型、首次手术的情况、癌组织切除是否完全、患者的身体状况及其要求通盘考虑。如大多数区域复发发生在首次手术较长时间后，多在 5 年至数十年之久，这种情况不存在急于手术的问题。再如高分化的乳头状腺癌，主要为局部淋巴结转移，预后较佳，尽管首次手术不规范（仅做了局部切除），可在服用甲状腺干制剂抑制治疗基础上，3 个月以后再行二次手术。此时局部水肿消退，手术操作较为方便。而滤泡状腺癌易发生血行转移，恶性程度较高，宜尽早再次手术。此外，如患者或其亲属及其法定监护人强烈要求尽快再次手术时，为了减少医疗纠纷、照顾到患者和其亲属的愿望及要求，在不增加手术风险及并发症的前提下，亦应尽早手术。

三、甲状腺疾病再手术术前评估

1.全面回顾病史　仔细回顾前次手术过程（记录）及手术后恢复情况，以确定前次手术中是否有甲状旁腺、喉返神经及喉上神经损伤，这些情况对于制订治疗措施、确定再次手术方式是非常重要的。如一侧腺叶切除术后，术后出现声嘶或恢复过程中出现甲状旁腺功能低下的症状和体征，可提供术侧喉返神经或甲状旁腺功能受损的线索；若须对另一侧腺叶再次实施手术，应特别注意该侧喉返神经和甲状旁腺的保护。

2.体格检查　包括详细检查原手术切口、气管及声带情况，以及全身状况等。

3.实验室检查　一些实验室检查对估计癌肿手术是否彻底、甲状腺肿瘤复发、结节性甲状腺肿复发、甲状腺功能亢进术后复发等有帮助。

（1）血清钙和磷的测定：可判断甲状旁腺的功能。

（2）甲状腺功能检测：血清 T_3、T_4、FT_3、FT_4、促甲状腺激素（TSH）的分析，以利于判定甲状腺的自主功能、甲状腺功能的正常状态、服用甲状腺制剂抑制治疗的有效性。

（3）^{99m}Tc 或 ^{131}I 甲状腺扫描：以鉴别功能性甲状腺组织和颈部可触及的任何复发性疾病，如患者已服用甲状腺激素行抑制性或替代治疗，应停止服药至少 3 周，TSH 水平恢复到正常范围再实施。

（4）血清甲状腺球蛋白检测：高分化甲状腺癌术后患者的血清甲状腺球蛋白水平与疾病范围密切相关，尤其是首次手术实施甲状腺全切除或次全切除术者，TSH、甲状腺球蛋白水平对于判断有无复发、转移有参考价值，可作为放射性核素扫描的补充。

（5）降钙素、癌胚抗原检测：用于判断甲状腺髓样癌的复发情况。

4.影像学检查　B 超、CT 及 MRI 扫描，对于确定病灶残留或局部复发、范围及颈部淋巴结转移有重要意义。对于肿块邻近气管或甲状软骨者，CT扫描可以判断病变对气管或甲状软骨的侵袭程度。MRI扫描除了对CT探测肿瘤与喉、气管和血管的关系有补充作用外，可清楚显示淋巴结转移和血管侵犯情况；冠状位还可提供更具有对照性的影像，有利于了解前次手术的情况。

　　5.喉镜和气管内镜检查　通过了解声带情况评估喉返神经有无损伤及其功能。据报道，2.4%～4.9%的甲状腺再次手术患者存在喉返神经麻痹。如麻痹神经位于再手术腺叶的对侧时，应高度警惕，防止损伤再手术侧喉返神经。对于邻近气管的复发性甲状腺癌，有条件者应行气管内镜检查，以了解血管增生情况和有无肿瘤侵犯喉或气管的征象。

四、甲状腺疾病再手术的操作技巧和有关注意事项

　　1.须高度重视甲状腺疾病再手术的危险性　由于首次手术已损伤或改变了甲状旁腺或喉返神经的血供，瘢痕粘连造成解剖层次紊乱使得再次手术操作时易损伤性、危险性明显高于第一次手术，且随手术次数而增加。据瑞典Lund大学County医院的一份研究报道显示，甲状腺首次手术神经暂时麻痹的发生率是3.9%、永久麻痹为3.6%，再次手术则分别升为5.3%、9.2%。Beahrs等研究发现甲状腺再手术喉返神经损伤率高达17%。Tompson等统计6.6%再手术患者出现永久性甲状旁腺功能低下，龚日祥等统计的297例甲状腺再手术患者中242例发生甲状旁腺功能低下。再如，Mayo等报道的548例甲状腺二次以上手术患者中2例（0.4%）术后出血并死亡；良性疾病二次手术者单侧喉返神经的损伤率为7.9%、三次或更多次者为22.2%；永久性甲状旁腺功能低下的发生率分别是3.7%和0。恶性肿瘤二次手术喉返神经的损伤率为12.1%，三次以上者为35.9%；二次手术者甲状旁腺功能低下发生率为11.2%，三次或更多次手术者是21.4%。5例（0.9%）患者术后窒息并实施了紧急气管切开术，3.1%的良性疾病再手术患者需行选择性气管切开术，恶性肿瘤则为11.9%。手术医师对再手术的危险性应有充分的认识，最好由经验丰富的高年资主任医师或副主任医师担任手术者。

　　2.再手术切口的设计　切口的设计应考虑到美观和外形、残余灶或再发灶的部位和颈部皮瓣的血供，尽管避免皮瓣坏死。切口应超出首次手术切口，以便能广泛、更清楚显露胸锁关节和甲状软骨上极，有利于避免损伤甲状旁腺、喉返及喉上神经。甲状腺良性疾病或无淋巴结转移的癌复发应沿原手术切口切开（图7-1）。甲状腺癌复发伴颈淋巴结转移、须行颈淋巴结清扫术者应沿原颈部切口切开，再将弧形切口沿患侧胸锁乳突肌后缘向后上方延伸，变为"L"形切口（图7-2）。切开皮肤、皮下组织及颈阔肌，沿颈阔肌深面游离皮瓣。

　　3.甲状腺及病灶的解剖、显露　应根据病变位置、局部粘连情况，酌情选择以下路径（图7-3）。

　　（1）颈阔肌下、颈正中入路：适合于原发性甲状腺功能亢进术后复发、甲状腺癌误诊或局部病灶残留，尤其存在明显的气管前粘连、合并声嘶、呼吸困难、吞咽牵扯感或X线摄片示气管受压变窄者。选择经颈阔肌下、颈前肌正中入路解剖、显露甲状腺，同时可分离气管周围粘连、松解对气管造成牵扯及压迫的瘢痕。

　　（2）颈阔肌下、侧入路：适合于术前并无气管受压症状的良性肿瘤复发患者，对于峡部已切除、复发肿块明显向前突出者，可直接于肿块表面纵行分开颈前肌群，沿甲状

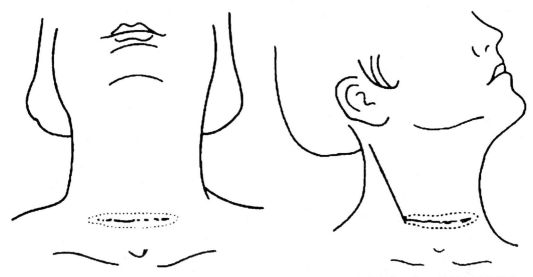

图 7-1　沿原手术切口切开进入　　　　　图 7-2　沿原颈部切口切开并沿患侧胸锁乳突肌后缘向后上方延伸变为 "L" 形切口

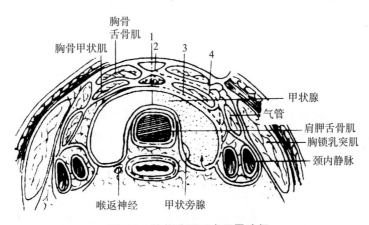

图 7-3　甲状腺再手术显露路径

1.经颈阔肌下、颈正中入路；2.经颈阔肌下、胸骨舌骨肌胸骨甲状肌间入路；3.经颈阔肌下、劈开颈前肌入路；4.经颈阔肌下、侧入路

腺被膜向内前及内后进行分离，显露气管前及后方之颈血管神经鞘，行甲状腺被膜内肿物切除。甲状腺再手术时侧面及背面往往粘连较少，易于找到正常的解剖层次，侧入路可以避开粘连严重的气管前，顺利直达甲状腺的侧面，沿正常解剖平面进行分离，既可减少术中出血，又可减少术中可能出现的各种并发症，缩短手术时间。

（3）颈阔肌下经胸骨舌骨肌胸骨甲状肌间入路：适合以下情况。

①术前误诊、术后病理证实为甲状腺癌，疑有癌残留或局部癌复发者：对于肿瘤残留或复发患者，其残留甲状腺和胸骨甲状肌间除了纤维粘连外，常有肿瘤侵犯，在甲状腺和胸骨甲状肌间解剖、分离是不妥的，应于胸骨舌骨肌和胸骨甲状肌之间解剖、分离，从胸骨甲状肌的起点和止点切断，并与其下的残余肿瘤一起切除。当胸骨舌骨肌和胸骨甲状肌之间粘连或与炎性、癌灶粘连时，应在胸锁乳突肌内侧面与它们（胸骨舌骨

肌和胸骨甲状肌）之间解剖、分离，并将其与残留甲状腺和肿瘤一并切除。否则，易致癌组织遗留。

②甲状腺良性疾病再手术、胸骨甲状肌与残留甲状腺组织粘连紧密者：甲状腺良性疾病再手术时，往往因患侧手术野充血水肿或残留甲状腺与颈前肌明显粘连，解剖关系不清，分离困难，渗血较多且易导致副损伤，可经原皮肤切口入路，经正中线分开颈前肌群，再从患侧胸骨甲状肌与胸骨舌骨肌之间向后分离，直到颈血管神经鞘，向外侧牵拉胸骨舌骨肌，再沿血管神经鞘与残留甲状腺之间分离，显露甲状腺被膜，切开被膜即可显示甲状腺侧面和背面及相应结构。切除包括患侧胸骨甲状肌在内的患侧残留甲状腺组织。

（4）正中入路与侧入路结合：适合于气管前粘连严重者，尤其是甲状软骨角附近粘连并出现呼吸道压迫及声嘶等症状者。再次手术时如单纯经正中入路，往往因解剖关系不清，费时且易造成喉返神经及喉上神经外支损伤，可采用正中入路与侧入路相结合的方法。一般先由正中入路分离，再沿胸锁乳突肌内缘分开颈前肌直达甲状腺被膜，由外向内沿甲状腺与颈前肌群之间的正常解剖间隙分离并与正中切口会师，易于找到正确解剖层次、切除病灶和处理术中意外损伤或并发症，缩短手术时间。

4.喉返神经的解剖与保护　喉返神经和甲状旁腺损伤是甲状腺再手术常见并发症，国内外文献报道其发生率不尽相同。熟悉其正常解剖关系及变异、前次手术所致的解剖关系改变、选择正确解剖途径和精细操作是避免损伤喉返神经、甲状旁腺的重要方法。

（1）喉返神经的显露、解剖指征：甲状腺手术中是否需常规显露喉返神经从而避免损伤目前一直尚存有争议。支持常规显露喉返神经者认为，喉返神经的解剖变异较多，保护喉返神经解剖区的方法很不可靠，而直视下手术才能更好地保护喉返神经免受损伤，同时使手术医师能在直视下大胆地进行操作和止血，即使术中发生声嘶，在确信神经完整的情况下，术后可坚持非手术治疗。反对者认为，在分离解剖喉返神经的同时，也同样增加了损伤神经的机会；术中全程显露喉返神经，导致过多的神经营养血管分支被切断，影响神经的功能；而且过多的剥离也增加了术后组织肿胀、积血形成的概率，反而使神经受压影响其功能。

笔者认为，甲状腺再次手术患者有以下情况者应显露、解剖喉返神经：①甲状腺术后喉返神经损伤，再次行神经探查或修复术者；②甲状腺癌术后复发，疑有喉返神经侵犯者；③因复发肿瘤压迫推移或纤维瘢痕牵拉导致喉返神经解剖位置异常者，易发生喉返神经损伤，宜显露之；④对侧叶癌复发，因癌侵犯首次手术已对患侧喉返神经造成永久性损伤、需再次手术全部切除对侧甲状腺叶者。

（2）喉返神经的显露、解剖技巧

①对于甲状腺后被膜未受首次手术侵扰的患者，甲状旁腺和喉返神经比较容易确认。可参照甲状腺下动脉，沿着食管气管沟来寻找喉返神经，纵向游离。但对前次手术已解剖分离过甲状腺后被膜、局部因纤维瘢痕增生正常组织间隙丧失的患者来说，常常不能清楚地确定甲状腺被膜，可在靠近甲状腺下极尾部确认喉返神经并向头部仔细解剖显露，或从纵隔的上端、前次手术未涉及的区域确定组织层次和间隙，并寻找喉返神经。

②从周围解剖显露喉返神经时，应坚持原位基本显露勿损伤的原则，手术操作应轻柔、细致而耐心，自前向后，由浅入深，遇血管即结扎，使其在基本无血和术野清晰的

条件下进行手术，可减少误伤的发生率。切忌在手术者缺乏应有的有关喉返神经应用解剖知识或无辨别喉返神经能力的情况下，盲目去显露神经。同时也不要因刻意追求全程显露神经而过多剥离，从而引起营养神经的小血管的损伤，反而导致了喉返神经的损伤。

③喉返神经损伤均发生在甲状腺叶背面分离操作时，最易损伤部位有3处，即Berry韧带处、喉返神经与甲状腺下动脉交叉处及胸廓入口处。而再手术患者以上3处可因纤维粘连解剖层次不清，也可因纤维瘢痕的牵拉发生喉返神经移位，术者在分离此3处时应熟悉正常的解剖关系，高度警惕手术所致的变异，仔细操作。绝大多数右侧喉返神经是在甲状腺下动脉分叉间经过，而左侧在甲状腺下动脉的深处穿过，但两侧喉返神经有相当大的变异性。对于喉返神经或分支在甲状腺下动脉分支间交叉走行者，手术中向前内侧牵拉甲状腺时喉返神经随之向前移动。术中应远离甲状腺结扎甲状腺下动脉主干，或在外科被膜囊内结扎相关分支，若紧靠甲状腺外科被膜外结扎血管时，很有可能损伤该神经。但为了避免损伤甲状旁腺或不影响其血供，尽可能行囊内结扎。喉返神经在入喉前可以单干或分成数支（多为2支）至甲状软骨下角前下方6～15mm处入喉。左侧喉返神经位于气管食管沟内上行，而右侧喉返神经自环绕锁骨下动脉的位置到接近气管食管沟有一个斜行的过程，在颈部的位置越低，越远离气管，如不了解该特点，在此处可致损伤。此外，约1%的患者右侧喉返神经不环绕锁骨下动脉并反折，而是直接由环甲关节水平的迷走神经发出、上升。在此3处部位操作时，术者应心中有数，仔细解剖，避免误伤。喉返神经经过或靠近Berry韧带走行，在Berry韧带区域进行解剖、分离或结扎时，应特别留意该神经及其分支，不得结扎、切断。再手术患者的喉返神经可因前次手术发生解剖关系改变，食管亦可因肿瘤、纤维瘢痕压迫或牵拉作用发生移位（偏离中线位）。如食管向一侧偏移，可使气管食管间沟移位、变浅，进而使喉返神经受损的危险性增大。术者对此应有高度的警觉性。

5.残留腺体切除　喉返神经与甲状腺后被膜之间有一筋膜层，且喉返神经一般不会穿入甲状腺实质内。因此，术中应在后被膜囊内操作，以避免喉返神经的损伤。当神经有高度损伤危险时，在确保无癌组织残留的情况下，可以保留少量的甲状腺组织，以免伤及喉返神经。

6.甲状旁腺的保护、误切除与移植　甲状腺再次手术患者术后甲状旁腺功能低下的危险性较首次手术大大增加，主要与手术区域瘢痕粘连、甲状旁腺辨认困难有关，另外也与一侧或两侧的腺体已被切除或其血供受损有关。为了避免喉返神经的损伤，经典的教科书或手术图谱中均主张远离甲状腺结扎甲状腺下动脉的主干。但如此操作可使甲状旁腺血供受影响，甚至有可能在分离结扎甲状腺下动脉时将甲状旁腺一并结扎、切除，术后发生暂时或永久性的甲状旁腺功能低下。笔者主张甲状腺中静脉在近被膜处结扎、离断后，由甲状腺下极开始，紧贴甲状腺被膜，在外科被膜内仔细解剖血管，分别结扎独立的甲状腺下静脉和动脉分支并保留甲状旁腺的血供，然后将血管钝性推离甲状腺，即所谓的"甲状腺被膜囊内结扎"。采用这种方法，既可避免误扎喉返神经，又可避免损伤下甲状旁腺及其血供。

须指出的是，在多次手术情况下，术中百分之百地保证甲状旁腺不被误切或其供应血管分支不受损伤并非易事。因此，应当强调：①术前仔细查阅首次手术记录和病理报告，尽可能了解甲状旁腺随手术标本切除或保留数目及其位置的详细情况；②对保留血供良好的甲状旁腺组织确有困难者，尤其在颈淋巴结清扫手术中，任何已确认的甲状旁腺组织都应视为是最后残存的甲状旁腺组织，应予以保留；③常规检查切下的残留腺体标本，如发现甲状旁腺被误切，应实施移植。

7.术中常见副损伤的处理

（1）喉返神经损伤的术中处理：神经被钳夹或牵拉性损伤，其连续性未中断者，术后多数能恢复，术中可不予处理。如发现神经被误扎，应立即小心地剪除线结，切忌再致新的损伤。若喉返神经被切断且无缺损者，可立即用显微外科技术将神经对端吻合，用7-0或8-0的可吸收缝线缝合神经鞘膜3～4针，术后喉返神经功能可望恢复；如神经有缺损，可用自体静脉移植桥接修复喉返神经；已有成功的报道。

（2）甲状旁腺误切后的术中处理：术中应常规检查切下的残留腺体标本，一旦发现甲状旁腺被误切，应立即将其置于冰生理盐水中保存，切取几毫克组织冷冻切片证实后实施移植。甲状腺良性疾病再手术者，可将其移植在胸锁乳突肌内。恶性疾病患者，为避免放疗或再次复发手术时损伤，甲状旁腺组织移植须在颈部以外的区域进行。通常将其切成1～2mm^{3}大小的组织块植入分离的胸大肌或前臂肌肉中。

（3）甲状腺上动静脉撕裂或结扎线结滑脱：手术切口过小、视野显露不佳、处理残留腺体上极和甲状腺上动静脉时操作粗暴（如用血管钳强行绕过上极血管）将其撕裂、撕断，钳夹切断甲状腺上动静脉的血管钳磨损老化松开或结扎线打结不牢、滑脱等，可致术中甲状腺上动静脉大出血，尤其是近心端回缩后出血量有时相当大。此时，应立即用纱布填塞压迫止血，同时令助手压迫颈总动脉（避开颈动脉体）。向下牵引残留腺体的上极，向上、向外侧牵开切口上缘，显露出血部位后，取出纱布，看清出血点，钳夹止血。对于甲状腺上动脉离断后回缩至颈筋膜内，出血点不清、止血困难者，宜迅速沿胸锁乳突肌前缘延长、扩大切口或另做切口显露颈外动脉，结扎甲状腺上动脉的近心端以控制出血。

（4）甲状腺中静脉撕裂：多见于钝性分离或翻转腺体时，因动作粗暴或强行反转将其撕裂（图7-4）。有时甚至在汇入颈内静脉处撕断并在颈内静脉上造成一大裂口，招致大出血或空气栓塞。应立即纱布或手指压住出血处以控制出血和避免发生空气栓塞。然后，向外拉开胸锁乳突肌，向内侧翻转残留腺体，看清出血点后，钳夹、结扎撕断的甲状腺中静脉或缝合颈内静脉撕裂处。

（5）颈内静脉损伤：多发生于甲状腺癌复发手术清扫颈内静脉周围脂肪和淋巴组织或分离结扎甲状腺中静脉时，由于动作粗暴撕裂或误切所致。颈内静脉损伤不仅引起大出血，重要的是因胸腔内负压作用，将空气吸入引起空气栓塞导致严重后果。如果术中误伤颈内静脉，切勿盲目钳夹，以免损伤迷走神经、颈总动脉或产生其他副损伤。应立即用手指压迫静脉壁破口两端（或用纱布压迫）止血，向外拉开胸锁乳突肌、向内翻转腺体，吸净出血、维持压迫止血并向两侧滑动手指，看清破口后缝合、修复止血（图7-5）。必要时可将其结扎。一旦发生空气栓塞，术者应立即用纱布压迫静脉壁破口，并让助手用力压迫患者胸部，以将已进入静脉的空气排出，同时防止空气再吸入静脉，必要时可做心脏穿刺抽吸气体，病情稳定后再结扎颈内静脉近心端。

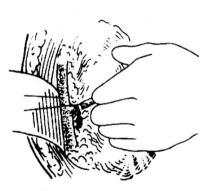

图7-4　甲状腺中静脉撕裂

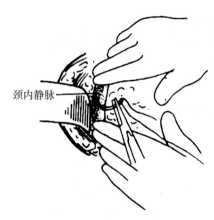

颈内静脉

图7-5　缝合颈内静脉损伤、破裂处

五、再手术后常见并发症及其处理

见本节相关内容。

Beahrs等在1965年总结报道的一组甲状腺再手术后有关并发症的发生情况（表7-1）。可以看出，甲状腺再手术并发症的发生情况与甲状腺疾病的病理类型、术式及手术操作的范围有关，而且随手术次数的增多而升高。

表7-1　甲状腺再手术的并发症（1952～1961年）

疾病性质	手术次数	例数	甲状旁腺功能低下 ［例（%）］	喉返神经麻痹 ［例（%）］	选择性气管切开 ［例（%）］
良性病变	2	377	14（3.7）	30（7.9）	10（2.7）
	≥3	36	0（0.0）	8（22.2）	3（8.3）
恶性病变	2	207	12（11.2）	13（12.1）	13（12.1）
	≥3	28	6（21.4）	10（35.7）	3（10.7）

（李福年）

第二节　甲状腺功能亢进术后复发再手术

一、甲状腺功能亢进术后复发的原因

1.腺体残留过多：①手术切除腺体不够，残留量超过10%；②锥状叶或峡部未完全切除；③甲状腺上动脉未离断。陈斌（2004年）总结1990～1998年收治的13例因甲状腺功能亢进术后复发再次手术治疗的患者中，其中6例复发原因为甲状腺腺体残留过多，3例复发原因为锥状叶残留，3例为甲状腺上动脉未完全离断（其中1例实施2次手术后再度复发，第3次手术时发现甲状腺左叶上极动脉未完全离断为其复发主要原因），

1例为峡部残留。

2.有学者认为长效甲状腺刺激素（LATS）或甲状腺刺激免疫球蛋白（TSI）仍存在，抑制促甲状腺激素（TSH）且与TSH受体结合，刺激甲状腺细胞分泌大量T_3和T_4，致使甲状腺术后继续增大。

3.其他原因：如妊娠、缺碘或手术患者年龄小于20岁等，常导致甲状腺功能亢进术后复发。

二、适应证

一般认为，术后复发性甲状腺功能亢进再手术难度较大，易发生并发症，宜先采用药物和放射性^{131}I治疗。但不少学者认为，术后复发性甲状腺功能亢进毒性大、症状明显，药物治疗效果差、不稳定，患者难以长期坚持；放射性^{131}I存在致癌和导致甲状腺功能永久性低下的危险，且国内许多医院不具备条件；尽管复发性甲状腺功能亢进再手术难度大，易发生并发症，只要术前准备充分，术中处理得当，再手术仍是可行、有效的，手术切除部分甲状腺组织，可直接去除病因，有省时、彻底的特点，因而主张采用手术治疗。凡符合以下情况者，均应手术治疗。

1.复发性甲状腺功能亢进，肿大腺体内结节不能排除恶性肿瘤者。

2.症状严重，对抗甲状腺药物有禁忌；或抗甲状腺药物治疗无效，或内科治疗停药后症状再次复发，而且对放射性^{131}I治疗有禁忌者。

3.甲状腺功能亢进术后复发合并有甲亢性心脏病，且能耐受手术者。

4.甲状腺功能亢进术后复发的育龄妇女，因妊娠可加重代谢失衡，如有生育要求，可考虑再次手术治疗。

三、术前准备

1.全面、详尽地了解病情

（1）首次手术及术后治疗情况。

（2）术前检查心血管功能和肝、肾功能，明确有无合并肝脏、心脏损害，如有应予以纠正。

（3）术前行颈胸部X线摄片和CT检查，明确甲状腺与周围组织器官（气管、颈部大血管）关系。

（4）测定血钙、磷，了解甲状旁腺功能情况。

（5）喉镜检查声带情况，尤其了解前次手术有无伤及一侧喉返神经，如发现一侧声带松弛或瘫痪，再次手术时应做好相应的准备和采用必要的处理。

2.做好充分思想准备和技术准备　由于腺体与周围组织粘连较重、腺体血供丰富、再手术难度大，易发生并发症，术者对此应有充分思想准备和技术准备。应制订好详细、周密的手术方案，并由经验丰富的高年资医师担任术者。

3.患者心理和思想准备　甲状腺功能亢患者本身即有精神紧张、性情急躁、易激动、喜怒无常及失眠等症状，加之前一次手术的创伤和术后复发等因素打击，患者对再次手术的必要性和疗效等顾虑重重，其心理和思想负担往往较重，甚至因此而加重病情和影响术前准备效果。对此，医护人员应关心体贴患者，加强生活护理与照顾，对他们的疑虑要耐心细致地做好解释，帮助其树立战胜疾病的信心，达到主动配合手术的目的。结合其他治疗措施，适当使用镇静、催眠药，保证患者有充分的休息和稳定的情绪。

4.服用复方碘溶液　术后复发性甲状腺功能亢进患者，一般均经过抗甲状腺药物治疗，虽症状有所控制，但腺体充血明显，复方碘液的合理使用是术前准备的关键。复方碘溶液的作用主要是抑制蛋白水解酶，从而减少甲状腺球蛋白的分解，抑制甲状腺素的释放。复方碘溶液还可通过对促甲状腺素的抑制，减少甲状腺的血流量，使腺体充血减轻、缩小变硬，以利于手术。但由于复方碘溶液只能抑制甲状腺素的释放，不能抑制其合成，故当停服碘后，储存于甲状腺滤泡内的甲状腺球蛋白可大量分解，甲状腺素大量释放入血，使甲状腺功能亢进症状复发，甚至比原来症状还要严重。

术前服用甲巯咪唑（他巴唑）者，应待甲状腺功能亢进症状基本控制后即停服，并改服复方碘溶液。通常每日3次，第1日每次3滴，逐日增加1滴，直至增加到每次16滴，维持。亦有学者主张每次5滴，每日3次，连服5d后改为每次10滴，每日3次，持续7～10d，方法更加简便。对严重甲状腺功能亢进患者，应先用硫脲类药物，待甲状腺功能亢进症状基本控制后改服1～2周复方碘溶液后再施行手术。硫脲类药物可使甲状腺肿大和动脉性充血，手术时易发生出血，增加手术的困难和危险。因此，服用硫脲类药物后，必须紧接着加服复方碘溶液。也有学者主张，术前准备开始时，应用硫脲类药物，连服2个月，手术前2～3周加服复方碘溶液，每日3次，每次5～10滴，联合用药1周后，停服硫脲类药物，继续服复方碘溶液到手术条件成熟为止。一般说来，经过上述充分准备，待患者心率维持在90次/分左右，情绪稳定，睡眠良好，体重增加，基础代谢率<20%即可手术。

需进一步说明的是，一般单独服用复方碘溶液2周左右即可手术，如果服复方碘溶液时间延长，对甲状腺将失去抑制作用。这时，大量甲状腺激素释放出来使甲状腺功能亢进症状反而加重。人们将这种现象称为"脱逸"或"碘抗拒"，一旦发生碘抗拒，应立即改服抗甲状腺药物，抑制甲状腺激素的合成，并用普萘洛尔控制心率，然后逐渐停服碘剂。严重的病例，每日可用地塞米松20mg或氢化可的松100mg加入5%葡萄糖500ml中静脉滴注，连用2～3d。

为防止发生"碘抗拒"，近年来一些学者提出，甲状腺功能亢进术前最好不要单用碘剂准备，主张采用复方碘溶液与普萘洛尔合用，普萘洛尔的剂量视病情轻重而不同，每次10～40mg，6h一次，4～7d后脉率降至正常水平可手术，普萘洛尔最后一次口服要在术前1～2h。此外，临床上还常用复方碘溶液与抗甲状腺药物合用，碘剂与激素、普萘洛尔合用等。

5.加强营养支持　改善全身营养状况。

6.有心力衰竭者　可应用洋地黄制剂。

7.失眠者　夜间可加服地西泮等镇静药。

8.术前　头部后仰位锻炼。

9.备血　1000～1500ml。

四、麻醉与体位

可采用气管插管全身麻醉或颈丛麻醉，有些学者主张采用颈丛麻醉，便于术中观察。取仰卧位，头部自然后仰，充分显露颈前区。

五、再手术的要点及术中注意事项

1.切口　手术切口按原颈部弧形切口向两侧延长，切开皮肤、皮下组织及颈阔肌。

2.游离皮瓣　因原手术切口涉及部位和前次手术分离过的颈阔肌与颈前肌群间组织粘连紧密，层次不清，分离时易损伤颈前浅静脉导致出血，通常由原切口向两侧延长部分（原切口未涉及部位）开始，找到正确的组织层次后，用电刀逐渐向中间分离皮瓣。

3.切断颈前肌群、显露甲状腺　拆除原缝线线结，切开颈白线、颈前筋膜，切断颈前肌达气管前方。先由一侧开始，分离该侧甲状腺腺体与肌肉间的粘连，显露该侧腺体；然后，按同样方法处理另一侧。

由于前次手术已结扎甲状腺上血管（动、静脉）、中静脉和下血管（动、静脉），再次手术无须结扎上述血管。但甲状腺表面已无正常甲状腺的外科被膜和固有被膜，与周围肌肉组织粘连紧密，尤其甲状腺的前内侧粘连最为明显，解剖层次不清，分离困难。而且功能亢进的腺体表面有较多纡曲血管，有时这些血管甚至与颈前肌群粘连或形成一些交通支，切断颈前肌群、显露甲状腺时尤易导致渗血和出血。可沿气管和甲状腺下极处寻找入路，由甲状腺外侧向内侧分离粘连于甲状腺表面的肌肉，边分离边结扎或缝扎出血点。对于粘连特别严重、出血较多者，可将部分粘连的胸骨甲状肌连同腺体一起切除，以减少出血，缩短手术时间。

另外，由于前次手术的剥离损伤及术后纤维组织增生引起的粘连，甲状旁腺及喉返神经解剖位置多发生改变，应采取相应的措施加以保护，分离甲状腺上极粘连带时宜紧贴腺体进行操作，分离内侧面时不宜过深，尽可能保留腺体后侧及内侧面的完整，以避免损伤喉返神经和误切除甲状旁腺。

4.切除甲状腺腺体

（1）对于锥状叶未完全切除而致术后复发、左右叶无增大者，可仔细分离结扎锥状叶两侧和与气管间的纤维组织，单纯切除锥状叶，两侧残留腺体不必处理。

（2）对于前次手术切除腺体不够或因甲状腺上动脉未离断、残留量过多，或因LATS/TSI仍存在，致使甲状腺术后继续增大而致复发者，可在甲状腺游离完成后，在预定切断线的周围用蚊式血管钳钳夹甲状腺被膜及血管，在蚊式血管钳前面楔形切除甲状腺。切除时应保证甲状腺外后侧及内侧面完整（即所谓的"囊内"切除法），使每侧残留的甲状腺组织形成的创面为碟状。然后仔细检查切下的标本，甲状旁腺是否被一并切除，如发现甲状旁腺被切除，应立即将其移植于胸锁乳突肌内。

术中对再次甲状腺切除后的残留量的估计非常重要，通常以患者拇指末节估计残留量，但该法的准确性欠佳。有学者报道，甲状腺功能亢进患者 $1cm^3$ 甲状腺组织的质量为1.06g，甲状腺功能亢进手术腺体残留质量以每侧3～4g、两侧6～8g为宜，故体积为3.77～7.5cm^3，每侧长3cm、宽2cm、厚0.5cm。但多数外科医师认为，腺体的残留量应依据患者年龄、腺体大小及甲状腺功能亢进的程度灵活掌握。如对于年轻患者，甲状腺肿大明显，甲状腺功能亢进程度重，因其血供丰富，腺体再生能力强，残留量宜小些；年龄大，症状轻者，特别是年龄＞50岁，则宜多保留一点腺组织，以防术后甲状腺功能减退，但切除之腺体不应少于80%。

5.缝合残存甲状腺　残存甲状腺切面妥善止血后，用1号丝线或2-0可吸收缝线连续锁边缝合残存甲状腺切面。缝合时缝线要穿过残存甲状腺腺体的浅面，以利止血和防止形成无效腔。但缝合残留腺体时进针不宜过深，以防甲状旁腺和喉返神经损伤。

6.缝合切口　用温生理盐水冲洗术野，妥善止血，置引流管，然后准确对合并缝合舌骨下肌群、颈阔肌、皮下组织及皮肤。

六、再手术后处理

1.一般处理　基本同首次手术。

（1）麻醉反应消失后：采取半卧位，以利呼吸和引流。

（2）严密观察呼吸、脉搏、血压、体温及神志状况：如果患者在术后36h内出现脉率增快、血压升高、高热、烦躁不安，甚至谵妄、昏迷等，则提示有甲状腺危象发生的可能，须立即采取紧急措施，解救危象。

（3）注意伤口渗血情况：如伤口渗血较多，而且未能从引流口通畅引出时，会压迫气管发生进行性呼吸困难，甚至窒息，应及时进行再次手术清除血肿并止血，必要时先行气管切开，切忌长时间观察等待。

（4）应用抗生素预防感染。

（5）术后早期酌情给予补液，进流质饮食。

（6）给予必要的镇静、镇痛药，保证患者充分休息。

（7）做好气管切开的应急准备：由于粘连严重、渗血较多、手术时间相对较长和局部反复刺激，容易造成喉头水肿、气管痉挛、痰液阻塞而发生窒息，故术后应做好气管切开的应急准备。

2.继续应用复方碘溶液　术后第1日每次16滴、每日3次；术后第2日每次15滴、每日3次；依此类推，逐日递减，直至每次3滴为止。

3.术前采用普萘洛尔准备者　继续口服5～7d。

4.应用肾上腺皮质激素　术后3d连续应用氢化可的松200mg静脉滴注，可明显减少术后并发症，特别是甲状腺功能亢进危象的发生。

5.服用甲状腺素片　术后口服甲状腺素片（特别对于年轻患者），以抑制促甲状腺素释放，减少再复发率。一般每日30～60mg，连服6～12个月。

6.并发症的处理

（1）伤口出血或血肿：多发生在术后24～48h。常因剧烈咳嗽、呕吐或活动等原因，使颈部血管内压升高，引起血管结扎线脱落，或甲状腺切面止血不完善所致。患者可有大量鲜血从引流管流出，甚至出现失血性休克。如引流管被凝血块堵塞，则有颈部皮下淤血、肿胀、呼吸道受压（图7-6）。表现为呼吸困难或呼吸窘迫，重者可发生窒息。因此，一旦发生伤口出血，应当机立断，在床旁迅速敞开伤口，清除血块，解除压迫，然后送入手术室，重新进行止血。

（2）窒息：多发生于术后24h内，多由血肿压迫、气管塌陷、喉头水肿、双侧喉返神经损伤等引起。起初有颈部压迫感、呼吸费力，口唇和指端发绀，呼吸时可闻及哮鸣音或笛音、"三凹征"。一旦出现上述情况，除血肿压迫外，应立即气管插管或行气管切开术。

（3）甲状腺危象的处理：多发生在术后36h内，与术前准备不充分有关。表现为中

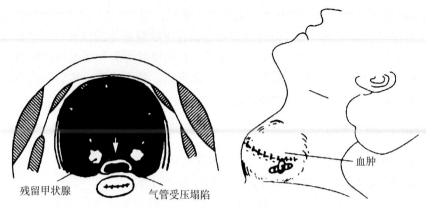

残留甲状腺　　气管受压塌陷　　血肿

图7-6　术后创面渗血或出血形成血肿

枢神经系统、心血管系统及胃肠道功能等紊乱，常有体温高达39～40℃、血压升高、心率增快达120次/分以上，或发生心律失常，以及焦虑烦躁、谵妄、震颤加重、食欲差、恶心、呕吐、腹泻、极度乏力等。严重者伴发肺水肿、心力衰竭、神志不清甚至昏迷。术后一旦发生甲状腺危象，应采取以下急救措施。

①镇静，可用冬眠合剂或口服或肌内注射地西泮。

②降温，如乙醇溶液擦浴、冰袋冷敷或冰水洗肠。

③吸氧。

④维持水、电解质和酸碱平衡。

⑤应用碘剂，口服复方碘溶液3～5ml，不能口服者可将复方碘溶液混在20ml牛奶中经直肠注入。紧急时可将10%碘化钠溶液5～10ml加入5%～10%葡萄糖溶液500ml中静脉滴注。

⑥应用激素：氢化可的松200～400mg或地塞米松10～20mg静脉滴注，每日1～2次。

⑦应用肾上腺素能阻滞药，如利血平1～2mg肌内注射或胍乙啶10～20mg口服。亦可口服普萘洛尔20mg，每日4～6次。情况紧急时，可用普萘洛尔5mg溶于10%葡萄糖溶液100ml中缓慢静脉滴注。

⑧防治心力衰竭。

⑨静脉滴注葡萄糖溶液，用大剂量维生素B、维生素C等。

（4）喉返神经损伤的处理：如无喉返神经误伤，患者清醒后即能正常发音。清醒后即有失声表明喉返神经有被误伤可能；如出现呼吸困难或窒息，应考虑到有双侧喉返神经误伤的可能；如逐渐出现声嘶、失声等，多为喉返神经受刺激或压迫所致。

对于术中喉返神经误伤的处理：①术中钳夹挫伤或术后水肿、瘢痕压迫者，可给予减轻水肿、压迫和营养神经药物等治疗，经过积极处理可逐渐好转、恢复；②喉返神经被切断、术中及时发现并及时行吻合者效果较好，若术后再处理往往很困难，效果也难以预料；双侧喉返神经误伤者，应紧急进行气管切开，长期不能拔管者，应择期行杓状软骨移位术，以解除喉梗阻。

（5）喉上神经损伤的处理：喉上神经内侧支损伤后因喉部黏膜感觉消失，会厌反射消失，常引起误咽及呛咳，食物或水误入气管，严重者可引起吸入性肺炎。喉上神经外侧支损伤后因环甲肌瘫痪，出现声调降低、发音无力，讲话易疲劳，一般不会引起声嘶，喉镜检查时发现双侧声带无麻痹，但发声时声带松弛。

喉上神经内侧支位置较深，行程短，而外侧支纤细，被切断后难以吻合。挫伤或因牵拉、粘连、血肿压迫等引起的暂时性麻痹多可恢复。因此，喉上神经损伤多给予非手术治疗，给予神经营养药物、氢化可的松、局部理疗可有效。如有误咽、呛咳时，可减少饮水和流质饮食，减慢进食速度。经过一段时间后患者可逐步适应、部分代偿。有吸入性肺炎时应给予抗感染治疗。

（6）甲状腺功能减退的处理：甲状腺功能亢进术后复发再手术后甲状腺功能减退的主要原因是残留腺体过少或缺血所致。早期可有食欲缺乏、畏寒、乏力、四肢酸痛、水肿、心率减慢，体温低于正常。随着病情的进展，出现基础代谢率降低、贫血、黏液性水肿、血清胆固醇增高及各种功能障碍等。术后甲状腺功能低下，临床上通常给予甲状腺素片治疗，目前尚无理想的外科治疗方法。

（7）甲状旁腺功能减退：常见原因是前次手术导致局部解剖关系改变，本次手术误切甲状旁腺或进一步损伤了供应甲状旁腺的血供所致。最早可在术后 1～4d 出现症状，早期症状有乏力、头痛、口周及肢端麻木感或蚁行感、肌肉不自主抖动等。严重者，血清钙离子水平可降至 1.1mmol/L 以下或血清总钙水平降至 1.7～1.9mmol/L，出现手足抽搐，甚至出现喉或膈肌痉挛、窒息而死亡。术后甲状旁腺功能低下者应及时检测血钙、血磷。症状轻者可口服乳酸钙，抽搐发作时可静脉注射 10% 葡萄糖酸钙 10ml，并限制肉类、乳制品和蛋类食品，给予高钙低磷饮食，补充钙剂及维生素 D，或用双氢甾醇，多有良效。亦有学者采用同种异体甲状旁腺移植术，并取得了较好效果。

（王新刚）

第三节　甲状腺癌术后再手术

甲状腺癌是常见病和多发病，约占全身恶性肿瘤的 1%，甲状腺癌再手术也是外科常见的再手术之一。据叶真等报道，在 1983～1993 年手术治疗的高分化型甲状腺癌 346 例，其中 159 例为再次手术，占总手术量的 45.95%。

甲状腺癌有乳头状癌、滤泡状癌、髓样癌和未分化癌 4 种病理类型。其中，未分化癌恶性程度高，生长迅速，往往发病 2～3 个月后即侵犯气管、食管及喉返神经，而且较早就发生血行转移，初次就诊时往往已不适于手术治疗；乳头状腺癌和滤泡状腺癌占甲状腺癌的 80%，尤其是乳头状腺癌细胞分化程度较高，恶性程度较低，病程进展缓慢，对化疗和放疗都不敏感，目前主要以根治性切除为最佳治疗手段，即使复发后再次手术也常常取得较好预后。鉴于此，下面仅以乳头状腺癌、滤泡状腺癌的再手术问题进行讨论。

一、甲状腺癌再手术的指征及手术时机

1.局部癌组织残留

（1）术中判断错误，忽视良性肿瘤恶变，甲状腺组织切除范围不够，导致因局部癌组织残留而不得不实施再次手术

（2）术中未行冷冻切片病理检查：①一些基层医院不具备术中行冷冻切片病理检查条件。②早期甲状腺癌缺乏典型的临床症状和体征，与甲状腺良性疾病难以鉴别，临床诊断有误。临床医师对该病重视程度不够，而且又满足于良性疾病的诊断，在甲状腺手术时未行冷冻切片病理检查，必然导致误治，复发及再次手术亦是难免的。后一种情况临床上常见于结节性甲状腺肿术后病理证实部分结节癌变，甲状腺功能亢进术后病理证实合并有隐匿性甲状腺癌等。

（3）术中冷冻切片病理检查漏（误）诊：冷冻切片病理检查漏（误）诊是甲状腺癌再手术常见原因之一。造成病理漏（误）诊的原因：①冷冻切片病理检查本身存有一定的偏差；②冷冻切片取材不当或取材量不够，未将全部病变组织切除送检；③病理科医师水平、经验不足。因此，术中行冷冻切片病理检查取材前，应充分显露两侧甲状腺并进行全面触诊、探查，送检组织应是病变的全部及周围部分正常的甲状腺组织，病灶周围有肿大淋巴结时应同时取标本送检，术中肉眼观察高度可疑恶性病变而冷冻切片病理检查报告为良性者应重复取材检查，病理医师要对送检标本多次取材、连续切片并行细致的观察。

（4）手术不规范：由于甲状腺结节在术前、术中诊断上的困难，在一些医院，特别是基层医院，多采用肿瘤剜除术。术后病理检查确诊后，发现初次手术切除范围小、癌残留而实施再次手术。

（5）甲状腺癌的多灶性，增加了再手术的概率。

（6）遗漏并存癌：临床上，甲状腺良性肿块与甲状腺癌并存的情况并非鲜见，临床症状常具两重性，尤其是对良性肿块较大、甲状腺癌灶较小者，在诊断过程中，常以良性疾病诊断为主，忽视了甲状腺癌存在的可能性。当良性疾病与癌并存，而且术前临床检查、B超和CT均未发现甲状腺其他病灶时，如果术者仅满足于良性疾病的切除，术中不进一步仔细探查，则很容易将并存的、较小的癌灶遗漏，致使癌"复发"而再次手术。

（7）颈淋巴结清除不彻底：对乳头状癌较早出现淋巴结转移认识不够，只注重甲状腺内病灶检查和切除，对颈部淋巴结未进一步检查和清扫，致使颈淋巴结清除不彻底，在首次术后短时期内再次手术。此外，一些基层医院的外科医师不具备甲状腺癌根治手术的水平，根治手术不规范而遗漏转移淋巴结，也是甲状腺癌再手术的常见原因之一。

2. 术后复发　术后复发是甲状腺癌再手术的又一重要原因，复发部位包括甲状腺床、残留腺体、对侧叶或区域淋巴结等处，复发率尚无准确统计数字，但与其病理类型、首次手术治疗是否及时、术式是否得当、原发病灶及转移病灶清除是否彻底等因素有关，但很多情况下是由恶性肿瘤的转移和复发特性所决定的。遗憾的是，目前我们并不清楚恶性肿瘤复发和转移的原因和机制。

3. 远处转移　甲状腺癌远处转移的常见部位有肺和骨骼等器官，病灶以多发为主，不论单发还是多发性的转移灶应以^{131}I治疗作为首选，但应再次手术切除残留的甲状腺腺体，以获取满意疗效。

甲状腺癌对放疗和化疗均不敏感，故根治性切除是目前甲状腺癌最佳治疗方法。就是复发后再次手术，预后也较好。因此，无论是首次手术不当，还是术后肿瘤复发，只要无手术禁忌证，再次手术都应作为首选的治疗方法。

二、术前准备

1.术前检查　对于术后晚期复发或颈部淋巴结转移再手术者，再次手术前应摄颈部、胸部 X 线平片及钡剂放射线检查，了解气管是否受压及受压程度、纵隔有无钙化淋巴结和肺有无转移及食管有无被癌组织侵犯。还应检查声带有无麻痹和了解声带麻痹与前次手术的关系，以判定喉返神经有无受压或损伤。

2.回顾病史　详细了解或回顾前次的病情及手术过程，制订周密的手术计划。

3.预防性应用抗生素　因前次手术所致，手术局部纤维粘连、解剖关系不清，特别是近期再手术者，手术野往往充血水肿严重、残留甲状腺组织与颈前肌粘连明显分离困难，时间较长，以及颈部淋巴结根治性切除手术范围较大等原因，手术渗（出）血较多，应预防性应用抗生素。

4.做好气管切开准备　如再手术前发现气管受压或一侧声带麻痹，必须准备气管切开器械，一旦气管插管拔管后发生窒息，紧急行气管切开。

5.备皮　剃去患侧颈部及枕部毛发。

6.备血　400 ～ 600ml。

三、麻醉、体位

通常气管内插管麻醉或静脉复合麻醉。取仰卧位，肩胛部稍垫高，头后仰并偏向健侧。

四、甲状腺癌再次手术的术式及其操作要点

关于再次手术的方式，应根据首次手术方式、病情、年龄、病理类型及分级而综合考虑。对局限于甲状腺内的乳头状腺癌，可行残留腺体、峡部加对侧部分腺体切除。如复发癌灶侵出甲状腺被膜并侵犯周围组织，或有淋巴结肿大转移时，应行颈淋巴结清扫术。

患侧腺叶全切、峡部切除加对侧次全切除术适用于：①首次按甲状腺良性肿瘤实施患侧腺体部分切除或肿瘤剜除手术，术后病理证实为甲状腺癌，临床查体、影像学及术中探查癌灶局限于甲状腺内、无颈淋巴结转移，近期再手术者；②首次以甲状腺良性疾病实施手术，术后因癌灶被遗漏经过较长时间复发，而且癌灶局限于甲状腺内、无颈淋巴结转移者。操作要点如下。

1.切口及游离皮瓣　沿原颈部弧形切口进入。因原切口局部粘连、层次不清，新切口两侧应超过原切口少许，并先经此处进入颈阔肌下游离皮瓣。

2.显露甲状腺　由于残留甲状腺组织与颈前肌粘连、分离困难，为了防止癌组织残留，通常将患侧胸骨甲状肌与患侧残留甲状腺组织一并切除。因此，应在患侧胸骨甲状肌与胸骨舌骨肌之间向后分离，并在胸骨甲状肌的起点和止点切断，分离到颈动脉鞘后再沿血管神经鞘与残留甲状腺之间分离，直至显露患侧残留甲状腺组织。然后分离、显露峡部及健侧腺叶。

3.结扎、切断甲状腺血管　用拉钩牵开患侧胸骨舌骨肌及胸锁乳突肌，然后解剖、探查并分别结扎、切断甲状腺的有关血管。如果原手术已结扎、切断了部分甲状腺血管，有关操作可省略。

一般情况下应先依次结扎、切断甲状腺上动静脉、中静脉、下动静脉，然后切断、结扎患侧腺体内侧残留的悬韧带。局部粘连严重者，应先结扎、切断甲状腺中静脉，再处理甲状腺上动静脉和下动静脉。处理甲状腺上动静脉时，为了便于操作，可先用圆针7号丝线在近患侧残留甲状腺腺体上极处"8"字缝合结扎缝线以作牵引，为防止牵引线切割组织，可剪下一小块纱布置于结扎处的腺体表面。向下牵拉残留腺体，钝性分离与锐性分离相结合，分离出患侧甲状腺上极及其上动、静脉，紧靠患侧残留甲状腺腺体上极切断、结扎甲状腺上动、静脉，然后结扎、切断甲状腺下静脉下动脉，如有甲状腺最下动脉，亦应将其结扎、切断。最后，紧靠腺体切断、结扎甲状腺悬韧带（图7-7）。

4.切除患侧残留腺体、峡部　因甲状腺再手术时侧面及背面往往粘连较少，易于找到正常的解剖平面，因此在处理完患侧甲状腺血管后，沿血管神经鞘由外向内分离甲状

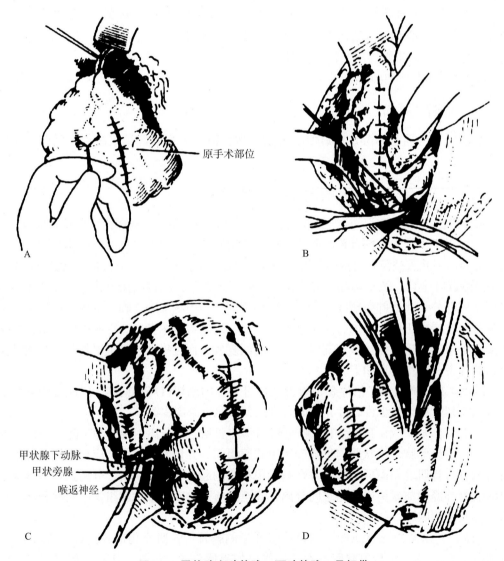

图7-7　甲状腺上动静脉、下动静脉、悬韧带

A.结扎、切断甲状腺上动静脉；B.结扎、切断甲状腺下静脉；C.结扎、切断甲状腺下动脉；D.切断甲状腺悬韧带

腺至气管食管沟。提起患侧残留腺体，由气管食管沟向气管侧方和前方分离，直至峡部完全分离（图7-8）。

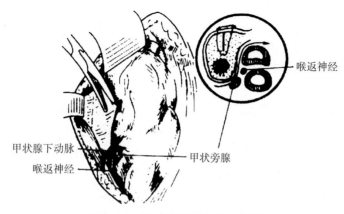

喉返神经

甲状腺下动脉

喉返神经

甲状旁腺

图7-8 切除患侧残留腺体、峡部

5.对侧叶次全切除 在游离患侧残留腺体、峡部后，切断健侧甲状腺悬韧带，切断、结扎健侧叶上动、静脉及中、下静脉，沿气管分离健侧腺叶，在预定切线的周围用蚊式血管钳钳夹甲状腺被膜及血管，在蚊式血管钳前面楔形切除健侧甲状腺叶大部，手术时应按"囊内"切除法，保证甲状腺外后侧及内侧面完整，并防止甲状旁腺一并被切除（图7-9）。

6.缝合健侧残存甲状腺 健侧残存甲状腺切面妥善止血，用1号丝线或2-0可吸收缝线连续锁边缝合残存甲状腺切面。注意勿缝合损伤健侧喉返神经和甲状旁腺。

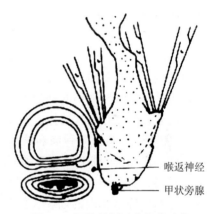

喉返神经

甲状旁腺

图7-9 切除健侧叶大部分腺体

7.缝合切口 温生理盐水冲洗术野，妥善止血，置引流管，然后用可吸收缝线缝合舌骨下肌、颈阔肌、皮下组织及皮肤。

五、甲状腺全切除术

适用于：①甲状腺癌术后对侧叶复发者；②甲状腺多发癌；③远处转移，需切除残留腺叶后行[131]I治疗者。

手术要点基本同上，但须确保不要损伤健侧喉返神经和甲状旁腺。

六、改良性颈淋巴结清扫术（modified neck dissection）

是指保留了颈内静脉、副神经及胸锁乳突肌的颈淋巴结清扫术，亦称为功能性颈淋巴结清扫术（functional neck dissection），适用于甲状腺癌术后复发，有颈淋巴结转移但未侵出被膜，且癌灶未侵及周围组织者。

与传统的根治性颈淋巴结清扫术相比，由于该手术保留了颈内静脉、副神经和胸锁乳突肌，颈部外形比较美观，术后面部水肿相应减轻，同时可避免或减少了同期实施双侧颈淋巴结清扫术引起的术后并发症或后遗症、因颈总动脉显露引起的术后并发症及术后肩胛综合征的发生率。而且大宗病例的临床研究表明，本术式与根治性颈淋巴结清扫术治疗效果类似，两者术后颈部复发率均在3%～8%。N₁病例改良颈淋巴结清扫术后颈部复发率多数文献报道为5%～15%，与根治性颈淋巴结清扫术无显著性差异。因此有学者认为，N₀～N₁病例应施行改良性颈淋巴结清扫术。但N₁病例术中发现淋巴结被膜外侵犯应改行根治性颈淋巴结清扫。

手术要点

1.切口及游离皮瓣　应考虑到原手术切口、复发灶的部位和颈部皮瓣的血供，尽量避免皮瓣坏死及尽量照顾到美观和外形。通常沿原颈部弧形切口切开，再将弧形切口沿患侧胸锁乳突肌后缘向后上方伸延，变为"L"形切口。切开皮肤、皮下组织及颈阔肌，沿颈阔肌深面游离，范围是：上至乳突尖及下颌骨下缘稍上方，下至锁骨，前抵颈正中线，后达斜方肌前缘（图7-10）。

术中注意：①在游离颈后三角区皮瓣过程中不要过深，以避免损伤副神经。因该区上部皮下脂肪层深面无颈阔肌，在游离该区皮瓣时，应从有颈阔肌的部位开始，进入正确筋膜层次后再游离颈后三角无颈阔肌部分的皮瓣，可防止解剖层次过深而伤及副神经。②在游离颈后三角区皮瓣过程中，如有出血切忌盲目大块组织钳夹，对副神经走行区附近的出血可暂时予以压迫止血，待该段副神经解剖出来后再实施钳夹止血，以免损伤该神经。③不要损伤面神经下颌缘支（通常在下颌骨下缘由后向前横越面动、静脉）。为防止整块切除时损伤面神经下颌缘支，通常在皮瓣游离完成后，先在神经下方钝性分离出面动、静脉并将其结扎、切断，然后将血管的远端拉向上方，缝于皮瓣的深面。

2.解剖、游离出副神经和胸锁乳突肌　在胸锁乳突肌表面分离钳夹切断结扎颈外静脉下端，在Erb点稍上方切开颈深筋膜、解剖出副神经，从上向下、向后锐性分离、解剖副神经，直至斜方肌前缘。沿肌纤维方向切开胸锁乳突肌前方的筋膜，然后锐性解剖、分离包绕该肌肉的筋膜，使胸锁乳突肌游离出来（图7-11）。这样可以在清除胸锁乳突肌上端深面脂肪、淋巴组织时，将该肌同副神经绕以橡皮条一并提起，避免损伤副神经。副神经的另一寻找方法是，沿斜方肌前缘切开颈深筋膜，在锁骨上3～4cm处的

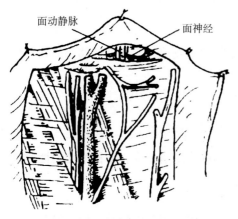

图7-10　游离皮瓣，将面动、静脉切断、结扎，缝于皮瓣的深面以保护面神经

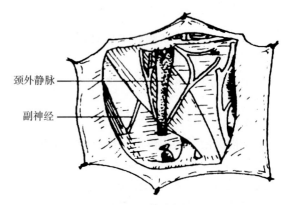

图7-11　切断、结扎颈外静脉下端，解剖、游离出副神经和胸锁乳突肌

斜方肌前缘解剖游离。此处颈丛神经有一皮支，应注意与之鉴别：副神经进入斜方肌深面，而颈丛神经的皮支在斜方肌表面向后行。

术中注意：①在解剖分离该肌深面时，应电凝来自于颈横动脉、甲状腺上动脉及枕动脉的3支供血血管分支，以免出血、术野不清晰，导致副损伤；②在分离解剖胸锁乳突肌时，应先确认并解剖副神经进入和穿出胸锁乳突肌的位置后，再解剖胸锁乳突肌上端深面的筋膜，有助于防止损伤副神经。

3.以颈内静脉为界，清除颈内静脉外侧、颈后三角的脂肪、淋巴组织　向内牵开胸锁乳突肌，解剖颈动脉鞘，分别游离颈内静脉、颈总动脉及迷走神经，切断结扎汇入颈内静脉、颈总动脉及颈外动脉的细小分支，向下达锁骨上缘，向上达二腹肌后腹下缘，将颈内静脉、颈总动脉及迷走神经分别向内侧牵开予以保护沿锁骨上缘切开颈深筋膜，内侧到颈内静脉外缘，外侧至斜方肌前缘，沿斜方肌前缘切开颈深筋膜，注意勿损伤副神经。然后，由浅及深逐层切开锁骨上脂肪和淋巴组织，在斜方肌前缘切断结扎肩胛舌骨肌下腹，显露覆盖斜角肌表面的椎前筋膜。将锁骨上脂肪和淋巴组织向上牵开，在椎前筋膜浅面（斜角肌浅面）由下向上清除颈内静脉外侧、颈后三角的脂肪及淋巴组织，注意保护椎前筋膜深面的臂丛神经和膈神经（图7-12）。向上清扫过程中，可见第4、3、2颈神经分支从筋膜穿出，从根部将其切断，继续向上清扫，直至二腹肌后腹下缘（图7-13）。

术中注意：①在清除颈内静脉下端周围组织时，应轻柔的分离钳夹结扎近端组织断端，以避免术后乳糜漏或淋巴漏。②颈内静脉壁薄，在受牵拉、压迫时往往变扁变细，难以辨认，尤其是甲状腺的二次手术，常因局部解剖关系变异或与周围转移淋巴结紧密浸润、术者经验不足和警惕性不高，在剥离时易损伤，术中应提高警觉性，先将其解剖出来绕以橡皮条予以牵开，不可盲目分离静脉近心端。如颈内静脉与周围转移淋巴结紧密粘连不易彻底清除时，应结扎、切除颈内静脉，切忌勉强剥离。③防止损伤臂丛神经。臂丛神经从前中斜角肌之间钻出并沿中斜角肌表面向外下走行，在清除椎前筋膜浅面的脂肪及淋巴组织时，不要损伤，如有损伤，应将其缝合。④避免误伤膈神经。膈神经在前斜角肌浅面，从外上斜向内下走行。在清除颈后三角的脂肪、淋巴组织或切断颈皮神经时如分离层次过深，在未显露该神经情况下盲目钳夹，可损伤此神经。此外，在切断颈皮神经根时未解剖出膈神经，也易误断膈神经根部。多数患者一侧膈神经损伤无症状或仅有轻度呼吸困难，常常在术后胸部透视时偶然发现，多不需处理。但合并肺功

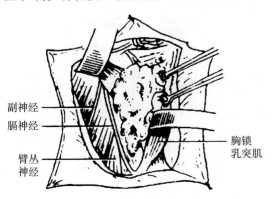

图7-12　清除颈后三角的脂肪、淋巴组织

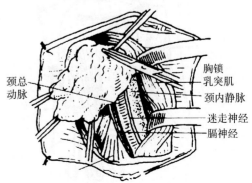

图7-13　清除颈内静脉周围的淋巴，脂肪组织

能障碍者，一侧膈神经损伤可引起呼吸困难。⑤当清扫至胸锁乳突肌上段时，注意勿伤及深面的副神经。⑥在切开颈动脉鞘及游离颈内静脉时，应首先认清解剖关系并细致、耐心地操作，如颈动脉与周围转移淋巴结紧密粘连不能彻底清除时，可将淋巴结被膜留在颈动脉侧，术后进行综合治疗，不可勉强剥离，以免损伤颈动脉。如不慎损伤了颈总动脉或颈内动脉，切忌轻易将其结扎，须行血管破损处修补缝合或血管吻合，如缝合或吻合确有困难，应行血管移植术。结扎颈外动脉通常不会造成严重影响，而颈总动脉或颈内动脉结扎后，常常造成术后脑缺血及脑血管栓塞或结扎部位的血栓形成及假性动脉瘤，引起严重后果。对于不具备血管吻合技术和血管移植技术、又不得不结扎颈总动脉或颈内动脉者，应同患者或其法定监护人谈明情况，在结扎颈总动脉或颈内动脉前应使血压恢复正常，必要时加快输血速度，以防止脑缺血，颈动脉结扎后，给予抗凝血药，以预防血栓形成。⑦解剖锁骨上内段时，尤其有严重粘连时，强行分离组织易损伤胸膜，应予避免。⑧在清扫颈深上淋巴结时应解剖、保护舌下神经。

4.游离切除甲状腺，清除颈内静脉内侧的脂肪、淋巴组织　在胸骨上缘切断胸骨甲状肌及胸骨舌骨肌，解离气管食管沟内软组织，沿气管食管沟全程显露喉返神经予以保护。解剖出颌下腺下缘，显露二腹肌下缘及其深面的舌下神经。将胸骨柄上方、喉返神经表面软组织钳夹、切断，结扎、切断甲状腺下静脉。继续向内侧切除胸骨上缘脂肪、淋巴组织至中线，连同切断的颈前肌群一并向上翻起，在近颈总动脉处结扎切断甲状腺下动脉继续向上游离，在气管与峡部之间游离并紧靠健侧叶切断峡部，峡部断面缝合止血（图7-14A）。向上切断、结扎甲状腺上动、静脉。用钝性和锐性分离相结合的方法自外向内、自下而上清除喉返神经周围、气管食管沟处及气管前脂肪和淋巴组织，将残留腺体、颈前肌及淋巴脂肪组织自气管表面向上游离。切断胸骨甲状肌，甲状舌骨肌、胸骨舌骨肌（图7-14B）。

术中注意：①气管食管沟淋巴结是甲状腺癌常见转移部位，不全程显露喉返神经往往难以将其彻底清除，但显露过程中应避免损伤喉返神经的营养血管，只需直视下加以保护即可；②在切断胸骨甲状肌和患侧悬韧带、清除甲状腺上动脉周围淋巴结时，应避

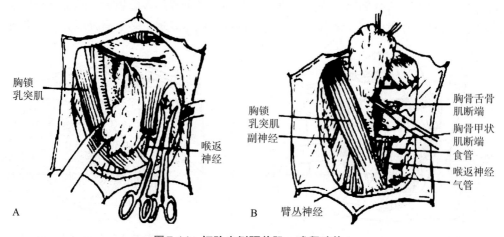

图7-14　切除患侧颈前肌、残留腺体

A.切断峡部；B.切除患侧颈前肌、脂肪、淋巴组织及残留腺体

免损伤喉上神经。

　　5.清除颏下及颌下脂肪、淋巴组织及颌下腺　沿颈中线切开颈筋膜，显露二腹肌前腹及其下方的下颌舌骨肌，先清扫颏下三角的脂肪、淋巴组织。再循二腹肌前腹由前向后解剖，显露颌下腺，将其从基底解剖出来，于颌下间隙辨认出舌神经和舌下神经之间的颌下腺管并予以切断、结扎（图7-15），将颌下腺连同其周围脂肪、淋巴组织一并清除。

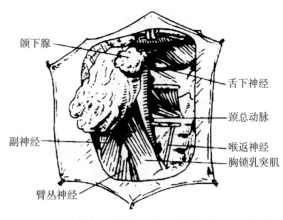

图7-15　清除颏下及颌下脂肪、淋巴组织及颌下腺

　　术中注意：①分化型甲状腺癌较少累及颏下及颌下区，如此二区及颈淋巴链上段无明显淋巴结受累，可不予以清扫；②进行此步操作时应保护面神经下颌缘支和舌下神经。舌下神经出颅后走行于颈内动、静脉之间，在枕动脉起始处包绕枕动脉向前横跨颈外和颈内动脉向前行至舌骨大角上方，走行于茎突舌骨肌和二腹肌后腹的深面并进入颌下三角。在该二区操作时容易损伤舌下神经。应在颈总动脉分叉上方沿颈外动脉表面向上解剖，找到舌下神经后沿该神经向前解剖，然后仔细分离结扎该神经周围的小血管，可避免损伤该神经。

　　6.置引流管　用温生理盐水反复冲洗创面妥善止血，置2条剪有侧孔的乳胶管于颈后和颈前三角部，外接负压吸引。

　　7.缝合皮肤　用可吸收缝线缝合颈阔肌及皮下组织，皮内缝合皮肤，手术区用无菌棉垫适当加压包扎。

七、根治性颈淋巴结清扫术（radical neck dissection）

　　适用于甲状腺癌术后复发，再次手术时发现癌肿侵出甲状腺被膜，侵犯周围组织或转移淋巴结被膜外侵犯者。手术要点大致如下。

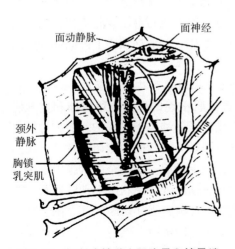

图7-16　切断胸锁乳突肌胸骨和锁骨端

　　1.切口及游离皮瓣　基本同改良性颈淋巴结清扫术。

　　2.切断胸锁乳突肌胸骨和锁骨端、肩胛舌骨肌及颈前肌　在锁骨上方切断、结扎颈外静脉及颈前静脉。然后，分别由胸锁乳突肌胸骨端及锁骨端向后方分离，将其与后面的颈动脉鞘分开后用电刀切断（图7-16）。钳夹并向上翻转、牵拉切断的胸锁乳突肌胸骨端及锁骨端，显露颈动脉鞘及肩胛舌骨肌，并在斜方肌前缘将肩胛舌骨肌切断。而后，沿颈正中线纵行切开、分离舌骨下肌群，并在胸骨切迹上方将其横行切断。

　　术中注意：①完成上述操作过程中，应做

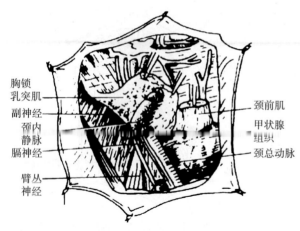

图 7-17　清除颈后三角脂肪、淋巴结，结扎切断颈内静脉近端，清除颈动脉鞘内及周围的脂肪和淋巴结

到动作轻柔、解剖层次清晰、直视下操作，并注意保护深面颈动脉鞘内的颈内静脉、颈总动脉及迷走神经，避免误伤。②如原手术部位粘连较严重、组织层次不清时，可自颈动脉鞘由外向内分离、切断舌骨下肌。

3.清除颈后三角脂肪、淋巴结和近心端颈动脉鞘内及周围的脂肪和淋巴结　向上翻转切断的胸锁乳突肌胸骨和锁骨端及颈前肌，用组织剪在锁骨上方 1 ～ 2cm 处剪开颈动脉鞘，仔细分离出颈总动脉、颈内静脉和迷走神经，切断结扎汇入颈内静脉、颈总动脉及颈外动脉的细小分支，向上达二腹肌后腹下缘，将颈总动脉和迷走神经轻轻牵开予以保护。先用 4 号丝线将颈内静脉结扎 2 道，再于两结扎线之间钳夹、切断并用 4 号丝线缝合结扎两断端。再在锁骨上缘向后至斜方肌前缘切开颈深筋膜，在斜方肌前缘切断结扎肩胛舌骨肌下腹，显露覆盖斜角肌表面的椎前筋膜。分别在斜方肌前缘和根部结扎、切断颈横动、静脉远近端。然后，继续向上提起、翻转切断的胸锁乳突肌胸骨端和锁骨端、颈前肌及结扎切断的颈内静脉，轻轻向内牵开颈总动脉和迷走神经，由下向上自斜角肌浅面仔细分离并清除颈内静脉周围和颈后三角的脂肪和淋巴结（图 7-17）。

术中注意：①分离及切断颈内静脉时，其后面不要连带其他组织，结扎颈内静脉也不宜过低，以免损伤迷走神经和胸导管。②应尽量保留副神经，如有转移淋巴结浸润，可将其一并切除。③在切开颈深筋膜显露斜角肌，自斜角肌浅面由后向前清除脂肪组织及淋巴结时，应时刻辨认、保护臂丛、膈神经，如有损伤，应将其缝合。④迷走神经受到刺激，可引起心动过速或心动过缓。因此，在迷走神经周围操作时，动作须轻柔，以免导致心律失常。如遇此情况，应暂停手术，待病情稳定后再继续进行。⑤在颈横动脉以下清除脂肪、淋巴结时，不宜分离过深，否则易将胸导管或右淋巴导管损伤并致术后乳糜漏。损伤后多有乳白色液体溢出，应将其分离、结扎。⑥清扫锁骨上内侧部分脂肪淋巴组织时，应避免损伤胸膜顶。

4.游离患侧残留腺体和癌肿、切断峡部、清除气管周围淋巴结　完成 1 ～ 3 操作后，向上提起切断的胸锁乳突肌、舌骨下肌及其与舌骨下肌粘连的患侧残留腺体和复发癌肿，解离气管食管沟内软组织，沿气管食管沟全程显露喉返神经予以保护。将胸骨柄上方、喉返神经表面软组织钳夹、切断，结扎甲状腺下静脉。继续向内侧切除胸骨上缘脂肪、淋巴组织至中线位置，连同切断的颈前肌群一并向上翻起。游离至甲状腺中下极背面，在认清甲状腺下动脉与喉返神经关系后，靠近颈总动脉处将甲状腺下动脉切断，双重结扎近心断端（图 7-18）。在气管与峡部之间游离并紧靠健侧叶切断峡部（图 7-19），残面缝合止血。将游离的峡部及患侧残留腺体向其上极方向牵拉。然后，用钝性和锐性分离相结合的方法，自下而上、自外向内清除喉返神经周围、气管食管沟处及气管前脂

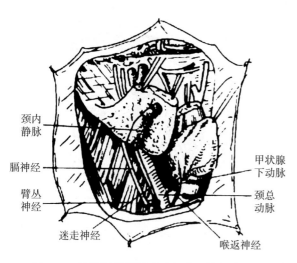

颈内静脉
膈神经
臂丛神经
迷走神经
甲状腺下动脉
颈总动脉
喉返神经

图7-18　认清甲状腺下动脉与喉返神经关系后，靠近颈总动脉处，将甲状腺下动脉切断，双重结扎近心端

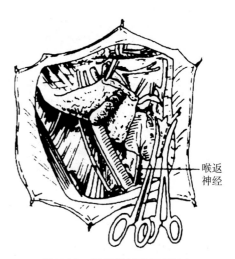

喉返神经

图7-19　紧靠健侧叶切断峡部

肪组织和淋巴结。切断接扎甲状腺上动静脉，于止点处切断胸骨甲状肌、胸骨舌骨肌、甲状肌舌骨肌及患侧悬韧带。

术中注意：①在清除喉返神经周围淋巴结时，须注意保护喉返神经，防止损伤。如瘤组织已侵犯该神经，可切断。②在切断胸骨甲状肌和患侧悬韧带、清除甲状腺上动脉周围淋巴结时，应避免损伤喉上神经。③如甲状旁腺已被癌累及，应切除，否则，应仔细分离并予以保留。

5.切断胸锁乳突肌乳突端及颈内静脉远端　将切断的颈部肌肉、颈内静脉、游离的腺体和复发癌肿及已清除的有关脂肪、淋巴结等喉返神经整块组织向上方牵拉，显露、切断颈皮神经，牵开上段胸锁乳突肌，解剖颈内静脉上段、颈总动脉与颈内、颈外动脉，切断结扎其细小分支，将脂肪、淋巴组织分离到胸锁乳突肌一侧（图7-20），在靠近乳突处用电刀切断胸锁乳突肌。向上拉开二腹肌后腹，解剖、显露颈总动脉分叉处、颈内和颈外动脉及横过颈外动脉浅面的舌下神经，在近颈椎横突处切断、结扎颈内静脉远端（图7-21）。

术中注意：①分离切断胸锁乳突肌乳突端时，要保护近端副神经，避免误伤；②分离、结扎、切断颈内静脉远端时，应防止损伤迷走神经和舌神经；③在解剖颈总动脉分叉处时，常因刺激颈动脉窦和颈动脉体的神经丛引起血压下降，应先在颈动脉分叉部的动脉外膜内用普鲁卡因溶液1～2ml封闭，以免发生血压下降。

6.清除颏下及颌下淋巴结　沿颈中线切开颈筋膜，显露二腹肌前腹及其下方的下颌舌骨肌，先清扫颏下三角的脂肪、淋巴组织。再循二腹肌前腹由前向后解剖，显露颌下腺，将其从基底解剖出来，于颌下间隙辨认出舌神经和舌下神经之间的颌下腺管并予以切断、结扎（图7-22）。将颌下腺连同其周围脂肪、淋巴组织一并清除。至此，已完成整个颈淋巴结清扫术，移出复发癌肿和部分甲状腺组织、颈后三角内的脂肪和淋巴结、颈内静脉及其周围淋巴结、胸锁乳突肌及颈前肌，包括颌下腺在内的颏下及颌下淋巴结等的整块组织后，术野内仅见到气管、喉返神经、颈总动脉及其分支、迷走神经、膈神经、臂丛及舌下神经等重要器官（图7-23）。

7.其他　置引流管、缝合切口，手术区用无菌棉垫适当加压包扎。

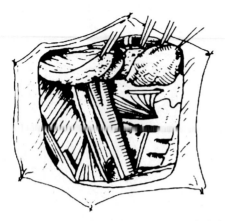

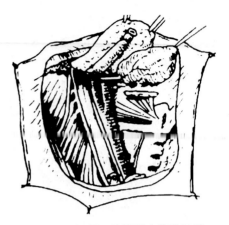

图7-20　解剖颈总动脉与颈内、颈外动脉，切断结扎其细小分支，将脂肪、淋巴结分离到胸锁乳突肌一侧

图7-21　切断、结扎颈内静脉远端

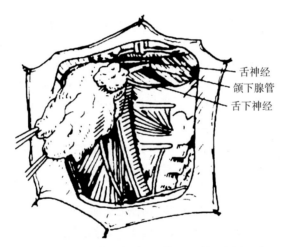

舌神经
颌下腺管
舌下神经

图7-22　清除颏下及颌下淋巴结，切除颌下腺

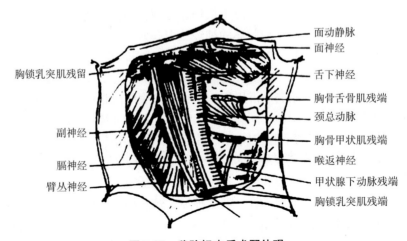

胸锁乳突肌残留

副神经

膈神经

臂丛神经

面动静脉
面神经

舌下神经

胸骨舌骨肌残端

颈总动脉

胸骨甲状肌残端

喉返神经

甲状腺下动脉残端

胸锁乳突肌残端

图7-23　移除标本后术野外观

八、术后处理

1.一般处理

（1）体位：麻醉清醒后取半坐位，以利于引流、呼吸和可防止颈部水肿。

（2）观察、记录引流液的性状和引流量，及时拔出引流管。

（3）预防性应用抗生素。

（4）适当静脉补给液体，尤其是合并喉上神经损伤或经口进食困难的患者。

（5）术后7d拆线，切口愈合不佳者可间隔拆线或适当延长拆线时间。

（6）服用甲状腺制剂，以控制其再复发。

（7）晚期复发姑息再手术切除者，术后服用甲状腺制剂和辅以放疗，以控制其发展。已有远隔部位转移者，可用 ^{131}I 治疗，以缓解症状。

2.术后并发症的处理

（1）术后出血或血肿：缓慢出血多为渗血，常形成血肿，对患者影响不大；可先穿刺抽吸、加压包扎，如仍不消失，可开放引流，多能治愈。迅速大量出血多由血管断端的结扎线脱落而引起，表现为颈部肿胀、呼吸困难并有失血症状，进展急剧，应紧急手术止血。

（2）乳糜漏：术后发生乳糜漏者，表现为颈部负压引流管和引流瓶内引流液呈乳白色，苏丹酸染色阳性，如果处理不当，可导致乳糜液积聚，引起局部皮瓣漂浮、坏死，造成颈部动脉显露，发生致死性大出血，也可造成咽漏或口腔皮肤漏，大量液体漏出造成水、电解质失衡及蛋白质丢失。有的甚至可引起乳糜胸，危及生命。

对漏出量较少的较轻乳糜漏，一般经保守处理可治愈；其处理原则是保持引流通畅，防止其在伤口内积存，并予以适当的压迫方法、补充因乳糜液外流所丢失的蛋白质、电解质。通常在治疗的基础上，应用生长抑素6mg加入生理盐水50ml、微量泵24h持续静脉滴注及胃肠外营养支持，多数可好转并逐渐痊愈。

对漏出乳糜液量较大（＞500ml/24h），或经保守处理1周未见减少甚至增多者，应手术探查，行胸导管结扎并应用局部转移肌瓣覆盖。如颈部胸导管损伤位置较低或颈部引流不畅，外漏的乳糜液可进入纵隔或胸腔，患者有胸前压迫感、气促、脉快，X线检查发现胸腔积液等表现，须立即胸穿确诊；如漏出量不大，经反复胸穿抽吸可望愈合，对经胸穿抽吸不见好转者，应行经胸胸导管结扎术。

（3）皮缘坏死：小范围皮缘坏死，可适当予以乙醇湿敷，待其结痂自然脱落。较大范围皮肤坏死者，可切除坏死皮肤、经换药促进创面愈合，或用植皮方法消灭创面。对皮缘坏死发生感染者，应及时换药控制感染，长出新鲜肉芽后尽早植皮。对于根治性颈淋巴结清扫术后颈动脉表面皮肤发生坏死者，应及时正确的处理创面，防止感染腐蚀颈动脉招致大出血。

（4）甲状腺功能减退：甲状腺功能减退可反馈性引起促甲状腺素释放增加，易导致癌再复发。可常规服用甲状腺制剂，维持基础代谢率在正常范围。

（王新刚）

第四节　结节性甲状腺肿术后复发再手术

一、概述

结节性甲状腺肿术后复发是一常见的临床问题，文献报道复发率为2.5%～49.0%，初次手术后时间越久，复发率就越高。

通常认为，复发原因除与初次手术时甲状腺中的微小结节未被切除有关外，还与结节性甲状腺肿的病因持续存在，下丘脑-垂体-甲状腺轴的反馈调节，使促甲状腺素（thyroid stimulating hormone，TSH）分泌增多，刺激甲状腺滤泡增生有关。有学者发现，许多表面健康的甲状腺组织病理检查却发现有滤泡增生或不同程度的慢性淋巴细胞性甲状腺炎，甚至有甲状腺腺叶发育不良伴结节形成的趋势，术后如不加治疗，可形成复发性结节性甲状腺肿。为了防止复发，Kulacoglu等主张结节性甲状腺肿患者行甲状腺切除术后服用甲状腺素，抑制垂体分泌促甲状腺素，以减少甲状腺结节的增生和复发。但另有学者则认为，甲状腺的切除范围与结节性甲状腺肿术后复发关系密切，与促甲状腺素水平无关，而且口服甲状腺素预防结节性甲状腺肿复发有时疗效并不明显。因此，有学者提出采用甲状腺全切术预防结节性甲状腺肿的复发。

结节性甲状腺肿复发，除颈部再度出现肿块外，常有颈部不适等表现，当囊肿样变的结节内并发囊内出血时可有疼痛。部分患者可无任何症状，少数患者复发性结节可继发恶变或甲状腺功能亢进。甲状腺功能检查、颈部B超、ECT检查及细针穿刺涂片病理检查可有助于诊断。

二、再手术的适应证

由于复发性结节性甲状腺肿再手术后甲状腺功能低下的发生率较高，因此应严格掌握结节性甲状腺肿再手术的适应证，对于无症状、较小的复发性结节，手术应慎重。细针穿刺病理诊断为良性结节者，宜采用去除病因、门诊观察和随访、服用甲状腺素抑制治疗。有下列条件之一者可以考虑再次手术治疗。

1.复发性甲状腺结节肿大明显，有压迫症状或影响工作和学习者。

2.临床上不能排除恶性病变者。

3.继发甲状腺功能亢进者。

三、手术方法

1.切口　同甲状腺功能亢进术后复发再手术。

2.甲状腺切除术式的选择　结节性甲状腺肿的常用术式：①双侧甲状腺叶次全切除术；②甲状腺全切除术；③一侧腺叶切除或次全切除术及对侧腺叶结节切除术；④双侧腺叶结节切除术等。复发性结节性甲状腺肿可采取结节切除术，如复发性结节很多，可仅切除较大的结节，一些较小的结节可不予以切除。一侧甲状腺残留腺叶内有多个结节或复发结节较大，而无正常甲状腺组织者，可行该侧腺叶切除术。双侧残留甲状腺腺叶内有多个结节，尚有正常甲状腺组织者，也可选择甲状腺残留腺叶次全切除术；双侧结节肿大累及全甲状腺者，也可行甲状腺全切除术，但患者术后常出现甲状腺功能低下。

四、术中注意事项

1.尽可能多保留甲状腺组织，以减少因正常甲状腺组织切除过多导致术后出现甲状腺功能低下的发生率。残留腺体多少为宜，尚无统一意见，亦无理想的客观标准，但尽可能地多保留正常甲状腺组织是有益的。

2.首次手术后手术区域常发生组织粘连，再手术时出血及误伤其他组织的危险性较高，应依据局部情况，选择适宜的途径，仔细止血，术中应行后被膜囊内结扎、切除，尽量保留甲状腺后被膜的完整性。以免误伤喉返神经、误切甲状旁腺或损伤其血供。

3.术前或术中怀疑结节有恶变者，术中应做快速冷冻切片检查，以便术中同期处理。

4.尽量避免结节的漏切。

5.其他。见本节概述、甲状腺癌再手术及甲状腺功能亢进术后复发再手术。

五、再手术后处理

基本同甲状腺功能亢进术后复发再手术。

（王新刚）

第五节　甲状腺术后并发症的再手术

一、气管切开术

1.适应证　气管切开术适用于呼吸道阻塞造成的呼吸困难，在甲状腺术后并发症的处理中应用很广。

（1）喉头水肿：反复气管内插管，以及颈部邻近气管位置长时间、大范围的手术操作均可以导致明显的喉头水肿，表现为呼吸困难、发绀、喘鸣等症状。轻度的喉头水肿经吸氧、激素等非手术治疗可减轻，重度者应紧急行气管切开术。

（2）气管塌陷：巨大甲状腺肿、原发性甲状腺功能亢进等可导致气管软化。术中发现气管软化可做气管悬吊术；如果术后发现气管塌陷导致明显的呼吸困难，则应紧急行气管切开术或气管插管。

（3）双侧喉返神经损伤：单侧喉返神经损伤常常引起声嘶，一般不会导致窒息。双侧喉返神经损伤时，双侧声带处于中线位，会导致明显的呼吸困难，此时应紧急气管切开或气管插管，行神经探查减压术或修复术。

2.术前准备

（1）麻醉：需做气管切开的患者，多数处于呼吸极度困难状态，一般不允许长时间或更多的准备，甚至不允许因麻醉浪费抢救生命的机会。但对清醒的患者，病情并非特别紧急的情况下，以选择局部浸润麻醉为好。

（2）体位：患者取仰卧位，肩胛下垫以沙袋或折叠的床单；紧急情况下，可以什么都不垫，将患者的头置于手术台外，使头部后仰、气管向前突起即可。要求头位正，下颌、喉及胸骨切迹三点保持在一条直线上，使气管固定在正中矢状部位以方便对气管的显露、分离和切开。

（3）消毒：常规手术时，应该按通常方式灭菌手术野，紧急情况下，可简略或全部简略。

3. 手术操作

（1）切口选择：气管切开术一般选择颈前正中切口或横切口。甲状腺术后因并发症紧急气管切开时一般由原颈部切口切开。

（2）显露气管和甲状腺峡部：切开皮肤、拆除原缝线，切开颈白线，甲状腺拉钩向两侧牵开颈前肌群，即可见到气管，甲状腺峡部未切除时也可清晰看到。

（3）切开气管环：左手示指伸入切口，触摸欲切开气管上方情况。甲状腺峡部未切除时只需将甲状腺峡部上拉即可显露气管，如峡部宽厚，还是应该用血管钳将甲状腺峡部分离后钳夹、切断、缝扎，以避免上拉的峡部下移，影响气管套管插入。如甲状腺峡部已被切除，则气管显露良好，以上步骤省略。充分显露气管后注射器刺入气管内注入1%丁卡因，垂直切开第3、4气管环，再插入手术刀柄扩大气管切口。

术中注意：①在第3、4气管环以上切开易损伤环状软骨，导致喉狭窄，可能会造成以后拔管困难。若第5气管环以下切开，往往因为分离过深而伤及颈根部大血管和胸膜。尤其是对小儿手术，其胸腺及左侧头臂静脉都高出胸骨切迹，故更不能采用过低位切开气管环。②为了顺利插入气管套管，可对气管切口做"十"字形切开，或切除一部分气管环。③采用刺入方法做气管切开时，要注意用力，不可切入过深。一般成年人气管的前后径约为1.5cm，气管后壁与食管前壁紧紧贴在一起，而且当患者处于吸入性呼吸困难期，或正当患者咳嗽，气管、食管壁同时做向前的反射，此时切开气管一旦过深，极易损伤气管后壁，造成气管食管瘘。

（4）置入气管套管并固定：气管切开后，用刀柄扩大切口，插入预先选择好的气管套管。助手迅速压住套管的耳部，以防患者强大的气流将其咳出，术者可用布带将气管套管固定。置入气管套管后，切口应疏松缝和，以防发生皮下气肿。对因呼吸道阻塞而发生休克的患者，医师可能在既无消毒器械，又无助手的情况下紧急行气管切开术，在创口内用血管钳或刀柄支撑保持通气，在确保气道通畅的情况下，将患者送入手术室进行正规的气管切开术。

4. 术后处理

（1）手术后开始的几天里，要特别注意观察和护理气管插管。其内套管每日至少取出2次进行清洗消毒；在有条件的情况下或做特护时，可经2～4h清洗1次，以防被积聚的分泌物堵塞。如患者在1周内拔管，无须在拔管前取出外套管予以清洗，如置管需超过10d者可考虑取出外套管予以清洗。

（2）保持呼吸道通畅。

（3）定期向套管内滴入生理盐水或抗生素。

（4）定时换药，预防切口感染。

（5）如患者呼吸道恢复正常，可拔除气管套管，但拔除前应先堵塞气管套管管口 1～2d，患者无呼吸困难，再拔除气管套管。此时应在床边准备小 1 号的气管套管和气管插管器械，如已被拔除气管套管的患者呼吸困难，可即插入小 1 号的气管套管。

二、颈淋巴管损伤后乳糜漏的手术

（一）颈淋巴管解剖特点及损伤原因

颈淋巴管包括胸导管（左侧）和右侧淋巴管。右侧淋巴管长 1.5 cm，引流右侧头颈部、右上肢、右肺、心脏右半和肝脏凸面等器官淋巴液。横穿前斜角肌内缘进入颈部右侧并有颈管、锁骨下管及右支气管纵隔管注入，于右锁骨下静脉与右颈内静脉交接处汇入右锁骨下静脉（图 7-24）。胸导管起源于腹腔乳糜池，在胸主动脉弓高度斜向左侧，沿脊柱左上行，从第 1 胸椎水平在食管与锁骨下动脉之间上升，至第 6 或第 7 颈椎水平横过左颈动脉鞘后方，呈弓状向外转向下，高于锁骨 3～5 cm，其后有椎动脉、椎静脉、锁骨下静脉、甲状颈干、膈神经、前斜角肌，其前有颈总动脉、颈内静脉、迷走神经、喉返神经，最后注入左颈静脉角或锁骨下静脉，接收来自颈深淋巴结的颈管、同侧腋下淋巴结的锁骨下管及左支气管纵隔管，汇集了双下肢、腹部（肝凸面除外）、左胸部、左上肢及左头颈部的淋巴液（图 7-25）。

胸导管多数为 1 根（73%），少数为 2～3 根（27%），其走行位置不规则、管壁菲

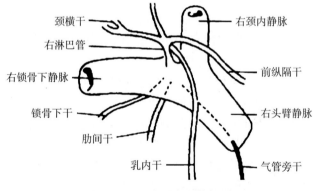

图 7-24　颈右侧淋巴管解剖

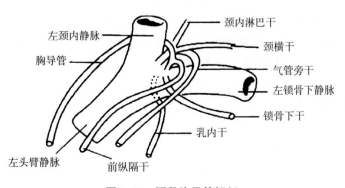

图 7-25　颈段胸导管解剖

薄，周围有疏松组织包绕，数支小淋巴管交织呈丛状，分布于周围脂肪组织中，手术时难以辨认，在颈淋巴清除术中解剖此处、清除淋巴链深部、结扎颈内静脉及行胸骨后甲状腺肿切除时易于损伤。此外，由于肿块的推压、手术粘连及感染、放疗等因素，可使术中解剖、分离难度加大，如果操作粗暴、撕裂胸导管后未能及时发现或损伤后处理不当，可致乳糜漏（chylous leak）。

（二）诊断要点

据文献报道，颈淋巴结清扫术后乳糜漏的发生率高达1.0%～5.8%，是常见和较为棘手的并发症。如处理不当，可致乳糜液积聚并引起局部皮瓣漂浮、坏死，甚至造成颈部动脉裸露，继而发生致死性大出血，或引起乳糜胸、咽漏或口腔皮肤漏，漏出液量大者可发生水、电解质失衡和低蛋白质血症。

乳糜漏诊断不难，主要依据为：颈淋巴结清扫术后引流液量较大，48～72h后不见减少，引流液呈乳白色或停止进食后引流液变清，苏丹酸染色阳性。Rodgers等认为，乳糜漏患者引流液中三酰甘油的含量＞1.13mmol/L（正常颈淋巴结清扫术后引流物中的三酰甘油量约0.40mmol/L）或乳糜微粒的含量＞4%，可诊断为乳糜漏。

（三）手术适应证

发生乳糜漏后应首先采用非手术治疗。措施：①通畅、有效的引流或引流管负压吸引，可防止乳糜液积聚致使局部皮瓣坏死，引起大血管显露造成致命性的大出血。通过1～2周或更长时间的引流后，再结合用碘仿纱布填塞刺激肉芽生长等方法，使乳糜漏转为乳糜瘘（chylous fistula），当引流量＜10ml/d时可拔出引流管。如长期不愈者，可将纤维蛋白胶加入10ml凝血酶（含1000U凝血酶），混合后缓慢由引流管注入堵塞漏口，同时缓慢把引流管拔除，然后加压包扎。②局部加压包扎。在颈静脉角区加压包扎，用宽胶布前后加压，每日更换。如乳糜漏量较多，加压不当可导致乳糜液在组织中浸润和渗漏，造成更严重的后果。形成假性淋巴囊肿后可给予穿刺抽吸治疗。③硬化剂治疗。国外学者报道应用四环素粉等硬化剂，以促进粘连，有较明显的治疗效果。④饮食控制。给予高热量、高蛋白、低钠、低脂肪饮食，食物中宜仅含直接经门静脉吸收的中链三酰甘油，可减少胸导管乳糜液量。严重者可在充分引流的同时采用禁饮食、胃肠外营养支持、维持完好的凝血功能，以利于胸导管创口的愈合。⑤静脉补充因乳糜漏所致的蛋白质、水、电解质的丢失。⑥某些较严重的乳糜漏病例（如静脉营养）无效，联合使用生长抑素可取得明显治疗效果，可能与生长抑素能减少乳糜产生和淋巴系统腔内压力有关。⑦应用抗生素。⑧其他治疗，如放射线治疗、α肾上腺素能药物治疗等。如果经上述治疗效果不佳，凡符合下条件之一者应手术治疗。

1.乳糜液引流量＞500ml/d者。

2.经非手术治疗3d以上，引流量未见减少或反有增多者。

3.有局部皮瓣坏死等其他并发症者。

（四）术前准备

1.纠正水、电解质失衡和低蛋白质血症。

2.加强营养支持。

3.应用抗生素，防治感染。

4术前晚上口服乳脂奶或脂溶性染料（如苏丹染料），以利于术中胸导管的辨认。

（五）手术方法与手术要点

1.梭形切除坏死皮肤　见图7-26。

2.重新缝扎胸导管　切除坏死皮肤后，沿瘘管找到瘘口并分离找到胸导管裂口，重新缝扎。因瘘口多被肉芽组织覆盖，常难以找到，此时可采用头低位，通过淋巴液的漏出情况来判断、寻觅瘘口。对于局部组织脆弱易撕裂、难以缝扎者，可在线下置以吸收性明胶海绵再打结。术中乳糜漏出不明显、胸导管裂口寻找确有困难者，可在颈静脉角处涂以生物胶后置吸收性明胶海绵或肌肉组织缝扎。以上方法无效时，可在颈动脉鞘后外侧深部的疏松组织中进行双层荷包缝合。

3.胸大肌肌皮瓣移植覆盖瘘口　该法适应于手术探查时难以找到瘘口及胸导管裂口、缝扎胸导管确有困难者。其操作要点大致如下。

（1）设计肌皮瓣：胸大肌分别起始于锁骨前内侧1/2、第 2 ～ 6 肋软骨、腹直肌鞘最上部，止于肱骨大结节嵴。受胸前神经（C_5 至 T_1）支配。具有使肱骨内收、内旋、使肩向前下方下垂的作用，另外还是辅助呼吸肌。主要供血血管是胸肩峰动脉的胸大肌支。该血管从腋动脉分出后，从锁骨中点附近垂直下行，经肌肉下外侧下降到稍内方，分布到肌肉中央部（图7-27）。因此，可从该部将其末梢的肌肉、肌肉上面的皮肤（甚至连同其下面的骨骼）整块移植。

一般说来，利用胸大肌皮瓣覆盖颈部胸导管瘘口时，可选择该肌的胸肋部或腹部，皮瓣选择在乳房内侧或乳房下部（图7-28）。因为，该部位有较多数肌肉-皮肤穿支，可任意决定肌肉上部皮瓣的大小，且血供安全可靠。胸大肌肌皮瓣的形状与大小须与颈部坏死皮肤切除后的梭形创口相一致，蒂长须考虑到缺损的部位及肌蒂在颈部皮下走行要比直线距离长 2 ～ 3cm。

（2）游离、切取肌皮瓣：肌皮瓣设计好后，沿皮瓣周边切开皮肤，在其外周约1cm

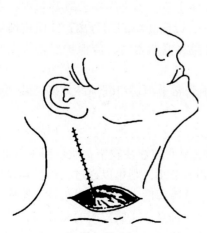

图7-26　梭形切口切除坏死皮肤

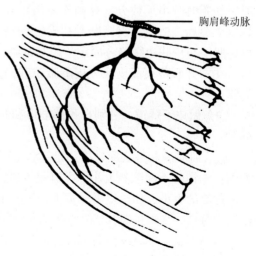

图7-27　胸大肌及胸肩峰动脉的胸大肌支

胸肩峰动脉

处用电刀切开皮下组织、肌肉，使肌肉面积略大于皮瓣面积，深达肋骨骨膜平面，以保证血管深部的固有膜完整。然后，自锁骨中点至皮瓣上缘做皮肤切口，向两侧分离显露部分胸大肌，先在胸大肌内侧切开肌层，用手指于皮瓣下缘伸入胸大、小肌之间，由下而上沿肌皮瓣末端向血管蒂上部方向做钝性分离、探查胸肩峰血管，在所需要的部分胸大肌及其皮瓣两侧切开胸大肌（一般可在血管蒂两侧外2～3cm处切开胸大肌），向上翻转胸大肌可见血管神经束，直视下沿其两侧向上分离并修剪肌肉直至锁骨下缘腋动脉附近（血管蒂上部），形成带血管蒂的胸大肌肌皮瓣（图7-29）。

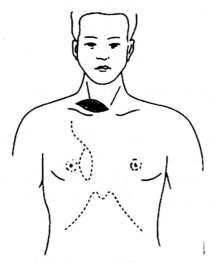　　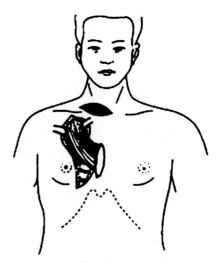

图7-28　乳内侧肌皮瓣及切口　　　　　图7-29　游离切取带蒂胸大肌肌皮瓣

在游离、切取肌皮瓣时应注意几点：①如发现胸肩峰血管较细或肌皮瓣延伸瓣较长，应同时加用胸外侧动静脉（有时胸大肌的血供以胸外侧动静脉为主）；②分离锁骨下端、形成肌血管蒂时，应在直视下仔细解剖，避免损伤血管；③肌肉内的固有血管在通过筋膜时分出无数分支穿到皮下组织和皮肤，在切取翻转皮瓣时，肌肉和脂肪层容易发生分离，造成穿支撕断和扭转，特别是在女性患者，因夹层中含乳腺组织，术中可将肌层与皮肤边缘缝合固定（修复缺损时拆开），以防止组织间分离；④肌皮瓣形成后，在切开肌蒂表面皮肤、皮下脂肪和向内、外翻显露肌蒂时，应保护肌蒂表面的浅筋膜。

（3）做皮下隧道：分别自颈部创口和肌皮瓣血管蒂上部切口间钝性分离，做一皮下隧道。

胸大肌肌皮瓣是从锁骨下还是锁骨上引入颈部，许多学者观点不一，但应考虑几个方面：①锁骨下间隙的大小，尤其是女性患者的这个间隙往往较窄，肌皮瓣不易通过；②肌皮瓣的大小，如肌皮瓣较宽大，锁骨下间隙相对窄小，则难以通过，而且容易造成组织间分离，影响皮瓣存活；③术者的经验和操作熟练程度，如术者对锁骨下操作不熟悉、经验不足，容易损伤肌蒂部的血管和锁骨下血管神经；④肌皮瓣的蒂长度，因从锁骨下过比从锁骨上要延长2～3cm。

（4）肌皮瓣覆盖瘘口：将蒂肌皮瓣平移或翻转180°，通过颈、胸部皮下隧道，达颈部创口，覆盖瘘口后缝合（图7-30）。牵引与安置肌皮瓣时应避免张力和压迫，以免影响血液循环。胸大肌肌皮瓣自锁骨上皮下隧道通过时，要特别注意此处易形成对肌皮瓣蒂部的挤压、扭转。所形成的胸肌支血管与锁骨下动脉之间的锐角不要太小，如有此因素存在，应及时松解或凿去部分锁骨骨质。

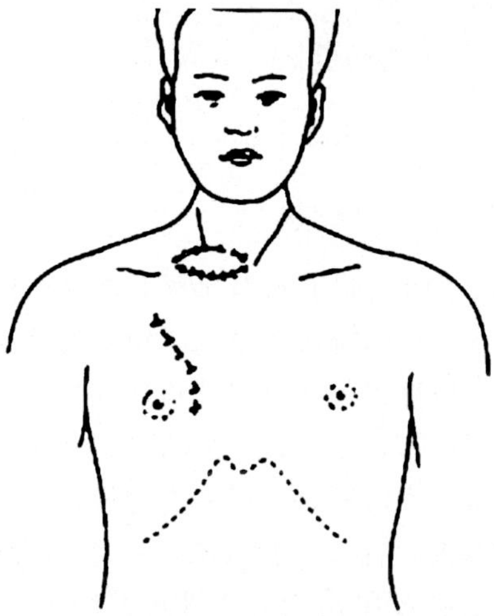

图7-30　肌皮瓣通过皮下隧道覆盖颈部创口

（六）再手术中注意事项

1.乳糜漏患者，局部组织往往脆弱易撕裂、难以缝扎，切忌直接缝合打结，应在缝线下置以吸收性明胶海绵再打结。

2.重新缝扎胸导管时勿缝扎过深，以免损伤交感神经或膈神经。

3.游离、切取肌皮瓣时，应注意不要损伤肌皮瓣供血血管。

4.将带蒂肌皮瓣通过皮下隧道达颈部创口、覆盖瘘口时，应确保肌皮瓣及血管蒂无扭转。

（七）再手术后处理

1.严密观察肌皮瓣的血供及防止伤口感染

（1）术后头颈部适当限制活动，密切观察皮瓣的色泽，如发现皮瓣色泽苍白多为动脉血供不足；皮瓣色泽青紫、肿胀则为静脉回流不畅，均应及时处理。

（2）及时更换颈部创口和胸部伤口的敷料，防止切口感染。

2.减少乳糜液的产生

（1）卧床休息：乳糜液量与活动有关，故应限制活动，必要时卧床休息。

（2）控制饮食：依据情况禁饮食或进低脂肪、低钠、高蛋白饮食等，以减少乳糜液的产生。

（3）应用生长抑素。

3.应用抗生素防治感染。

4.营养支持：由于术前长期大量含有脂肪、蛋白质和电解质的液体丢失，以及禁食等，患者常有营养不良，术后应加强营养支持，补充足量的热量、维生素，特别注意微量元素、脂溶性维生素（尤其是维生素K）的补充，并适当给予白蛋白、新鲜血浆等，以促进愈合。

三、喉返神经损伤的再手术

甲状腺手术可造成不同程度的喉返神经损伤，发生率为2%～8%。由于神经损伤类型、程度不同，预后不一，轻者可恢复运动，严重者可致单侧或双侧声带永久性麻痹。

（一）适应证

适应于甲状腺手术后出现声嘶，不能排除喉返神经被缝扎或切断者。

（二）手术时机

由于甲状腺手术引起喉返神经损伤的因素较多，故对于神经修复时机的选择，意见尚不统一。传统观念认为，单侧喉返神经麻痹后可先观察一段时间，理由是部分钳夹挫伤或牵拉性损伤患者多能自然恢复，故不主张急于手术探查修复，而且神经切断者可通过健侧声带代偿而改善发音。近年来一些学者发现，多数喉返神经损伤的患者超过6个月再做手术修复时，将失去神经修复及声带生理功能恢复的最佳时机。Elies等认为，颈段喉返神经探查及神经减压手术病程最长不应超过7d。他们对10例喉返神经缝扎或神经内出血者在7d内做了神经减压术，其中8例生理功能得以恢复，病程超过7d的颈段喉返神经探查减压者无成功报道。第二军医大学长海医院郑宏良等报道，甲状腺手术喉返神经损伤声带麻痹绝大多数为缝线结扎或神经切断所致，4个月内给予松解、减压者，可恢复声带正常的运动功能；4个月后松解、减压者，虽声带内移、声门裂隙消失、声音恢复正常，但并未观察到正常的声带运动。他们主张，喉返神经探查减压越早越好，尽可能在4个月内进行；病程5个月以上者，因神经损伤后喉返神经本身的神经再生已定型，减压将无济于事。温武等报道12例甲状腺手术致喉返神经断裂者采用了不同术式及不同时机神经修复术，其中6例术中及时发现神经断裂并即刻行端-端吻合者，都较好地恢复了声带功能；延期7～12个月后手术修复神经3例，声带未能完全恢复运动，延期12个月者效果最差；他们认为，甲状腺手术致喉返神经损伤应尽早修复，最晚不应超过1年。

笔者认为，对于已确定钳夹、牵拉等引起的暂时性神经损伤可予以观察，对于不能排除缝扎或切断者，应尽可能在3个月内手术探查并处理。否则，线结长时间压迫未及时处理可致神经坏死，将失去最佳挽救机会；而喉返神经切断又不及时修复者，可因神经断端神经瘤形成，无法进行无张力、准确的对位端-端吻合，给治疗带来不必要的麻烦。

（三）手术方法的选择及手术要点

1.喉返神经减压术   适合于病程在3个月内，探查发现喉返神经损伤系缝线结扎和（或）瘢痕增生粘连所致者。操作要点如下所述。

（1）切口：原甲状腺手术切口进入，分离粘连，显露甲状腺残叶及周围组织。

（2）寻找、显露喉返神经损伤处：①先在甲状腺下极气管食管间沟处找到喉返神经，然后顺行追踪至喉返神经损伤处；②切断环咽肌，在环甲关节后方仔细分离、显露喉返神经，然后逆行探查找到喉返神经损伤处。

（3）喉返神经损伤处的处理：若喉返神经损伤处为缝线结扎和（或）瘢痕增生粘连所致，须在手术显微镜下，剪除缝线或去除瘢痕，以松解被缝扎或受压的喉返神经。

注意：在剪除缝线和去除瘢痕时，应仔细操作，防止在剪除缝线时将其剪断，并尽量避免损伤喉返神经表面的营养小血管。

2.喉返神经端-端吻合术　适合于病程在1～2周、探查发现喉返神经切断、断端较齐且能无张力吻合者。须指出的是，即使术中发现喉返神经切断并立刻实施端-端吻合，由于内收、展神经纤维错向再生等原因，部分患者的声带活动仍不能恢复，但神经再生后可防止声带的萎缩，减少发音时两声带间的裂隙，并使声带张力、肌体积和声带振动的对称性得到一定的恢复，从而明显改善患者发音功能。该手术的操作要点如下。

（1）切口：同喉返神经减压术。

（2）寻找喉返神经损伤处：神经断端的近端一般不难找到，远端较困难，常先在颈血管鞘、气管和甲状腺下动脉三者之间的疏松组织内寻找神经断端的近端，远端则以甲状软骨下角作为解剖标志，因甲状软骨下角与喉返神经入喉点的关系相对恒定。吕新生报道，90%以上喉返神经的入喉点在甲状软骨下角前下方6～15mm，应从甲状软骨下角下方5mm开始，向下前方解剖1～2cm，一般可发现喉返神经断端的远端。

（3）喉返神经损伤处的处理：①仔细分离、显露喉返神经两断端后，用锐刀切除断端少许神经组织，以使断面整齐利于吻合；②在手术显微镜下仔细判明神经表面营养小血管位置和方向、神经断面、神经束的形状及排列，在确保神经无扭转的情况下，10-0无创缝线吻合两断端（图7-31）。

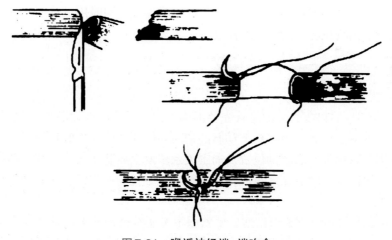

图7-31　喉返神经端-端吻合

3.自体静脉移植、桥接修复喉返神经　适用于断端缺损较多不适合端-端吻合，或因断端神经瘤形成，无法进行无张力准确对位端-端吻合者。手术操作大致如下。

（1）切口、寻找和显露喉返神经损伤处：见喉返神经端-端吻合术。

（2）供区静脉的切取：供区静脉可选择颈外静脉或踝静脉等，尽量避开静脉分叉处，长度要长于缺损的神经。切取后的静脉段生理盐水冲洗后置生理盐水中备用。

（3）自体静脉桥接修复喉返神经：将静脉段两端套叠外翻。显微镜下，切除两断端神经瘤、修整神经断端后缝置神经干牵引线，分别由两端完整地套入静脉段内，先将静脉套叠外翻反折处内膜与神经外膜用10-0无损伤缝线缝合3～4针，缝线间隔90°～120°，然后将外翻套叠的静脉翻下，再将桥接的静脉端用10-0无损伤缝线与神经干的神经外膜缝合3～4针。

4.其他修复方法

（1）颈袢主支喉返神经内收支吻合术：适合于术后瘢痕粘连严重，喉返神经远侧断端找不到；外伤急性期过后因神经断端神经瘤形成，无法进行无张力准确对位端-端吻合；断端缺损较多等不适端-端吻合者。

手术中分别在颈动脉鞘内找到颈袢主支和在喉内找到喉返神经内收支及外展支，并锐刀切断，在手术显微镜下将颈袢主支与喉返神经内收支用10-0无创缝线缝合4～5针。无法实施喉内吻合者，亦可将颈袢主支或总干与喉返神经在喉外吻合，同时切断外展支、Galen吻合支。

Crumley首先报道采用颈袢分支与喉返神经喉外段吻合，取得了较好效果。郑宏良等认为，颈袢主支拥有更多的运动神经纤维，能使声带内收肌获得更为充分的神经支配恢复，而且选择性地恢复内收肌的神经支配恢复，外展肌不存在拮抗声带内收肌中线内移的力量，因而声带内移更明显。他们采用颈袢主支与喉返神经内收支喉内吻合，或喉外吻合同时切断外展支及其他分支的办法，保证了喉内收肌充分有效的神经支配恢复，改善了发音。

（2）膈神经与喉返神经吻合＋颈袢或其分支与内收肌支吻合术：温武等认为，膈神经仅在吸气期放电，颈袢神经则在发音时放电明显，应用膈神经与喉返神经吻合（切断内收肌支）来选择性支配环杓后肌，使声带吸气时外展，同时用颈袢或其分支与内收肌支吻合来支配喉内收肌群，能有效地恢复声带生理性运动（内收及外展）功能，效果最为理想。

（四）术中注意事项

1.喉返神经端-端吻合的关键是首先要准确无误地寻找出被切断神经的近端和远端。由于首次手术的解剖分离、甲状腺下动脉的切断与结扎、甲状腺叶组织的切除、术后组织粘连等原因，喉返神经的解剖位置及周围关系多发生显著变化，尤其远断端寻找较为困难。因此，再次手术时应高度重视，耐心细致地寻找喉返神经，切忌动作粗暴，以防再度损伤神经。

2.因首次手术的影响和组织粘连，甲状腺手术所致损伤的喉返神经多有增粗，且外膜常失去原有色泽，注意勿将喉返神经与小血管相混淆，尤其在入喉平面，常有较多网状血管分支，应注意鉴别。一般而论，入喉平面网状血管较细，在此区如果发现较粗条索状组织，很可能就是喉返神经，应仔细辨认、小心分离。切忌将其视作纤维粘连带或血管而随意结扎、切断。

3.喉返神经断端吻合时，应仔细辨认神经外膜外的滋养血管等标志，确保对齐对准，防止神经的扭曲、旋转。

4.自体静脉桥接修复喉返神经缺损时应将所有神经束置入静脉内。

5.避免张力性吻合、修复。

6.神经修复后应放在较光滑的基底上，尽量切除周围纤维、瘢痕组织并严格止血。必要时，神经及桥接后的静脉周围喷涂生物蛋白胶，以利止血和防止粘连。

（五）术后处理

1.应用神经营养因子　如维生素B_1、维生素B_{12}等。

2.应用神经生长因子　近年来，一些学者报道应用静脉桥接配合神经生长因子治疗周围神经损伤，临床效果显著。即在喉返神经断端吻合、自体静脉桥接修复或其他修复手术完毕后，用皮试针头将神经生长因子（NGF）1000U注入断端吻合处，或经静脉壁和神经外膜之间注入小间隙内。能克服传统的单纯神经吻合术后运动神经功能恢复差的缺点，有条件者可应用。

3.其他　同甲状腺手术后处理。

（李福年　刘　奇）

第六节　原发性甲状旁腺功能亢进术后复发再手术

甲状旁腺（parathyroid）通常位于甲状腺的外科被膜内，附着在甲状腺左右两叶背面的内侧、卵圆形、扁平，呈黄、红或棕红色，质软；80%的血供来自于甲状腺下动脉，静脉回流至甲状腺下静脉，神经支配和淋巴回流同甲状腺。其生理功能是通过分泌甲状旁腺素（parathyroid hormone）作用于骨骼、肾脏来调节体内钙的代谢并维持钙和磷的平衡。

甲状旁腺素具有促进破骨细胞作用的功能，使骨钙（磷酸钙）溶解、释放入血，当血钙和血磷浓度升高超过肾阈时，钙、磷即随尿排出，尿钙和尿磷浓度亦随之升高；它还有加强远端肾小管对钙的回吸收和抑制近端肾小管对磷的回吸收的作用，可致尿磷排出增多、血磷降低。此外，机体可通过甲状腺的滤泡旁细胞（C细胞）分泌的降钙素（thyrocalctonin），来拮抗甲状旁腺素，以维持体内钙磷代谢的平衡。甲状旁腺素和降钙素的分泌不受垂体调控，而受血钙离子浓度之反馈调节。

原发性甲状旁腺功能亢进（primary hyperparathyroidism）是甲状旁腺的常见疾病，约80%由单发甲状旁腺腺瘤引起、12%为多发性腺瘤或甲状旁腺增生、1%为腺癌，由于瘤细胞能自主性分泌大量甲状旁腺素，血钙的反馈调节不能发挥有效作用，患者表现为持续性的高血钙、高尿钙、低血磷和高尿磷，尿路结石和骨骼脱钙病变。临床上，以骨骼广泛的脱钙及骨膜下骨质吸收为主要表现者称骨型，以尿路结石主要表现者称肾型，尿路结石和骨骼脱钙病变同时存在者称肾骨型（混合型），三者所占比例分别为10%、70%、20%。本病以早期手术治疗为宜，术后复发和手术失败率高达2%～7%。术中找不到病变或术后复发是不得不再次手术的主要原因，这也是经常困扰外科医师的重要问题之一。据统计，85%以上的再手术患者是首次手术失败未解决问题而并非真正的复发，其中1/3是手术或诊断错误、1/3为腺体外疾病、1/3系多腺体病变切除不够。

一、原发性甲状旁腺功能亢进术后复发或首次探查失败的原因

（一）找不到腺瘤

1.术者缺乏经验、技术不熟练　甲状旁腺的色泽、质地有时与周围脂肪、甲状腺组

织相似，不易辨认，缺乏经验、技术不熟练的医师常常难以找到病变。据文献报道，经验丰富、技术熟练的高年资医师首次手术成功率为93%～98%，而缺乏经验、技术不熟练者则远低于此。

2.解剖变异　虽教科书及相关著作中描述甲状旁腺有2对，位于甲状腺的外科被膜内、紧密附着在左、右两叶甲状腺背面的内侧，但事实上约有20%患者的甲状旁腺解剖位置存在变异。其中10%患者的腺体可移位于前上纵隔，1%～3%移位于甲状腺实质内，少数位于气管食管之间的间隙内或食管后靠近颈椎处，极个别位于后上纵隔内。如果对此不了解，术前没有对病灶准确定位，手术中仅在甲状腺腺叶背面寻找病灶，手术则很有可能以失败而告终。例如：文献中曾报道一例甲状旁腺手术患者，直到在其纵隔内发现甲状旁腺腺癌之前，7次探查手术均告失败。

（二）遗漏腺瘤

据文献报道，13%的患者仅有3个腺体，5%～14%的患者有5个腺体，20%为多发性肿瘤。如果术中满足于找到1处腺瘤而终止手术，不对其他腺体进行精确手术探查，则可能忽略第2个腺瘤或漏掉多个腺体疾病，手术也难以达到令人满意的成功率。

（三）未行病理组织学检查

多见于基层医院，由于医师对本病认识不够或缺少快速冷冻切片病理组织学检查的基本条件，将增大的甲状旁腺视为"甲状旁腺腺瘤"，切除后不进行快速冷冻切片病理组织学检查便结束手术，则有可能致使首次手术失败。

（四）病理诊断错误

多见于病理医师经验不足，将增大的甲状旁腺视为腺瘤或没有切取到癌灶而实施冷冻切片检查，并提供了"甲状旁腺腺瘤"的错误结论。也正是这种错误的病理结论，常常使得外科医师有理由结束手术，导致腺癌切除不完全。

（五）多腺体病变切除不够

约有15%的原发性甲状旁腺功能亢进系多个腺体增生所致，但并非所有腺体都大小一致。如果初次手术时没有想到4个腺体增生的可能，仅切除了增生明显、体积较大的腺体，可因其他增生腺体残留而致复发。另外，原位保留组织过多，全身性刺激仍可刺激残留组织再生而致复发。因此，4个甲状旁腺都被确认为增生者，应实施甲状旁腺次全切除术，甚至有学者建议切除所有增大腺体，以防复发。

（六）其他

移植甲状旁腺组织增生引起复发。

甲状旁腺癌转移。

二、再手术的适应证及手术时机

首次探查术失败后仅有轻度持续高血钙而没有症状者则不必急于手术，宜先行非手术治疗。手术失败或复发后症状明显、内科治疗超过3个月无效，有下述指征之一者应考虑行再次手术探查：①血清钙＞2.75mmol/L（11mg/dl）；②X线检查有代谢性骨病；③有代谢活跃的肾结石者；④肾功能减退；⑤有1种或多种并发症如严重精神病、难治性消化性溃疡、胰腺炎及严重高血压。

三、再手术前准备

（一）全面复习、回顾患者首次住院的病历资料

全面复习和仔细回顾首次手术记录和病理报告，有时可发现导致首次手术失败的原因，能清楚地得知"从什么位置切除了什么"。再手术医师可以利用这些资料来推断哪个或哪些腺体已被切除，再手术时可不必探查这些位置。外科医师还可同病理医师一起复习前一次手术标本的病理切片，以确定复发的原因和为本次手术探查提供有意义的线索。如果病理切片显示前一次手术只是切除了正常的甲状旁腺组织，那么失败或复发原因可能是遗漏了真正的病变腺瘤或癌，再手术时应该在其他部位仔细寻找被遗漏的病灶。若病理切片确定前一次手术切除的是甲状旁腺增生或肿瘤，失败或复发原因可能是残留腺体过多或遗漏了多发性腺瘤。

（二）术前定位

甲状旁腺的数量3～8个，可位于从下颌三角到主动脉弓之间的任何位置，给术前、术中定位带来较大难度。近年来，许多学者采用侵袭性或非侵袭性手段，在分辨异常甲状旁腺的存在和解剖位点方面进行了大量研究，尽管有许多成功的报道，但不同学者报道的成功率差异较大。如Levin等报道CT扫描定位的成功率为46%，而Brennan等报道则仅为11%。迄今为止，临床上尚无能分辨正常甲状旁腺的解剖位置和数目的通用标准。常用的非侵袭性定位手段包括超声、CT、MRI、PET及^{201}Tl-^{99m}Tc复合扫描等方法。其中高分辨率超声对颈部甲状旁腺定位的敏感性可达88%，CT扫描平均为63%，MRI平均为74%，^{201}Tl-^{99m}Tc复合扫描为55%～82%，^{99m}Tc-sestamibi为80%～100%。据报道，应用多个非侵袭性检查方法，综合判定其位置的准确率可达78%～100%。侵袭性定位检查包括选择性动脉造影、选择性静脉抽血测甲状旁腺素和细针穿刺（FNA）。适用于非侵袭性检查不能分辨出异常的甲状旁腺者，尤其是多次（3次或4次）探查失败者。

1.B超　据报道，高分辨率超声发现与甲状腺相邻或位于其实质内的甲状旁腺灵敏度最高，可达88%；发现颈部异位甲状旁腺肿瘤的敏感度为78%；异位于上纵隔部的甲状旁腺发现率最低，仅为29%。

2.CT检查　CT扫描对于异位纵隔的甲状旁腺瘤较B超有意义，灵敏度为63%。

3.MRI检查　MRI检查总的准确度为78%，假阴性率19%，假阳性率为12%。但对颈部甲状旁腺和异位纵隔的甲状旁腺定位的准确度不尽相同，如Rodriguez等报道，MRI对颈部甲状旁腺的敏感度是81%，假阳性率是20%；对纵隔甲状旁腺的敏感度则高达96%，而假阳性率只是12%。

4.PET　PET扫描可从相关的甲状腺叶、食管和颈椎体中显示甲状旁腺的位置信息，能提供甲状旁腺功能亢进时病理性的甲状旁腺图像。Heilman等报道15例甲状旁腺再手

术的患者有13例获得真阳性定位,成功率达87%。但该检查方法费用昂贵,有条件者推荐使用。

5.核素显像 通常使用^{201}Tl-^{99m}Tc复合扫描,可较易发现甲状旁腺病变异位的位置,灵敏度达91%。对于颈部手术未发现甲状旁腺病变部位或多次复发的甲状旁腺功能亢进者,最好联合进行上述检查,以求定位。

近年来,国外一些学者用^{99m}Tc-sestamibi在实施甲状旁腺手术之前定位,准确性可达80%～100%,比^{201}Tl-^{99m}Tc和CT扫描更准确。

6.食管造影 甲状旁腺有时可隐藏于气管与食管沟间,首次手术探查失败者可行食管造影检查,有可能发现移位的甲状旁腺,但成功率较低。

7.动脉造影 通过甲状腺上、下动脉及胸廓内动脉造影,肿瘤区可显示致密阴影及异常血管影,从而确定肿瘤所在部位。据报道,60%～95%的颈部及胸内甲状旁腺腺瘤、癌及增生呈现阳性影像。

缺点:①只能了解甲状旁腺所在位置(正常或异常)和大小,而不能肯定是否分泌过多的甲状旁腺素;②难与血供丰富甲状腺结节相鉴别,须先行甲状腺扫描,以判断肿物是否在甲状腺以外;③有1%～5%的患者可并发脑及脊髓损害;④对纵隔内的异位腺体实施该技术定位具有较高危险性,一些学者有异议,主张严格控制应用。

8.高选择性静脉采血测甲状旁腺素 该技术是"对甲状旁腺素来源的指导性发现",而不是一种精确的定位技术,少数患者需结合选择性动脉造影进行定位。适用于非侵袭性检查不能定位者。据称,其诊断率可达70%～81%。

该方法通过选择甲状腺静脉及胸腺静脉插管取血测定甲状旁腺素,判定甲状旁腺的位置:①一侧甲状腺静脉血甲状旁腺素增高,对侧血中甲状旁腺素与周围静脉相同,表明肿瘤位于甲状旁腺素增高一侧,而对侧甲状旁腺可能正常,但其功能被高血钙抑制;②单侧甲状腺上静脉甲状旁腺素增高,说明该侧上极内可能有较大的甲状旁腺瘤;③甲状腺下静脉甲状旁腺素增高,异位甲状旁腺可能在甲状腺上极或在胸腺内,其静脉与甲状腺下静脉有交通支;④一侧甲状腺下静脉血甲状旁腺素明显增高,对侧也高于正常值,提示甲状旁腺异位于纵隔内或胸内,而且其静脉与甲状腺下静脉有交通支。此时,应选择性抽取相应静脉的血测定甲状旁腺素后,再判断其位置。

本方法也可在手术中实施,通过闭合甲状腺上、下静脉,选择颈静脉、椎静脉取血的方法。如双侧颈静脉血中甲状旁腺素均增高时,提示双侧甲状旁腺增生;若双侧颈静脉血中甲状旁腺素不高,周围血增高时,则提示可能有异位甲状旁腺。

9.细针穿刺(FNA) Mac Farlari报道应用细针穿刺经图像分析技术得出的图像而确诊,其敏感度和特异度分别为100%和70%,他认为该技术安全,患者耐受性良好。

尽管所有再手术患者术前均应实施定位检查,但基于其准确性、危险性和费用等问题,应结合医院条件、每一检查方法的敏感度、患者身体和经济状况等综合考虑。Levin等建议首先进行颈部超声和^{201}Tl-^{99m}Tc扫描,如果每项检查都提示单发位点,即可进行再次探查术;如果上述检查不能定位,则选择MRI、CT扫描。而另有学者提出,在B超辅助行细针穿刺之后应^{99m}Tc-sestamibi确定甲状旁腺组织;如果仍不能确定异常甲状旁腺的位置,则行选择性静脉导管穿刺抽血测甲状旁腺素,以帮助定位;如果患者只是准备行二次探查手术,应尽量选择非侵袭性的定位检查;如果患者手术失败已超过 2 次，选择性静脉导管穿刺抽血测定甲状旁腺素则是必要的定位手段。

（三）治疗高血钙及其所致的心律失常

血钙升高明显者应先行内科治疗，将血钙控制在安全范围内。包括：限制钙的摄入，停用引起血钙升高的药物（噻嗪类、维生素 D 等），输液、应用利尿药（依他尼酸、呋塞米）促进尿钙排出等。

治疗高血钙引起的各种心律失常，必要时予以心电监护。

补充磷酸盐，可增加骨盐沉积，加速术后骨病及血生化恢复时间。

（四）纠正水、电解质、酸碱失衡

高血钙患者常有呕吐、脱水、电解质与酸碱平衡紊乱及营养不良，术前应予以纠正，并加强营养支持治疗，改善患者的一般状况，提高手术耐受力。

（五）其他

同甲状腺再手术前准备。

四、麻醉、体位

同甲状腺再手术。

五、再手术要点

（一）切口

再手术切口的选择与入路设计，除了考虑到美观和外形外，还应考虑到手术的难度和危险性，并结合本次手术的原因、术前异常甲状旁腺的定位情况，综合考虑。通常需要在原切口的基础上扩展或延伸、游离较大皮瓣并切断舌骨下肌群，以能清晰、广泛地显露颈部结构或能通达怀疑位点为基本要求。

1. 首次手术失败或术后复发、术前定位检查显示异常甲状旁腺位于甲状腺背面者，可选择原切口进入。

2. 甲状旁腺癌残留或局部复发，术前定位显示异常病灶位于甲状腺背面，拟行颈淋巴结清扫者，可选择 "L" 形切口。

3. 术前定位检查显示病变甲状旁腺异位于气管与食管之间的间隙内、食管后靠近颈椎处颈部其他部位时，可在原切口的基础上向病变部位延长、扩展，游离上升皮瓣，断开颈部相关肌肉，广泛地解剖、显露颈部结构，以便清晰显露最高怀疑位点。

4. 首次手术失败，术前定位检查显示异常甲状旁腺位于上纵隔内者，可选择劈开胸骨入路。操作及有关注意事项与甲状腺再手术入路基本相同。

（二）病变甲状旁腺探查

先探查高度怀疑有病变一侧甲状腺及颈部，如该侧没有发现病变，则探查另一侧。如两侧均未发现病变，则应探查上纵隔。

病变甲状旁腺探查顺序及方法如下。

1.探查甲状腺背面　按甲状腺再手术的方法显露甲状腺，再仔细分离、剪开前次手术所致的甲状腺侧面纤维粘连。如前次手术未结扎、切断甲状腺中静脉，本次手术时应仔细解剖并将其结扎、离断。然后，分离、解剖出颈总动脉、颈内静脉，向内翻转甲状腺，辨认喉返神经并使用蚊式血管钳沿喉返神经走行的平行方向小心地分开，确保不要将其损伤。分离解剖出甲状腺下动脉，在甲状腺的背面（甲状旁腺的最常见部位）探查有无异常的甲状旁腺。

2.探查甲状腺的上、下极　如在甲状腺背面未发现病变的甲状旁腺，则分别解剖、分离、显露甲状腺的上极和下极，仔细探查有无异位的甲状旁腺。

3.探查气管食管沟　完成1～2探查后，如仍未找到病变的甲状旁腺，可由甲状腺背面向内、向后剥离，直到显露出气管食管间沟，并耐心细致的探查气管食管沟内有无异常的甲状旁腺。

4.探查颈动脉周围　如果气管食管沟及食管后探查亦未发现病变的甲状旁腺，应打开颈动脉鞘，探查颈总动脉周围，直至到颈内和颈外动脉分叉处周围。

5.探查食管后面区域　如颈动脉周围探查仍找不到病变，接下来，仔细分离解剖出食管后面区域、颈后肌，并对该区域仔细探查。

6.探查另一侧　如果1～5探查都未发现疾病，则对再手术前定位检查和有关资料都不支持存有病变的另一侧进行探查。

7.甲状腺叶"盲"切除　如双侧甲状腺及颈部探查都未发现病变，可将术前高度怀疑有病变一侧的甲状腺叶全部切除，并仔细检查，若发现可疑病变组织立即送病理检查进行确认。如该叶中仍无明显肉眼疾病，则将另一侧甲状腺叶行次全切除，并终止手术。

甲状腺叶"盲"切除术后，在正式的病理结果出来之前，及时监测患者的血甲状旁腺素和血钙水平，如果患者的临床症状无好转、血甲状旁腺素和血钙水平仍高，说明病变可能异位于纵隔内，应考虑行第3次手术行胸骨切开探查纵隔。否则，说明即使未将病变的甲状旁腺切除，1～7探查可能破坏了甲状旁腺的血供，可不考虑手术探查纵隔。

（三）病变性质的判断与处理

病变性质判断的意义在于一旦怀疑肿瘤，特别是甲状旁腺癌时，应按无瘤原则进行操作，切除范围应包括癌瘤周围正常组织，确保瘤体不被切破，以免癌细胞种植复发。须指出的是第1次手术是甲状旁腺癌治愈的唯一机会。Holmes等建议全部切除同侧的甲状腺叶和淋巴结，因为重复切除的效果极差。

一般而论，增生所致的原发性甲状旁腺功能亢进，4个腺体均呈弥漫性增生，甚至第5、6个腺体亦有增生，腺体变大、质韧，外观圆钝、红色，但大小不同。肿瘤多局限于原发腺体内，其他腺体不被累及，而且在持续性高血钙的反馈作用下，其他腺体因受到抑制而萎缩，外观呈黄色扁平状，质软。如果在探查中发现，第1个或第2个甲状旁腺是增大的，其他是正常的，增大的腺体可能为甲状旁腺腺瘤，少数可能为癌；假若第2、第3或第4个腺体也异常则增生的可能性大。

1.腺瘤　完整切除腺瘤并做活组织病理检查（图7-32），同时探查其余腺体，以免遗漏其他腺瘤，导致手术再度失败。

2.原发性甲状旁腺增生　须切除全部残留腺体并实施自体甲状旁腺移植，或切除大部分残留的增生腺体保留半个腺体。留下的半个腺体用黑色不吸收缝线做好标记，以备再次复发时手术中便于确认。

3.甲状旁腺癌

（1）无淋巴结转移者，可将癌瘤周围的正常组织予以切除，以免癌组织残留引起复发。切除范围：甲状旁腺癌周围的结缔组织，气管和食管旁结缔组织、脂肪组织、淋巴结，患侧甲状腺叶。大致操作：①从患侧颈总动脉前面进入，将甲状旁腺周围的结缔组织由颈动脉鞘锐性解剖、剥离下来。②在甲状腺上极结扎、切断甲状腺上动静脉，在下极结扎甲状腺下静脉。③向气管前翻转、牵拉患侧甲状腺叶，切除气管和食管旁结缔组织、脂肪组织、淋巴结（图7-33）。④在峡部切断甲状腺。⑤切断甲状腺患侧叶悬韧带。⑥将癌肿及周围的结缔组织、脂肪组织、淋巴组织连同患侧甲状腺叶整块移除。⑦如喉返神经与甲状旁腺癌浸润、粘连时，可将其与癌肿一并切除。

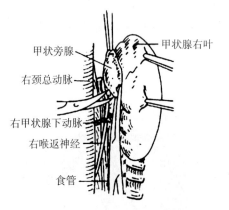

图7-32　切除甲状腺旁腺瘤

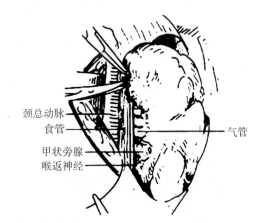

图7-33　切除气管和食管旁结缔组织、脂肪组织、淋巴结

（2）术中发现有肿大淋巴结者，应切除做病理检查，如发生淋巴结转移，可行颈淋巴结清扫术。操作要点与甲状腺癌颈淋巴结清扫术基本相同。

（四）探查纵隔及胸腺切除

适用于术前定位检查高度怀疑甲状旁腺异位于胸腺内或纵隔其他部位者，或甲状腺叶"盲"切除术后，患者的临床症状无好转、血甲状旁腺素和血钙水平仍高，提示病变可能异位于纵隔内者。纵隔探查手术径路包括经颈、经胸和颈、胸联合3种切口。一般来说，可先沿原颈部切口进入并探查纵隔。因为，多数纵隔异位的甲状旁腺位于胸腔出口处，经颈部切口进入，顺胸腺甲状腺韧带寻找，通常能找到甲状旁腺组织；如果甲状旁腺异位于胸腺内，亦可经颈部切口实施胸腺切除；颈部切口较正中切口进行胸腺切除术并发症少。术者应佩戴高功率头灯，并用2.5倍的放大镜放大深部视野。如经颈路手术难以找到甲状旁腺组织，或切除胸腺有困难，或术中发生大出血难以止血者可改行经颈、胸骨联合切口手术。如果术前定位检查提示甲状旁腺可能异位于后上纵隔时，应选择经胸入路，须请胸外科医师一同手术。

1. 经颈部切口纵隔探查、胸腺切除术

（1）切口：仰卧，肩部垫高，沿原颈部皮肤切口切开（通常在胸骨切迹上2cm处做皮肤切口），并向两侧延长至胸锁乳突肌外侧缘（图7-34）。切开皮肤、皮下组织及颈阔肌，适当游离皮瓣后用特殊拉钩（如Gelpe拉钩）牵开切口。拆除前次手术在中线处的线结，将颈前肌分开至胸骨切迹，然后切断锁骨间韧带。

（2）探查、切除胸腺：多数异位于纵隔的甲状旁腺位于胸廓出口处，可先探查胸廓出口处脂肪结缔组织内有无甲状旁腺组织。然后探查无名静脉附近，如仍未发现甲状旁腺组织，可进一步探查胸腺，如证实甲状旁腺异位于胸腺内时，可将胸腺一并切除。

①解剖、游离胸腺上极：胸腺上极位于胸骨甲状肌的下方和甲状腺下静脉浅面，两极位于左无名静脉前方，少数情况下左上极位于其后而右上极位于其前。甲状腺下静脉通常在胸腺甲状腺韧带旁或走行其中，而该韧带是胸腺上极和甲状腺下极相连、变细的被膜组织，故手术时可顺胸腺甲状腺韧带，并以甲状腺下静脉作为胸腺上极后面的标志，寻找、显露胸腺。通常先由一侧开始。将该侧颈前肌向前外侧牵开，沿胸腺甲状腺韧带，由甲状腺下极解剖、游离至该侧胸腺上极，并结扎、切断上极韧带及血管（结扎线不剪断，留作牵引用）。然后解剖、游离另一侧上极（图7-35）。

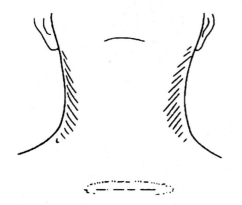 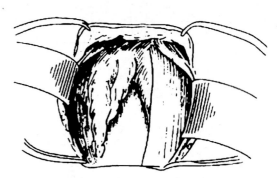

图7-34　经颈部切口纵隔探查、胸腺切除术切口　　图7-35　解剖、游离胸腺上极

②分离、结扎切断胸腺静脉：将胸腺上极牵向前方，在甲状腺下静脉与胸腺之间用手指及环钳持纱球轻轻地钝性分离胸腺后面直至左无名静脉，并将左无名静脉向头侧推压。如果胸腺两上极均位于左无名静脉之前时，可用示指从胸腺前面进入纵隔，钝性剥离胸腺前方组织，然后仔细结扎切断胸腺静脉（图7-36）。

③剥离胸腺右缘及右下极：结扎、切断胸腺静脉后，安置胸骨自动拉钩并从胸骨后向上牵引，用甲状腺拉钩牵开颈前肌，显露前纵隔（图7-37），继续用夹纱球的环钳钝性游离胸腺，剥离胸腺右缘的右侧胸膜（图7-38），显露心包及其前面的胸腺右下极，用长组织剪将两者锐性分开。

④分离胸腺后面：在左无名静脉与胸腺之间锐性解剖至无名静脉下缘、主动脉弓，并将其周围脂肪组织分离到胸腺一侧。在主动脉弓前面找到心包和胸腺间的正常解剖层面并将其分离。

⑤游离胸腺左缘及左下极：用锐性和钝性游离结合的方法，将胸腺左缘及左下极与左侧胸膜剥离（图7-39）。

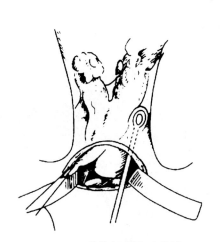

图7-36　结扎切断胸腺静脉

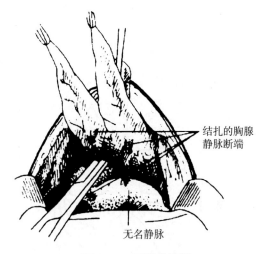

结扎的胸腺
静脉断端

无名静脉

图7-37　显露前纵隔

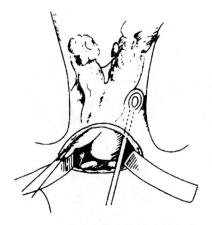

图7-38　剥离胸腺右缘的右侧胸膜

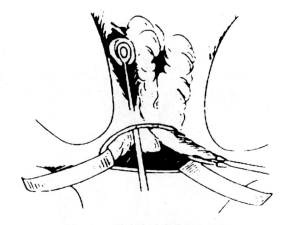

图7-39　游离胸腺左缘及左下极

⑥完整游离并切除胸腺：胸腺左缘及左下极游离后，转至胸腺后面剥离，直至胸腺两下极与心包完全分开。最后在锁骨后面找到膈神经并仔细保护，切断胸腺左上方附着处，将其移出。

（3）缝合切口：如果手术过程中导致胸膜破损时，无须放置胸腔闭式引流，可通过切口放置1根乳胶引流管于上纵隔手术野内，然后缝合颈前肌和颈阔肌，麻醉师膨肺后将其拔除，缝合皮下组织和皮肤。

2.经颈、胸骨联合切口探查

（1）切口：手术时，可先按经颈部入路切开试行分离、探查，如切除胸腺困难或发生大出血时，可迅速用纱布填塞止血，然后劈开胸骨。

一般说来，只劈开胸骨柄即能满足纵隔探查和切除胸腺的要求，不必切开胸骨全长。由颈部切口中点向下切开皮肤、皮下组织及胸骨骨膜达胸骨后，剥离骨膜，钝性推开胸骨后组织，劈开胸骨柄，钝性推开胸骨后组织如无名静脉、上腔静脉、心包等，用自动牵开器缓缓撑开，小心勿撕破胸膜，多能满意显露（图7-40）。大多数甲状旁腺功能亢进患者骨质疏松，有时仅用骨剪即能剪开胸骨。使用电锯锯开胸骨柄最好。

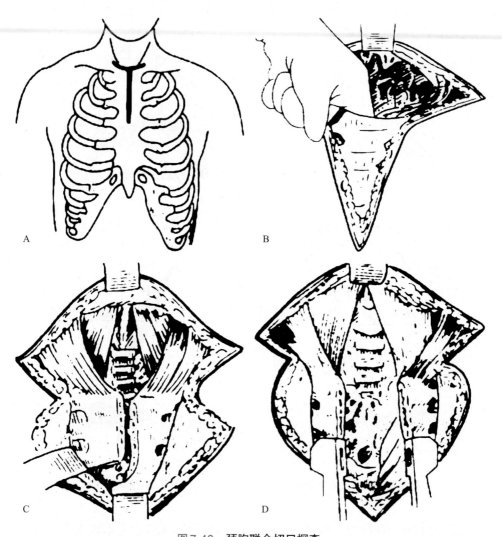

图7-40 颈胸联合切口探查

A.颈、胸联合切口；B.钝性推开胸骨头后组织；C.劈开胸骨柄；D.牵开器撑开胸骨

　　（2）探查：完成（1）操作后，接着经颈部切口已解剖、游离的层次、位置继续分离胸腺及周围的脂肪和结缔组织，并仔细检查无名静脉、上腔静脉附近。如果看到可疑甲状旁腺组织，应切除送病理检查。

　　（3）游离、切除胸腺：剥离方法、顺序基本同经颈部切口纵隔探查、胸腺切除术。

　　（4）用不锈钢丝缝合固定胸骨。

　　（5）缝合切口：纵隔放置乳胶引流管，缝合颈前肌、颈阔肌，以及颈部和胸骨前皮下组织、皮肤。

（五）自体甲状旁腺移植

通常将甲状旁腺组织切成薄片置入肌肉组织中，以利于快速血管形成，移植组织存活。文献报道，自体腺瘤或增生甲状旁腺移植成功率约为90%，效果良好，可以将术后持续性高血钙的发生率从15%～30%降低为0；除有可能再度复发外，无其他不良问题。适合于多次复发或多次手术探查仅剩1个腺瘤且必须切除，或原发性甲状旁腺增生残留腺体全部切除者。

1.制备甲状旁腺组织薄片　腺瘤或增生甲状旁腺切除后，立即切取一部分腺瘤瘤体或一个增生腺体，用锐刀切成1mm的甲状旁腺组织薄片，共15～20片，置于冰生理盐水中备用。

2.选择移植位点　目前多选择前臂肱桡肌肌肉作为移植位点。因为，在此处移植，便于日后由移植侧肘前静脉取血监测甲状旁腺激素的水平，与对侧肘前静脉系统甲状旁腺激素水平比较，以判断移植存活情况。如果再发生甲状旁腺功能亢进、出现高钙血症时，可在门诊行前臂移植位点探查手术并切除部分移植组织，不必住院，同时可减少再一次颈部探查所带来的危险和并发症。

3.甲状旁腺组织的植入　在前臂肱桡肌表面做切口，切开皮肤、皮下组织，显露肱桡肌，间隔1～2cm做5～7个肌肉间隙，妥善止血。每个间隙中放置2～3片甲状旁腺组织薄片，用不吸收缝线（以便日后再次手术时分辨移植位点）关闭这些肌肉间隙。

4.其他　缝合前臂切口。

六、再手术中注意事项

（一）高度重视再次手术

即便是首次手术，术中查找病变的甲状旁腺也非易事。再次手术时，局部多有纤维瘢痕增生、粘连及解剖层次不清，探查、寻找甲状旁腺难度和喉上和喉返神经损伤的危险性大大增加。因此，应高度重视再次手术，需有经验的高年资外科医师担任手术者，手术人员必须熟悉甲状旁腺的解剖与变异、重视多次颈部探查导致的颈部异常、谨慎操作。

此外，止血彻底，术野清晰，也是保证再次手术成功、防止喉上和喉返神经损伤的重要因素之一。

（二）注意甲状旁腺数量异常

甲状旁腺的数量多数为4个，有些为5～8个，甚至仅为3个。手术时不能满足于已探查了4个甲状旁腺，须想到还有第5个、第6个……甲状旁腺可能，并结合术前定位、术中B超和放射性核素定位检查，对高度可疑的异位位点进行探查。同理，如果术中仅发现了3个旁腺增生并给予了正确的处理，若此时术中取血检测甲状旁腺素或术中B超和放射性核素定位检查没有发现异位旁腺时，应想到可能仅有3个旁腺，可考虑结束手术。

（三）注意解剖位置的异常

虽然甲状旁腺的解剖位置有一定规律性，但少数患者则有很大差异，如上甲状旁腺

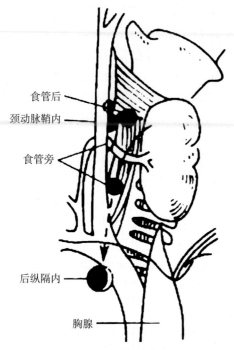

食管后
颈动脉鞘内
食管旁
后纵隔内
胸腺

图7-41   常见甲状旁腺的异位位置

可异位喉中部后面、食管侧面或后面的气管食管沟中、颈动脉鞘内，甚至异位于上纵隔内。下甲状旁腺的分布范围大，除大多数在甲状腺下极前或侧后表面、甲状腺下极附近处外，还可异位于胸腺内（下颈部胸腺舌部或胸骨切迹下3～4cm纵隔胸腺实质内）、甲状腺实质内、颈动脉鞘附近（图7-41）。在再手术寻找甲状旁腺及其病变时，应仔细、逐步探查以上有关部位，以防遗漏。

（四）术中定位检查

如果经仔细逐步探查，确实没有发现甲状旁腺，有条件者应实施术中超声、放射性核素术中定位。尤其是怀疑甲状旁腺异位于纵隔较下部、需切开胸骨探查者，必须做定位检查，以确定甲状旁腺不在颈部。

（五）应想到多个病灶

据文献报道，原发性甲状旁腺功能亢进患者中约10%为双侧腺瘤、15%为4个腺体增生所致，而且其腺瘤、增生腺体大小不均。因此，手术时不能满足于已发现了1个病灶，或仅将较大腺瘤切除匆忙结束手术，须想到原发性甲状旁腺功能亢进可能为多个病灶所致。在切除较大腺瘤或增生较明显的腺体后，应结合术中取血检测甲状旁腺素，对其他可疑位点进行探查，以免遗漏多发病灶。

（六）自体甲状旁腺移植

须经病理证实移植的是甲状旁腺而不是淋巴结，而且确保移植的甲状旁腺组织是良性的。

（七）防治高血钙危象

防治包括准备各种降钙药物，进行心电图、血钙及血磷监测，以备发生高血钙危象时，及时抢救。

（八）保护正常的甲状旁腺

甲状旁腺肿瘤（腺瘤或癌）切除后，在瘢痕组织增生、粘连的甲状旁腺周围分离解剖探查其他甲状旁腺时，应避免损伤它们的血供，而且不应破坏正常的甲状旁腺组织。

（九）纵隔探查及胸腺切除的术中注意事项

1.胸腺静脉的回流变异较大，多数为2条胸腺正中静脉从胸腺后汇集并注入左无名静脉，注入左乳内静脉和上腔静脉者亦非少见。在分离结扎胸腺静脉时，应妥善保护甲状腺下静脉，在结扎胸腺静脉注入左无名静脉处时须特别小心、轻柔，如动作粗暴，往往在胸腺静脉与左无名静脉交汇处撕裂，甚至撕裂左无名静脉引起空气栓塞。

2. 胸腺左上方和膈神经毗邻，并紧贴于锁骨后面，分离胸腺及其侧面脂肪组织时，应谨慎从事，避免损伤该神经。

3. 手术过程中应严密止血，尤应注意主动脉弓周围。

4. 保证无胸腺组织和周围脂肪残留，以免遗漏甲状旁腺组织。

七、再手术后处理及术后并发症的处理

（一）一般处理

1. 生命体征的监测、伤口的处理、体位及饮食等同甲状腺再手术。

2. 检测血钙、血磷及甲状旁腺素变化：病变甲状旁腺切除手术成功后，血磷可迅速恢复正常，血钙和血甲状旁腺素则恢复较慢，通常在术后7d内恢复正常。如7d后血钙和血甲状旁腺素未恢复正常，临床症状仍存在，表明手术再度失败。应查明原因，进行处理。

3. 低血钙：原发性甲状旁腺功能亢进术后数日内可出现血钙下降，重者可出现手足抽搐。发生率为46%～88.2%。

（1）病因：①术后血中甲状旁腺素骤减，大量钙迅速沉积于脱钙骨骼中，致使血钙迅速降低，常在术后24h内出现，4～20d降至最低值，1～2个月后逐渐恢复正常；②误切正常的甲状旁腺，致使术后发生甲状旁腺功能减退；③正常甲状旁腺因受到抑制而萎缩，术后暂时性功能减退；④原发性甲旁状腺功能亢进合并肾衰竭、维生素D缺乏、肠吸收不良、严重低镁血症。

（2）处理

①应用钙剂：术后一旦出现低钙，应立即给予碳酸钙口服，剂最为1～10g/d；亦可给予葡萄糖酸钙口服。抽搐明显者，即可给予10%的葡萄糖酸钙10～20ml缓慢静脉注射。症状、体征常可缓解。

②补充维生素D：可口服维生素D_2或维生素D_3类制剂。

③其他：治疗肠吸收不良、严重低镁血症等。

4. 纠正代谢性酸中毒、低血镁等。

5. 其他：如术前有关节内钙化或关节炎者，术后症状可能加重，应给予消炎、镇痛等治疗。

（二）术后并发症的处理

1. 伤口血肿、血清肿或感染见第本章第一节有关内容。

2. 喉返神经损伤见甲状腺再手术后处理。

3. 甲状旁腺功能减退术后甲状旁腺功能减退多为暂时性的，少数可发展为永久性的，应依据具体情况予以治疗。

4. 术后胰腺炎原因不明，可能与手术挤压甲旁腺瘤、大量甲状旁腺素释放入血有关。治疗与一般性胰腺炎相同。

5.治疗和预防肾衰竭再手术后可发生暂时或永久性肾衰竭，应高度警惕，积极防治。

（王新刚 马宏岩）

第七节 甲状舌管囊肿和瘘术后复发再手术

甲状舌管囊肿（thyroglossal duct cyst）也称作甲状腺舌囊肿、甲状舌骨囊肿等，是一先天性发育畸形，系甲状舌管未能完全闭锁，黏液分泌物不能排出、潴留所致。囊肿继发感染、破溃后，可形成经久不愈的慢性瘘管。手术切除是其唯一有效的治疗手段，切除不彻底、残留瘘管或瘘管上皮易致复发，复发率超过4%，是本病再次手术的最主要原因。

一、甲状舌骨囊肿术后复发的原因

（一）残留瘘管或瘘管上皮

本病与舌骨关系密切，手术切除范围应包括甲状舌管囊肿、瘘管、舌骨中段部分及其所连的舌根部组织。而反复感染、与周围组织（舌骨下肌群、舌骨中段周围的脂肪筋膜组织）粘连较重者，手术切除范围还应包括双侧部分粘连的舌骨下肌群，舌骨大部分周围的脂肪筋膜组织。若切除范围达不到以上要求，残留瘘管或瘘管上皮，可致复发。临床上尤以切除位置过低，没有切除舌骨以上、舌根部的组织，使甲状舌管上段残留而复发较多见。

（二）手术未能完全切除甲状舌管囊肿的瘘管分支

一些国内外学者对甲状舌管囊肿的临床特点和病理因素研究分析后认为，部分甲状舌管囊肿的瘘管存在一些小分支，如手术未将其全部切除而致分支残留，可引起术后复发，尤其术前伴感染没能有效控制者，其周围组织界线不清，与瘘管分支不易鉴别，极易引起瘘管残留。

（三）误诊

一些基层医院或年轻医师对本病认识不足，将其误诊为皮样囊肿、淋巴结炎或脂肪瘤，手术时处理措施不当或仅将囊肿切除，复发在所难免。

二、适应证

本病复发后，尤其是初次手术前发生感染者，容易再发生感染。因此，如无禁忌应尽早手术切除。

三、术前准备

一般无须特殊准备。瘘管复发者，术前应预防性应用抗生素，同时行瘘管造影，检查瘘管走向及有无复杂的小分支。囊肿复发并发生感染者，应予以引流、应用抗生素治疗，待数周后局部炎症消退后实施再次手术。

四、麻醉、体位

采用气管内插管麻醉为宜，亦可采用局部麻醉。取仰卧、肩背部稍垫高、头后仰位。

五、手术要点

（一）切口

在原手术切口瘢痕两侧做横梭形切口。如系瘘管复发，则先注入示踪剂（亚甲蓝）后并荷包缝合闭锁瘘口后再做梭形切开（图7-42）切开皮肤、皮下组织及颈阔肌，达复发囊肿及瘘管周围。

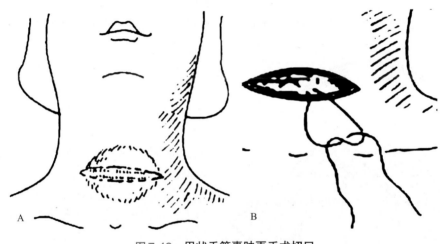

图7-42 甲状舌管囊肿再手术切口
A.在原手术部位切开；B缝合闭锁瘘口再切开

（二）游离、切除复发囊肿或瘘管

由于首次手术解剖分离导致的局部粘连或复发瘘管反复感染炎症刺激，囊肿或瘘管与周围组织间解剖层次不清晰，加之囊肿或瘘管壁很薄易于撕裂，最好不要紧贴囊（管）壁分离，其周围要保留适当厚度的组织。以免分破囊肿或撕断瘘管，亚甲蓝外溢导致术野不清，使得再次手术切除仍不彻底、瘘管上皮或遗漏瘘管小分支残留，引起再度复发。目前，多数学者主张采用扩大切除来根除复发囊肿或瘘管，Kim甚至提出用"颈中线清扫术"来根治复发性甲状舌管囊肿。不论如何，应依据本次手术探明的复发原因来决定切除范围。

1.对于瘘管、瘘管分支或瘘管上皮残留导致甲状舌管囊肿复发者，术者左手轻牵瘘管，右手持剪，将复发瘘管周围的肌肉等组织剪成肉柱状，并参照亚甲蓝染色示踪、配合口腔双合诊，解剖至舌根盲孔处钳夹、切断，缝合结扎瘘管残端（图7-43）。切除范围应足够大，包括复发囊肿或瘘管及其周围粘连的部分舌骨下肌群、已切除舌骨中段缺损处的纤维结缔组织、周围的筋膜和脂肪组织、舌骨上瘘管周围1cm左右组织。

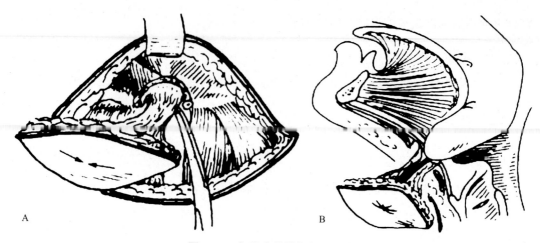

图7-43　复发瘘管的解剖、分离

A.将复发瘘管周围的肌肉等组织剪成肉柱状；B.配合口腔双合诊，解剖至舌根盲孔处

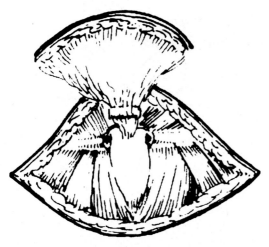

图7-44　切除复发囊肿或瘘管周围粘连的肌肉组织、舌骨中段等组织

2.对首次术前、术中误诊，手术不规范、瘘管结扎位置不够高或未切除舌骨者，除了切除复发囊肿或瘘管、舌骨中段部分及其所连的舌根部组织外，还应包括复发囊肿或瘘管周围粘连的肌肉组织、舌骨中段周围的大部分脂肪筋膜组织（图7-44）。舌骨上瘘管周围组织的切除范围应在1cm以上，在舌根盲孔下切断瘘管，荷包缝合瘘管残端，以免术后形成口腔瘘。

（三）缝合切口

由于再次手术舌骨上、下肌肉切除较多，缝合有张力时，可部分缝合或不给予缝合。妥善止血、置乳胶引流片后，缝合颈阔肌，皮肤切口用4-0或5-0可吸收缝线做皮内缝合。

（四）再手术后处理

无特殊处理。麻醉反应消失后进半流质饮食或软食，术后3d内宜进冷食，热食易致出血、水肿。瘘管复发者，术后适当预防性应用抗生素。24h拔除引流条，及时更换敷料。

（王新刚　陈　晓）

第八节　颈部囊状水瘤术后复发再手术

囊状水瘤（cystic hygroma）亦称囊性淋巴管瘤（cystic lymphangioma），是淋巴系统

发育畸形引起的一种疾病。75%发生于颈部，尤以颈外侧、颈后三角的锁骨上窝多见。多向四周生长，可穿过锁骨进入纵隔，或沿臂丛神经进入腋下，亦可向深部生长并包绕颈总动脉、颈内静脉、迷走神经，甚至穿过气管食管间隙进入对侧，向上可进入腮腺区，手术较为困难，处理不当可致病变遗漏或复发，有时需再次手术治疗。

一、再手术的原因

（一）术后复发

1.**囊（瘤）壁残留** 囊状水瘤的瘤壁为较薄淋巴管壁，在剥离过程中容易破裂并使瘤内液体流出、瘤壁萎陷，与周围组织不易辨别，致使难以完整地切除。任何小块瘤壁的残留，均有可能导致术后复发。

2.**遗漏小的囊状淋巴管瘤** 有些颈部囊状水瘤的构成除了几个大的房性肿瘤外，尚有一些小的、互补相通的囊瘤，或全部由小型多房性囊瘤构成，而这些小的囊瘤往往与周围组织粘连紧密，并伸入到血管、神经和肌肉之间，甚至包裹于这些组织的周围，手术剥离较困难，容易遗漏招致术后复发。

（二）分期手术

肿瘤异常巨大或因呼吸困难非实施手术不可，但一次全切确有困难者，通常施行有计划的分期手术。或因患儿年龄小、手术耐受力差，由于手术失血过多等原因，术中患儿一般情况差，不能继续手术时，可先切除一部分瘤体，结束手术，待数月后患儿体质增强、手术耐受力提高时，再实施二次手术。

二、再手术的适应证和禁忌证

很小的复发性淋巴管瘤可暂不手术，先给予平阳霉素（博来霉素，Bleomycine A_5）或应用溶血性链球菌制剂OK-432局部注射治疗，较大的复发性淋巴管瘤，或局部注射治疗有禁忌者应再次手术切除。

三、术前准备

术前须剃去毛发，备血，手术前给予抗生素预防感染，复发性淋巴管瘤发生感染者，应积极控制感染，待3～6个月后，炎症消退后再实施手术。

四、麻醉、体位

气管内插管全身麻醉。取仰卧位，肩部稍垫高，头偏向健侧。

五、手术要点

（一）切口

颈部囊状水瘤复发后再手术切口除了考虑美观外，还需考虑复发肿瘤的位置与大小。如复发部位距首次手术切口较远，可另行切口，以避开原手术区粘连；如复发部位

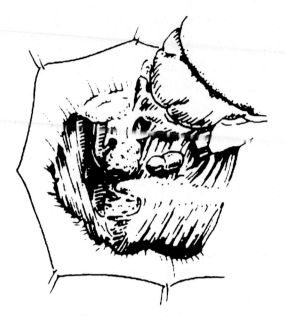

图7-45　分离、解剖直至完整切除复发肿瘤

位于原手术区域，可从原手术切口进入；如复发肿瘤的位置较高，尤其靠近腮腺区时，皮肤切口应高达其后方，以便于显露面神经和剥离肿瘤。复发肿瘤较大时，可于肿瘤表面、原手术切口瘢痕两侧做横梭形切口，皮肤切除的范围通常依据复发瘤体的大小来决定，瘤体较小者仅做一横切口，将原手术切口瘢痕切除即可，不必切除皮肤。

（二）剥离囊肿

切开皮肤、皮下组织及颈阔肌，分离粘连直达复发肿瘤的囊壁，仔细分离解剖，直至将其完整摘除（图7-45）。

剥离复发性肿瘤时，应先浅后深、先易后难。如包膜完整，可紧贴包膜钝性剥离；如复发肿瘤与颈部大血管、迷走神经、膈神经关系密切，甚至包绕这些重要组织器官时，可先在非粘连或非包绕区域找到它们，直视下解剖出全部血管、迷走神经等，然后将复发瘤组织切除，以避免损伤（图7-46）；如肿瘤的位置靠近腮腺区时，可先解剖出面神经，再剥离肿瘤，以免损伤面神经引起面神经瘫；如复发肿瘤与颈部重要组织或器官粘连紧密、完全切除确有困难时，可残留部分囊壁并用2%碘酊涂擦，以防复发。

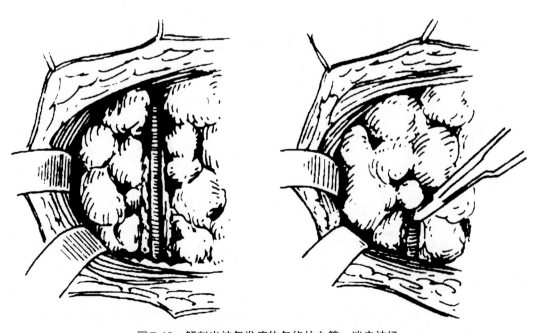

图7-46　解剖出被复发瘤体包绕的血管、迷走神经

（三）缝合切口

将肿瘤切除后，仔细检查有无瘤组织残留，妥善止血，瘤床放置引流管，逐层缝合肌肉、皮下组织及皮肤（图7-47）。

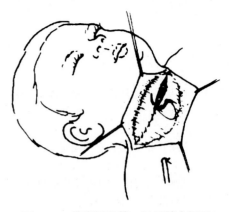

图7-47　放置引流管，逐层缝合切口

六、再手术中注意事项

（一）尽可能完整切除复发瘤体

1.勿将瘤壁残留操作时应特别耐心、细致，最好用手把持，不要用器械夹持瘤壁。因瘤壁薄，加之前次手术所致的局部粘连，极易撕裂、致使瘤壁残留。

2.勿遗漏小的肿瘤，对于小型多房性肿瘤，尤其与周围组织粘连紧密，并伸入到血管、神经和肌肉之间，或包裹于这些组织的周围、分离较困难者，很容易再次遗漏导致术后再度复发。

（二）避免副损伤

颈部重要组织、器官与复发肿瘤粘连紧密时，术中解剖、剥离时，应避免对它们造成副损伤，可先将它们解剖出来在直视下将复发瘤体分块切除。有高度危险者，不必强求完整切除，可残留部分瘤壁并用2%碘酊处理以减少复发的可能。

七、再手术后处理

1.一般处理

（1）严密观察呼吸情况，注意有无喉头水肿、窒息，保持呼吸道通畅，床边常规备气管切开手术包。

（2）术后应定期检查切口，避免敷料松脱，加压要适当，不要影响患儿呼吸。如无特殊，可于术后拆线。

（3）保持引流通畅，防止切口内积血、积液。24～48h拔除引流，拔除前须将创腔内积液排空。

2.其他　术后给予抗生素和止血药。

八、术后并发症的处理

1.切口积血、积液、感染　拔除引流管前如发生切口积血、积液，多系引流管引流不畅所致，可通过适当冲洗或调整引流管的位置将其引出。大的血肿须手术止血并予以清除。拔管后出现创腔积液，可拆除1针缝线将液体排除或穿刺抽出。继发感染后应拆除1～2针缝线或另切一小口引流。

2.再度复发　如再次复发，可应用平阳霉素（博来霉素，Bleomycine A$_5$）或应用溶血性链球菌制剂OK-432局部注射。

3.其他　同甲状腺再手术。

（王新刚　陈　晓　李福年）

参考文献

［1］王陆林.普通外科手术意外与并发症［M］.郑州：郑州大学出版社，2002：101-143

［2］黄天立，巴明臣，林宗伟，等.甲状腺再手术入路方式探讨［J］.中国实用外科杂志，2001，21：161

［3］陈斌，陈腾.甲状腺功能亢进术后复发再手术治疗的分析［J］.第二军医大学学报，2004，25：310-332

［4］刘沅丰，杨柳，谭达成.甲状腺功能亢进症术后复发的再手术治疗：附34例报告［J］.中国普通外科杂志，2003，12：733-734

［5］杨伟国，李浩宇，李铁奎.甲状腺机能亢进术后复发的再手术治疗［J］.中日友好医院学报，2001，15：230-232

［6］葛孟华.术后复发性甲亢再手术5例体会［J］.浙江临床医学，2001，3：274-275

［7］徐伟，唐平章，李正江.甲状腺癌局部切除术后再手术的探讨［J］.中华肿瘤杂志，2002，24：185-187

［8］徐爱兵，蒋松琪，邵冰峰，等.分化型甲状腺癌近期再手术76例临床分析［J］.南通医学院学报，2003，23：307-309

［9］杨连粤，鲁伟群.扩大的患侧甲状腺切除术治疗孤立性甲状腺结节的评价［J］.中国实用外科杂志，2004，24：57-58

［10］姚永忠，王雪晨.分化型甲状腺癌误诊及再手术的探讨［J］.实用临床医药杂志，2003，7：594-596

［11］汪永贵，何玉生.甲状腺癌误诊再手术的原因分析［J］.临床误诊误治，2002，15：231

［12］赏金标，王可敬，刘爱华.颈淋巴结清扫在甲状腺乳头状癌再手术治疗中的价值［J］.浙江临床医学，2004，6：766

［13］李祥，朱嫌明，邱红根，等.外科甲状腺癌的再手术（附108例分析）［J］.肿瘤防治研究，2003，30：320-321

［14］林志毅，戴洪进，周福海，等.甲状腺良性结节手术后复发的再治疗［J］.中华普通外科杂志，2001，16：500-501

［15］朱玮，杨祺俊，徐铨.结节性甲状腺肿术后复发再手术22例分析［J］.浙江医学，2002，24：375-376

［16］冉建华，孙善全，赵俊，等.与颈部手术相关的喉返神经的应用解剖［J］.中国临床解剖学杂志，2003，21：460-463

［17］温武，周水淼，李兆基，等.喉返神经修复手术治疗声带麻痹［J］.中华显微外科杂志，2000，23：37-38

［18］郑宏良，周水淼，陈世彩，等.甲状腺手术单侧喉返神经损伤的神经修复治疗［J］.中华医学杂志，2002，82：1042-1045

［19］崔凤国，薛玉柏.静脉桥接配合神经生长因子治疗周围混合神经损伤［J］.中国矫形外科杂志，2000，7：221-1222

［20］刘平孝，陈波，李树根，等.甲状腺手术中喉返神经损伤的相关因素分析及其预防［J］.湖南医学，2002，19：50-52

［21］吕平，吕坤拿，王春友，等.颈部术后乳糜漏五例的治疗体会［J］.中华普通外科杂志，2002，17：695

［22］房居高，李思忠，王超，等.颈淋巴结清扫手术后乳糜漏的处理［J］.山东医大基础医学院学报，2002，16：85-86

［23］赵杰.复发性甲状舌管囊肿（瘘管）的原因探讨和预防措施［J］.临床耳鼻喉科杂志，2000，1：171-172

［24］王永福，陈建超，陈锦.甲状舌管囊肿术后复发的多因素分析及手术处理［J］.四川肿瘤防治，2003，16：78-79

［25］Solymosi T，Gal I.Treatment of recurrent nodular goiters with percutaneous ethanol injection：a clinical study of twelve patients［J］.Thyroid，2003，13：273-277

［26］Musacchio MJ，Kim AW，Vijungco JD，et al.Greater local recurrence occurs with "berry picking" than neck dissection in thyroid cancer［J］.Am Surg，2003，69：191-197

［27］Kald BA，Mollerup CL.Risk factors for severe postoperative hypocalcaemia after operations for primary hyperparathyroidism［J］.Eur J Surg，2002，168：552-556

［28］Bellantone R，Lombardi CP，Bossola M，et al.Total thyroidectomy for management of benign thyroid disease：review of 526 cases［J］.World J Surg，2002，26：1468-1471

［29］Goretzhi PE，Simon D，Frilling A，et al.Surgical reinterventic for differentiated thyroid cancer［J］.Br J Surg，1993，80：1009-1012

［30］Alzahrani AS，AIMandil M.Chaudhary MA，et al.Frequency and predictive factors of malignancy in residual thyroid tissue and cervical lymphnodes after partial thyroidectomy for thyroid cancer［J］.Surgery，2002，131：443-449

［31］Rossi RL，Majlis S，Rossi RM.Thyroid cancer［J］.Surg Clin North Am，2000，80：571-580

［32］Kupferman ME，Patterson D，Mandel SJ，et al.Safety of modified radical neck dissection for differentiated thyroid carcinoma［J］.Laryngoscope，2004，114：403-406

［33］Collard JM，Laterre PF，Boemer F，et al.Conservative treatment of post surgically mphaticleaks with somatostatin 14［J］.Chest，2000，117：902-905

［34］Levent Erisen，Gonca Yircali，Atilla Mescigoglu，et al.Quantitive analysis of the drainage after neck dissection［J］.Otolaryngol Headand Neck Surgery，2000，123：603-606

［35］Rubello D，Casara D，Saladini G，et al.99mTc-MIBI radio-guided surgery in primary hyperparathyroidism：a prospective study of 128 patients［J］.Tamori，2002，88：63-65

［36］Kebebew E.Parathyroid carcinoma［J］.Curr Treat Options Oncol，2001，2：347-354

［37］Jaskowiak NT，Sugg SL，Helke J，et al.Pitfalls of intraoperative quick parathyroid hormone monitoring and gamma probe localization in surgery for primary hyperparathyroidism［J］.Arch Surg，2002，137：659-669

［38］Royal RF，Delpassand ES，Shapiro SE，et al.Improving the yield of preoperative parathyroid localization：technetium Tc 99m-sestamibi imaging after thyroid suppression［J］.Surgery，2002，132：968-975

第 8 章

甲状腺外科疾病的病理诊断

第一节　甲状腺非肿瘤性疾病的病理诊断

一、甲状腺炎

（一）急性甲状腺炎

根据病变范围可将急性甲状腺炎分为弥漫型和局限型两种，病变以中性粒细胞为主的炎症细胞浸润为其特征。本病常由细菌感染所致，如治疗不及时，最终可导致甲状腺脓肿，故又称急性化脓性甲状腺炎。

1.大体病理　因本病而行手术治疗者很少见，故送检的标本常是因为诊断不清或其他原因行手术治疗时切除的部分病变。受累腺体呈局灶性或弥漫性增大，质地软，切面淡红色。伴化脓者可见脓液及脓腔。

2.显微镜观察　镜下见甲状腺组织呈急性炎症改变，以中性粒细胞为主的炎细胞浸润是其显著特征。由化脓菌引起者可伴有微脓肿形成。

（二）亚急性甲状腺炎

亚急性甲状腺炎是以上皮样巨噬细胞和数量不等的多核巨细胞为特征的炎性疾病，又称巨细胞性甲状腺炎，肉芽肿性甲状腺炎，假结核性甲状腺炎。

1.大体病理　甲状腺增大，一般为正常体积的2倍，常不对称。病变可局限于甲状腺的一部分，或累及一侧甲状腺，也可累及双侧甲状腺。病变部甲状腺肿大呈结节状，质坚硬，有弹性，切面灰白色或浅黄色，与周围甲状腺分界清楚。

2.显微镜观察　镜下所见随时间不同而异。早期特征为伴有上皮和胶质丧失的滤泡破坏，急、慢性炎症细胞充满残存的滤泡并蔓延入周围的滤泡间。中性粒细胞是此期主要的炎症细胞，可见微脓肿。随着时间的延长，形成上皮样和非上皮样巨噬细胞、多核巨细胞、淋巴细胞、浆细胞、程度不等的纤维化组成的慢性肉芽肿性炎症等表现（图8-1、图8-2）。巨噬细胞一般与破坏的滤泡有关，可吞噬残余的胶质（图8-3）。在疾病后期，随着纤维组织取代滤泡破坏的区域，修复性变化变得明显起来（图8-4）。随着时间的推移，纤维化区域部分或全部的复原为滤泡组织（图8-5）。但随着炎症过程逐渐扩散到先前未受累的甲状腺实质，活动性炎症带可以和纤维化区域并存。

亚急性甲状腺炎很少见切除的病例，因为大部分可以根据临床特点和实验室检测得到确诊并治疗。超声检查和细针穿刺活检（FNA）的大量应用也减少了外科手术。在疾病早期，细针抽吸标本中除了单核炎症细胞及变性的滤泡细胞之外，还含中性粒细胞，不存在嗜酸细胞性滤泡细胞。在疾病后期，其特征性所见包括多核巨细胞、纤维组织束，以及淋巴细胞、巨噬细胞、浆细胞或许还有中性粒细胞等组成的混合物。一般很少或没有滤泡细胞，很少见到肉芽肿。

（三）慢性甲状腺炎

慢性甲状腺炎病理学改变为谱系性的，从伴有微小滤泡破坏的局灶性淋巴细胞浸润，到伴有生发中心及化生性上皮样改变的弥漫性淋巴细胞浸润，甚至到伴有明显纤维化的腺体萎缩。病变分类之间并无截然分界，准确的分类可能很困难，尤其是对那些处于早期或伴有局限性炎症改变的病例，做出准确的分类需要综合分析其病理学表现、临床表现及其他辅助检查结果。

1.慢性淋巴细胞性甲状腺炎　慢性淋巴细胞性甲状腺炎，是自身免疫甲状腺炎中最为常见的一种类型，其病理特点为甲状腺滤泡结构破坏，弥漫淋巴细胞浸润、纤维化、间质细胞萎缩及腺泡细胞嗜酸性改变，又称桥本甲状腺炎或桥本病。该病主要的临床表现是免疫介导的滤泡上皮损伤所致的甲状腺功能减退。

（1）大体病理：甲状腺常弥漫性增大至正常体积的 2 ～ 4 倍，平均重量 40g 左右，超过 200g 的病例也有报道。其增大常为对称性的，但腺叶的大小可有些变化。如果中央存在锥状叶，那么可能相对显著。切面颜色可相对均匀，为黄褐色到浅黄褐色或淡灰黄色，或颜色稍淡区域散布于深色区域中，更多的是正常的甲状腺组织，常比正常的棕红色显苍白，很大程度上反映了淋巴细胞的浸润及滤泡组织的消失。切面呈显著的小叶状。

（2）显微镜观察：腺体被淋巴细胞和浆细胞浸润是慢性淋巴细胞性甲状腺炎最具有特征性的病变（图 8-6）。淋巴细胞、浆细胞浸润为弥漫性的，但在滤泡中的浸润程度和滤泡消失的程度不一致。组织学所见与甲状腺功能有关：具有慢性淋巴细胞性甲状腺炎有相关组织病理学表现者，特别是弥漫性淋巴细胞、浆细胞浸润及嗜酸细胞化生者，多有明显的或潜在的甲状腺功能减退，但这些改变多为轻度的，更多的为甲状腺功能正常的局灶性改变。

免疫组化染色证实为 T 细胞和 B 细胞混合存在。淋巴上皮性病变常见。所有病理均可见不同程度的滤泡萎缩及消失。可见不同程度的纤维化（图 8-7）。广泛纤维化是纤维性及纤维性萎缩性亚型的标志。

炎症区域的滤泡上皮可呈显著的反应性改变，如核增大、染色质透明，类似乳头状癌的核特征（图 8-8）。但慢性淋巴细胞性甲状腺炎中的这些改变在活动性炎症区域最显著，向外周逐渐减少。与此相反，乳头状癌一般在肿瘤细胞与非肿瘤细胞间有明显的交界。

数量不等的滤泡上皮细胞增大、伴细腻颗粒状嗜酸胞质，被称为嗜酸瘤细胞化生、Hurthle 细胞化生或 Askanazy 细胞化生（图 8-9、图 8-10）。嗜酸滤泡细胞的颗粒状胞质与超微结构下见到大量线粒体、其他细胞器减少有关。此线粒体功能异常，且具有和细胞色素 C 呼吸链相关的分子缺陷。除了胞质增多，嗜酸滤泡细胞还可见核增大及显著核仁。

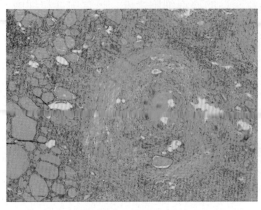

图 8-1　亚急性甲状腺炎：示肉芽肿形成，可见多核巨细胞（HE×100）

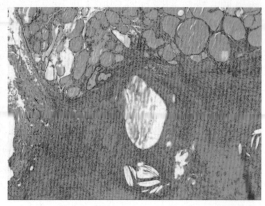

图 8-2　亚急性甲状腺炎：示纤维组织增生，胆固醇结晶形成（HE×100）

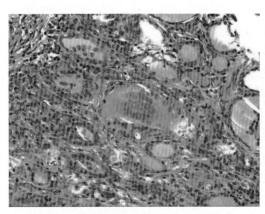

图 8-3　亚急性甲状腺炎：示滤泡破坏，巨噬细胞吞噬残余的胶质（HE×400）

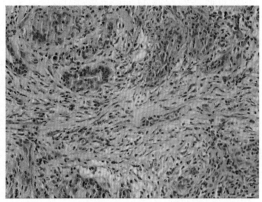

图 8-4　亚急性甲状腺炎：示纤维组织修复滤泡破坏区（HE×400）

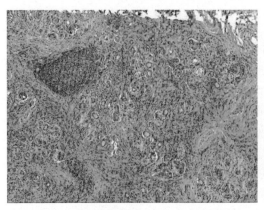

图 8-5　亚急性甲状腺炎：示破坏区滤泡组织逐渐复原（HE×100）

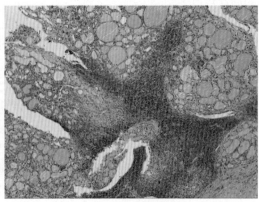

图 8-6　慢性淋巴细胞性甲状腺炎（HE×100）

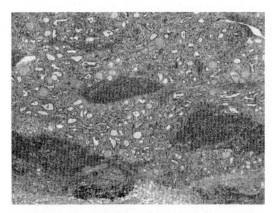

图8-7　慢性淋巴细胞性甲状腺炎：示纤维组织增生（HE×100）

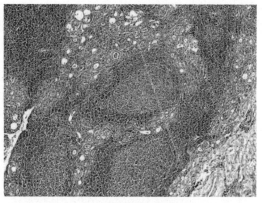

图8-8　慢性淋巴细胞性甲状腺炎：示滤泡上皮轻度异型（HE×100）

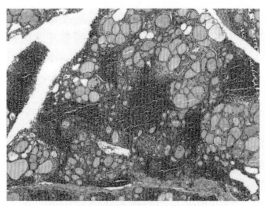

图8-9　桥本甲状腺炎（HE×100）

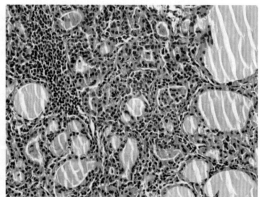

图8-10　桥本甲状腺炎：示滤泡上皮胞质丰富、嗜酸性（HE×200）

　　慢性淋巴细胞性甲状腺炎也可见鳞状化生，多见于纤维性和纤维性萎缩性亚型中，也可存在与经典亚型。慢性淋巴细胞性甲状腺炎中偶见多核巨细胞，但较少，且不易引起与亚急性肉芽肿性甲状腺炎的混淆。慢性淋巴细胞甲状腺炎可合并腺瘤和乳头状癌（图8-11、图8-12）。

　　（3）亚型

　　①纤维化亚型：慢性淋巴细胞性甲状腺炎典型者有轻至中度纤维化，特别是在小叶间隔。纤维化亚型则有显著的致密性纤维组织沉积，伴显著的甲状腺结构消失和显著的滤泡萎缩。该型中鳞状化生较常见且常较显著。该型常见于伴有甲状腺功能减退的中年或老年患者病程晚期。一般这样的患者具有明显的甲状腺增大，需要手术切除以解决增大所导致的问题。

　　②纤维性萎缩性亚型：该亚型在组织学上类似纤维性亚型。这两者之间的主要区别是腺体体积较小、伴纤维性萎缩。纤维性萎缩性亚型的患者一般为伴有显著甲状腺功能减退的老年人。它与纤维化亚型可能是慢性淋巴细胞性甲状腺炎长期持续的末期表现。

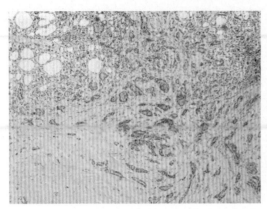

图8-11 慢性淋巴细胞性甲状腺炎合并甲状腺乳头状癌（HE×100）

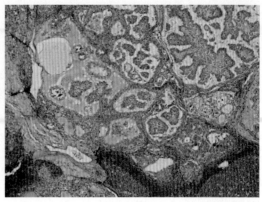

图8-12 桥本甲状腺炎合并甲状腺乳头状癌（HE×100）

③桥本-中毒型：桥本-中毒型的特征为慢性淋巴细胞性甲状腺炎和弥漫性毒性甲状腺肿共存。该型尚无一致的组织学特征。研究者发现有些甲状腺在与经典的慢性淋巴细胞性甲状腺炎改变部位相邻的地方存在滤泡上皮增生。其他地方显示淋巴细胞性甲状腺炎伴有轻度的增生和（或）嗜酸细胞性化生。

④幼稚型：该型尚不明确，发生于年轻人，组织学示轻度滤泡萎缩或无萎缩。患者甲状腺功能减退不等，临床病程不定。

2.侵袭性纤维性甲状腺炎　侵袭性纤维性甲状腺炎又称为Riedel甲状腺炎，1896年由Riedel首先报道，是一种罕见的甲状腺疾病。主要表现为甲状腺无痛性的、木样坚硬的肿瘤，亦称木样甲状腺炎。甲状腺进行性纤维化，当甲状腺实质被纤维组织代替之后，约50%以上患者会进展为甲状腺功能减退。部分患者会同时伴发或进展为另一种纤维性炎症疾病，如纵隔或腹膜后的纤维化、硬化性胆管炎、眼眶假瘤等。

（1）大体病理：甲状腺中度肿大，可累及整个甲状腺，也可局限在一叶的部分区域。受累腺体十分坚硬，包膜与周围组织紧密相连，并超越甲状腺包膜而侵犯甲状腺周围组织和器官。切面一般呈比较均匀的灰褐色，无分叶结构或其他正常甲状腺的特点。

（2）显微镜观察：主要的组织学特征是由于慢性炎症和纤维化导致腺体实质消失，且此过程可突破甲状腺包膜直到邻近组织（图8-13）。大部分炎症细胞为淋巴细胞和浆细胞，也可见嗜酸粒细胞和中性粒细胞。由于淋巴细胞和浆细胞浸润入血管壁，小静脉和中等大小静脉可呈闭塞性血管炎表现。此闭塞性血管炎似乎是侵袭性纤维性甲状腺炎所特有的。受累区域滤泡消失，残余滤泡萎缩且难以辨认。

细针穿刺细胞学检查中发现纤维组织片段中含有梭状细胞的特征性改变，对于治疗前的明确诊断具有重要意义。

3.放射性甲状腺炎　放射性甲状腺炎，为甲状腺一次或短时间（数周）内多次或长期受到电离辐射照射后导致的自身免疫性甲状腺损伤。可由核素放射、外照射或放射性碘引起，常见于应用大剂量的核素碘后。

诊断标准应同时符合下述4项：①有明确的射线接触史，甲状腺累积吸收剂量≥0.3Gy；②潜伏期≥1年；③甲状腺肿大，质地坚硬；④甲状腺微粒抗体（Tm-Ab）和

（或）甲状腺球蛋白抗体（TG-Ab）阳性，促甲状腺激素（TSH）增高。

大体病理及显微镜观察：早期甲状腺水肿，炎细胞浸润，滤泡崩解，胶质溢出。长期放射可见间质纤维化，纤维组织大片增生，可使甲状腺体积变小，称为放射后纤维化（图 8-14）。血管壁增厚，血管壁纤维素样变，可有血栓形成。可见甲状腺上皮的细胞核深染，常奇形怪状，大小不一或有巨细胞。在不同的滤泡或同一滤泡的不同细胞的形态可以正常。这种核异型可误诊为癌。

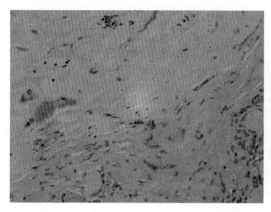

图 8-13　侵袭性纤维性甲状腺炎：示纤维化并腺体实质消失（HE×400）

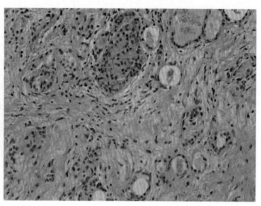

图 8-14　放射性甲状腺炎：示滤泡间质纤维化，滤泡数量减少（HE×200）

4. 产后甲状腺炎　产后甲状腺炎是一种发生于分娩后第一年内的自身免疫性疾病。本病也可发生于流产后。目前认为，妊娠期的免疫抑制在产后消失，出现暂时性免疫反应增加及补体与特殊的 TPO 抗体结合的程度都可能是引起产后甲状腺炎的主要因素。产后甲状腺炎的典型病例表现为产后先发生一过性甲状腺毒症（产后 2～6 个月），接着出现一过性甲状腺功能减退（产后 3～12 个月），之后甲状腺功能逐渐恢复正常。但是超过 50% 的病例可以表现为仅有甲状腺毒症或仅有甲状腺功能减退的单相改变。另外，并非所有产后甲状腺炎病例的甲状腺功能改变均为一过性，产后甲状腺炎病程中的甲状腺毒症都有自限性，不会发生持续性的甲状腺毒症；但病程中的甲状腺功能减退有可能会持续存在，因此部分产后甲状腺炎患者在产后 1 年时仍处于甲状腺功能减退状态，甚至以后也不再恢复而成为永久性甲状腺功能减退。

大体病理及显微镜观察：甲状腺轻度增大。受累腺体呈局限性或弥漫性淋巴细胞浸润。在甲状腺功能减退期，可见多种滤泡的损害，包括滤泡的破裂、断裂、退变，滤泡周围致密的淋巴细胞浸润，也常见到增生性改变，滤泡形状或上皮内折的不规则性等（图 8-15）。在恢复期，滤泡

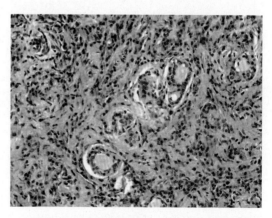

图 8-15　产后甲状腺炎：示滤泡破裂、断裂和退变，周围见慢性炎细胞浸润（HE×400）

的改变复原，仅见局灶性淋巴细胞浸润。

二、甲状腺肿

（一）格雷夫斯病

格雷夫斯病（Graves病）又称弥慢性甲状腺肿伴甲状腺功能亢进或弥慢性毒性甲状腺肿，是一种以甲状腺激素产生过多、甲状腺弥漫性肿大为特征的自身免疫性疾病。

1. 大体病理　甲状腺弥漫性、对称性轻至中度增大，重量常为60～70g。包膜完整，表面血管充血。切面质软或质实（如骨骼肌），棕红色，若术前用碘的病例因为血供减少，胶质蓄积，则颜色略淡，可见境界不清楚的小结节状，但无纤维化或不明显。

2. 显微镜观察　滤泡上皮弥漫性增生是其特征性组织学表现。滤泡上皮呈柱状，细胞核圆形或卵圆形，轻度增大，位于细胞的基底部，具有细腻颗粒状染色质。部分细胞可见小核仁。有时核深染，可有少数核分裂，细胞的大小形态可有不同，但缺乏非典型性。甲状腺上皮增生并向腔内突起形成乳头状的滤泡（图8-16）。滤泡大小不一，以小滤泡为主。滤泡间亦可见到片状上皮增生。滤泡含胶质很少，稀薄而淡染，与正常甲状腺中的胶质相比常显得十分苍白。胶质与滤泡上皮接触区域常见吸收空泡，特别是在乳头状增生的区域。在间质内有散在的少数淋巴细胞和浆细胞，但局灶性也可见到淋巴样滤泡形成（图8-17）。纤维组织极少或缺乏，但一些长期病例或经过放射性碘治疗的病例例外。

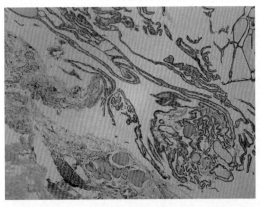

图8-16　Graves病：示甲状腺上皮呈乳头状增生（HE×100）

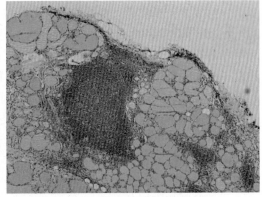

图8-17　Graves病：示淋巴滤泡形成（HE×100）

（二）非毒性甲状腺肿

非毒性甲状腺肿，包括单纯性甲状腺肿/弥漫性非毒性甲状腺肿和结节性甲状腺肿。后者又称结节性或多结节性异常增生、结节性甲状腺肿、胶质性甲状腺肿、胶质性甲状腺结节、腺瘤样结节、腺瘤型增生过长或其他类似名称，以甲状腺多结节状肿大为主要临床特征。而单纯性甲状腺早期表现为没有结节的甲状腺弥漫性肿大，最终逐渐发展为多结节状。

1.散发性甲状腺肿　散发性甲状腺肿又称非地方性甲状腺肿，是与地方性甲状腺肿相对而言，居住地区的水和土壤碘含量正常，但患者甲状腺摄取碘的能力增强，血浆内无机碘离子浓度降低。这表明在不缺碘的地区，仍可存在轻度缺碘的患者，比如儿童及年轻女性的生长期、青春期、月经期、妊娠及哺乳期等。缺碘促使TSH分泌增加，即可发生甲状腺肿。另外，轻度缺碘的人在食用含有较多致甲状腺肿物质的食物（大豆、芸苔属植物、木薯、果仁等）时，亦可发生甲状腺肿。该病多见于沿海地区，不伴有肿瘤和炎症，没有明显的甲状腺功能亢进或减退，病程初期甲状腺多为弥漫性肿大，以后可发展为多结节性肿大。近来研究发现遗传学因素在非地方性甲状腺肿中亦占重要作用。

2.地方性甲状腺肿　地方性甲状腺肿是一种生物地球化学性疾病，指居住在特定地理环境下的居民，长期通过饮水、食物摄入低于生理需要量或过量的碘，从而引起的以甲状腺肿大为主要临床体征的地方性疾病。常用标准是当地学龄儿童甲状腺肿大率在5%以上。

（1）大体病理：甲状腺呈弥漫性肿大，左右两叶对称，甲状腺的重量增加，可达100g以上。大部分病例大体见多个明显的结节。早期病例可以没有显著的结节部分病例仅有1个单独的大结节。切面可见形态不同的特征性结节。部分由于大量胶质的原因可以呈白色半透明状。常见多种伴随改变，如局灶性出血，纤维化、囊性变、钙化、结节局部可被纤维组织包裹（图8-18）。

（2）显微镜观察：按甲状腺肿的发生发展，病理变化可分为弥漫性甲状腺肿和结节性甲状腺肿2种基本类型。

①弥漫性甲状腺肿：病变早期由于甲状腺激素水平下降，反馈性的使垂体TSH分泌增加，而使甲状腺滤泡上皮增生，甲

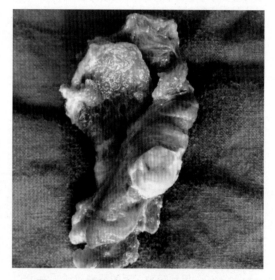

图8-18　甲状腺肿大体表现：示纤维包裹结节形成

状腺呈弥漫性肿大。滤泡上皮增生表现为实性甲状腺肿，滤泡过度复旧则表现为胶质性甲状腺肿。

②结节性甲状腺肿：结节性甲状腺肿是弥漫性甲状腺肿进一步发展的结果，其特点是形成结节。镜下病理改变与大体表现有关。滤泡大小和形状各异。

③胶质潴留结节：胶质结节是指那些胶质多、滤泡细胞数量少的结节。滤泡不同程度的扩张，直径可达200μm，滤泡上皮呈扁平状，滤泡腔内含有多量胶质，形成胶质湖（图8-19）。结节大小不一，直径在3～5mm，由几十个扩张的滤泡组成，结节周围有结缔组织分隔或形成包膜，结节内常伴有出血、囊性变及纤维化等继发改变（图8-20）。其中，出血可以是新鲜出血或陈旧性出血。陈旧性出血区域的特征为充满含铁血黄素的巨噬细胞的存在、泡沫状巨噬细胞、胆固醇结晶及重度纤维化（图8-21）。由于陈旧性出血及坏死，也可见营养不良性钙化。

④腺瘤样增生性结节：腺瘤性结节是指滤泡细胞数量多，呈高柱状或实性生长，而胶质较少的结节，按其组织病理学结构可以分为8种类型。

A.单纯型结节：由成熟的滤泡构成，但滤泡大小不等，偶尔可见滤泡上皮呈小乳头状突起，滤泡上皮呈柱状，滤泡腔内胶质多少不定（图8-22）。

B.胚胎型结节：由小圆形或立方状滤泡上皮细胞组成，呈弥漫密集分布，胞质很少，核呈圆形，核染色质呈多点状，较大的结节可见滤泡上皮呈索状或小梁状排列，多数由不完整的滤泡形成。

C.胎儿型结节：由小滤泡构成，滤泡上皮细胞呈立方状或低柱状，胞质较少，核居中呈圆形核染色质匀细，多数滤泡腔内不含胶质，少数滤泡腔内可见少量粉色胶质。结节中心区域滤泡稀疏而增大，而外周的滤泡密集又小。

D.透明细胞型结节：由透明滤泡上皮细胞组成，可呈滤泡样排列，其腔内很少见到胶质，也可呈弥漫分布，胞质空亮，核小并固缩。

E.嗜酸细胞型结节：多由滤泡性结构组成，滤泡大小、形状多呈不规则形，滤泡上皮细胞明显增生，胞质丰富，充满嗜酸颗粒，胞核呈圆形或不规则形，偏位或集中分

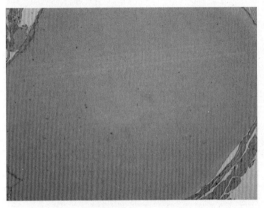

图8-19　甲状腺肿：示胶质潴留结节中滤泡腔内大量胶质（HE×40）

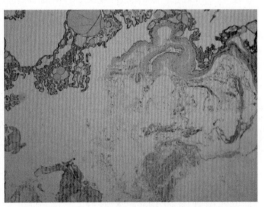

图8-20　甲状腺肿：示肿瘤结节囊性变（HE×40）

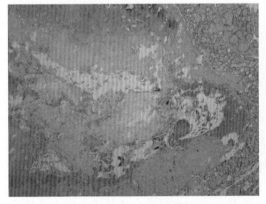

图8-21　甲状腺肿：示肿瘤结节陈旧性出血区域，其内含铁血黄素的巨噬细胞、胆固醇结晶及重度纤维化（HE×40）

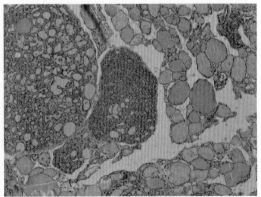

图8-22　甲状腺肿并单纯型腺瘤样增生（HE×100）

布，核染色质呈粗颗粒状（图8-23 A～C）。

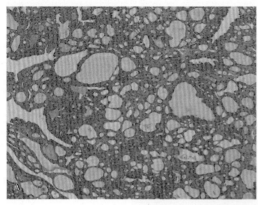
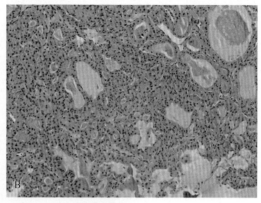
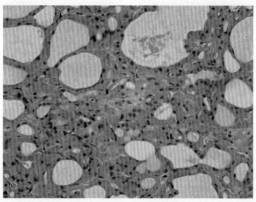

图8-23　A.甲状腺肿：合并嗜酸细胞腺瘤样增生（HE×100）；B.甲状腺肿：胞质丰富，嗜酸性（HE×200）；C.甲状腺肿：细胞核圆形或不规则，染色质呈粗颗粒状（HE×400）

F.乳头状增生型结节：滤泡上皮呈小乳头状增生，并突入滤泡腔内，增生的乳头限于Ⅱ级以内，滤泡上皮细胞呈立方状或低柱状，单层排列，且较整齐，核位于基底部，呈圆形，偶见不规则形泡腔，并充满淡粉色的胶质成分（图8-24）。

G.非典型增生型结节：由不典型增生的滤泡上皮组成的结节，滤泡呈密集弥漫分布，形态不规则（图8-25）或呈分支状或呈狭长状或发生共壁现象（图8-26），以至于完全推动滤泡样结构，上皮细胞排列紊乱，极向消失，形状大小不一，胞核增大，染色质呈颗粒状（图8-27 A～D）。

H.乳头状癌增生型结节：结节内伴有乳头状癌组织增生，乳头分支多，乳头中心有纤维血管间质，乳头上皮呈单层或多层，癌细胞分化程度不一，核呈透明状或磨玻璃状，无核仁，间质内见

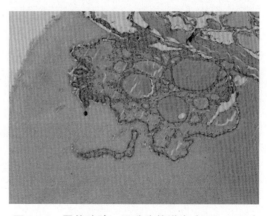

图8-24　甲状腺肿：示乳头状增生（HE×100）

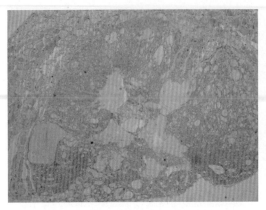

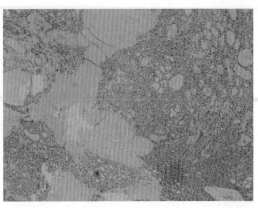

图8-25 甲状腺肿：示非典型腺瘤样增生，滤泡密集，形态不规则（HE×40）

图8-26 甲状腺肿：示非典型增生滤泡呈分支状或带状分布（HE×100）

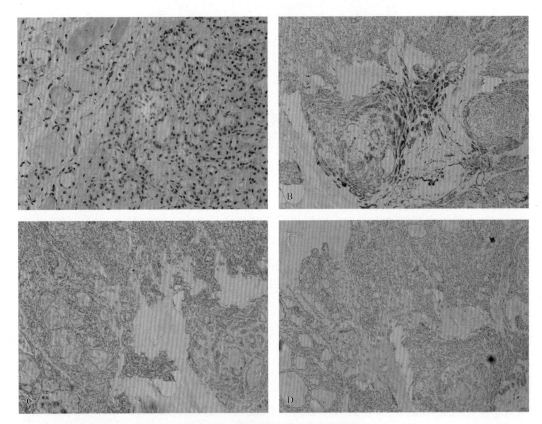

图8-27 甲状腺肿合并非典型增生

A.非典型增生滤泡与正常滤泡上皮相比较（左上），细胞排列拥挤紊乱，核浆比增高（HE×200）；B.免疫组化示非典型增生滤泡上皮CK19阳性（SP法×400）；C.免疫组化示非典型增生滤泡上皮TPO阳性（SP法×400）；D.免疫组化示非典型增生滤泡上皮galectine-3阴性（SP法×400）

有呈同心圆状的钙化小体，即沙砾体。

　　另外，多结节性甲状腺肿患者还可以见到反应性内皮细胞增生及非上皮性成分在内的化生性改变。可以发生骨化生，特别是在营养不良性钙化区域，间质内可以脂肪化生。结节性增生可伴发炎症。可见局灶性或弥漫性淋巴细胞浸润，这可能表示同时存在自身免疫性甲状腺炎（图8-28）。可见滤泡破裂后所致的局灶性肉芽肿性炎。

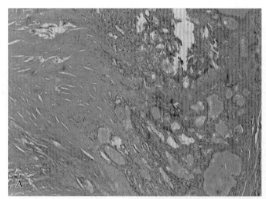

图8-28　甲状腺肿伴弥漫性淋巴细胞浸润（HE×100）

（三）结节性甲状腺肿

　　结节性甲状腺肿的组织类型多样，其中部分上皮增生非常复杂，需要和乳头状癌（表8-1）和滤泡癌（表8-2）相鉴别（图8-29 A ～ C）。

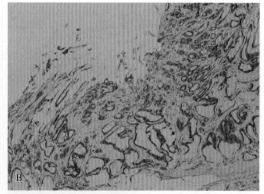

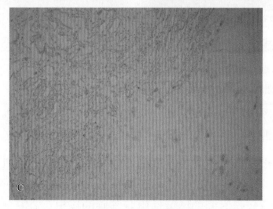

图8-29　甲状腺肿

　　A.纤维瘢痕内滤泡浸润性生长，上皮细胞呈轻度不典型增生，但缺乏乳头状癌核特征（HE×100）；B.免疫组化示滤泡上皮TPO阳性（SP法×400）；C.免疫组化示滤泡上皮galectine-3阴性

表8-1　腺肿的乳头状增生与乳头状癌的鉴别

项目	乳头状增生	乳头状癌
病变范围	多灶性或弥漫性	局灶性
乳头形态	乳头粗大，轴心内有小滤泡（假乳头）	乳头纤细，轴心内有纤维血管（真乳头）
上皮细胞特征	单层上皮，核深染，核大小不一	上皮增生，可见沙砾体，核淡染拥挤，磨玻璃样，可见核内包涵体
免疫组化	上皮TPO阳性，galectin-3阴性	上皮TPO阴性，galectin-3阳性

表8-2　胶质结节上皮增生与滤泡状癌的鉴别

项目	结节上皮增生	滤泡状癌
病变范围	局灶性 轻度增生	弥漫性，重度增生
上皮细胞特征	上皮轻度增生，核大深染，形态不规则，但无核分裂	上皮重度增生，核异型，可见核分裂
包膜	无包膜浸润或假浸润（细胞穿插于包膜之间，但与包膜平行）	浸润包膜，浸润灶与包膜垂直

（四）激素合成障碍性甲状腺肿

激素合成障碍性甲状腺肿是由于甲状腺素合成的遗传性缺陷所致的甲状腺肿。

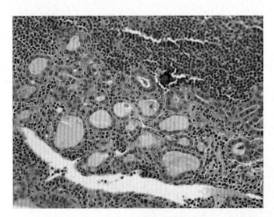

大体及显微镜观察：甲状腺大体呈多结节状，其增大程度为中至重度，重量为50～250g，但也可超过500g。激素合成障碍性甲状腺肿的结节和结节间的腺体组织结构常呈致密实性或微滤泡状。可见小梁状或岛状区域。结节中轮廓显著不规则。增大深染的核常见显著非典型性。尽管核异型在单个结节中更显著，但其中的甲状腺实质也常见一定程度核异型。在大部分病例，整个腺体是见不到胶质的。存在胶质的时候，胶质常很少，且在境界清楚的结节中更显著（图8-30）。

图8-30　激素合成障碍性甲状腺肿：示滤泡内胶质很少或无，上皮细胞核异型（HE×100）

（五）毒性（伴功能亢进）多结节性甲状腺肿

毒性多结节性甲状腺肿即多结节性甲状腺肿伴甲状腺功能亢进。毒性多结节性甲状腺肿又名Plummer病，是为了几年来自Mayo Clinic的Henry Plummer而命名。毒性结节性甲状腺中患者一般有较长时间的结节性甲状腺肿的病史，TSH的受抑制状态不仅提示患者的临床状态，而且也说明甲状腺功能的自主性不受TSH的调节。人群碘缺乏的改善可以明显降低甲状腺功能自主性的发生，表现为毒性结节性甲状腺肿的发生率明显下降，瑞士加碘盐中碘含量加倍后仅7年毒性结节性甲状腺肿的发病率就下降73%。

1.大体病理　毒性多结节性甲状腺肿占多结节性甲状腺肿的很大比例。有研究发现，经过平均＞5年的随访，甲状腺功能亢进发病率为10%。关于发病率的研究较少，且此甲状腺功能亢进是结节性甲状腺功能亢进还是腺瘤性甲状腺功能亢进尚不清楚。

典型的患者为伴长期甲状腺肿大的老年人。甲状腺肿大的体征和症状出现较慢，且与前面Graves病中所描述的甲状腺肿的体征和症状类似，表现为多食，体重下降，心慌、多汗、畏热、情绪改变、双手震颤，但少有眼球突出症状。体格检查双侧甲状腺弥漫性肿大Ⅱ度和Ⅲ度，表面无明显结节，质韧。于颈部闻及血管杂音。基础代谢率高于正常。放射性碘扫描显示，1个或多个结节碘摄入增多，其余甲状腺腺体低水平摄入。

2.显微镜观察　受累腺体大体观类似非毒性多结节性甲状腺肿。镜下1个或多个结节细胞呈功能亢进表现，如滤泡上皮高柱状，形成精细乳头状，胶质量少，水样，周围有吸收空泡。功能亢进的结节周围常有纤维组织病可包裹该结节。其余腺体实质常典型性的呈功能降低特征，如滤泡中充满致密胶质，周围为扁平的滤泡上皮。

以往多数学者认为，毒性甲状腺肿对甲状腺癌有拮抗作用，近年随着毒性甲状腺肿合并甲状腺癌检出率的增多，对上述观点提出疑义，至于两者间的确切关系尚未明了。有学者从动物实验及临床证实TSH可刺激病理性甲状腺组织增生导致癌变。因此当细胞密度增大，核出现非典型性要警惕恶性。

（王强修）

第二节　甲状腺肿瘤的术中诊断

一、概述

在综合性医院里，需要做术中快速冷冻诊断（又称冰冻诊断）来决定手术方案的疾病中，甲状腺疾病占的比例相当高，在许多地区甚至是最多见的。原因是甲状腺疾病的术前诊断（包括上述的超声诊断、穿刺活检及细针吸取细胞学诊断）很难确定病变性质，即使术前被超声、穿刺活检及细针吸取细胞学诊断为恶性，有的临床医师也习惯性地选择术中冷冻诊断以进一步求证，因为在目前所有的诊断性检查中，以病理诊断的准确率最高。但是，在此需要强调的是，术中冷冻诊断是一种高技术、高难度、高风险的病理检查项目，说病理诊断的准确率最高，并不是说病理诊断就不出错，目前国内各家医院的冷冻诊断符合率的质控要求为98%左右，但要达到这个水平是很难的。在大多数三级甲等医院里，要求具有副主任医师以上职称的专家或高年资主治医师承担术中诊断工作，但要想达到98%的诊断符合率也并非易事，甲状腺病变的术中诊断更是如此。甲状腺冷冻诊断要解决的问题除了确定甲状腺包块的良恶性外，明确区域淋巴结有无转移也是与手术范围相关的事情之一，部分病例冷冻检查时未见转移癌，但当常规切片检查时可以发现转移癌，主要原因是淋巴结内的转移灶有时很小，经常规组织包埋深切后被发现，遇到这种情况时应及时向手术医师说明，以便及时处理。再就是预料之外的颈部包块问题，术前未能想到的颈部包块主要有残余胸腺、甲状旁腺病变和淋巴结肿大，尤其是淋巴结肿大问题最多，有时淋巴结冷冻切片查见的癌并不是甲状腺来源的，此时应联系临床手术医师，进一步了解病史，以便采取合适的手术方案。至于甲状腺疾病术中冷冻取材的规范化管理问题，袁静萍等认为采取以下措施可减少漏诊或误诊：①甲状腺较小结节的取材，沿甲状腺每个腺叶的长轴从顶部到底部以3mm间隔连续横向切开。②含多个大小不等的结节者的取材，首先沿冠状面纵向分成两部分，然后沿长轴从前到后以3mm间隔连续横向切开。③可疑滤泡癌的取材，最厚和最薄处包膜均取材，每个组织块需包含大部分包膜、少量包膜下结节（2～3mm）和邻近的未受累甲状腺头侧。

关于延迟术中冷冻诊断问题需要多说几句，冷冻诊断已有100多年的历史，病理医师一直在探索如何提高术中病理诊断的准确率，但直到今天，仍然有3%～5%的误诊率。发生术中病理检查误诊的原因多样、复杂，有时可能造成不良的后果，是一个令病理医师、临床医师和患者都倍感棘手的问题。但要是把问题集中在一个点上去看，或者说集中在一个点上去解决，或许就不是很难了。到底这个点在何处呢？我们的回答是：病理医师、临床医师，以及患者及其患者家属，都要充分认识和理解术中病理检查的局限性。在通过术中病理检查获得准确诊断这一点上，病理医师、临床医师和患者的愿望是一致的，但由于术中病理检查的局限性，对患者来说，有时延迟诊断是最好的处理措施。一般情况下，病理医师尽可能做出符合实际的术中病理诊断，临床医师根据病理诊断结果、临床病史等资料选择正确的手术方案，患者（多数情况下，此时患者已全身麻醉）或其家属正确了解情况并在知情同意书上签字后，顺利完成手术，回病房等常规病理诊断结果。当常规病理诊断结果与术中病理诊断结果不一致时，以常规病理诊断诊断结果（也称石蜡诊断结果或最终诊断结果）为准。至于病理医师何时应用术中延迟病理诊断，应具体情况具体分析：①形态学很不典型，缺乏详尽病史等必要的参考资料，难以确定肿瘤的良、恶性时应延迟诊断；②在基层单位，自己把握不准，又无法启动临时专家会诊，当遇到诊断为恶性肿瘤，就行双侧甲状腺切除手术的青少年患者时应延迟诊断；③2017年甲状腺肿瘤分类明确提出了甲状腺交界性肿瘤这一新概念，临床和病理医师应正确使用，或者叫"善用"，有了交界性甲状腺肿瘤并不等于把疑难病例都归进来，交界性甲状腺肿瘤同样有其严格的诊断标准；④一旦遇到疑难病例，在大医院应启动应急预案，申请科内专家会诊，在允许的范围内，不要受30min内发出报告的时间限制，此时时间应服从质量，在基层可用远程医学会诊获得上级医院的专家帮助；⑤不同于其他器官的是，无论是在基层单位或综合性大医院，甲状腺病变因术中病理诊断误诊所导致的医患纠纷很罕见，但却因切除的甲状腺病变中（包括颈部清扫的淋巴结）含有甲状旁腺组织而引发的纠纷越来越多，是个值得引起大家重视的问题。

二、常见甲状腺肿瘤的术中诊断

（一）甲状腺乳头状癌

乳头状癌的典型大体改变为呈实性浸润性生长的肿块，少数肿瘤可有纤维包膜，包膜多厚薄不均，常常被肿瘤突破。切面略呈灰白或棕黄色，粗糙或呈绒毛状外观，中央纤维化明显，有沙砾体形成者质地有沙砾感，偶尔有骨形成。约有10%的病例可见囊性变，内含血性液体或胶状物。弥漫硬化型常累及一侧或双侧甲状腺，使甲状腺呈弥漫肿大，切面灰白颗粒状，多数不见明显肿瘤结节，大体上与桥本病很难鉴别。乳头状癌可直接侵袭到甲状腺周围的脂肪、骨骼肌、食管、气管和喉。首次手术切除甲状腺癌时，约有50%以上的患者可发现有周围淋巴结转移。冷冻取材对做出正确诊断至关重要，因冷冻时间短（要求30min内出结果），取材有限，很容易漏取。笔者的体会是，对送检的标本进行仔细检查，不放过任何小的病灶，即使肉眼不像癌的微小结节、钙化灶、灰白区域都应取材镜检，临床诊断结节性甲状腺肿，肉眼检查也符合结节性甲状腺肿改变，此时也需多剖面检查，一旦发现灰白或质硬区域，都要取材镜检。出问题最多的，一是将结节性甲状腺肿和甲状腺功能亢进中的乳头状结构误诊为癌，一般来说，经验丰富的病理医师多数能够避免，仔细观察细胞形态并结合大体检查可做出正确诊断；二是把桥本甲状腺炎中伴有癌的漏诊了。文献资料显示，有近20%的桥本甲状腺炎可伴有癌，当冷冻取材较少时，极易漏诊，甚至导致二次手术，不仅给患者带来精神及经济上的负担，也有可能造成医疗纠纷。在此需要提出的是，不管病理取材医师如何仔细，想在冷冻诊断中不漏诊桥本甲状腺炎中伴有的癌是极其困难的，因此术前谈话时必须与患者讲清楚，一旦术中诊断桥本甲状腺炎，术后常规病理检查发现微小癌不足为奇，应根据切除范围决定下一步治疗方案。

　　乳头状癌具有明显的形态学特征。在组织结构方面表现为乳头状结构。多数的乳头状癌都含有真正的乳头结构。乳头具有纤维血管性轴心，外层被覆单层或复层瘤细胞，通常有复杂分支，排列方向无序，排列紧密时会呈现实体样或条索状乳头的间质常有水肿或玻璃样变性，且可含泡沫状，巨噬细胞，以及淋巴细胞和浆细胞等。但在一些乳头状癌组织学图像中，乳头状结构可能不明显或完全缺如。一旦将假乳头判断为真乳头，就可导致误诊误治。最常出现假乳头的就是结节性甲状腺肿，值得关注。

　　在细胞形态学方面有特征性的细胞核的表现：①磨玻璃状（透明）核。所谓磨玻璃状核，是用来形容细胞核的着色较淡，半透明状，苍白色，水样，空虚。核常较大、卵圆形、长的并有重叠，常见不规则核沟。核仁通常不明显，推挤核膜，表现为核膜增厚。该特征在石蜡包埋切片中出现，冷冻切片中则不明显甚至完全缺如。据报道，磨玻璃核的出现频率为50%～80%，并且绝大多数瘤细胞核有此种改变的病例仅占22.5%。②核内假包涵体。由胞质内陷形成，故称为"假包涵体"，表现为轮廓清楚的嗜酸性圆形结构。与磨玻璃核不同，核内假包涵体在冷冻切片和细胞涂片中均易见到。核内假包涵体出现频率为46%～100%，零星分散于组织内。由于在观察切片过程中核内假包涵体受观察者主观因素影响较小，所以显得比磨玻璃核或核沟更有诊断价值。③核沟。多见于卵圆形或梭形细胞核中，通常沿核长轴走行，其本质为细胞核的核膜皱褶。Chan等研究了89例乳头状癌，发现每一例都能找到核沟，并且78%的病例中大部分的细胞核有核沟出现，而在其他类型的癌中并未找到核沟，强调了核沟在乳头状癌诊断中的重要性。

　　细胞核的上述改变是诊断乳头状癌的重要依据，有重要价值。遗憾的是，并不是在所有病例中均出现。

　　从上述分析不难看出，诊断甲状腺乳头状癌的关键在于以下3点：①生长方式为浸润性生长；②要有促间质反应；③组织结构应具有异型性。

　　以下形态学特点有助于甲状腺乳头状癌的诊断：①滤泡几乎出现在所有的乳头状癌中。②约50%的乳头状癌可见到沙砾体。沙砾体可以出现在胶质内，必须与层状钙化小体相鉴别，后者为圆形或同心圆状、嗜碱性的层状钙化小体。沙砾体直径5～100μm，常位于乳头的纤维血管轴心、瘤细胞团内或反应性增生的间质中，也可见于肿瘤周围的正常甲状腺组织内或转移瘤中，但在冷冻切片上见到沙砾体时，应仔细寻找其他乳头状癌特点，尤其是在区域淋巴结内仅见沙砾体时，最好的办法就是深切，往往起到关键作用。③20%的病例可见实性/小梁状生长方式及鳞状化生灶，这两种形态经常合并存在。④原发灶以外的甲状腺实质内可见大小不一的多发性肿瘤灶，甚至对侧叶甲状腺内也可见到，这是甲状腺乳头状癌的特点之一。⑤偶尔，乳头状癌可见良性表现的梭形细胞成分，是化生性改变，与较典型的癌细胞混合存在，且TG和TTF-1阳性。⑥呈实体型生长的乳头状癌，瘤细胞岛被纤细的纤维血管间隔分隔，一般见不到明显的乳头形成，但具有典型乳头状癌的核特征。此型易被误认为恶性度较高的低分化甲状腺癌和髓样癌，但不伴有明显的核异型和坏死。⑦甲状腺肿瘤出现全部或部分透明细胞时的4种可能性：原发滤泡源性肿瘤、透明细胞型髓样癌、甲状旁腺肿瘤和转移性肾细胞癌，免疫组化有助于鉴别诊断。甲状腺透明细胞癌非常罕见，发病率为0.5% ～ 4.6%，原发性甲状腺肿瘤的透明细胞改变可见于嗜酸细胞肿瘤、滤泡性肿瘤、乳头状癌或未分化癌，而在乳头状癌中透明细胞型仅占1.7%。镜下位于实性或滤泡区域的透明细胞呈立方形，而位于乳头表面的透明细胞则呈立方至低柱状，并且透明胞质多集中于细胞顶端，细胞膜界线清楚，胞质从水样透明到细颗粒状。细胞核的特征与普通乳头状癌一致，位于立方细胞的中央或柱状细胞的基底。也可见到嗜酸细胞和透明细胞混合。然而，一些癌细胞胞质部分透明和部分嗜酸。内或外可见到阿尔辛蓝阳性的黏液，部分病例肿瘤细胞胞质内可见PAS阳性的糖原。⑧弥漫硬化型甲状腺乳头状癌约占所有甲状腺乳头状癌的0.5%。多见于青少年，女性多发。肿瘤弥漫性侵犯甲状腺的一侧或两侧叶，通常不形成明显的肿块。广泛性鳞状上皮化生、广泛的淋巴细胞浸润、大量的沙砾体及伴有广泛间质纤维化是其特点。由于其侵袭能力强，发生颈部淋巴结转移和肺转移的概率也较普通型乳头状癌高，当冷冻诊断困难时，应结合超声检查并与临床医师沟通，此时取颈部区域淋巴结送检往往有助于诊断。

（二）甲状腺滤泡癌

滤泡癌与滤泡型乳头状癌的镜下结构极为相似，是乳头状癌诊断中的难点之一，在组织学上的鉴别主要依靠细胞核的形态特点。磨玻璃核、核沟、核内包涵体及核的重叠、核染色质粗大、核的不规则等有助于乳头状癌的诊断。出现沙砾体、间质纤维化及淋巴管的浸润者也往往是乳头状癌的表现。而诊断滤泡癌的关键点在于积极寻找包膜和血管的侵犯或转移。因此，其判断标准一定要严格控制。

确定包膜浸润必须见到滤泡冲断包膜全层，或至少达包膜厚度的1/2以上，浸出的滤泡与包膜常呈垂直或一定角度。如滤泡仅见于包膜内侧1/2，肿瘤包膜的胶原纤维不被"切断"的挤压、内陷、残留等则不能称之为有包膜浸润。为确定包膜有无浸润，应沿包膜区多取材，至少包括最大切面下的全周包膜，其余组织应做多个平行切面并仔细检查，尤其应注意包膜下有无灰白色或瘢痕样质硬区域，如有，则应全部包埋，并结合肉眼所见确定切片中的结缔组织究竟是包膜还是肿瘤内的结缔组织。此外还要注意下列几点：①包膜浸润常伴有局部组织反应，引起反应性纤维组织增生，或有纤维素样坏死；②在包膜内或纤维组织内的滤泡上皮增生活跃，形态与包膜内的滤泡相同甚至分化更差，是浸润性生长表现，而不要把萎缩的滤泡误认为是浸润的滤泡；③胚胎发育时甲状腺下降过程中，一部分甲状腺组织可保留在颈前肌肉内，这些滤泡不具有癌的形态特点，不要误认为是癌组织浸润。

确定血管浸润要具备3个条件：①受侵犯的血管应是静脉。②包膜中、包膜处或紧贴包膜外的血管，包膜内肿瘤中的血管内出现癌细胞团是常见的现象，无诊断及预后意义。③血管内的癌细胞团必须由血管内皮细胞加以包绕。因当滤泡侵入静脉时，首先附壁，很快引起凝血。在滤泡簇上，出现纤维素、白细胞堆积继之，成纤维细胞产生纤维组织并出现内皮细胞被覆癌细胞团，没有血管内皮包绕的血管内的癌细胞团视为人为假象，无诊断意义。如癌细胞团继续生长，有时可使静脉破裂，癌细胞向静脉外生长，其旁可见静脉的平滑肌层，对于判断浸润静脉也有帮助。由于滤泡癌有血管浸润的特点，因而血管浸润比包膜浸润更具有诊断价值。④光镜判别困难时，行血管内皮细胞标志物CD34和CD31免疫组化染色有助于诊断，可见约2/3受累的血管内皮呈阳性表达。

2017年版WHO将其分为4型：①非特殊类型：为一个笼统的诊断，尚需进一步工作来证实。可以理解为属于甲状腺滤泡癌，但不足以明确分型，是在未充分取材、深切或连续切片，了解包膜侵犯程度比如小芽、尖刺状，突破大半包膜或鱼钩样/蘑菇样外观不十分明确，以及血管侵犯的数量不明或缺乏血管标志物的情况下做出的初步诊断，这种情况多见于术中冷冻切片诊断，甲状腺滤泡癌占全部甲状腺癌的6%～10%，儿童罕见，成年人有时首先表现为骨或肺转移。大体检查一般为实性，具有较厚的完整包膜，有时可见钙化，应注意其局灶性包膜侵犯。当广泛浸润，可见明显甲状腺外扩展及形成卫星结节。根据定义，透明细胞变异型的透明细胞需超过整个肿瘤的50%，同时除外其他部位形似肿瘤转移到甲状腺。其他罕见变异型包括印戒细胞型滤泡癌、伴脂肪细胞的滤泡癌、肾小球样生长模式的滤泡癌及梭形细胞滤泡癌。这些独特的细胞形态温和，表达CK及TTF-1，缺乏多形性、核分裂及坏死，可与间变性甲状腺癌相鉴别。②微小浸润型滤泡癌：微小浸润型滤泡癌的诊断具有挑战性，因为存在较大的争议。一方面此型肿瘤复发或转移的风险最小，做出正确诊断意义较大；另一方面要做到精准诊断需要对包膜进行取材时至少取10块或更多，甚至将包膜全部取材，对可疑之处，建议深切或连续切片。其诊断标准为肿瘤有局部包膜侵犯，但程度较轻，无肉眼浸润，仅镜下可见浸润，多局限于包膜内或浸润距离包膜较近，无血管浸润或不明显。此型的Ki-67标记也很重要，一般＜5%。③包裹性血管浸润型滤泡癌：与以往的标准类似，2017年版之所以分出此变异型，是因为进一步强调了该型血管侵犯的重要性，生物学行为比微小浸润型更具侵袭性。并明确指出镜下可见包膜侵犯伴血管侵犯的标准。包膜侵犯的新标准为肿瘤连续的、全层地延伸并穿透。认为只有当包膜完全穿透才是真正的包膜侵犯。其镜下特点是肿瘤细胞垂直裂开或破坏包膜的胶原纤维，呈蘑菇样突出，并与先前细针穿刺的位置无关，或小的结节紧位于完整的包膜外，细胞结构与主瘤相同。然而，在对于包膜侵犯深度标准的问题上，意见仍为统一，有学者认为必须达到包膜厚度的1/2以上、2/3甚至全层，穿凿式破坏，也有学者认为肿瘤不规则浸润并破坏纤维包膜，即使未达包膜厚度1/2也可诊断，前提是这些是真正的肿瘤细胞，与周围非肿瘤性滤泡上皮相比，具有细胞学上的非典型。对于血管侵犯的诊断标准，给出的定义是：血管内存在肿瘤细胞既可被覆内皮，也可与血栓相连两种情况。怎样确定首先要确定血管为静脉，受累血管的部位必须在包膜内或包膜外，而非肿瘤内部。这就是为什么强调取材的重要性，因为只有取到包膜的部位，而不是肿瘤内的血管才能观察血管浸润情况。同时还要与肿瘤细胞在内皮下聚集、由于毛细管虹吸现象导致的脉管内裹入的肿瘤细胞团、周围人为造成的收缩裂隙及血管内皮细胞增生相鉴别。鉴别要点，一是裹入血管内的肿瘤细胞不与血管壁接触；二是收缩造成的周围空隙无内皮细胞覆盖。然而，真正掌握这一点并不容易，好在可用免疫组化标记血管内皮，一般而增生的血管内皮细胞为梭形，表达CD31或CD34，不表达TG或TTF-1，从而可以鉴别。④广泛浸润型滤泡癌：此型最具侵袭性，预后极差。肿瘤体积通常较大，除了肉眼可见的包膜侵犯及相邻的甲状腺组织明显累及，经证实还具有广泛的血管侵犯，包括那些侵犯＞4个血管的病例。若肿瘤侵入正常甲状腺间质，可发生促结缔组织增生反应，强烈提示为恶性。Ki-67标记增殖指数在广泛浸润性肿瘤为5%～10%。受累及的包膜内血管侵犯不足4个的滤泡癌比广泛血管侵犯者预后好。在病理报告中尽量写出上述与预后相关的病理组织学观察结果，以便指导临床医师判断预后。

（三）间变性癌

间变性癌是一种预后极差的高度恶性肿瘤，部分甚至全部由未分化细胞组成，占甲状腺癌的5%～10%。发病年龄偏大，50岁以下少见，男女之比为1∶（1.4～4.3）。大部分未分化癌生长较迅速，且早期即可通过所有通道发生转移。致死率达95%～100%，确诊后存活时间平均为6～12个月，由于病情发展较快，多数患者就诊时肿瘤组织已经侵犯至甲状腺外，临床症状多有周围组织的压迫症状，如呼吸不畅、声嘶、吞咽困难、颈部疼痛等。切面呈鱼肉样，质地较硬，灰白至棕褐色，常见出血坏死。癌细胞的形状和大小均不一致，呈梭形、圆形或卵圆形，并见瘤巨细胞。细胞异型性明显，核分裂象多见。常能见到广泛的凝固性坏死伴不规则边缘和栅栏状结构，有时仅在血管周见到存活的肿瘤组织，常伴中性粒细胞浸润。肿瘤易侵犯静脉。

肿瘤内不形成滤泡、乳头、小梁或巢状结构，但是肿瘤在形态学和免疫组化水平上仍保留明显上皮特征，常呈肉瘤样排列。未分化癌中也常常有多种成分混合存在，其中包括纤维肉瘤、恶性纤维组织细胞瘤、平滑肌肉瘤、横纹肌肉瘤、破骨细胞样巨细胞，鳞状上皮细胞，血管内皮肉瘤样的肉瘤成分或骨肉瘤、软骨肉瘤。以梭形细胞为主区，似纤维肉瘤。胶原纤维形成较多时，可见车辐状结构，再加炎细胞浸润，显示恶性纤维组织细胞瘤样图像。当黏液样区存在且较丰富时，类似恶性纤维组织细胞瘤的黏液样型。主要由巨细胞构成的瘤组织区域似多形性平滑肌肉瘤或横纹肌肉瘤，此时的巨细胞大且畸形，可有1～5个核，深染、异型性明显，胞质丰富，个别呈现奇异细胞的图像。有时见破骨样多核细胞，其核可多达100个。少数病例以圆形和卵圆形细胞为主，呈片状结构，有时瘤组织中出现鳞状细胞癌灶，但无角化珠形成。个别病例见血管样裂隙，似血管肉瘤。有软骨和骨质形成者似骨肉瘤或软骨肉瘤。有些可见灶性乳头状癌成分。肿瘤细胞也可呈嗜酸性改变。

（四）甲状腺髓样癌

甲状腺髓样癌是来源于甲状腺C细胞，能分泌降钙素的恶性肿瘤。肿瘤常位于甲状腺侧叶的上2/3，平均直径2～3cm。肿瘤呈圆形或略分叶状，界线比较清楚，无明显包膜，常侵犯周围组织。切面灰白、灰红或棕褐色，实性，质软，可见颗粒状外观。病史长者，可见出血、坏死和广泛钙化，甚至骨质形成。冷冻切片镜检时，典型的髓样癌是由多边形、梭形、圆形、柱状、立方，部分可呈小细胞或浆细胞样的上皮细胞构成，细胞形态相对一致。肿瘤虽然细胞成分较多，但核分裂少见，核分裂多的肿瘤常常是以纺锤形细胞占优势，且具有预后不良的倾向。细胞界线清楚，细胞核较小，类圆形，可见小核仁，胞质颗粒状，嗜双色或者嗜碱性，常规切片更清楚。肿瘤可呈典型的内分泌肿瘤的结构或呈实性片状、巢状、乳头或滤泡样结构的细胞团。多数间质中有淀粉样物质或淀粉样变、钙化或沙砾体。髓样癌的特点既是实性增生的细胞团之间有淀粉样物沉积。髓样癌可产生多种肽类物质。除产生黏液外，还可产生促肾上腺皮质激素等多肽类物质。

　　免疫组化显示神经内分泌肿瘤标记，如 Syn、CgA 等。同时降钙素（CT）阳性而 TG 阴性是诊断髓样癌最有诊断价值的免疫组化染色结果。组化染色可见髓样癌的淀粉样物刚果红呈阳性反应。

三、甲状腺其他肿瘤及瘤样病变

（一）鳞状细胞癌

　　甲状腺罕见的恶性肿瘤，约占所有甲状腺恶性肿瘤的1%，常见于老年人，特别是老年女性。该肿瘤恶性程度很高，侵袭性强，对放疗、化疗不敏感，生存率低。冷冻诊断时必须排除甲状腺转移性鳞状细胞癌，应仔细询问病史、进行相关检查，特别是对鼻咽、口咽、肺、食管、喉及皮肤等部位进行仔细检查。在排除其他原发灶的情况下才能诊断为原发性。

（二）黏液表皮样癌

　　属低度恶性。镜下与涎腺的黏液表皮样癌相似。

（三）黏液腺癌

　　甲状腺原发癌产生大量的细胞外黏液，且显微镜下占肿瘤面积的50%以上，可诊断为黏液腺癌。诊断甲状腺原发性黏液腺癌需要与其他能够产生黏液的甲状腺癌亚型相鉴别。

（四）淋巴造血组织肿瘤

　　正原发于甲状腺的淋巴造血组织肿瘤非常少见，只占结外淋巴瘤的2.5%，占甲状腺恶性肿瘤的0.6% ～ 5.0%。多见于老年患者，常为全身性淋巴造血组织肿瘤在甲状腺的局部表现。女性多见，男女比例约1：2.5。甲状腺原发的霍奇金恶性淋巴瘤非常罕见，多数是继发性的，常继发于桥本甲状腺炎或淋巴细胞性甲状腺炎。患者常以无痛性颈部包块为主诉，临床表现为甲状腺内孤立或多发的结节，较大，常出现压迫症状；甲状腺弥漫性肿大时，类似甲状腺炎。

（五）原发于甲状腺的间叶性肿瘤

　　良性肿瘤如脂肪瘤、血管瘤、神经鞘瘤、平滑肌瘤均有报道，少见。恶性肿瘤有纤维肉瘤、脂肪肉瘤、平滑肌肉瘤、横纹肌肉瘤、骨肉瘤、软骨肉瘤及血管肉瘤等。

（王强修）

第三节　WHO（2017）甲状腺肿瘤分类解读

第4版WHO内分泌肿瘤分类于2017年出版，第4版分类是在对甲状腺肿瘤病理学、临床生物学行为及遗传学的新认识基础上进行修订的（表8-3）。其中将滤泡来源的肿瘤分为良性滤泡性肿瘤、交界性滤泡性肿瘤、乳头状癌、滤泡性癌、Hürthle细胞肿瘤、低分化癌、未分化癌等，重新定义和归类了部分甲状腺肿瘤或肿瘤类型，进一步明确部分肿瘤的诊断标准。主要包括以下几个方面。

表8-3　WHO（2017）甲状腺肿瘤组织学分类

肿瘤分类	生物学行为编号
1.甲状腺癌（thyroid carcinoma）	
（1）乳头状癌（papillary carcinoma）	8260/3*
（2）滤泡癌（follicular carcinoma）	8330/3
（3）低分化癌（poorly differentiated carcinoma）	8337/3
（4）间变性癌（anaplasticb carcinoma）	8020/3
（5）鳞状细胞癌（squamous cell carcinoma）	8070/3
（6）黏液表皮样癌（mucoepidermoid carcinoma）	8430/3
（7）伴嗜酸细胞增多的硬化型黏液表皮样癌（sclerosing mucoepidermoid carcinoma with eosinophilia）	8430/3
（8）黏液癌（mucinous carcinoma）	8480/3
（9）髓样癌（medullary carcinoma）	8345/3
（10）混合性髓样和滤泡细胞癌（mixed medullary and follicular cell carcinoma）	8346/3
（11）伴胸腺样分化的梭形细胞肿瘤（spindle cell tumour with thymus-like differentiation）	8588/3
（12）甲状腺内胸腺癌（intrathroid thymic carcinoma）	8589/3
2.甲状腺腺交界性肿瘤（borderline tumoues）	
（1）玻璃样梁状肿瘤（hyalinizing trabecular tumor）	8336/1*
（2）其他包裹性滤泡性肿瘤（other follicular tumours）	
①恶性潜能未定的滤泡性肿瘤（FT-UMP）	8335/1*
②恶性潜能未定的高分化肿瘤（WT-UMP）	8348/1*
③具有乳头状癌细胞核特点的非浸润甲状腺滤泡性肿瘤（NIFTP）	8349/1*
3.Hürthle细胞肿瘤（Hürthle cell tumours）	
（1）Hürthle细胞腺瘤（Hürthle cell adenoma）	8290/0
（2）Hürthle细胞腺癌（Hürthle cell adenimocacinama）	8290/3
4.淋巴造血系统肿瘤（haematolymphold tumours）	
（1）原发性淋巴瘤（primary lymphoma）	
（2）滤泡树突状细胞肉瘤（follicular dendritic cell sarcoma）	9758/3
（3）朗格汉斯细胞组织细胞增生症（Langerhans cell histiocytosis）	9751/3
5.甲状腺其他肿瘤（other thyroid tumous）	

肿瘤分类	生物学行为编号
（1）畸胎瘤（teratoma）	
（2）异位胸腺瘤（ectopic thymoma）	8580/3
（3）血管肉瘤（angiosarcoma）	9120/3
（4）平滑肌肿瘤（smooth muscle tumours）	
（5）外周神经鞘肿瘤（peripheral nerve sheath tumours）	
（6）副神经节瘤（paraganglioma）	8693/3
（7）孤立性纤维性肿瘤（solitary fibrous tumour）	8815/1
6.继发性肿瘤（secondary tumours）	

国际肿瘤分类（ICD-O）和医学系统性命名。生物学行为编号：/0为良性肿瘤；/1为非特异性，交界性或不确定性生物学行为；/2为原位癌和上皮内瘤3级；/3为恶性肿瘤。*代表IARC/WHO协会新证实的形态学编码

一、滤泡性腺瘤

滤泡性腺瘤是一种显示甲状腺滤泡细胞分化、无甲状腺乳头状癌核特征的、良性、有包膜和非浸润性肿瘤（图8-31、图8-32），要与甲状腺结节性增生内的增生性结节相鉴别。除了典型的滤泡性腺瘤外，还有高功能性腺瘤、滤泡性腺瘤伴增生、脂肪腺瘤、滤泡性腺瘤伴奇异核、印戒细胞滤泡性腺瘤、透明细胞滤泡性腺瘤、梭形细胞滤泡性腺瘤和黑色滤泡性腺瘤8种亚型。其中滤泡性腺瘤增加的2种变异型分别为梭形细胞滤泡性腺瘤和黑色滤泡性腺瘤。前者主要由表达CK、TG及TTF-1的梭形细胞构成，CT呈阴性；而后者见于经米诺环素治疗的患者，大体检查肿瘤黑色，镜下胞质内色素沉积。以前分类中的胎儿性腺瘤（图8-33、图8-34）和黏液性滤泡腺瘤在2017年新版WHO分类中之所以未被独立地列出，是因为这些形态结构只表明经典型腺瘤形态学异质性，作为一种独特的排列方式而存在，不属于变异型。变异型是指肿瘤具有相同起源及特定的组织学改变，与临床预后有一定的相关性，尽管表现为组织形态的异质性，但仍属于某一明确病种的一部分，治疗上可能存在个体差异，但总体方案差异不明显。

二、乳头状癌

甲状腺乳头状癌是最常见的内分泌恶性肿瘤，由具有独特的生物学行为的15种不同亚型组成。在确定的这15种亚型中，以普通型、微小乳头状癌、包裹型、滤泡型、弥漫硬化型和高细胞型是相对常见，而其他亚型比较少见。以下介绍几种相对常见的甲状腺乳头状癌亚型。

（一）甲状腺微小乳头状癌

甲状腺微小乳头状癌（papillary thyroid microcarcinoma，PTMC）是甲状腺乳头状癌（papillary thyroid crocarcinoma，PTC）中最常见的病理类型，被WHO定义为最大直径≤1cm的PTC。好发于近被膜处，部分合并结节性甲状腺肿。镜下多由乳头状结构（图8-35）、滤泡结构与乳头结构混合构成（图8-36），可呈包裹性、纤维化或囊性变。

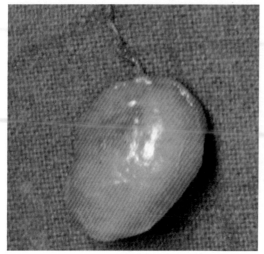

图 8-31 甲状腺腺瘤：示完整的包膜

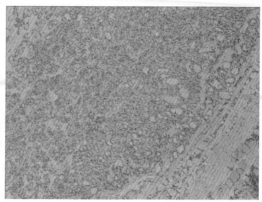

图 8-32 甲状腺腺瘤：示包膜内滤泡细胞团
（HE×100）

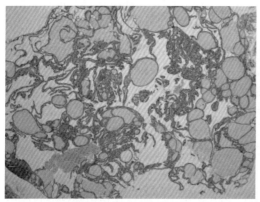

图 8-33 滤泡性腺瘤：示乳头状增生（HE×40）

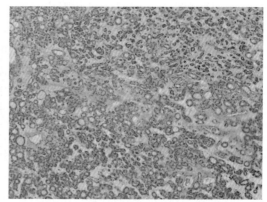

图 8-34 甲状腺腺瘤：以往所谓的胎儿型
（HE×100）

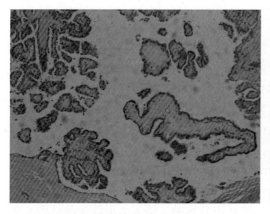

图 8-35 甲状腺微小乳头状癌（HE×40）

图 8-36 滤泡亚型甲状腺微小乳头状癌
（HE×40）

(二)甲状腺滤泡亚型乳头状癌

过去把所有具有滤泡结构的甲状腺癌都归到滤泡癌范畴，随着诊断经验和临床随访，人们发现部分具有以下特点的甲状腺癌不同于滤泡癌，更类似甲状腺乳头状癌，这些特点包括：①肿瘤呈滤泡状生长；②部分细胞核具有乳头状癌核特征；③生物学行为更倾向乳头状癌，于是就提出了甲状腺滤泡亚型乳头状癌的分类。镜下观察为一种完全或几乎由滤泡组成，但具有乳头状癌特征性核改变的肿瘤。即细胞核空亮或者透明，或者出现核沟（图8-37），并且细胞核卵圆形而非圆形；通常有包膜，肿瘤性滤泡拉长，滤泡细胞排列不规则形成皱襞、小芽，突入腔内，间质内可见沙砾体（图8-38），但淋巴结内的转移灶往往可见清晰的乳头状结构（图8-39）；对于部分病例中出现的具有透明、淡染核的滤泡，应与乳头状癌相鉴别。

(三)其他少见亚型乳头状癌

1.实性/梁状型PTC　一种50%以上瘤细胞形成实性、小梁状或巢状（岛状）排列的乳头状癌。较为罕见，占成年人PTC的1%～3%，多具有RET/PTC3重排。镜下观察呈实体、梁状或巢状（图8-40）。瘤细胞岛被纤维血管间隔分隔，一般见不到明显的乳头形成，但具有典型乳头状癌的核特征。由于此型PTC常发生于儿童且具有甲状腺外转移的特点，因此需与恶性度较高的低分化甲状腺癌和髓样癌相鉴别。不伴有坏死、核分裂很少见和具有乳头状癌核特征是诊断实体亚型PTC的关键。

2.透明细胞亚型PTC　为一种由糖原积聚或空泡形成致使胞质透明变的PTC。镜下具有典型的乳头状癌结构和核特征，但大部分细胞胞质透明。甲状腺透明细胞癌非常罕见，发病率0.5%～4.6%，原发性甲状腺肿瘤的透明细胞改变可见于嗜酸细胞肿瘤、滤泡性肿瘤、乳头状癌或未分化癌，而在乳头状癌中透明细胞型仅占1.7%。诊断此病时透明细胞所见比例应＞50%。镜下位于实性或滤泡区域的透明细胞呈立方形，而位于乳头表面的透明细胞则呈立方至低柱状，并且透明胞质多集中于细胞顶端，细胞膜界线清楚，胞质从水样透明到细颗粒状（图8-41）。细胞核的特征与普通乳头状癌一致，位于立方细胞的中央或柱状细胞的基底。也可见到嗜酸细胞和透明细胞混合。然而，一些癌细胞胞质部分透明和部分嗜酸。内或外可见到阿尔辛蓝阳性的黏液，部分病例肿瘤细胞胞质内可见PAS阳性的糖原。

3.弥漫硬化型PTC　为一种弥漫累及双侧或一侧甲状腺，伴显著纤维化的PTC（图8-42）。约占所有甲状腺乳头状癌的0.5%。肿瘤弥漫性侵犯甲状腺的一侧或两侧叶，通常不形成明显的肿块。广泛性鳞状上皮化生、大量的沙砾体、散在性淋巴、浆细胞巢常见，并可在扩张的淋巴管-血管内见到小乳头结构，可伴有广泛间质纤维化。由于本型侵袭能力强，发生颈部淋巴结转移和肺转移的概率也较一般乳头状癌高，因而预后较差。免疫组化表达特点：TG、TTF-1、HBME1和galectine-3均阳性表达。与经典乳头状癌相比，高表达P63，低表达P53。此型PTC易与桥本甲状腺炎混淆，应注意鉴别。

4.嗜酸性细胞亚型PTC和Warthin瘤样亚型PTC　如构成乳头状癌的大多数瘤细胞（＞75%）为嗜酸细胞，则为此型。目前认为单纯型嗜酸细胞亚型PTC很罕见。镜下，以复杂分支的乳头为特征，乳头由嗜酸细胞和薄的纤维血管间质束组成。瘤细胞通常呈

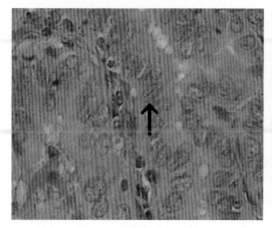

图 8-37　滤泡亚型甲状腺乳头状癌：示核沟
（箭头）（HE×400）

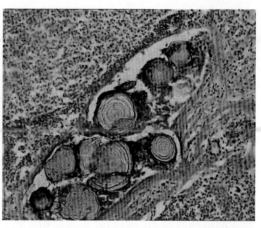

图 8-38　滤泡亚型甲状腺乳头状癌的沙砾体：
示同心圆状结构的嗜碱性层状钙化小体（HE×100）

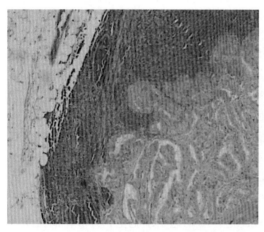

图 8-39　滤泡亚型甲状腺乳头状癌的淋巴结
转移灶：示发育良好的乳头状结构（HE×100）

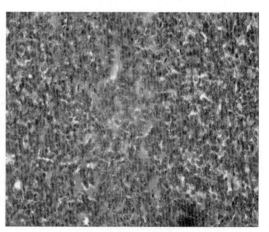

图 8-40　甲状腺乳头状癌：实体亚型
（HE×200）

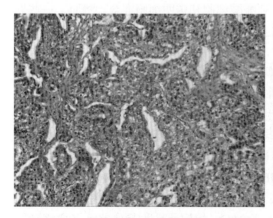

图 8-41　甲状腺乳头状癌的透明细胞亚型：
示癌细胞胞质呈水样透明到细颗粒状（HE×400）

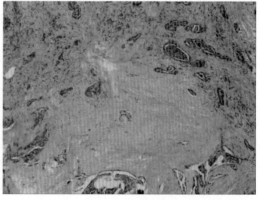

图 8-42　弥漫硬化型甲状腺乳头状癌：示间
质广泛纤维化（HE×100）

多角形、柱状，胞质内有丰富的嗜酸性颗粒。瘤细胞核具有普通型乳头状癌的细胞核的特征。其生物学行为与普通乳头状癌相似。

杨海玉等认为嗜酸细胞亚型 PTC 的组织结构和形态类似涎腺的 Warthin 瘤，故又称为甲状腺 Warthin 瘤样 PTC。也有的学者认为 Warthin 瘤样亚型 PTC 是嗜酸细胞亚型乳头状癌的一个亚型。2017 年新版 WHO 分类强调了 Warthin 瘤样亚型 PTC。显微镜下的显著特点是在乳头的间质内可见大量淋巴细胞浸润，可见生发中心，炎细胞常侵入邻近甲状腺实质内（图 8-43）。认识此型 PTC 的意义还在于术中快速病理检查时切勿将其诊断为转移性腺癌。

5.包裹型 PTC　是 2017 年新版 WHO 分类确定的新亚型。具有典型 PTC 细胞学特点，具有完整的纤维包膜（图 8-44），也可有局灶浸润。其结构特点与一般乳头状癌完全相同，常见瘤组织的局部侵犯。

6其他　除介绍的甲状腺乳头状癌亚型外，近年来尚有其他罕见亚型，如柱状细胞亚型、筛状-桑椹亚型、高细胞亚型、鞋钉样细胞变异型、结节性筋膜炎样型（一种由梭形细胞和纤维黏液性基质组成的间质高度增生、小叶状的乳头状癌）、梭形细胞亚型、乳头状癌伴伴纤维瘤病亚型 PTC、乳头状癌伴伴灶性岛样成分等。

三、交界性甲状腺滤泡性肿瘤

恶性潜能未定的高分化肿瘤和伴乳头状癌核特征的非浸润性甲状腺滤泡性肿瘤，其中透明变梁状肿瘤在 2004 年 WHO 分类中被归为良性肿瘤，其 ICD-O 编码为 0，而在新版 WHO 分类中被重新认定为交界性肿瘤。

四、Hürthle 细胞肿瘤

新分类将 2004 年版中的嗜酸细胞肿瘤从滤泡性肿瘤中剔除，成为一组独立的病变，肿瘤是由嗜酸细胞组成，肿瘤细胞胞质颗粒状，细胞核大，位于中央，核仁明显。术语 Hürthle 比"嗜酸细胞"更常用。因此，新分类中采用了 Hürthle 细胞肿瘤，鉴于其临床、病理和分子谱与滤泡性肿瘤不同。因此，新版 WHO 分类将嗜酸细胞肿瘤从滤泡性肿瘤中单独分出来，包括了 Hürthle 细胞腺瘤和 Hürthle 细胞腺癌。但要注意的是甲状腺乳头状癌仍有嗜酸细胞亚型，不属于嗜酸细胞肿瘤。

研究发现，Hürthle 细胞肿瘤具有较高水平的自噬发生，提示发病可能与基本自噬增加有关。嗜酸性成分所占比例需超过整个肿瘤的 75%，若肿瘤仅含少量嗜酸细胞，应诊断为甲状腺肿瘤伴 Hürthle 细胞分化特征。肉眼观察，Hürthle 细胞肿瘤呈棕褐色，可见钙化及梗死。腺瘤的包膜薄，而癌相对较厚。镜下观察，与非 Hürthle 细胞肿瘤相比，嗜酸性胞质肿胀呈球形，以至于胞核显得相对较小。分子生物学研究发现，与非 Hürthle 细胞肿瘤相比，该种肿瘤细胞有丰富的线粒体和有较高的线粒体 DNA 突变频率。而且，这些肿瘤有不同于其他常见甲状腺肿瘤的基因谱，转录组标记符合 Wnt/β-catenin 和 PI3K-Akt-mTOR 通路的活化。与滤泡性肿瘤比较，它们有较低的 RAS 突变和较高的 PAX8/PPARG 重排。另外，在 Hürthle 细胞肿瘤中常见异倍体。Hürthle 细胞肿瘤（腺瘤/癌）的临床、病理和分子谱不同于滤泡性腺瘤/癌，证明了其可以作为一种独立的疾病。不同于滤泡癌，Hürthle 细胞癌能够扩散到颈部淋巴结。Hürthle 细胞癌的预后被认为与血管侵犯的范围有关。像其他滤泡性肿瘤一样，Hürthle细胞可向间变型癌转化。

1.Hürthle细胞腺瘤　包膜完整，缺乏包膜和（或）血管侵犯的非浸润性Hürthle细胞肿瘤（图8-45、图8-46）。

2.Hürthle细胞癌　具有包膜和（或）血管侵犯的Hürthle细胞肿瘤（图8-47～图8-54）。Hürthle细胞癌较常见于男性，患者发病年龄比乳头状癌和滤泡癌晚。患者平均年龄57岁，与普通型滤泡癌相比，患者年龄更大，体积更大，分级更高，而生存率更低，5年生存率仅20%～40%。常有邻近甲状腺组织浸润，周围形成卫星结节，可发生于颈部的淋巴结转移，应常规行第Ⅵ组淋巴结切除。对放射性碘治疗不敏感，术后可辅助放疗。

五、低分化癌

低分化癌是一种滤泡细胞来源的肿瘤，形态学和生物学行为介于分化型（滤泡癌和乳头状癌）和间变性癌之间。甲状腺低分化癌由于其由可含有微滤泡的、境界清楚的实性巢或"小岛"组成，有时被称为岛状癌（图8-55）。WHO（2017）甲状腺肿瘤分类采用了2006年《都灵提议》制定的诊断标准：①滤泡细胞来源的癌的诊断（根据常规标准）；②实性、岛状和梁状生长方式；③缺乏甲状腺乳头状癌的普通核特征（图8-56）；④至少出现以下3种形态学特征之一，卷曲的核（如乳头状癌的"去分化"核特征）、核分裂象为≥3个/10HPF（图8-57）或肿瘤性坏死。所谓的卷曲的核或纤曲核，指的是核稍小，外形多轻度不规则（似葡萄干样），较一致，染色质深染且均匀分布，无核内包涵体，几乎见不到核沟，现在认为这是甲状腺乳头状癌的部分去分化表现。坏死为凝固性坏死，坏死灶常位于实性细胞巢或细胞岛的中心，而且境界往往清楚。现在的问题在于到底肿瘤中含有多少低分化癌成分时才能诊断甲状腺低分化癌，有的学者提出当梁状、实性和岛状的生长区域仅是肿瘤的一部分，其余为乳头状癌或滤泡癌时，则以梁状、实性和岛状的生长区域占肿瘤组织的50%为分界线。但部分学者认为10%的梁状、实性和岛状的生长区域就有意义。

低分化甲状腺癌中可有多个突变，其中包括一些发生于分化型甲状腺癌中的基因突变。基因组学研究也显示低分化癌中的突变负荷介于分化型甲状腺癌和间变性癌之间。而且，该肿瘤的miRNA谱也不同于分化型甲状腺癌和间变性癌。

六、间变性甲状腺癌

间变性甲状腺癌在甲状腺癌中恶性程度最高，1年生存率仅10%～20%。30%～40%发生转移，多转移至肺、骨或脑，病死率＞90%。是由未分化的甲状腺滤泡细胞组成的肿瘤。间变性甲状腺癌可新发或从分化型癌转化而来。镜下为未分化的滤泡上皮，可见明显的坏死（图8-58）。可分为3种结构：巨细胞（图8-59）、肉瘤样（图8-60）和上皮样。癌细胞表达CK，而TTF1通常阴性，但PAX-8可见于约50%病例。因此，PAX-8可用于证实癌为甲状腺来源。间变性甲状腺癌的遗传学谱系复杂，伴有多个基因学改变，最常见的突变基因是p53。如果发生p53基因突变，表明癌发生去分化。

当遇到肉瘤样形态的甲状腺病变时，需首先考虑间变性甲状腺癌。一经诊断，所有的间变性甲状腺癌均被认定为Ⅳ期，又分为T4A（局限于甲状腺）及T4B（在任何程度

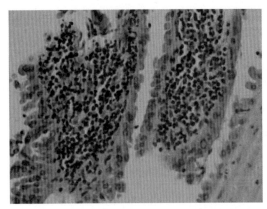

图 8-43　Warthin 瘤型乳头状癌：示乳头间质内大量淋巴细胞浸润（HE×100）

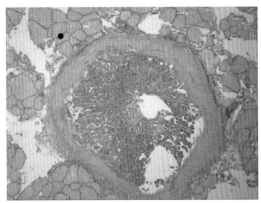

图 8-44　包裹型甲状腺乳头状癌：示包膜完整（HE×40）

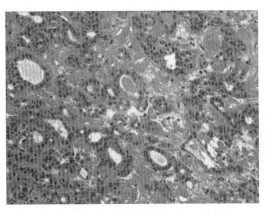

图 8-45　Hürthle 细胞腺瘤：示肿瘤细胞胞质丰富，胞质内富含嗜酸颗粒（HE×400）

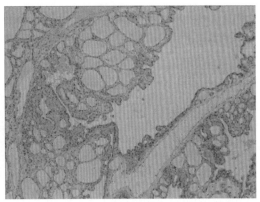

图 8-46　Hürthle 细胞腺瘤：示乳头状结构（HE×100）

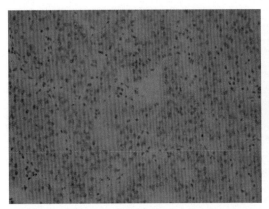

图 8-47　Hürthle 细胞癌的冷冻切片：示瘤细胞胞质呈嗜酸性（HE×100）

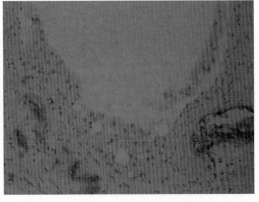

图 8-48　Hürthle 细胞癌的冷冻切片：示瘤细胞浸润血管（HE×100）

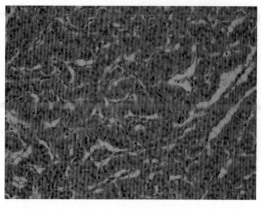

图 8-49　Hürthle 细胞癌的常规切片：可见瘤细胞胞质呈嗜酸性，有异型性（HE×100）

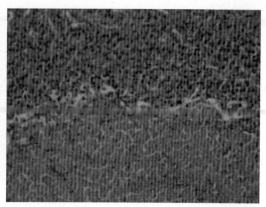

图 8-50　Hürthle 细胞癌的常规切片：可见坏死（HE×200）

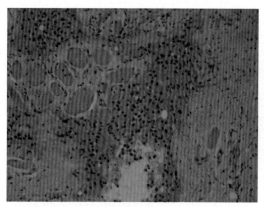

图 8-51　Hürthle 细胞癌的常规切片：肿瘤组织侵犯周围正常甲状腺组织（HE×200）

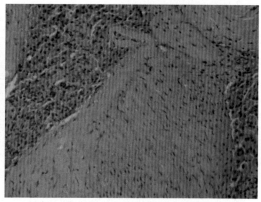

图 8-52　Hürthle 细胞癌的常规切片：肿瘤细胞侵犯神经（HE×200）

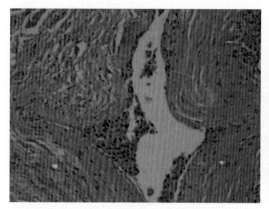

图 8-53　Hürthle 细胞癌的常规切片：肿瘤细胞侵犯包膜内血管（HE×200）

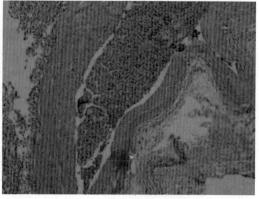

图 8-54　Hürthle 细胞癌的常规切片：肿瘤组织在血管内形成癌栓（HE×200）

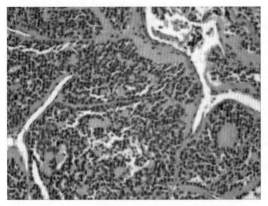

图 8-55　甲状腺低分化癌：示岛状结构（HE×200）

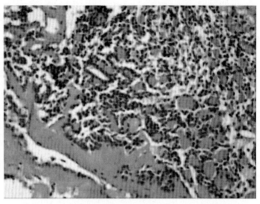

图 8-56　甲状腺低分化癌：滤泡样结构，缺乏乳头状癌核特征（HE×200）

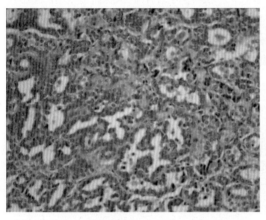

图 8-57　甲状腺低分化癌：细胞异型性明显，可见核分裂（HE×400）

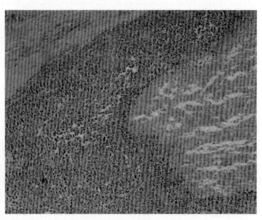

图 8-58　甲状腺间变性癌：示凝固性坏死（HE×400）

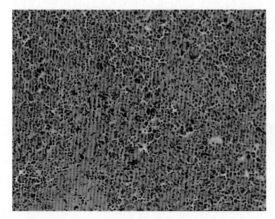

图 8-59　甲状腺间变性癌：示破骨样巨细胞（HE×100）

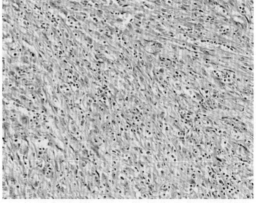

图 8-60　甲状腺间变性癌肉瘤型：示瘤细胞呈梭形，呈肉瘤样改变，其内可见淋巴细胞浸润（HE×200）

上延伸到甲状腺外）。间变性甲状腺癌与鳞状细胞癌的形态学鉴别意义不大，但要求与头颈部或其他部位的鳞状细胞癌直接蔓延、累及或转移性至甲状腺相鉴别。PAX-8在79%的间变性甲状腺癌及92%鳞状细胞癌中阳性，而在头颈部的其他鳞状细胞癌中不表达。

七、其他上皮性肿瘤

（一）涎腺型肿瘤

1.黏液表皮样癌　是一种具有惰性生物性行为的低级别恶性肿瘤。该肿瘤表达PAX-8和TTF-1。而且，表皮样细胞和导管基底细胞表达p63。

2.硬化性黏液表皮样癌伴嗜酸粒细胞增多症　是一种显示表皮样和腺样分化，以及表现为硬化性间质伴嗜酸粒细胞和淋巴细胞浸润的恶性上皮性肿瘤。该肿瘤最初认为是低级别肿瘤。然而，最近的研究发现其有潜在的侵袭性行为伴甲状腺外扩散和远处转移。与表达PAX-8和TTF-1的黏液表皮样癌有诸多不同，例如硬化性黏液表皮样癌伴嗜酸细胞增多症常见神经周围神经周围侵犯和伴有慢性淋巴细胞性甲状腺炎（桥本甲状腺炎），而很少伴发乳头状甲状腺癌，免疫组化染色显示硬化性黏液表皮样癌伴嗜酸细胞增多症者TG通常阴性，TTF-1约50%阴性。

（二）黏液性癌

是一种恶性上皮性肿瘤，特征性表现为肿瘤细胞群被广泛的细胞外黏液围绕。肿瘤细胞表达PAX-8和TTF1。主要的鉴别诊断是转移性癌和其他能产生黏液的甲状腺原发肿瘤。黏液癌预后非常差。

（三）显示胸腺样分化的梭形上皮性肿瘤

显示胸腺样分化的梭形上皮性肿瘤的特征为小叶状结构和2种细胞成分组成，后者为梭形上皮细胞与腺样结构混合。肿瘤细胞表达高分子量角蛋白和CK7，不表达TTF1和CD5。该肿瘤必须与滑膜肉瘤、转移性梭形细胞癌和异位性胸腺瘤相鉴别。它是一种缓慢生长的肿瘤，预后好。

（四）甲状腺内胸腺癌

旧版称为显示胸腺样分化的癌，该肿瘤细胞常表达CD5、P63、CD117、P53、BCL-2、Cllretinin及CK，不表达TTF-1、CT及LCA。Ki-67增殖指数为10%～30%。

八、非上皮性肿瘤

这些肿瘤包括副神经节瘤、周围神经鞘膜肿瘤（神经鞘瘤、恶性周围神经鞘膜瘤）、血管性肿瘤（血管瘤、淋巴管瘤和血管肉瘤）、平滑肌肿瘤（平滑肌瘤和平滑肌肉瘤）、孤立性纤维性肿瘤、组织细胞肿瘤（Langerhans细胞组织细胞增生症、Rosai-Dorfman病和滤泡树突状细胞肉瘤）、生殖细胞肿瘤、淋巴瘤和畸胎瘤。所有这些肿瘤均罕见。与上一版比较，变化部分如下。

1.原发性甲状腺淋巴瘤应与桥本甲状腺炎等相鉴别　最常见的是弥漫大B细胞性淋巴瘤，其次为黏膜相关淋巴组织结外边缘区淋巴瘤和滤泡性淋巴瘤。黏膜相关淋巴组织结外边缘区淋巴瘤淋巴瘤常显示广泛的浆细胞样分化，易误认为浆细胞瘤。而真正的甲状腺浆细胞瘤罕见，故新版予以删除。局限性甲状腺淋巴瘤预后较好，临床随访即可。

2.滤泡树突状细胞肉瘤　上一版称为"滤泡树突状细胞肿瘤"，是一种起源于滤泡树突细胞的罕见肿瘤，常侵犯淋巴结和头颈部软组织，且肿瘤细胞可呈现核沟、核内假包涵体等病理特征，因此也需与PTC进行鉴别。资料显示其复发率及转移率分别为28%和27%。

3.生殖细胞肿瘤　GCT由上一版的"畸胎瘤"扩展而来并分级。2017年版分为成熟性畸胎瘤（0～1级）、未成熟性畸胎瘤（2级）及恶性畸胎瘤（3级）。1级伴有限的未成熟神经外胚层组织，仅1个低倍视野（40×）可见胚胎性成分。2级被证实为良性肿瘤伴2～3个低倍视野见到局灶未成熟组织；属于交界性。3级为恶性，>4个低倍视野包含未成熟组织伴核分裂及细胞非典型，若出现胚胎性癌及卵黄囊瘤成分，也归于3级。GCT预后取决于患者年龄、肿瘤大小、未成熟组织程度。一般青春期前、婴幼儿多为0～2级，而青春期后往往为3级，约30%发生复发或转移。

4.神经节瘤　可能来自于喉下副神经节。2017年版WHO分类将其归为恶性，ICDO编码由8693/1变为8693/3，有利于病理诊断，减轻了与髓样癌等鉴别的压力，尤其术中冷冻病理检查。神经节瘤镜下呈巢状或小梁状排列，局部呈实性，这些巢团被纤维结缔组织分割成小叶状，形成器官样结构，细胞圆形、多面形到梭形，颗粒状胞质中等嗜酸或嫌色，核圆形、卵圆形，染色质细腻，偶见双核或深染，但并不代表恶性。核分裂不常见，免疫组化标记显示S-100蛋白阳性的支持细胞出现在巢外周或与主细胞交错排列。手术切除即可，但需要随访，因为少数病例可发生转移。

5.朗格汉斯细胞组织细胞增生症　2017年版WHO分类将朗格汉斯细胞组织细胞增生症归于恶性，其ICDO编码也从8751/1改为8751/3。原发于甲状腺的朗格汉斯细胞组织细胞增生症常表现为孤立性结节，镜下常伴有嗜酸粒细胞浸润。虽可见核异型和核分裂，但缺乏甲状腺乳头状癌的核特征，可出现核沟，系统性朗格汉斯细胞组织细胞增生症累及甲状腺预后不佳，但原发于甲状腺的孤立性病变，术后无进展。

6.孤立性纤维性肿瘤　2017年版WHO分类将其生物学行为归为交界性，ICDO编码887/0改为887/1。已经明确是一种涉及STAT6基因易位相关性肿瘤，免疫组化检测STAT6可用于诊断。孤立性纤维性肿瘤可浸润甲状腺周围组织，若出现显著的细胞非典型，核分裂象>5/10HPF，需考虑恶性。

九、透明变梁状肿瘤

透明变梁状肿瘤的国际疾病分类（ICD-0）编码由0变为1。甲状腺透明变梁状肿瘤包膜相对完整。高倍镜下可见肿瘤细胞排列以条索状为主，肿瘤细胞主要为长型细胞，细胞间有透明样变物质；细胞核长型，长轴与梁状结构长轴几乎垂直，细胞核可见核沟，核内包涵体不易找到。此肿瘤略好发于甲状腺右叶，未见RAS和BRAF突变。预后好，几乎所有病例均显示良性过程。①与乳头状甲状腺癌鉴别诊断：主要是甲状腺透明变梁状肿瘤细胞内有透明变物质，PAS染色呈阳性。②与甲状腺滤泡性腺瘤的鉴别诊断：甲状腺透明变梁状肿瘤的细胞核有核沟和包涵体，另外细胞质内有透明变物质；而甲状腺滤泡性腺瘤的细胞核通常呈圆形或者椭圆形，无甲状腺透明变梁状肿瘤细胞核的特征。与其他肿瘤的免疫表型特征不同，甲状腺透明变性梁状肿瘤细胞膜通常Ki-67膜强呈阳性。

十、继发性肿瘤

继发性肿瘤是邻近器官恶性肿瘤通过直接扩散或非甲状腺部位器官的恶性肿瘤通过血管播散至甲状腺内的肿瘤。癌转移到甲状腺可能伴随破坏性甲状腺炎。喉部鳞状细胞癌是最常见的通过直接扩散到甲状腺的继发性肿瘤。肾、肺、乳腺或结肠癌血道转移较常见到。另外，黑素瘤和淋巴瘤也有报道。近年来，细针吸取活检结合更加特异性抗体（如肺癌的NapsinA、甲状腺癌的PAX-8）有助于区分甲状腺原发性和继发性肿瘤。而且，甲状腺继发性肿瘤的细针吸取活检可以提供组织用于评估分子改变，从而可以有助于原发性肿瘤的辅助治疗。

（王强修）

第四节　甲状腺交界性肿瘤

一、恶性潜能未定的肿瘤

（一）提出恶性潜能未定的肿瘤的背景

1986年4月，苏联的乌克兰共和国切尔诺贝利核能发电厂发生了严重的泄漏和爆炸事故，周边地区的许多儿童患上了甲状腺癌。为了进行诊断登记，各国的甲状腺病理专家尝试采用当时WHO的分类方法，但是在实际操作过程中遇到了许多不能达成一致的病例。1999年2月，在剑桥召开的第一次会议，与会的专家复习了约200例病例，发现对于包裹性的滤泡性肿瘤的诊断存在很大的分歧，而这种分歧是由于各国各地区的诊断标准的差异造成的。为了解决这一差异造成的分歧，在随后的第二次会议上，大家就包裹性滤泡性肿瘤的新分类方法达成一致，将一些新的诊断术语列入了提案，制定了新的分类标准，并在切尔诺贝利事故后的肿瘤登记时采用了这一方法。2000年，Williams等切尔诺贝利病理学组提出的新分类方法中采用了3个新的概念：① "恶性潜能未定的高分化肿瘤"（well differentiated tumours of uncertain malignant potential，WDT-UMP）用来指那些高分化的、非浸润性或仅表现为可疑浸润的、具有不确定甲状腺乳头状癌核特征的包裹性滤泡性肿瘤；② "高分化癌，非特指"（well differentiated carcinoma，not otherwise specified，WDC-NOS）用来指具有不确定甲状腺乳头状癌核特征（PTC-N），但伴有明确的包膜和（或）血管浸润的包裹性滤泡性肿瘤；③ "恶性潜能未定的滤泡性肿瘤"（follicular tumor of uncertain malignant potential，FT-UMP）用来指具有可疑包膜浸润，但不伴有血管浸润及乳头状核特征的包裹性滤泡性肿瘤。该研究进一步指出WDT-UMP和FT-UMP均应被视为交界性肿瘤。在切尔诺贝利研究组登记的913例恶性和交界性病例中，诊断为 WDC-NOS 的病例占 3.7%、WDT-UMP 的病例占 5.5%，而 FT-UMP 的病例占 2.7%。

（二）新版 WHO 甲状腺肿瘤分类中的恶性潜能未定的肿瘤

2017 年版 WHO 甲状腺肿瘤分类采用了 Williams 等提出的恶性潜能未定的肿瘤（UMP）的概念，将其归入甲状腺交界性肿瘤的范畴，并对其定义进行了一定程度的更新。首先，新版 WHO 分类明确了恶性潜能未定的肿瘤（tumours of uncertain malignant potential）的定义：这类肿瘤是指那些包裹性的或境界清楚的、以滤泡状模式生长的甲状腺肿瘤，并伴有可疑的包膜或血管浸润。随后再根据肿瘤细胞是否具有乳头状癌细胞核特征，将该类肿瘤进一步分为两类：①恶性潜能未定的滤泡性肿瘤（FT-UMP），不具有乳头状癌细胞核特点；②恶性潜能未定的高分化肿瘤（WDT-UMP），具有明确或不确定的乳头状癌细胞核特征。

与 Williams 等最初提出的概念相比，新版 WHO 分类 UMP 相关内容进行了如下更新：①对"可疑浸润"的定义进行了拓展，不仅包括了可疑的包膜浸润，同时还包括了可疑的血管浸润；②在 WDT-UMP 以往的概念中，其细胞核特征被定义为不确定的 PTC-N，而在新版 WHO 分类当中，WDT-UMP 还包括了具有明确 PTC 特征的具有可疑浸润的包裹性病变，即涵盖了原来我们诊断为包裹性滤泡亚型乳头状癌（encapsulated follicular variant PTC，EFV-PTC）的一部分病例；③新版中恶性潜能未定的肿瘤还包含了"境界清楚（不含包膜）"的原来意义上的非典型增生，伴有可疑浸润的病变。

（三）恶性潜能未定的肿瘤的临床及形态学特征

由于各国采用的诊断标准存在差异，目前根据新版 WHO 提供的数据，我们可以发现欧美及日本报道的恶性潜能未定的肿瘤的患病率存在较大的差异。在美国、法国以及日本，WDT-UMP 的患病率分别为 0.5%、8.1% 及 5.6%，FT-UMP 的患病率为 0.6% 和 7.6%（日本数据不详）。

这类肿瘤一般表现为甲状腺的单发结节。肿瘤的肉眼形态多类似于滤泡腺瘤或增生结节，直径一般为 1～3cm，仅有少数结节大约 4cm。结节周边的甲状腺组织可伴有增生结节或淋巴细胞性甲状腺炎。组织形态学上，恶性潜能未定的肿瘤表现为单纯的滤泡样结构，同时具有可疑的包膜或血管浸润。这里，关于可疑包膜或血管浸润是诊断该类肿瘤的要点。在新版 WHO 分类中，"可疑包膜浸润"为与肿瘤主体相连的肿瘤细胞浸润但尚未完全穿透包膜（有或无蘑菇样结构），或出现陷于纤维性包膜的孤立的肿瘤细胞巢，或肿瘤呈广基样膨胀性顶起纤维组织被膜（穹顶样）。判断是否具有包膜浸润时，必须要与细针穿刺抽吸活检造成的浸润假象相鉴别。"可疑血管浸润"指在肿瘤包膜的血管内出现轮廓平滑的肿瘤细胞团，但同时缺乏血管内皮被覆及伴随血栓的形成，或者指在肿瘤包膜内查见肿瘤细胞巢紧邻血管，需要考虑是早期血管浸润还是仅仅只是瘤巢与血管共存的情况时，均应视为可疑的血管浸润。需要重点强调的是：在实际工作中，我们必须对肿瘤进行充分取材，除外肯定的包膜或血管浸润，而不是以滥用恶性潜能未定的肿瘤这一诊断来代替充分的取材。恶性潜能未定的肿瘤以细胞核的形态进一步分类，其中 FT-UMP 肿瘤细胞核为圆形，不具有 PTC-N，表现为与甲状腺滤泡腺瘤

（FA）及滤泡癌（FTC）相同的细胞核特征；而WDT-UMP被定义为具有可疑或明确的PTC-N，其细胞核表现出不同程度的大小和形状的变化（如核增大、核重叠、核拥挤及核拉长），核膜不规则（核型不规则、核沟及核内包涵体），染色质特点（染色质透明伴边集/磨玻璃核），这些特点与随后介绍的NIFTP的细胞核特点是重叠的。

FT-UMP表现出与FA、增生结节及微小浸润型滤泡癌相似的免疫组化表型。WDT-UMP有时可呈现HBME1、galectin3和CK19阳性，这一免疫表型不同于FA却与FVPTC相似，提示两者可能存在一定的相关性。但是这组免疫标记在实际诊断WDT-UMP的过程中却没有太大的价值。

在过去的十几年间，关于恶性潜能未定的肿瘤基因学的研究取得了一定的进展。根据这些研究成果，该类肿瘤目前已知的基因学改变包括了：NRAS突变（WDT-UMP和FT-UMP均可发生），HRAS突变（FT-UMP），PAX-PPARG（FT-UMP），RET-PTC1（WDT-UMP），而代表了PTC基因学改变特征的BRAF突变却没有相关的报道，提示了恶性潜能未定的肿瘤其基因学改变与滤泡性肿瘤（如FA和FTC）更为类似。此外，另有研究表明，恶性潜能未定的肿瘤的基因表达和microRNA谱系呈现出一定的异质性，其特征介于良性的滤泡性结节与PTC之间。这些研究可以帮助病理和临床医师进一步理解恶性潜能未定的肿瘤作为交界性肿瘤的本质，从而更好地把握其生物学行为。

二、具有乳头状癌核特征的非浸润性甲状腺滤泡性肿瘤

（一）滤泡亚型甲状腺乳头状癌（follicular variant of PTC）

在20世纪五六十年代，病理医师们依据甲状腺肿瘤的组织学生长模式将滤泡上皮来源的恶性肿瘤简单地分为：乳头状癌（以乳头状结构为主）及滤泡癌（以滤泡结构为主）。由于滤泡上皮起源的肿瘤多呈现出大面积的滤泡结构，因此在20世纪五六十年代，诊断为滤泡癌的病例远多于诊断为乳头状癌的病例。直到1960年，Lindsay首次报道了一组滤泡状生长的肿瘤表现出与乳头状癌相同的细胞核特征，并提出这一部分肿瘤可能是滤泡癌的一个亚型。1977年，Chen和Rosai报道了6例相似的病例并指出这类肿瘤虽然形态上缺乏乳头状结构，但其生物学行为与PTC相似、容易发生颈部淋巴结转移、缺乏远处转移、预后较好，因此提出这类肿瘤更应被归入PTC而非FTC，并正式将其命名为滤泡亚型甲状腺乳头状癌（follicular variant of PTC，FVPTC）。自此以后，FVPTC的概念被广泛接受，同时病理医师们逐渐取得了共识：乳头状癌细胞核特点（PTC-N）是诊断PTC的最重要指标。到了20世纪八九十年代，PTC的诊断率明显超过了FTC。

随后的研究又提出FVPTC尚存在两种亚型：浸润性FVPTC（infiltrative FVPTC）和包裹性FVPTC（encapsulated FVPTC，EFVPTC）；并根据是否伴有包膜和（或）血管浸润，进一步将EFVPTC分为浸润性包裹性FVPTC（invasive encapsulated FVPTC）及非浸润性包裹性FVPTC（non-invasive encapsulated FVPTC）。在1989～1999年，EFVPTC的诊断率增长了2～3倍，在北美及欧洲新诊断的甲状腺癌中占10%～20%，发病率甚至超过了Lindsay以及Rosai等最初报道的浸润性FVPTC。然而一直以来，内分泌病理医师对于EFVPTC的诊断就存在较大的困难和争议，因为对于该类肿瘤来说，诊断其为恶性的唯一

依据为是否具有PTC-N，而PTC-N的判定一直缺乏一个国际统一的实用的诊断标准，其判定具有较大的主观性，即使是国际知名的甲状腺病理学专家对于PTC-N的判读也存在显著的差异。近年来由于担心低诊断引发诉讼等原因造成病理医师们逐渐采用较为宽松的PTC-N诊断标准，被认为是造成EFVPTC诊断率不断上升的重要原因（尤其是美国）。因而陈国璋教授曾撰文呼吁对EFVPTC的诊断需要采用更为严格的标准。而另一方面，越来越多的研究证实FVPTC特别是EFVPTC呈现出惰性的生物学行为和与经典型PTC截然不同的基因学特征，即使患者只接受了单侧腺叶切除，预后仍然良好。然而，这部分患者却依旧接受着与经典型PTC患者相同的治疗方案。正是这一现状使得甲状腺研究学者们反思：我们的实际工作中可能存在对EFVPTC过诊断及过治疗的问题，给患者带来了沉重的心理压力同时也对医疗资源造成了浪费。我们亟需规范对EFVPTC的诊断并探索能代表其生物学本质的新的分类及命名。

（二）具有乳头状癌核特征的非浸润性甲状腺滤泡性肿瘤概念的提出

正是在此背景下，美国匹兹堡大学的Nikiforov教授组织全球24位知名的甲状腺病理专家成立了工作组，开展了一项针对EFVPTC的多中心多学科回顾性研究，随后相关研究成果发表在2016年的 *JAMA Oncology*，引发了全球各界的巨大关注。工作组对由13所研究中心提供的210例伴有或不伴有浸润的EFVPTC进行重新评估，其中非浸润性EFVPTC 109例，随访时间为10～26年，浸润性EFVPTC 101例，随访时间为1～18年。该研究发现所有109例非浸润性EFVPTC（其中67例仅接受了单侧叶切除，无一例接受放射性碘治疗）均预后良好，未发生复发或转移；而101例浸润性EFVPTC有12例预后不良，其中5例发生远处转移（2例死亡），1例发生淋巴结转移，1例肿瘤复发，5例血清学检查Tg水平较高。研究组同时查阅了相关文献，发现所有英文文献当中有关于非浸润性EFVPTC复发的报道仅有2例（1例为肿瘤切除不净所致，1例可能存在浸润），并认为即使把这2例病例计算在内，非浸润性EFVPTC依然显示了很低的恶性程度和极佳的预后，因此倡议该类肿瘤不应继续被称为"癌"，而应有一个能够准确反映其生物学行为和病理学特点的新的命名。研究组提出采用具有乳头状癌核特征的非浸润性甲状腺滤泡性肿瘤（noninvasive follicular thyroid neoplasm with papillary-like nuclear features，NIFTP）来重新命名这类肿瘤。该研究组进一步证实，在基因学方面，NIFTP多伴有RAS、PAX-PPARG等突变或基因融合，而不出现经典的PTC的基因改变，如BRAFV600E突变，提示NIFTP呈现出与其他滤泡性肿瘤如FA、FTC、浸润性EFVPTC相似的基因改变，可能为浸润性EFVPTC的前驱病变。

（三）NIFTP诊断标准及乳头状癌核特征的评分标准

Nikiforov领导的该研究组进一步提出了NIFTP的组织学诊断标准共识（表8-4）。NIFTP首先是一类包裹性或界线清楚的病变，包膜可厚可薄或具有部分包膜或与周围甲状腺组织有明显界线；有纤维性包膜者不伴有包膜和血管浸润，包膜和血管浸润的判定标准与FTC的判定标准一致，需要进行充分的取材除外浸润。肿瘤细胞呈现滤泡状生长模式，真性乳头结构的比例需小于1%，不含沙砾体，实性/梁状/岛屿状（solid/trabecular/insular growth pattern，STI）结构比例＜30%，无肿瘤性坏死，无高核分裂活性（核分裂＜3/10 HPF）。＞30%的STI结构、肿瘤性坏死、高核分裂活性均提示低分化癌的可能，诊断NIFTP需要除外上述这些组织学特征。

表8-4　NIFTP组织学诊断标准

1.包裹性或界线清楚

2.滤泡状生长模式并

　　＜1%乳头

　　无沙砾体

　　＜30%实性/梁状/岛屿状生长模式

3.细胞核评分2～3分

4.无包膜或血管浸润

5.无肿瘤性坏死

6.无高核分裂活性

　　肿瘤细胞核特征的判定具有很大的主观性，不同观察者之间及同一观察者不同时间点做出的诊断都可能存在较大差异，因此Nikiforov工作组经过研究提出了一种更为简单及可重复性较高的"3点评分方案"（表8-5）来解决这一难题，试图帮助我们解决实际诊断工作中的PTC-N判定问题。该标准包括3个方面：①细胞核的大小和形状（核增大/重叠/拥挤，核拉长）；②核膜不规则（细胞核轮廓不规则，核沟，核内假包涵体）；③染色质特点（染色质透明伴边集/磨玻璃核）。3个方面，每一条，具备评为1分，不具备评为0分，然后将总得分相加，如果最终得分在2～3分，则被认为具有PTC-N，符合NIFTP的诊断标准。根据2017版WHO分类，这一标准同样可以用于WDT-UMP的细胞核特征评价。

表8-5　乳头状细胞核评分标准

1.细胞核大小和形状（0～1分）

　　细胞核增大/重叠/拥挤，核拉长

2.核膜不规则（0～1分）

　　细胞核轮廓不规则、核沟、核内假包涵体

3.染色质特点（0～1分）

　　染色质透明伴边集、磨玻璃核

三、透明变梁状肿瘤

　　透明变梁状肿瘤（hyalinizing trabecular tumor，HTT）在新版WHO分类中也被归入了甲状腺交界性肿瘤的范畴，其ICD-O编码由0变更为1。

　　HTT为滤泡上皮起源的肿瘤，由拉长的或多角型细胞构成梁状结构，在肿瘤细胞之间及肿瘤小梁之间存在大量的玻璃样物质。过去我们曾将其称为"透明变梁状腺瘤"。

HTT多发生于50岁左右的女性，患者一般没有明显的症状。超声学检查多表现为实性的、圆形或卵圆形的、边界清晰的低回声结节，与FA和FVPTC的表现相似。大体检查，HTT通常单发，多为一界线清晰的或包裹性病变，质地软到韧，切面多呈分叶状，灰白灰黄色。肿瘤直径0.5～7.5cm，多数＜3cm。镜下，HTT为境界清晰的病变，缺乏包膜、血管及甲状腺实质的浸润（文献中报道过1例浸润性HTT）。肿瘤细胞呈细长的多角形，构成波浪状的小梁或小的细胞巢，围以纤细的间质，形成器官样或分叶状的外观。细胞长轴与基底膜垂直排列，胞质不同程度的嗜酸性、胞质有细颗粒，偶尔可见透明胞质，细胞核呈卵圆形、可伴有核形不规则、核沟及核内假包涵体，因此在FNA细胞学检查中容易误诊为PTC。核分裂象罕见。小梁状结构内可见数量不等的玻璃样无定形物质，PAS染色阳性。肿瘤内亦可见钙化及沙砾体。从以上形态学特征可知，HTT容易与PTC、MTC及甲状腺副节瘤相混淆，采用免疫组化的方法可帮助鉴别诊断。HTT肿瘤表达TTF-1、TG、PAX8等滤泡上皮标记，不表达CT，50%以下的病例可不同程度表达HBME1、galectin3和CK19，玻璃样物质Collagen IV阳性。当使用MIB-1单克隆抗体，HTT出现Ki-67阳性表达于肿瘤细胞膜和细胞质，这是HTT最为独特的免疫表型，对于HTT的诊断具有重要的提示作用。

HTT一般预后良好，目前已知文献仅报道过一例呈现恶性经过的病例（发生肺转移），绝大多数肿瘤切除术后临床呈现良性经过，淋巴结转移十分罕见。

（王强修　周小明）

第五节　甲状腺癌的分子检测

甲状腺癌是内分泌系统中常见恶性肿瘤之一，目前其发病率仍呈上升趋势。随着分子生物学技术的发展，应用分子标志物对甲状腺癌进行诊断与鉴别诊断，能显著提高早期诊断水平，对甲状腺癌的诊断、治疗及预后分析有重要的临床意义。甲状腺癌的分子标志物较多，其研究主要基于外周血或组织中的DNA和RNA。在此重点介绍目前研究较多且和甲状腺癌关系较为密切的基因和分子标记物。

一、DNA相关标志物

（一）BRAF基因

BRAF基因突变是目前已知最常见的甲状腺乳头状癌（papillary thyroid cancer，PTC）的基因变异，发生率为35%～70%。BRAF基因位于染色体7q34，其参与Ras-RAF-有丝分裂原活化蛋白激酶（mitogen-activated protein kinases，MAPK）、细胞外信号调节激酶-MAPK途径的信号转导。目前已发现40多种BRAF基因突变类型，主要为11、7外显子上第1799位核苷酸T→A的转换，即密码子600的突变。该突变导致BRAF激酶持续激活，并使其MAPK下游传导通路高表达，从而导致细胞过度增殖、分化，最终导致甲状腺细胞的恶性转化。其他较少见的甲状腺乳头状癌BRAF的激活机制，包括K601E点突变、密码子600周围小框内插入或删除及AKAP9/BRAF基因的重排，这些突变与电离辐射造成的甲状腺癌相关。

其中，BRAF基因的V600E突变在PTC高细胞亚型中发生率有70%～80%，而在普通乳头状癌中的发生率约为60%。许多BRAF阳性的甲状腺肿瘤在镜下表现为肿瘤细胞高度是宽度的3倍，伴有经典的乳头状结构和PTC细胞核的特征。而在PTC的滤泡亚型中，BRAF的V600E突变发生率则只有约10%。另一种BRAF基因的点突变K601E，整体上比较罕见，大多出现在PTC滤泡亚型中。在未分化和低分化甲状腺癌中也可以观察到BRAF的V600E突变，然而在甲状腺滤泡癌和甲状腺良性肿瘤中没有发现BRAF的V600E突变。因此，BRAF基因可以用来作为鉴别甲状腺乳头状癌和其他类型的甲状腺肿瘤的分子标志物。除了在PTC高细胞亚型的发生率较高，BRAF基因的V600E突变也被发现与甲状腺癌的侵袭性相关，以及更高的肿瘤分期，伴有淋巴结、远处转移和高死亡率等。

由于BRAF阳性甲状腺癌生物学行为较差，通过实时荧光定量PCR检测术前BRAF基因有助于判断甲状腺癌术中甲状腺切除范围。还由于BRAF突变与癌侵袭、放射碘敏感缺失有关，故一旦术中或术前发现甲状腺癌BRAF突变阳性，应首选甲状腺全切除术，术后佐以高剂量放射性碘治疗，维持低水平的促甲状腺激素。此外，目前已有多个针对BRAF突变及相关通路的分子靶向治疗已取得很好的效果。Sorafenib（BAY43-9006）是一种多激酶抑制药，可抑制VEGFR、RET、BRAF等多种激酶，目前已被批准用于放射性碘治疗失败的分化型甲状腺癌，今后分子靶向药物联合治疗有望成为改变甲状腺癌常规治疗方案。

（二）Ras基因

Ras基因编码p21，可被生长因子、非受体酪氨酸激酶及G蛋白耦联受体激活参与信号传导，调控细胞增殖、分化和凋亡过程。Ras癌基因包括3种基因型：H-Ras、N-Ras和K-Ras。突变的Ras蛋白表现出对GPT亲和力增强或抑制GTP酶自催化功能。导致下游MAPK和PI3K/AKT信号传导途径异常活化，是甲状腺肿瘤发生的关键事件，其中N-Ras第61密码子及H-Ras第61密码子突变最为普遍。PTC中RAS的突变率为7%～20%，伴RAS基因突变的PTC几乎都伴有组织学上的滤泡样变化，这种突变也与肿瘤细胞核形态不明显、更多的核修饰及低淋巴结转移率相关。在40%～50%的甲状腺滤泡状癌（follicular thyroid carcinoma，FTC）中发现有RAS突变。20%～40%的滤泡性腺瘤中也有RAS突变。鉴于Ras基因点突变并不局限于某种特定类型的甲状腺肿瘤，因此其特异性相对较低，有学者认为，Ras突变的滤泡腺瘤可能是FTC癌前病变，或者是甲状腺癌发病的中间阶段。Ras基因突变在甲状腺癌发生的早期起作用，与甲状腺癌的组织分化有关，但对细胞恶性转化不起决定性作用。尽管Ras对甲状腺癌的诊断敏感性和特异性均较低，但与其他遗传标志结合可具有较高的阴性预测价值。Ras突变阳性的良性甲状腺结节在非手术治疗时具有长期的临床稳定性。单独具有Ras突变的分化型甲状腺癌有良好的预后。

（三）RET/PTC基因重排

RET基因定位于10号染色体，属于编码跨膜的酪氨酸蛋白酶受体，是目前发现的相对特异的甲状腺癌基因之一。RET/PTC基因重排是由RET酪氨酸激酶受体基因的3′端和其他无相关基因的5′端的融合所造成的，占10%～40%。重排主要发生于RET酪氨酸激酶受体基因的3′端与多种非相关基因的5′端之间，继而激活MAPK和磷脂酰肌醇3激酶通路，包括两种最常见的重排类型：RET/PTC1和RET/PTC3。曾经接受电离辐射的患者发生RET/PTC重排的概率较大（50%～80%），在PTC患者中，儿童和青壮年（40%～70%）出现RET/PTC重排的概率也较高。在甲状腺乳头状癌中RET/PTC1是最常见的，占所有重排类型的60%～70%，RET/PTC3占20%～30%，RET/PTC2和其他重排类型＜5%。在RET/PTC表达阳性特别是存在RET/PTC1重排的PTC中，表现为患者年龄较轻，淋巴结转移率较高。在大多数RET/PTC表达阳性尤其是RET/PTC1重排的肿瘤中，呈现典型的乳头状结构，微小乳头状癌中RET/PTC1重排的出现更加显著，甲状腺乳头状癌的滤泡亚型中RET/PTC的出现率较低。

（四）PAX8/PPARγ 基因重排

PAX8/PPARγ重排是染色体2和3，t（23）（q13；P25）之间易位的结果，导致编码甲状腺特定配对域转录因子的PAX8和PPARγ基因之间的融合，进而促进PPARγ蛋白的过表达，从而抑制细胞分化凋亡，促进肿瘤血管形成，导致上皮细胞过度增生形成肿瘤。PAX8/PPARγ易位在FTC发现率高达30%，在少量甲状腺滤泡亚型乳头状癌也存在PAX8/PPARγ易位，而在嗜酸细胞癌中少见。表达PAX8/PPARγ的肿瘤特征表现为：患者年龄多较小、肿瘤体积较小、有癌巢样生长结构并多伴有血管浸润。在一小部分（2%～10%）滤泡性腺瘤和（＜5%）乳头状癌滤泡亚型中也发现有这种重排。PAX8/PPARγ表达阳性的滤泡性腺瘤通常伴有厚壁囊样结构，在免疫组化上显示出类甲状腺癌的特征。这表明他们可能已经是（原位）滤泡样癌或是在免疫组化检查中被忽视的恶性肿瘤征象。有研究表明，PAX8/PPARγ具有高恶性肿瘤风险，可能适合前期全甲状腺切除术，对于极少部分的良性腺瘤可考虑甲状腺叶切除术。

二、RNA 相关标记物

（一）HMGA2

属于非组蛋白的染色质相关蛋白，本身无转录活性，通过与染色质结合后改变染色质构象调节其他基因的转录。HMGA2在正常组织中低表达或不表达，而在胚胎期及恶性肿瘤组织中的表达明显上调。Jin等利用RT-PCR技术对120例标本进行检测，其中64例甲状腺恶性肿瘤、56例甲状腺良性病变，HMGA2在甲状腺恶性肿瘤中的表达均明显高于良性病变，区分良（恶）性甲状腺肿瘤的敏感度和特异度分别为90.2%和97.1%。因此，HMGA2是区别甲状腺良恶性肿瘤的重要标志物之一。

（二）hTERT

hTERT端粒酶属于核糖核蛋白酶，能以自身RNA为模板，延长端粒，确保DNA的连续复制，其激活、表达与细胞的增殖密切相关。大多数恶性肿瘤中端粒酶的活性明显增加，其活性对于甲状腺良恶性具有良好的鉴别作用。hTERT是端粒酶的催化单位，其在永生细胞及癌细胞中高表达，被认为与肿瘤的发生、发展相关。hTERT的表达作为甲状腺恶性肿瘤的潜在标志物，且敏感性高于端粒酶的活性检测。Sugishita等报道显示hTERT在FTC中阳性率明显高于甲状腺滤泡状腺瘤。Huo等发现甲状腺癌hTERT阳性率明显高于甲状腺瘤、结节性甲状腺肿和正常甲状腺组织，表明hTERT在甲状腺癌中高度表达，可能是一个特异性较高的甲状腺癌生物标志物，有利于对良、恶性甲状腺肿瘤的鉴别诊断。

（三）TFF3

TFF3又称肠三叶因子，为三叶肽家族中一员，主要在大肠和小肠杯状细胞中表达。Patel等的研究结果提示TFF3是甲状腺滤泡性肿瘤中区分滤泡性腺瘤与滤泡型PTC、FTC、PTC的标记，TFF3表达成为诊断FTC的可信标志物。

（四）微小RNA

微小RNA（miRNA）是一类广泛存在于真核细胞中的长约22nt的单链、非蛋白编码RNA，能对基因表达进行负调控。人类miRNA超过50%位于与肿瘤相关的基因区域或脆性位点。肿瘤组织中异常表达的miRNA将可能成为标志分子，应用于肿瘤的分子诊断领域。目前有多种miRNAs已被证实在PTC中表达上调。Yu等对106例PTC患者、99例良性结节患者及44例正常成人采用Solexa测序技术和定量PCR技术对甲状腺组织和血清中miRNA进行检测，发现相对于良性结节和正常成人，PTC患者血清中Let-7e、miR-71-5p和miR-222的表达明显增高。miRNA表达及BRAF突变、肿瘤大小、有无外侵、淋巴结转移和肿瘤分期之间存在较强的相关性。Liu等在126个PTC样本中发现248个miRNA和3631个基因表达，mir-206对应目标基因MET，mir-299-3p对应目标基因ITGAV，mir-101对应目标基因ITGA3，mir-103对应目标基因ITGA2，mir-222对应目标基因KIT和AXIN2，mir-7a对应目标基因AXIN2和FOXO1，miR-221对应目标基因KIT，结合对应目标基因的功能，进一步阐明miRNAs在PTC中的致癌作用。提示miRNA是PTC的潜在诊断及预后标志物，为将来基于miRNA的肿瘤治疗提供基础。

综上所述，甲状腺癌致病因素尚不十分清楚，亟需更多的循证医学研究和流行病学调查，寻找出导致甲状腺癌发病率不断增高的原因，以期为甲状腺癌的预防、诊断及治疗提供更好的科学依据。随着随着新的分子标志物的发现，未来对甲状腺肿瘤分子发病机制的认识将会更加全面。特异性的分子标志物对于揭示甲状腺癌的发病机制、早期诊断甲状腺结节的良恶性、决定治疗方案、监测复发情况和预测预后及基因治疗，均有十分重要的意义。

在甲状腺肿瘤中发现的EZH1突变类型包括Q571R、Y642F和M349L，分别占82%、17%和1%。EZH1突变主要见于良性甲状腺疾病。统计显示，整体EZH1突变率在良性、交界性和恶性中分别为13.5%、0和0.7%。滤泡性甲状腺肿瘤主要呈滤泡生长模式，常可见RAS基因突变而非BRAF基因突变。随着分子检测技术的进步，一些新型RAS类突变被发现，最近Jung等应用Sanger测序法对201例具有滤泡结构的甲状腺肿瘤的BRAF、NRAS、HRAS、KRAS、EZH1、EIFIAX和TERT基因突变进行测序，并研究这些突变的发生率及其对临床的影响。结果发现EZH1突变的2个热点仅见于RAS阴性的滤泡结构的肿瘤，在已报道的文献中，伴EZH1突变的甲状腺肿瘤大多为良性，或者为微浸润或无浸润的癌。EIF1AX突变见于1例滤泡腺瘤中。从而确认了RAS突变和BRAF K601E突变可见于良性、交界性或恶性滤泡性肿瘤中。所有滤泡性肿瘤中未见BRAF V600E突变。提示在高风险甲状腺癌中存在TERT启动子突变。这些遗传标志物可用于甲状腺结节的诊断和风险分级。

（徐嘉雯　王强修）

参 考 文 献

［1］Chandanwale SS，Gore CR，Bamanikar，et al. Cytomorphologic spectrum of Hashimoto's thyroiditis and its clinical correlation：A retrospective study of 52 patients［J］.Cytojournal，2014，11（9）：1741-1742

［2］王强修，张珂，林晓燕.现代内分泌肿瘤临床病理学［M］.北京：中国医药科技出版社，2011

［3］应可明，陈峥，孙民昌，等. 放射性甲状腺癌合并慢性放射性甲状腺炎的相关问题探讨［J］.中国医药导报，2014，11（4）：129-135

［4］王强修，陈海燕.甲状腺疾病诊断治疗学［M］.上海：第二军医大学出版社，2017

［5］兰玲.产后甲状腺炎研究进展［J］.国外医学妇幼保健分册，2003，14（4）：235-237

［6］玉超勇.Graves病研究新进展［J］.医学综述，2008，14（18）：2805-2807

［7］Cai H，Wang Z，Zhang HQ，et al.Diosgenin relieves goiter via the inhibition of thyrocyte proliferation in a mouse model of Graves' disease［J］.Acta Pharmacol Sin，2014，35（1）：65-73

［8］Negro R，Valcavi R，Toulis KA.Incidental thyroid cancer in toxic and nontoxic goiter：Is TSH associated with malignan Cy rate：Results of a meta-analysis［J］.Endocr Pract，2013，19（2）：212-218

［9］周庚寅，觉道见一.甲状腺病理与临床［M］.北京：人民卫生出版社，2005

［10］张文书，张文忠.甲状腺透明细胞腺瘤1例［J］.肿瘤防治研究，2013，40（12）：1204

［11］周晓军，刘晓红.甲状腺腺瘤病理诊断进展［J］.实用肿瘤杂志，2006，21（4）：294-296

［12］罗胜兰，俞敏，龚巍巍.甲状腺癌的流行现况及其危险因素［J］.中国预防医学杂志，2013，14（4）：317-321

［13］陈赞宇，尹华夏.甲状腺破骨细胞样巨细胞性未分化癌细胞2例［J］.中南医学科学杂志，2011，39（4）：463-466

［14］王晶，苗雨春，李合，等.甲状腺混合性癌4例临床病理分析［J］.诊断病理学杂志，2018，25（1）：22-24

［15］杜雪梅，昌红，陈奕至，等.甲状腺混合性髓样-滤泡细胞癌2例临床病理分析并文献复习［J］.临床与实验病理学杂志，2012，28（11）：1277-1280

［16］Chen Q，Li Q，Guo L，et al.Fine needle aspiration cytology of a granular cell tumor arising in the thyroid gland：a case report and review of literature［J］.J Clin Exp Pathol，2014，7（8）：5186-5191

［17］许婷婷，李楠，谢峰梅，等.甲状腺低分化癌3例临床病理分析［J］.临床与实验病理学杂志，2017，33（12）：1388-1390

［18］Kakudo K，Liu Z，Satoh S，et al.Non-invasive follicular thyroid neoplasm with papillary-like nuclear features：diagnosis and differential diagnoses［J］.J Basic Clin Med，2017，6（1）：14-21

［19］刘志艳.2017年新版WHO甲状腺交界性肿瘤解读［J］.山东大学耳鼻喉眼学报，2017，31（6）：1-4

［20］刘志艳.具有乳头样核特征的非浸润性甲状腺滤泡性肿瘤及其诊断标准［J］.中华病理学杂志，2017，46（3）：205-208

［21］Bychkov A，Hirokawa M，Jung CK，et al.Low rate of noninvasive follicular thyroid neoplasm with papillary-like nuclear features in Asian practice［J］.Thyroid，2017，27（7）：983-984

［22］Kakudo K，Liu Z，Hirokawa M.Thyroid FNA Cytology，Differential Diagnosis & Pitfalls［M］.Himeji：Bookway，2016

［23］So YK，Son YI，Park JY，et al.Preoperative BRAF mutation has different predictive values for lymph node metastasisaccording to tumor size［J］.Otolaryngol Head Neck Surg，2011，145（64）：422-427

［24］Fallahi P，Mazzi V，Vita R，et al. New therapies for dedifferentiated papillary thyroid cancer［J］.Int J Mol Sci，2017，16（3）：673-682

［25］Adeniran AJ，Zhu Z，Gandhi M，et al.Correlation between genetic alterations and microscopic features，clinical manifestations，and prognostic characteristics of thyroid papillary carcinomas［J］.Am J Surg Pathol，2006，30（2）：216-222

［26］Jin L，Lloyd RV，Henry MR，et al. The diagnostic utility of combination of HMGA2 and IMP3 qRT-PCR testing in thyroid neo-plasms［J］.Appl Immunohistochem Mol Morphol，2017，23（1）：36-43

［27］Jiang XS，Harrison GP，Datto MB. Reply to Young Investigator Challenge：Molecular testing in noninvasive follicular thyroid neoplasm with papillary-like nuclear features［J］.Cancer，2017，125：293-294

［28］Wong KS，Strickland KC，Angell TE，et al.The Flip Side of NIFTP：an Increase in Rates of Unfavorable Histologic Parameters in the Remainder of Papillary Thyroid Carcinomas［J］.Endocrine pathology，2017，28：171-176

［29］Jung CK，Kim Y，Jeon S，et al.Clinical utility of EZH1 mutations in the diagnosis of follicular patterned thyroid tumors［J］.Human Pathology，2018［Epub ahead of print］

第9章　甲状腺外科疾病的术后处理

第一节　甲状腺术后护理

甲状腺疾病为较常见的疾病，近年来发病率有所升高，手术治疗具有良好的疗效，加强手术前后的护理，特别熟术后早期发现并发症有助于医护人员及早配合积极抢救，可以大大降低病死率。

一、甲状腺手术患者护理计划

（一）恐惧

1. **护理诊断/相关因素**　①对自身疾病认识不够；②害怕检查、治疗；③环境改变；④对手术效果有顾虑。
2. **预期目标**　①恐惧感消失；②适应病房环境；③积极配合术前治疗、护理；④对手术后树立良好的信心。
3. **护理措施**　①与患者亲切交谈，使患者放心，以消除患者的不满和烦躁；②提供安静舒适的环境，避免各种不良刺激；③说明手术的安全性及必要性，帮助患者树立战胜疾病的信心；④过度紧张或失眠者，按医嘱给予镇静药；⑤指导患者掌握消除恐惧的方法，如听音乐、看书、散步、与室友交心等。

（二）营养失调

1. **护理诊断/相关因素**　与甲状腺素分泌过度，高代谢有关。
2. **预期目标**　①体重稳定或增加；②血生化检查正常；③伤口按期愈合。
3. **护理措施**　①给予高热量、高蛋白、高纤维素、清淡、易消化的饮食，宜少量多餐，均衡进食；②术后给予温热或凉的流质、半流质饮食；③按医嘱给予抗甲状腺药物和碘剂，以降低其代谢率，减少消耗。

（三）疼痛

1. **护理诊断/相关因素**　①手术切口；②不当的体位改变；③吞咽。
2. **预期目标**　①疼痛感减轻或消失；②自行掌握放松技术和自我催眠术。
3. **护理措施**　①术后1～2d给予温、流质饮食，以减轻因吞咽引起的疼痛；②指导患者使用放松技术或自我催眠术，以减轻其对他的敏感度；③指导患者取半卧位，正确保护手术切口；④避免颈部弯曲或过伸或快速的头部运动，以防气管压迫或伤口牵拉痛；⑤起床时用手支持头部，以免被牵拉。

（四）有窒息的危险

1. 护理诊断/相关因素　①伤口出血；②喉头水肿；③痰液阻塞；④喉返神经损伤。
2. 预期目标　①保持正常的呼吸形态；②呼吸道通畅；③语言清楚。
3. 护理措施　①按需输氧，床旁备气管切开包；②术后取半卧位，利于伤口引流，减少颈部张力，避免剧烈咳嗽、说话过多等，消除出血诱因；③若出现咳嗽、喉部喘鸣、痰多不易排出，行超声雾化吸入，必要时行气管切开术；④如声嘶、呼吸不畅时，提示喉返神经损伤，即通知医师处理。

（五）有出血的危险

1. 护理诊断/相关因素　与术中大血管结扎不紧结扎线脱落等有关。
2. 护理措施　①严密观察敷料渗出情况及引流量，术后创腔24h引流量不超过100ml；②严密观察颈部创口有无肿胀，如引流出血液多而快，应通知医师，积极进行术前准备。

（六）有体温升高的危险

1. 护理诊断/相关因素　与术后感染及出现甲状腺功能亢进危象有关。
2. 预期目标　①患者的体温保持在正常范围内；②患者/家属能说出体温过高的早期表现。
3. 护理措施　①密切观察体温、脉搏、血压的变化，保持环境温度稳定；②如有体温升高的迹象，应迅速进行物理降温，吸氧并报告医师，给予相关药物，以避免甲状腺功能亢进危象的发生。

二、甲状腺手术护理（图9-1）

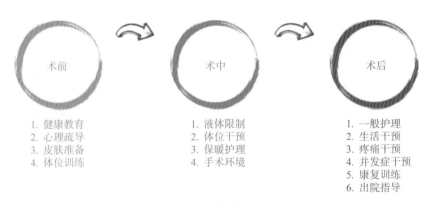

图9-1　甲状腺手术护理示意图

（一）术前

1. 健康教育　入院时给予患者热情接待，详细介绍医院环境、病房环境、主管医师及责任护士，有效消除患者对医院的陌生感，构建和谐的护患关系。同时，向患者详细讲解甲状腺癌的相关知识、手术措施、效果及注意事项，缓解患者应激反应。

2.心理疏导　甲状腺癌患者因手术创面大、术后疼痛感强烈，因此极易出现焦虑和不安等不良心理，需对患者的负性情绪及不良心理情况及时了解和掌握，对患者行心理评估，按照结果实施针对性的心理护理，有效缓解和消除不良心理，使患者保持积极的心态接受临床治疗。

3.皮肤准备　针对可疑伴有淋巴结转移者，应将患者腮下和耳后的毛发剔除干净，便于手术进行。

4.体位训练　帮助患者了解术中体位，并指导患者术前进行体位训练，增加手术过程中的舒适度，保证手术的安全性。如何在垂头仰卧位时进行良好的呼吸，具体方法为肩下垫枕，使头部和颈部处于拉伸的状态，训练过程逐渐深入和完善。

5.甲状腺功能亢进者术前准备（详见第4章第二节）

（1）口服复方碘溶液，从5滴开始，每日增加1～15滴，3次/日；或者10滴，3次/日，连续服2周。

（2）口服普萘洛尔（心得安）10～20mg，每日3次，脉率小于60次/分者，停服1次。

（3）测定基础代谢率，控制在正常范围。

（4）保护突眼，白天用墨镜，睡眠时涂眼药膏。

（5）高热量、高纤维素饮食。

（6）术前用药禁用阿托品。

（二）术中

1.液体限制　手术时注意对输入液体适当限制，避免过量拖延胃肠恢复，延长麻痹时间，防止相关并发症的出现。

2.体位干预　在患者肩部垫软垫，保持头部略低，充分伸展患者颈部，充分暴露视野。由于该体位易引发不适感，故应采用分步体位安置法，即先使患者取仰卧位，待麻醉满意后再行体位摆放。同时，术毕缝合皮肤前可适当帮助患者恢复体位，有效缓解患者不适。

3.保暖护理　术中控制好温度，确保患者体温保持在36℃左右。术中持续低温＜36℃会导致静脉血流淤滞，加速机体代谢速度，出现凝血功能障碍或代谢性酸中毒，也可导致术后感染率提高，并发症增加，与术后病死率呈正相关。因此，需注重患者的保暖工作，对患者体温进行密切检测，若患者体温下降时，及时进行复温处理；对患者进行补液时使用加热装置，或给予加温药剂，保证输液温度为37℃，并通过非手术区加盖多层无菌巾，或使用保温床垫等装置使患者始终保持温暖。

4.手术环境护理　为患者构建良好的手术室环境，保持温湿度适宜，控制温度为22～25℃，湿度50%～60%，保持空气流通。

（三）术后

1.一般护理　仔细了解甲状腺癌患者术中的手术过程、手术方式、出血量；合理安置引流管，对引流液的量、性状及色泽进行详细记录；密切监测患者生命体征，实施心电监护，密切观察血压、心率、呼吸和血氧饱和度，观察是否产生吞咽、呼吸及发音等异常状况；观察甲状腺术区切口处有无渗出或隆起，颈部有无憋胀感，尽早发现血肿，以防气管遭到压迫出现窒息。

2. 生活干预

（1）体位：患者麻醉清醒后返回病房，先去枕平卧观察生命体征30min，若生命体征平稳，责任护士协助患者头部垫软枕，并抬高床头20°，术后2h抬高床头40°，术后4h抬高床头60°，术后6h抬高床头90°。抬高床头的同时抬高床尾10°～15°，避免患者身体下滑。同时，由于甲状腺解剖位置复杂，血液循环丰富，为充分显露甲状腺及气管，术中要求患者采取颈部过伸体位，易致患者术后出现头晕、恶心呕吐、腰颈椎疼痛等情况，称为"颈过伸脑循环紊乱综合征"，亦称"甲状腺术后体位综合征"，提高甲状腺全身麻醉术后患者体位的舒适度，可减少此不良反应的发生。

（2）活动：避免颈部的剧烈活动，指导患者在坐位、移动时如何保护术区伤口；告知患者尽量减少说话，防止黏痰阻塞气管，并指导其正确的咳嗽方法，必要时雾化吸入或吸痰，减少或避免发音以减少可能诱发出血的概率。

（3）饮食：术后饮食时间不需要严格遵循排气、排便原则，患者饮食不伴有腹胀、呕吐症状即可，或根据听诊器听诊肠道蠕动音判断实施科学的饮食护理，当各项生命体征趋于稳定或麻醉清醒后，先给予少量水饮用，注意观察是否出现呛咳反应，如没有不适反应，先给予流质食物进食，再逐渐转为半流质和软质流食，饮食应选择高热量、高维生素、高蛋白、易消化的糊状食物，蔬果为主，避免辛辣油腻食物，远离烟酒，以加速术后伤口愈合，避免食用的食物过热，引起颈部血管的扩张，使渗出加重，因此可先给冷饮食无不适后次日改为温冷半流质饮食。

3. 疼痛干预　患者术后常合并疼痛症状，故应对患者术后的疼痛程度进行及时评估，按照评估结果给予合理的镇痛处理。术后镇痛泵的使用可有效缓解患者疼痛引起的紧张、恐惧、不安情绪，护士向患者解释说明镇痛泵的作用、使用方法及达到的效果，告知患者不能过度依赖镇痛泵的药效。当术后镇痛泵无法缓解患者疼痛可以适当嘱其口服非甾体类镇痛药（双氯芬酸钾，35 mg，每日2次），避免使用阿片镇痛药，后者可引起恶心、呕吐、肠麻痹等不良反应，防止术后呛咳引发肺部感染。甲状腺手术后可适当配合物理麻醉手段（如冰敷），于颈部术区置放冰袋，可增加患者的舒适度并减少术区的肿胀。

4. 甲状腺手术并发症的预防及护理

（1）术后出血的预防与护理：术后出血多发生在术后48h内，是术后最危急的并发症。患者可因术中止血不彻底、不完善或因结扎线脱落出现术后出血致呼吸困难。术后咳嗽、呕吐、过频活动或说话亦是出血的诱因。

①术中采用先结扎后缝扎，杜绝止血不彻底，以利引流和准确记录。

②术后让血压平稳的患者取半坐卧位，应加强生命体征监测和巡视，严密观察心率、呼吸、血压变化，以及有无发生呼吸困难和窒息。

③观察颈部是否迅速增大，切口敷料有无渗血。

指导患者使用正确的咳嗽方法，针对不同原因引起的呕吐进行相应的处理，限制探视，让患者尽量使用手势或书写等方法沟通，以减少出血的发生。

④床边备好抢救物品，配合出血紧急状况下的抢救。

（2）甲状腺危象的预防与护理：甲状腺危象主要是由于术前准备不足，甲状腺功能亢进症状未能很好控制而引起。

①术前稳定患者情绪，减少心理刺激，充分了解其心理状况，针对性地解释、开导和安慰是预防甲状腺危象的关键。

②术前常规给患者服2周复方碘溶液，对心率较快者给予普萘洛尔，精神紧张者给予地西泮及一些对症处理，使术前患者基本情况稳定在心率90次/分以下，基础代谢率控制在适当的范围内，腺体缩小变硬。

③术后48h内，应将体温控制在38℃以下，以物理降温为主，可用温水浴或温乙醇擦浴。

④危象发生时，临床表现主要为高热（可达40～42℃），脉搏快而弱（120次/分以上），烦躁、大汗、谵妄甚至昏迷。出现此种情况应立即行物理降温，可用冰水100～300ml灌肠或冰水加退热药物保留灌肠，给予氧气吸入，静脉输入葡萄糖液，在严密监测的同时，根据医嘱给予口服复方碘化钾溶液，紧急时用10%碘化钠5～10ml加入10%葡萄糖液500ml中做静脉滴注，氢化可的松200mg或地塞米松20mg加10%葡萄糖500ml静脉滴注，普萘洛尔5mg加入葡萄糖溶液100ml中做静脉滴注等。

（3）喉返神经、喉上神经损伤的预防与护理：喉返神经、喉上神经损伤是甲状腺手术常见并发症。由术中操作不慎、牵拉或血肿压迫神经或直接挫伤引起。喉返神经损伤可引起失声、呼吸困难等紧急状况，此时应及时切开气管。为防止这一现象发生，术后应加强观察患者有无声嘶或失声，指导术后患者发音，对声嘶者给予适当治疗。喉上神经外支损伤挥导致患者出现音调降低，喉上神经内支损伤则会导致患者吞咽时出现呛咳和误咽，因此患者应尽量坐立饮食，食用流食，在家属帮助下饮水。

①术中操作轻柔，力求保留腺体和后膜完整、结扎上极血管时尽可能靠近腺体，且避免过分牵拉血管。

②术后正确评估患者的声音，清醒后向患者提问，力求简短，并仔细注意其声音的改变，尽量避免过多说话。

③保持呼吸道通畅，观察呼吸的频率、节律，有无呼吸困难、窒息等情况，床边放置拆线包、气切包、吸痰设备及急救药品，以备急救。

④进食时特别是饮水时，观察有无发生呛咳、误吸等情况，协助患者坐起进食或进半流质食物，进食速度不宜过快。

（4）手足抽搐的预防与护理：术中误切或挫伤甲状旁腺，致甲状旁腺损伤后可导致甲状腺功能低下，引起低钙血症，出现血钙降低、神经肌肉兴奋。多发生于术后1～3d。

①仔细检查切下的腺体，若发现有甲状旁腺，立即移植于颈部肌肉层中。

②加强术后体征监测，密切观察患者是否出现面部、口唇周围和手、足针刺或麻木感，或是胸闷、四肢颤抖抽筋等症状，给予对症治疗。

③饮食适当控制，限制含磷较高的食物，如牛奶、瘦肉、蛋黄、鱼类等，给予患者高钙低磷食物，如绿叶蔬菜、豆制品和海味等，症状轻者，口服钙片和维生素D_2，每周

测血钙或尿钙1次，随时调整用药剂量，抽搐发作时，应立即缓慢静脉推注10%葡萄糖酸钙，以解除痉挛。

5.康复训练　术后注意引导患者进行康复训练，鼓励患者早日下床活动，防止静脉血栓或压疮等并发症的发生。对患者进行心理安慰，鼓励其战胜术后颈部不适症状的信心。

6.出院指导　出院时向患者详细介绍出院注意事项，指导患者及其家属遵医嘱按时按量服药，说明药物药性和副作用及相关注意事项，并指导患者了解甲状腺功能减退的临床表现。同时，向患者及其家属嘱咐复查甲状腺功能、颈部超声、放射线及相关指标。

三、甲状腺功能亢进护理

"甲状腺功能亢进"简称甲亢，是一种内分泌疾病。因甲状腺激素分泌过多而引起体内氧化代谢过程加速，导致一系列新陈代谢增高。临床症状为甲状腺肿大、精神紧张、心悸、手抖、怕热、食欲增加、体重减轻、眼球突出等。基础代谢增高。

本病多见于女性。病因目前未明。弥漫性甲状腺肿伴功能亢进，可能与自体免疫反应中所产生的某些球蛋白对甲状腺的刺激有关。少数由于高功能性腺瘤引起，常表现为结节性甲状腺肿伴功能亢进。本病在中医学上属"瘿病"范围。

患者在症状明显和治疗早期，应卧床休息，避免剧烈运动。当心率、基础代谢率和放射性核素^{131}I吸收率等恢复正常后，可逐渐恢复工作。

饮食以高热量、高蛋白、高糖及B族维生素类食物为主。低盐饮食。不宜饮浓茶、咖啡等刺激性饮料。

并发浸润性眼球突出时，睡眠时应抬高头部，外出时戴黑眼镜；如眼睑不能闭合，应在睡眠时涂眼膏保护、最好戴眼罩。

合并周期性麻痹时，应防止受凉、饱餐和劳累。

合并重症肌无力时，应防止过度劳累和情绪波动。

甲状腺功能亢进可能多种并发症，其中以甲状腺危象最为危险，可危及生命。严重感染发热尤其是肺部感染，强烈精神刺激，不规则服药，过度劳累等诱因均可引起危象发生。老年患者危象较多见，应给予特别监护。危象症状：高热可达40℃，心率120～200次/分或以上，烦躁、嗜睡、闭口、呕吐、腹泻、谵妄昏迷等。如遇到以上情况，必须立即送医院抢救。

如家庭条件允许，可自行作简便基础代谢率测定。方法：患者禁食12h，充分睡眠8h，清晨空腹时静卧30min后测量脉搏血压，再按以下公式中的任何一个计算。

基础代谢率（%）=每分钟脉搏数＋脉压（收缩压－舒张压）

基础代谢率（%）=0.75×［每分钟脉搏数＋（0.74×脉压）］－72

正常人基础代谢率为－10%～＋15%。公式不适用于原心动过速、高血压、贫血和心肺疾病患者。

（周文红　杨　青　张　玄）

第二节　甲状腺术后综合治疗

一、放射性治疗

甲状腺术后的放射性治疗主要是指利用放射性^{131}I元素在有甲状腺功能的组织中蓄积的原理进行内放射治疗。^{131}I治疗分化型甲状腺癌（DTC）在国际上已有70多年历史，在我国此项工作的开展也将近60年。以外科手术切除病灶、术后^{131}I放疗联合长期甲状腺激素抑制治疗的综合方案已经获得国内外的广泛认可，是目前治疗分化型甲状腺癌的理想方案。甲状腺术后的放射性^{131}I治疗主要包括两个方面：其一是外科手术后的^{131}I清除DTC术后残留甲状腺组织，即所谓的"清甲"治疗；其二是^{131}I治疗DTC的复发及转移病灶。

（一）治疗原理

1.放射性碘元素　碘（I）是一种广泛分布于自然界中的化学元素，它具有27种核素。天然存在碘包括稳定性的^{127}I和放射性的^{129}I，其余大部分都是人工放射性核素。^{131}I是核工业或核爆炸可能产生的主要放射性核素之一，也是最早用来诊断和治疗疾病的放射性核素之一。^{131}I所发出的射线主要为β和γ混合辐射，其中，β射线能量较其他短半衰期的碘核素低。^{131}I内照射的剂量计算需要根据体内碘核素的含量数据来进行，核素的放射性强度是用活度来表示的，活度是指放射性核素在单位时间内发生核衰变的数目，即在某一特定时间dt内，处于特定能态的放射性核素发生自发核跃迁次数的平均值为dN，则该核素的放射性活度A可表示为：

$$A=dN/dt$$

放射性活度的国际制单位为贝克勒尔（Bq），此外常用单位是居里（Ci），它们之间的换算关系为：

$$1Ci=3.7\times10^{10}Bq$$

$$1mCi=37MBq$$

2. ^{131}I在体内的代谢　^{131}I进入人体的主要途径是消化道和呼吸道，进入人体血液后，停留时间较短，很快便在甲状腺组织中蓄积。按^{131}I在人体内各器官组织的蓄积量递减排列是：甲状腺、血液、骨髓、肝、肾、小肠、心、脑、脾、肾上腺和性腺等。放射性核素在其他组织器官中的蓄积是^{131}I治疗并发症产生的主要原因。

3.^{131}I对病灶的作用　分化好的乳头状或滤泡状甲状腺癌的转移灶80%以上具有浓聚^{131}I的能力。^{131}I放出的β射线（0.192MeV，射程数毫米）能通过局部的电离辐射，有效地破坏转移灶形成纤维化或钙化而达到治疗目的。由于外科手术很难完全、彻底地切除甲状腺，所以在术后进行^{131}I显像时，或多或少都能够发现有功能的甲状腺组织残余。

通过放射性内照射可以清除正常或增生的残留甲状腺组织，从而使复发或转移的分化型甲状腺癌成为体内唯一具有^{131}I摄取功能的组织，进而保证复发或转移灶能够蓄积足够量的^{131}I，达到治疗目的。此外，内照射破坏了产生Tg的正常甲状腺组织，从而使得术后通过观测Tg指标升高变化来预测肿瘤的复发这一手段的特异性更高。临床实践证明，大多数乳头状癌和滤泡状癌对 ^{131}I均敏感，临床疗效肯定。

（二）^{131}I清除DTC术后残余甲状腺组织

1.治疗意义　目前回顾性研究发现 ^{131}I清除DTC术后残留甲状腺组织可减少肿瘤复发和降低病死率；低危患者中没有发现类似的效果；但尚缺乏前瞻性研究结果。

（1）基于乳头状癌有双侧、微小多灶、局部淋巴结转移的趋势，局部潜伏及发展期长、复发率高的特点，利用 ^{131}I可清除术后残余甲状腺组织中其他检查方法难以探测的微小甲状腺癌病灶；

（2）提高Tg值监测甲状腺癌复发转移的指标特异性；

（3）清甲治疗后有利于进行全身 ^{131}I显像；

（4）针对DTC具有局部浸润的，复发率高的特点，^{131}I可清除微小浸润灶。

2.适应证

（1）美国甲状腺协会（American Thyroid Association，ATA）指南中推荐的适应证如下。

①存在确定的远处转移病灶；

②原发肿瘤出现明显侵犯甲状腺外组织结构；

③肿瘤原发灶最大直径＞4cm；

④肿瘤大小1～4cm，但有淋巴结转移等其他高危因素。

符合以上任意一条，均可视为清甲治疗的适应证。

（2）欧洲ESMO（European Society for Medical Oncology）指南中推荐的适应证是：初极低危的患者外的所有DTC均应行 ^{131}I治疗。

（3）中华医学会核医学分会推荐的适应证如下。

①Ⅲ和Ⅳ期（TNM分期）分化型甲状腺癌患者。

②所有年龄小于45岁Ⅱ期分化型甲状腺癌患者。

③大多数年龄大于45岁Ⅱ期分化型甲状腺癌患者。

④选择性Ⅰ期分化型甲状腺癌患者，特别是那些肿瘤病灶多发、出现淋巴结转移、甲状腺外或血管浸润的患者。

⑤激进型病理亚型的患者（高细胞、岛细胞或柱细胞亚型）。

综上，目前我国 ^{131}I治疗领域专家公认的适应证为：除所有癌灶＜1cm且无腺外浸润，无淋巴结和远处转移的DTC外，均可考虑 ^{131}I治疗。

3.禁忌证

（1）妊娠期妇女，而又不愿意终止妊娠者；哺乳期妇女，以及计划在6个月内怀孕的患者。

（2）甲状腺手术后伤口创面未完全愈合者。

（3）肝肾功能严重损害。

（4）WBC＜3.0×10^9/L。

4.治疗前的准备　患者需要停服甲状腺片或左旋甲状腺素（L-T$_4$）4～6周（目的是使TSH升高到30μU/ml左右）。有些专家也推荐，在甲状腺切除后不服用甲状腺激素，术后4～6周直接行¹³¹I去除残留甲状腺组织。

治疗前检测FT$_3$、FT$_4$、TSH、Tg、TgAb、血常规、肝肾功能，以及心电图、X线胸片等，计算甲状腺吸碘率。此处需要注意的是，由于部分患者存在手术残留的甲状腺组织较多，或者残余有功能的转移灶的情况，导致患者体内的甲状腺激素水平较高，TSH未达到治疗水平（TSH≥30μU/ml）。因此，遇到上述情况在清甲治疗时可以不必考虑TSH水平。此外也可以选择应用重组人促甲状腺激素来升高TSH。

同时患者需要进低碘饮食（饮食碘＜50μg/d）2～4周。含碘食品包括海带、紫菜、海产品、加碘盐、鸡蛋、牛奶等。此外，也忌碘酊、碘油造影。通过以上准备可以使术后残余甲状腺的摄碘率增加，如果每天的摄碘量减至50μg，那么每100mCi的¹³¹I量对甲状腺所产生的吸收剂量可增加1倍。当术后甲状腺残余组织较多时，临床上在清甲治疗前不必行¹³¹I全身显像，而是在大剂量¹³¹I治疗后5～7d行全身扫描。

中华医学会核医学分会专家共识中推荐，首次¹³¹I治疗在手术后3个月以内效果较好，3个月以上则清甲成功率下降。¹³¹I清甲治疗前应评估，如发现再次手术指征者，应先行手术治疗，仅在患者有再次手术禁忌证或拒绝再次手术时，可考虑直接行清甲治疗。

5. 治疗方法　根据¹³¹I使用剂量的不同可以分为一次高剂量法（85～100mCi）和小剂量法（29～30mCi）。目前多数医师主张2.78～5.55GBq（75～150mCi）的固定剂量（常规给予¹³¹I 3.7GBq（100mCi）的治疗剂量），按照这个方案，85%以上的患者一次治疗可以达到完全清除，且不会产生造血功能抑制等严重并发症。如在清甲治疗前已经发现有功能的转移灶，剂量可增到5.55～7.4GBq（150～200mCi）。

清甲治疗后5～7d行¹³¹I全身显像，可明确残留甲状腺组织的多少并可发现转移灶；如果术后残留甲状腺组织超过一叶，吸¹³¹I率较高的患者，应争取再次手术，如不能手术则首次清甲的¹³¹I剂量可酌减。清甲治疗后24h即可给予甲状腺激素抑制治疗，一般要求甲功在正常水平而TSH尽量降到0.3～0.5μU/ml，抑制DTC细胞的转移和生长。

目前并没有发现5.55 GBq（150mCi）的¹³¹I治疗后出现白血病或肿瘤发生率升高的证据，所以单次治疗剂量不超过5.55 GBq（150mCi）是安全的。对于青少年、育龄妇女和肾脏功能不全的患者可酌情减小剂量。

6. 注意事项　根据人体中其他组织器官对¹³¹I的吸收程度不同，¹³¹I治疗后产生副反应的严重程度也各有不同。根据Clement SC进行的Meta分析，我们发现¹³¹I治疗后发生了最高的并发症为唾液腺功能的损伤（发生率为16%～54%），其次为泪腺、性腺等腺体的损伤。

（1）为减轻局部症状可口服泼尼松，持续1周左右；必要时可静脉给予地塞米松。

（2）嘱患者多饮水、多排尿，以减轻膀胱、腹腔和盆腔的照射；每天至少排便1次，以减少对肠道的辐射。

（3）嘱患者含服维生素C，或酸性食物，以促进唾液分泌、减轻唾液腺损伤。

（4）在清甲治疗后，女性1年内、男性半年内避孕。

（5）如出现放射性甲状腺炎、涎腺炎、颈前水肿、明显消化道症状或骨髓抑制，应给予肾上腺皮质激素等对症治疗。

（6）大剂量¹³¹I治疗对白细胞、血小板可产生一过性影响。多次治疗之后可出现持续性白细胞、血小板减少，应给予支持治疗。

（7）少部分接受大剂量^{131}I治疗的妇女可出现一过性闭经或月经周期改变。

7.治疗效果评价　清甲效果的评价需要依靠长期全面的随访观察来实现，评价周期是终身的。一般在第一次清甲治疗成功后，每3～6个月需进行一次随访，内容包括体格检查、血清Tg，^{131}I全身显像、CT或超声检查。

（1）清甲成功的判断标准如下。

①甲状腺床吸^{131}I率＜1%。

②^{131}I显像甲状腺床无放射性浓聚。

③血清Tg≤2ng/ml。

④超声辅助检查无甲状腺结节残留。

清甲的成功率与很多因素有关，其中包括清甲时间与清甲成功率呈负相关，即清甲时间早，成功率高；^{131}I使用大剂量较小剂量成功率高；清甲前停用L-T$_4$后TSH水平升高明显者清甲成功率高；同时存在有摄^{131}I功能的远处转移灶时，清甲的成功率会降低。此外，原发肿瘤外科手术切除的范围、肿瘤的分期等因素均会对治疗效果产生影响。因此，我们建议未行甲状腺全切的DTC患者，在可能的情况下应建议再次行甲状腺全切术。对于原发肿瘤分期较高、有淋巴结转移的患者应相应增大首次^{131}I治疗剂量，以提高首次清甲治疗的成功率。

（2）DTC治愈的标准：甲状腺手术后行放射性碘清除残余甲状腺组织的患者满足如下标准，被认为肿瘤治愈。

①没有肿瘤存在的临床证据。

②没有肿瘤存在的影像学证据。

③清甲治疗后^{131}I全身显像没有发现甲状腺床和床外组织摄取^{131}I。

④甲状腺激素抑制治疗情况下和TSH刺激情况下，在无TgAb干扰时，测不到血清Tg。

（三）^{131}I治疗DTC术后复发及转移灶

1.转移灶的诊断

（1）Tg测定：甲状腺完全去除后，Tg消失或处于极低水平（＜1.0μg/L）；Tg水平升高（＞5ng/ml）对于诊断DTC转移或复发敏感性55%～78%，特异性70%～78%。

（2）^{131}I全身显像：使用74～370MBq的^{131}I进行全身显像，在给药后48～72h显像，此时发现转移灶的敏感性为42%～62%，特异性99%～100%。

2.适应证　拟行^{131}I清甲治疗的患者需满足以下条件。

（1）手术切除原发灶。

（2）^{131}I去除残留甲状腺组织。

（3）复发灶、转移灶不能手术、病灶有浓聚^{131}I功能（包括局部淋巴结转移及远处转移）。

（4）WBC＞$3.0×10^9$/L。

3.禁忌证

（1）转移灶有手术指征者。

（2）转移灶无摄取 ^{131}I 功能，且经过 rhTSH 激发后病灶仍不摄取 ^{131}I 者。

（3）其他禁忌证同清甲治疗。

高龄并伴随其他严重疾病或无法耐受治疗前甲减者、位于关键部位的转移灶（如颅内、脊髓旁、气道内、性腺旁转移）应慎用清灶治疗。

4. 治疗前的准备　首先应清除剩余的甲状腺组织，包括外科手术切除及 ^{131}I 清甲治疗或两者联合的方式。三种方式各有优缺点，Allan E 等学者认为，在剩余甲状腺组织中不存在临床可谈及的肿瘤的情况下，行 ^{131}I 清除剩余甲状腺组织是一种安全而可靠的办法。与 ^{131}I 去除治疗相同，停用甲状腺激素，使 TSH 增高，有利于增强转移灶的 ^{131}I 摄取。只有发现有功能性甲状腺转移灶时，才能选择 ^{131}I 治疗。停服甲状腺片或 L-T$_4$ 的 4～6 周，亦可在治疗前 5 周改服三碘甲状腺原氨酸（L-T$_3$），服用 4 周，停用 2 周（若时间未达标准，但 TSH 升高到 30μU/ml 也可进行 ^{131}I 治疗），忌碘 2～4 周，测定甲状腺激素水平、Tg、TgAb、三大常规、肝肾功能，以及心电图、X 线胸片等。目前也有学者推荐在不停用甲状腺素制剂的情况下给予 rhTSH，这种方式既可以保证转移灶浓聚足够量的 ^{131}I，也可以避免因为治疗前停药而给患者带来的不适影响。推荐 ^{131}I 治疗前予以肌内注射 0.9mg，连续 2d。

5. 治疗方法　目前在我国，根据病灶转移的不同部位确定 ^{131}I 使用剂量。通常甲状腺床复发或颈部转移可给予 3.7～5.55GBq（100～150mCi），肺转移 5.55～7.4GBq（150～200mCi），骨转移 7.4～9.25GBq（200～250mCi）。在保证转移灶清除效果的同时，预防并发症也是在剂量应用考虑范围内，尤其是对于血液系统的放射影响。根据美国 Memorial Sloan Kettering 癌症中心的数据，血液吸收剂量不超过 2Gy 的方案，即在 ^{131}I 治疗后 48h 进行全身显像，滞留量不超过 4440MBq（120mCi）。如发生弥漫性肺转移，为防止发生放射性肺炎或肺纤维化，要求给药 48h 后体内滞留 ^{131}I 小于 2.96GBq（80mCi）。①对于微小肺转移病灶，只要病灶对 ^{131}I 有反应，就可以每 6～12 个月重复治疗，可得到最高的缓解率。②治疗 DTC 骨转移的患者需要较大剂量的 ^{131}I，且通常治疗效果逊于其他部位转移灶。可联合其他方法，如采用栓塞合并 ^{131}I 治疗可获得较好的疗效。③除肺、骨等常见转移部位外，中枢神经系统转移病灶，如有摄 ^{131}I 能力，可以使用 ^{131}I 治疗。脑转移可用大剂量 ^{131}I，但要注意预防脑水肿的发生。

^{131}I 治疗后 5～7d 行全身显像，可明确转移灶数目、位置、大小和摄 ^{131}I 情况。^{131}I 治疗后及时给予甲状腺激素抑制治疗，一般要求 TSH 尽量降低而甲功可在正常水平高限，抑制 DTC 细胞的转移和生长。

完全缓解，低危患者 TSH 控制在 0.3～2 μU/ml；完全缓解，中危患者 TSH 控制在 0.1～0.5 μU/ml；没有完全缓解，高危患者 TSH＜0.1μU/ml。低危患者：在行早期手术和残余组织清除术后没有局部或远处转移灶，所有的肉眼可见肿瘤被清除，局部组织结构没有肿瘤浸润，肿瘤组织类型为非侵袭型（如高柱状细胞、岛状、复层细胞）或没有血管浸润，以及治疗后行第一次 ^{131}I 全身显像时无甲状腺外组织摄取。中危患者：早期手术后有微小肿瘤侵及甲状腺周围软组织，肿瘤组织类型为侵袭型或血管浸润。高危患者：有肉眼可见的肿瘤浸润，未完全切除肿瘤组织，有远处转移灶，甲状腺残余组织清除术后行 ^{131}I 全身显像时有甲状腺外组织摄取。

6.注意事项

（1）放射防护：由于治疗剂量大，患者必须在有良好防护措施的病室内隔离休息，一人一间病房。

（2）处理好患者的排泄物，衣物被褥衰变处理，单独洗涤。

（3）服药后多饮水并及时排便，以减少全身的辐射。

（4）当患者体内 ^{131}I ＜314MBq 时可解除隔离。

（5）出院后避免到公共场所，以及与孕妇、儿童接触。

其余针对治疗期间局部放射性损伤、泌尿系统、血液系统等影响的注意事项同清甲治疗。

7.治疗效果评价　转移灶的消失一般在 ^{131}I 治疗后 3 ～ 6 个月出现，总有效率为 84%。软组织淋巴结转移治疗效果最好，肺转移疗效次之，骨转移疗效最差。转移灶范围越小，摄 ^{131}I 率越高，疗效越好。转移病灶未消失又不再浓聚 ^{131}I，不宜用 ^{131}I 再行治疗。

8.不良反应　近期（治后 1 ～ 2d）可能出现乏力、恶心、食欲缺乏等。个别可出现呕吐、腹泻、头痛。大部分伴有颌下腺和腮腺肿、颈前区疼痛、水肿、心率快、呼吸不适（肺转移者）等症状，以上症状 3 ～ 5d 达高峰，1 周左右自行缓解，可对症处理。

（四）^{131}I 治疗甲状腺癌的随访

1.清甲治疗后的随访　一般在治疗结束后 3 ～ 6 个月进行，如完全未发现转移，则 1 年后复查；如发现仍有残灶或有转移灶则重复应用 ^{131}I 治疗。若 1 年后复查仍为阴性者，后续随访时限可依次延长为 2 年后随访，若还为阴性则随访间隔可延长到每 5 年重复一次，至终身。若在后续随访中发现转移，应尽早安排治疗。

随访前应停用 T_4 4 周（甲状腺片或 T_3 2 周）。随访时应测定 Tg、甲状腺激素水平、抗体水平、三大常规、肝肾功能，^{131}I 全身扫描，胸片等。^{99m}Tc-MIBI 肿瘤显像，有助于 ^{131}I 全身显像阴性而 Tg 异常者。DTC 患者经手术治疗和 ^{131}I 完全去除甲状腺后，在接受甲状腺激素治疗情况下，血清 Tg 浓度低于 2ng/ml 可排除疾病。清甲治疗后，随访中 Tg ＞5ng/ml（服用甲状腺素抑制 TSH 治疗时），应行 ^{131}I 全身显像以寻找可能存在的复发或转移灶。

2. ^{131}I 治疗 DTC 转移灶后的随访　^{131}I 治疗后 3 ～ 6 个月进行复查，停服 L-T_4 后 4 ～ 6 周或停 L-T_4 改服 T_3 或甲状腺片 3 周、再停 T_3 或甲状腺片 2 周，进行 ^{131}I 全身显像。^{131}I 显像发现转移灶摄取 ^{131}I 降低或消失、病灶缩小或数目减少，为治疗有效；Tg 和 TgAb 的水平降低或消失，为治疗有效。

如 ^{131}I 显像发现转移灶摄取 ^{131}I 异常浓聚或 Tg ＞5ng/ml，则提示有活动性 DTC 病灶，是再次 ^{131}I 治疗的指征。重复治疗 ^{131}I 剂量的确定与首次治疗相同；重复治疗的次数和累积 ^{131}I 总量没有严格界限，主要根据病情需要和患者身体情况而定，重复治疗间隔为 3 ～ 6 个月。随访时还应测定血常规、肝肾功能，以及 X 线胸片等检查。如转移病灶有明显的 ^{131}I 摄取，是进行大剂量 ^{131}I 治疗的指征；相反，如病灶摄 ^{131}I 功能较差，则预示 ^{131}I 治疗效果差；如未见病灶浓聚 ^{131}I，则不适宜治疗，应考虑选择其他治疗方案。

定期随访中服用甲状腺素抑制 TSH 治疗时 Tg ＞5ng/ml，或停用甲状腺激素，TSH 升高后刺激的 Tg ＞10ng/ml，均高度提示 DTC 复发或体内存在转移灶。应行 ^{131}I 全身显像以寻找可能存在的复发或转移灶。

当 Tg 升高，而 ^{131}I 全身显像阴性，可给予 ^{131}I 3.7 ～ 7.4GBq（100 ～ 200mCi），若 ^{131}I 治疗后显像仍不能发现病灶，应行 ^{18}F-FDG-PET 显像。如 PET 显像仍阴性，密切随访 Tg 和 PET。如 PET 阳性，可手术、外放疗、化疗、射频消融等治疗。

（五）甲状腺术后的外放射治疗

分化型甲状腺癌的患者并不采用外放射治疗作为常规的治疗手段，但是一些低分化的、恶性行为较高的病灶，如果对于放射性碘治疗不敏感，那么可以考虑外放射治疗。甲状腺乳头状癌和混合癌对于辐射的敏感性高于滤泡癌，DTC 放射治疗的适应证为 ^{131}I 控制不了的进展或复发的甲状腺癌，具体包括不摄取 ^{131}I 的病灶；局部不能切除的病灶的首次治疗；骨转移；脑转移；体积大的肿瘤，难以用 ^{131}I 控制；最大剂量 ^{131}I 治疗后复发转移灶。

采用的辐射剂量需要在皮肤反应产生之前向深部的肿瘤释放射线，利用 5000 ～ 6000cGy 的 X 线作为治疗标准，可以同时避免周围组织，如气管、食管和脊髓的损伤。当肿瘤不均匀摄取 ^{131}I 时，那么应当先用 ^{131}I 治疗，待肿瘤完成对 ^{131}I 的摄取后（2 ～ 3d）再行外放射治疗。

二、甲状腺术后内分泌治疗

分化型甲状腺癌（DTC）术后的内分泌治疗，亦即 TSH 抑制治疗，指手术后应用甲状腺激素将 TSH 的水平抑制在正常低限或低限以下，甚至甚至检测不到的程度。一方面补充 DTC 患者术后的甲状腺激素水平，另一方面抑制 DTC 细胞的生长。分化型甲状腺癌细胞膜表面均表达 TSH 受体，并可通过 TSH 受体增加某些甲状腺特异蛋白（如甲状腺球蛋白、钠-碘化物转运体等）的表达，并加快癌细胞增殖速率。目前临床常用超生理剂量的 L-T$_4$ 用于 DTC 术后的 TSH 抑制治疗，以降低 DTC 术后的复发风险。

（一）治疗原理

血清促甲状腺激素（TSH）是腺垂体分泌的促进甲状腺的生长和功能的激素。人类的 TSH 为一种糖蛋白，含 211 个氨基酸，糖类约占整个分子的 15%。整个分子由两条肽链——α 链和 β 链组成。TSH 全面促进甲状腺的功能，稍早出现的是促进甲状腺激素的释放，稍晚出现的为促进 T$_4$、T$_3$ 的合成，包括加强碘泵活性、增强过氧化物酶活性、促进甲状腺球蛋白合成及酪氨酸碘化等各个环节。TSH 促进甲状腺上皮细胞的代谢及胞内核酸和蛋白质合成，使细胞呈高柱状增生，从而使腺体增大。对于 DTC 细胞，TSH 可通过其细胞表面的 TSH 受体，增加某些甲状腺特异蛋白（如甲状腺球蛋白、钠-碘化物转运体等）的表达，并加快癌细胞增殖速率。DTC 患者术后应用甲状腺激素以提高血清甲状腺激素水平可负反馈抑制腺垂体 TSH 的分泌，降低血清 TSH 水平，从而降低 DTC 的复发风险。某些低分化的 DTC 生长、增殖并不依赖于 TSH 的作用，对此类患者，即使将 TSH 抑制在较低的水平，仍难以减缓病情进展。

DTC 术后的 TSH 抑制治疗目前首选左甲状腺素钠片（L-T$_4$）。2012 年的 NCCN 指南中提出 TSH 抑制疗法需要评估风险和获益来进行个体化治疗，但是并未给出评估的具体标准，而ATA指南中更未提及TSH抑制疗法副反应的预防管理。国内指南借鉴了最新的TSH抑制治疗理念，摒弃了单一的标准，提出基于双风险评估的TSH抑制治疗目标，是国内分化型甲状腺规范化诊治的进步。详见表9-1。国内指南中TSH抑制治疗的副反应风险分层见表9-2。

表9-1　各指南初始TSH抑制治疗的控制范围

指南	控制范围
ATA	高危组和中危组患者：推荐初次TSH抑制疗法使TSH＜0.1 mU/L
	低危组患者：TSH水平应≤正常低限（0.1～0.5 mU/L）
	没有接受RAI治疗的低危组患者：也应保持TSH水平在0.1～0.5 mU/L
NCCN	有残余癌或复发高危因素的患者：TSH应维持在0.1 mU/L以下
	然而复发低危的无病患者：TSH应维持在正常下限附近（稍高或稍低于正常值下限）
	对于有实验室检查阳性但无器质性病变（Tg阳性、影像学阴性）的低危组患者：TSH应维持在0.1～0.5 mU/L
	对于长年无病生存的患者：其TSH或许可以维持在正常参考值内
国内	在初治期（术后1年内）
	DTC复发风险为高中危，不考虑TSH抑制风险，均应控制在0.1 mU/L以下
	DTC复发风险为低危，TSH抑制风险高中危，控制在0.5～1.0 mU/L
	DTC复发风险为低危，TSH抑制风险低危，控制在0.1～0.5 mU/L
	在随访期
	DTC复发风险为高中危，TSH抑制风险高中危，控制在0.1～0.5 mU/L
	DTC复发风险为高中危，TSH抑制风险低危，控制在0.1 mU/L以下
	DTC复发风险为低危，TSH抑制风险高中危，控制在1.0～2.0 mU/L
	DTC复发风险为低危，TSH抑制风险低危，控制在0.5～2.0 mU/L

表9-2　国内指南TSH抑制治疗副反应风险分层

危险程度	情　况
低危	符合下述①～⑩所有情况：①中青年；②无症状者；③无心血管疾病；④无心律失常；⑤无肾上腺素能受体激动的症状或体征；⑥无心血管病危险因素；⑦无合并疾病；⑧绝经前妇女；⑨骨密度正常；⑩无骨质疏松的危险因素
中危	符合下述①～⑧任一情况：①中年；②高血压；③有肾上腺素能受体激动的症状或体征；④吸烟；⑤存在心血管疾病危险因素或糖尿病；⑥围绝经期妇女；⑦骨量减少；⑧存在骨质疏松的危险因素
高危	符合下述①～④任一情况：①临床心脏病；②老年；③绝经后妇女；④伴发其他严重疾病

（二）治疗

1.TSH抑制治疗的目标　TSH抑制水平与DTC的复发、转移及癌症相关死亡的关系密切，特别对高危DTC患者，这种关联性更加明确。某些低分化的DTC及甲状腺髓样癌、甲状腺未分化癌等分型较差的甲状腺癌，其生长、增殖并不依赖于TSH的作用，对此类患者，即使将TSH抑制在较低的水平，仍难以减缓病情进展，故不推荐应用TSH抑制治疗。

（1）根据美国甲状腺协会（American Thyroid Association，ATA）推荐，DTC各风险组初始TSH抑制浓度如下。

①对于高危甲状腺癌患者，推荐初始TSH抑制低于0.1μmol/L。

②对于中度危险的甲状腺癌患者，推荐最初的TSH抑制为0.1～0.5μmol/L。

③对于已经接受术后^{131}I消融治疗并且血清Tg水平不能检测的低危患者，TSH可以维持在正常生理水平下端（0.5～2mU/L），继续监测复发情况。类似的建议同样适用于未经历^{131}I消融治疗且血清Tg水平不可检测的低危患者。

④对于已经接受术后^{131}I消融并且血清Tg水平低的低危患者，TSH可以维持在正常生理水平低限或略低于正常水平（0.1～0.5mU/L），同时继续监测复发。对于没有进行术后^{131}I消融的低风险患者，也有类似的建议，尽管血清Tg水平可能显著升高，并且需要继续监测复发。

⑤对于接受腺叶切除术的低风险患者，TSH可以维持在中低生理水平范围内（0.5～2mU/L），同时继续监测复发。如果患者血清TSH水平能够维持在目标范围内，则不需要甲状腺激素治疗。

（2）中华医学会分化型甲状腺癌治疗指南（2011版）认为，当TSH＞2mU/L时，癌症相关死亡及复发风险增加。当高危组DTC患者TSH被抑制在0.1mU/L以下时，肿瘤复发转移风险显著降低。低危组DTC患者术后TSH抑制在0.1～0.5mU/L即可使总体预后明显改善，而将TSH进一步抑制在＜0.1mU/L时，并无额外收益。

近年来，由于对长期TSH抑制治疗所带来的亚临床甲状腺功能亢进状态可能导致的心血管系统副作用及绝经期妇女骨质疏松症等副作用的认识逐步完善，TSH抑制治疗的理念发生了转变，目前认为TSH抑制治疗的最佳目标值应满足：既能降低DTC的复发、转移率和相关病死率，又能减少外源性亚临床甲状腺功能亢进所导致的副作用，提高患者的生存质量。

中华医学会分化型甲状腺癌治疗指南（2011版）推荐，根据双风险评估结果，建议DTC患者在初治期（术后1年内）和随访期内，设立相应的TSH抑制治疗目标（表9-3）。

表9-3 基于双风险评估的DTC术后患者TSH抑制治疗目标（mU/L）

TSH抑制治疗副作用风险	DTC的复发风险			
	初治期（术后1年）		随访期	
	高中危	低危	高中危	低危
中高危*	＜0.1	0.5#～1.0	0.1～0.5#	1.0～2.0（5～10年）***
低危**	＜0.1	0.1～0.5#	＜0.1	0.5#～20（5～10年）***

*TSH抑制治疗的副作用风险为中高危者，个体化抑制TSH应接近其最大可耐受程度，予以动态评估，同时预防和治疗心血管系统及骨骼系统相应病变。**对DTC复发风险为高危层次，且TSH抑制治疗副作用风险为低危风险层次者，应定期评价心血管和骨骼系统情况。***5～10年后如无病生存，可仅行甲状腺激素替代治疗。#0.5mU/L，因各实验室的TSH正常参考范围下线不同而异

（3）美国癌症联合委员会（AJCC）/国际抗癌联合会（UICC）TNM分期虽可预测患者的死亡危险，但不能预测肿瘤的复发危险。评估患者预后并确定治疗及随访方案，可按复发危险程度将患者分为3个水平。

①低危患者：甲状腺乳头状癌，初次手术治疗并清除残留病灶后没有局部或远处转移灶，所有肉眼可见的肿瘤均已被彻底切除，肿瘤未侵入局部组织及结构且没有高侵犯性的病理表现或侵袭血管。使用^{131}I，在初次手术后进行全身放射碘扫描时，甲状腺床外无^{131}I摄取。临床分期为N0或者病理分期N1微转移（≤5个淋巴结受累，肿瘤最大直径＜0.2cm）。甲状腺内，甲状腺乳头状癌滤泡亚型。甲状腺内，仅包膜浸润的分化型滤泡状甲状腺癌。甲状腺内，轻微血管侵犯的分化型滤泡状甲状腺癌。甲状腺内，微小乳头状癌，单发或多灶性，包括BRAF V600E突变（如果BRAF V600E突变已知）。

②中危患者：初次手术时，显微镜下可见肿瘤侵入甲状腺旁软组织；或清甲后行全身^{131}I显像发现有甲状腺外的异常放射性摄取；或肿瘤有侵犯性的病理表现或侵入血管。临床分期N1或病理分期N1（＞5个淋巴结受累，且所有淋巴结最大直径＜3cm）。甲状腺内，甲状腺乳头状癌，原发肿瘤直径1～4cm，BRAF V600E突变（如果BRAF V600E突变已知）。多灶性微小乳头状癌伴腺外侵犯和BRAF V600E突变（如果BRAF V600E突变已知）。

③高危患者：初次手术时，肉眼可见肿瘤侵入周边组织；肿瘤切除不完整；有远处转移；病理分期N1伴任何转移性淋巴结最大直径≥3cm。术后血清Tg水平异常增高。广泛血管浸润的滤泡状甲状腺癌（血管侵犯＞4个病灶）。

2.TSH抑制治疗的L-T$_4$用药注意事项及个体化剂量调整

对患者个体而言，抑制治疗的L-T$_4$剂量就是达到其TSH抑制目标所需的剂量。对已清除全部甲状腺的DTC患者，抑制治疗的L-T$_4$剂量通常高于单纯替代剂量，平均为1.5～2.5μg/（kg·d）；老年（尤其80岁以上）患者中，达到TSH抑制的L-T$_4$剂量较年轻人低20%～30%，原因在于老年人甲状腺激素外周降解率的降低大于口服吸收率的下降。

L-T$_4$的起始剂量因患者年龄和伴发疾病情况而异。以甲状腺已完全清除者为例：年轻患者直接启用目标剂量；50岁以上的患者，如无心脏病及其倾向，初始剂量50μg/d；如患者有冠心病或其他高危因素，初始剂量为12.5～25μg/d，甚至更少，增量更缓、调整间期更长，并严密监测心脏状况。L-T$_4$最终剂量的确定有赖于血清TSH的监测。L-T$_4$剂量调整阶段，每4周左右测定TSH，达标后1年内每2～3个月、2年内每3～6个月、5年内每6～12个月复查甲状腺功能，以确定TSH维持于目标范围。

口服L-T$_4$后，药物大部分均在小肠的上端被吸收。空腹状态下，保持胃内酸性环境对药物在小肠内的吸收有重要作用。最佳吸收程度可达70%～80%。进食会对L-T$_4$的吸收产生负面影响。L-T$_4$的吸收顺序依次为早餐前1h、晚餐后3h以上、早餐前30min、早餐同时。研究发现早餐前15～20min服用TSH达标困难。因此，考虑吸收效果佳，且易于坚持，上述4种服药时间底线应为服药前30min。如有漏服，应服用双倍剂量，直至补足全部漏服剂量。部分患者需要根据冬夏季节TSH水平的变化调整L-T$_4$用量（冬增夏减）。应在间隔足够时间后服用某些特殊药物或食物：与维生素、滋补品间隔1h；与含铁、钙食物或药物间隔2h；与奶、豆类食品间隔4h；与消胆胺或降脂树脂间隔 12h。每次调整 L-T$_4$ 剂量后 4 周左右（年长者较久），TSH 可渐达稳态。妊娠期间切不可盲目停药［可参考《妊娠和产后甲状腺疾病治疗指南（2012）》调整］。

（三）副作用及并发症的防治

长期使用超生理剂量甲状腺激素，会造成亚临床甲状腺功能亢进。特别是 TSH 需长期维持在很低水平（＜0.1mU/L）时，可能影响 DTC 患者的 QOL，加重心脏负荷和心肌缺血（老年者尤甚），引发或加重心律失常（特别是心房纤颤），引起静息心动过速、心肌重量增加、平均动脉压增大、舒张和（或）收缩功能失调等，甚至导致患者心血管病相关事件住院和死亡风险增高。减少甲状腺素剂量后则上述诸多受损情况可逆转。TSH 长期抑制带来的另一副作用是增加绝经后妇女骨质疏松症（OP）的发生率，并可能导致其骨折风险增加。

1.TSH 抑制治疗期间 op 的防治［建议参考《中华医学会分化型甲状腺癌治疗指南（2011 版）》问题 40］。

2.TSH 抑制治疗期间心血管系统副作用的防治［建议参考《中华医学会分化型甲状腺癌治疗指南（2011 版）》问题 41］。

（商星辰　齐　鸣）

参 考 文 献

［1］周丽华，童玲.人文关怀对甲状腺大部切除术患者焦虑的影响［J］.全科医学临床与教育，2007，02：170-172

［2］刘罗薇，樊倩红，冯玲，等.甲状腺良性肿瘤切除术的护理进展［J］.现代护理，2006，22：2065-2066

［3］丁景华，蔡树云，陈莫异.术前探访对甲状腺腺瘤患者术前焦虑的影响［J］.现代护理，2004，05：438-439

［4］苏清华，潘小明，吴宣林.甲状腺全切术治疗甲状腺良性疾病［J］.中国普外基础与临床杂志，2004，11（6）：495-495

［5］张志焕，赵海峰.快速康复外科理念在甲状腺癌手术患者护理中的应用［J］.实用临床护理学杂志，2017，51：109-111

［6］李睿，于凯英，田红梅，等.快速康复外科在甲状腺癌根治术围术期的临床应用［J］.中国肿瘤临床与康复，2018（2）：161-163

［7］毕莹，温绣蔺，闫金凤，等.快速康复外科理念在甲状腺癌根治术围手术期的应用效果［J］.中国临床研究，2017，30（12）：1714-1717

［8］何平.甲状腺手术患者术后并发症的预防及护理分析［J］.世界最新医学信息文摘，2017，17（62）：225

［9］李晓曦，王深明，黄灿之，等.原发性甲状旁腺功能亢进症的围术期处理［J］.临床外科杂志，2002，10（2）：85-87

［10］潘中允，放射性核素治疗学［M］.北京：人民卫生出版社，2006

［11］Haugen BR. 2015 American Thyroid Association Management Guidelines for Adult Patients with Thyroid Nodules and Differentiated Thyroid Cancer：The American Thyroid Association Guidelines Task Force on Thyroid Nodules and Differentiated Thyroid Cancer［J］.Thyroid，2016，26（1）：1-133

[12] Chan ATC. Nasopharyngeal cancer: EHNS-ESMO-ESTRO Clinical Practice Guidelines for diagnosis, treatment and follow-up [J] .Annals of Oncology, 2012, 23（7）: 83-85

[13] Clement SC.Intermediate and long-term adverse effects of radioiodine therapy for differentiated thyroid carcinoma--a systematic review [J] .Cancer Treat Rev, 2015, 41（10）: 925-934

[14] Allan ESE, Owens SE, Waller ML. Differentiated thyroid cancer: lobectomy and radioiodine, a treatment suitable for all cases [J] . Nuclear Medicine Communications, 1999, 20（11）: 983-989.

[15] Van Tol KM. Embolization in combination with radioiodine therapy for bone metastases from differentiated thyroid carcinoma [J] .Clinical Endocrinology, 2000, 52（5）: 653-659

随访，也称为随诊，随同访问之意，指对诊治后的患者保持联系或要求患者定期至医院复查，以追踪观察治疗效果、疾病进展。

原则上应当终身随访，一般在手术治疗结束的第1年内每3个月随访1次，第2年每6个月随访1次，第3年以后至少每1年随诊1次，当然患者出现与治疗有关的不适，应及时去医院别诊。

对于分化型甲状腺癌［近全切除或全切除术后和（或）残留病灶放射性碘消融后］，应当术后2年内每3～6个月进行1次颈部检查；6个月和12个月各进行1次Tg和TgAb检查，如果无肿瘤，以后每年检查1次；每12个月进行1次WBS检查，直至结果阴性。通常将甲状腺癌术后的随访和监控分为4个阶段：第1阶段是指术后需要行放射碘消融时的即时评估；第2阶段是术后L-T₄抑制治疗前3个月内的评估；第3阶段是术后6～12个月的评估；第4阶段是后续的随访阶段。

对多数甲状腺良性结节，建议每6～12个月随访1次。对暂未接受治疗的可疑恶性或恶性结节，随访间隔可缩短。每次随访必须进行病史采集和体格检查，并复查颈部超声。部分患者（初次评估中发现甲状腺功能异常者，接受手术、TSH抑制治疗或¹³¹I治疗者）还需随访甲状腺功能。

一、随访对象

随访的主要对象是恶性肿瘤患者。恶性肿瘤的生物学行为之一是不受限制的浸润生长，可以沿着淋巴管、血液远处转移。加上头颈部组织解剖复杂，主要结构多，手术、放疗时要考虑头颈部的功能、形态等因素，手术范围不可能类似胸、腹部那么大，所以有可能出现治疗后的局部复发或远处转移，当出现局部复发时，如能早期发现，仍有可能通过再次手术或化疗控制疾病，甚至治愈病灶。

目前甲状腺癌发病率越来越高，尽管预后良好、病死率较低，但是复发率或转移率仍较高，加之患者术后需要长期的内分泌治疗，所以需要进行定期随访，检测其复发情况及甲状腺功能，早期发现局部残留或者复发，早期进行干预，以提高术后生存率，同时及时调整药物药量实施TSH抑制治疗，以降低复发率。进行术后随访也有助于观察疾病的发展规律，评估治疗方案是否合理、有效，通过相关的大数据资料进行临床研究，提高对疾病诊断与治疗的认识。对于患者的某些伴发疾病如心脏疾病等也进行动态观察。

甲状腺结节的发现也越来越早，高清晰超声发现甲状腺结节发病率可高达20%～76%。大多数甲状腺结节均为良性，恶性仅为5%～10%。对未手术的甲状腺结节在随访过程中要注意动态观察结节的变化趋势，要点是鉴别结节的良（恶）性，以制订相应的治疗方案。

结节性甲状腺肿术后应定期到门诊复查，因为残存的甲状腺组织有可能继续生长而复发，并注意复查T_3、T_4、TSH，防止有甲状腺功能低下的出现。甲状腺功能亢进术后应定期到门诊复有T_3、T_4、TSH，注意有复发或甲状腺功能低下的情况出现。良性肿瘤术后一般无须随访，但对手术中如有神经损伤或治疗后功能有所改变的病例，如全甲状腺切除术后等，仍需定期随访，以了解神经功能恢复的情况及甲状腺激素水平和甲状旁腺功能。

二、随访方式

1.门诊随访　目前大多数随访是在门诊进行。患者根据医嘱在规定时间点至医院门诊进行相关检查及化验，评估治疗效果及复发情况，调整后续治疗方案。平均每例患者完成整个随访需至门诊数十次，这极大程度上依靠患者的自觉性，而且目前门诊病历仍为纸质版，由患者自行保存，遗失概率较大，加之医师书写门诊病历格式各异，有时记录缺失，门诊患者人看完即走，常常是又是不同的医师接诊。因此，目前门诊随访占我国甲状腺随访的主要形式，但是效果往往不如人意，资料并不很完善。

2.电话随访　电话随访常常由护士完成，是其工作的重要组成部分。通过电话的形式，对患者进行随访，获得其术后并发症情况、进行适当的心理辅导、减轻其心理负担。但是常常由于联系电话更换，随访渠道出现中断，而且最近诈骗电话屡见不鲜，个人信息泄露情况严重，有些患者拒绝接听电话或回答相关问题，住院期间术后随访宣教有时也未能做到位，患者对随访计划了解太少。综上，电话随访较为方便，可随访患者的术后并发症及心理负担，但是实施并不理想。

3.网络随访　21世纪以后，信息网络技术突飞猛进。目前已出现"互联网＋"新理念，互联网巨头阿里巴巴、谷歌等也逐渐在进行网络医疗布局。有学者通过微信等互联网社交平台进行随访，随访内容也更丰富，可以通过问卷、动画、小视频等形式进行，患者的依从性、完成性也较高。也有许多互联网助医应用软件涌现，但是大都缺乏政府安全监管。未来网络随访势在必行，但需要投入更大的精力去设计更合理更规范的网络随访形式。

三、随访的主要内容

20世纪50年代，随访时主要进行诊断性放射性碘扫描，20世纪80年代，开始以Tg作为肿瘤标志物进行检查；1990年颈部超声占据主要地位；到了2000年，开始用TSH刺激下的Tg测定＋颈部超声检查。

当前甲状腺癌术后的随访内容通常包括体格检查、颈部超声检查、TSH刺激后（L-T_4停药或者rhTSH刺激）的Tg和TGAb检测、诊断性的^{131}I全身扫描（Dx-WBS），通常在全切术后及残余病灶^{131}I射频消融之后6～12个月进行，此后3、5、7、9年重复1次。

如何有效的进行随访及监控往往取决于疾病、患者及医师这三方面因素。前两者指临床上对患者进行复发转移风险评估并分级，后者主要是指医师对甲状腺癌术后监控的理解是否准确及是否具备有效的监控技术。

（一）正确划分复发危险程度

对甲状腺癌患者长期随访的目标之一就是对可能复发的患者进行密切监测，以便尽早发现复发病灶，早期检出复发灶有助于对患者实施有效的治疗。随访的内容依患者病变持续存在或复发危险的大小各不相同。甲状腺癌的术后分期和复发危险度分层有助于：干预患者的预后，指导个体化的术后治疗方案，指导个体化的随访方案。

1. 美国癌症联合委员会（AJCC）/国际抗癌联合会（UICC）TNM分期虽可预测患者的死亡危险，但不能预测肿瘤的复发危险。评估患者预后并确定治疗及随访方案，可按复发危险程度将患者分为3个水平。

（1）低危患者：甲状腺乳头状癌，初次手术治疗并清除残留病灶后没有局部或远处转移灶，所有肉眼可见的肿瘤均已被彻底切除，肿瘤未侵入局部组织及结构且没有高侵犯性的病理表现或侵袭血管。使用^{131}I，在初次手术后进行全身放射碘扫描时，甲状腺床外无^{131}I摄取。临床分期为N0或者病理分期N1微转移（≤5个淋巴结受累，肿瘤最大直径＜0.2cm）。甲状腺内，甲状腺乳头状癌滤泡亚型。甲状腺内，仅包膜浸润的分化型滤泡状甲状腺癌。甲状腺内，轻微血管侵犯的分化型滤泡状甲状腺癌。甲状腺内，微小乳头状癌，单发或多灶性，包括BRAF V600E突变（如果BRAF V600E突变已知）。

（2）中危患者：初次手术时，显微镜下可见肿瘤侵入甲状腺旁软组织；或清甲后行全身^{131}I显像发现有甲状腺外的异常放射性摄取；或肿瘤有侵犯性的病理表现或侵入血管。临床分期N1或病理分期N1（＞5个淋巴结受累，且所有淋巴结最大直径＜3cm）。甲状腺内，甲状腺乳头状癌，原发肿瘤直径1～4cm，BRAF V600E突变（如果BRAF V600E突变已知）。多灶性微小乳头状癌伴腺外侵犯和BRAF V600E突变（如果BRAF V600E突变已知）。

（3）高危患者：初次手术时，肉眼可免肿瘤侵入周边组织；肿瘤切除不完整；有远处转移；病理分期N1伴任何转移性淋巴结最大直径≥3cm。术后血清Tg水平异常增高。广泛血管浸润的滤泡状甲状腺癌（血管侵犯＞4个病灶）。

在接受甲状腺全切或次全切除术的患者中，具备下列所有条件者可以判断为无病状态：没有肿瘤存在的临床证据，没有肿瘤存在的影像学证据，在缺乏干扰性抗体的情况下，用TSH抑制期间甲状腺球蛋白（Tg）＜0.2μg/L或TSH刺激期间甲状腺球蛋白（Tg）＜1μg/L。

需注意，复发危险分层仅为在初次手术治疗后的单时点静态评估，有利于决定治疗方案和随访策略，同时由于诊断技术的先进，大部分患者发现较早，处理的也较早，故而大部分治疗后被划分为复发风险低危。早期的手术及放射性碘消融对于复发或是死亡风险有很重要的影响，因此对于那些最初高风险的患者，如果治疗反应较好，其复发风险其实也较低，我们最初的预测可能过于悲观；而对于那些最初评估为低风险但是治疗反应欠佳的患者，我们的预测可能过于乐观。因此，患者对于治疗的反应也应该是参与到患者复发危险度评估之中的，只有那些对后续治疗反应反应较好的低危患者才可以真正意义上被划分为低危。最新指南建议进行"连续危险度评估"，根据随访过程中的患者对治疗的反应及其他新数据，及时调整危险分层，进行动态评估，制订个性化的随访方案，及时更改后续治疗方案。

2.患者对初始治疗的反应或随访中某一时间点的临床状态可分为"反应良好""生化反应不完全""结构反应不完全""反应不确定"四种。

（1）反应良好：是指临床、生化及结构上都没有肿瘤存在。对反应良好的患者可以降低复查频率和强度，放宽TSH抑制指标。

（2）生化反应不完全：是指Tg水平升高，但没有定位病灶。如果Tg水平稳定或逐渐降低，应持续TSH抑制治疗，并动态观察；如果Tg水平持续升高，则需要行影像学检查及更频繁的监测，考虑加用其他治疗手段。

（3）结构反应不完全：指持续存在的局部肿瘤病灶或远处转移。对这类患者，需要根据病灶大小、部位、生长速度、对RAI及FDG的摄取情况、症状和病理学表现来决定是否进一步治疗或继续观察。

（4）反应不确定：是指没有特异性的生化或结构改变，不能区分良恶性。需要采用适宜的影像学检查对非特异性病灶进行动态观察。

（二）甲状腺球蛋白（Tg）

甲状腺球蛋白（Tg）是由有功能的甲状腺滤泡上皮合成和分泌，主要储存在甲状腺滤泡腔内，正常情况下有很少量的Tg释放入血，不随昼夜节律及季节而变化，血清Tg正常值＜40μg/L。当甲状腺病变时，甲状腺滤泡上皮细胞遭到破坏，Tg入血，使含量增加。甲状腺全切除的患者体内应当不再有Tg的来源，其Tg含量应该较少，常常＜5μg/L。

检测血清Tg水平是一种检测复发或转移灶的重要方法，与其他方法相比，比如^{131}I Dx-WBS和颈部超声，其对甲状腺癌具有高度的敏感性和特异性，特别是在行甲状腺全切术并去除残余病变后。Tg常被临床用来作为监测分化型甲状腺癌（甲状腺乳头状癌和甲状腺滤泡癌）手术后肿瘤复发与转移的指标。甲状腺乳头状癌和滤泡癌经甲状腺全切除后，Tg应＜10μg/L，若Tg＞10μg/L，表示有转移灶存在。文献报道用Tg诊断甲状腺分化癌有否转移，其敏感性为100%，特异性为80%以上。

甲状腺随访过程中Tg测定一般包括基础Tg测定（TSH抑制状态下）和TSH刺激后（TSH＞30mU/L）Tg测定。近来也有高灵敏度的Tg测定技术，可以在不需要TSH刺激状态下对低浓度的Tg进行检测。分化型甲状腺癌患者术后用左旋甲状腺激素替代治疗，可抑制TSH水平，提高Tg对转移灶的准确性，正确率可达到97.5%，但敏感性下降，因此仅仅检测基础Tg无法检出少量的残留肿瘤。停服左旋甲状腺素，或用重组型人促甲状腺激素（rhTSH）进行刺激，均可以使TSH水平增高，此时测定Tg诊断癌转移灶敏感性最高，但正确率仅为84%。停服左旋甲状腺素或用重组型人促甲状腺激素（rhTSH）进行刺激后测得的Tg水平高度一致。

目前测定Tg的方法有2种：放射免疫分析法（RIA）与免疫量度分析法（IMA）。RIA方法易导致测得的Tg偏高，IMA法易导致测得的Tg偏低。术后随访及监控过程中，血清Tg的测定应采用统一免疫测定方法，测定结果应采用CRM-457国际标准进行校准，以提高随访及监控的一致性和可靠性。在测定Tg的同时，应检测血液中是否有甲状腺球蛋白抗体（TgAb）的存在，因为TgAb可以影响Tg测定的准确性，造成Tg假阴性。如果甲状腺癌细胞分化程度较低，无法合成和分泌Tg或者产生的Tg有缺陷或者肿瘤体积较小不能产生足够的Tg，也会造成Tg的假阴性，无法用Tg进行随访。此时需要结合其他的检测或检查方法来评估是否转移或复发。

需要注意的是很多甲状腺疾病（如甲状腺功能亢进、毒性结节性甲状腺肿、亚急性甲状腺炎和慢性淋巴细胞性甲状腺炎）也可表现Tg升高，造成假阳性，而甲状腺癌患者的血清Tg有可能正常，所以血清Tg测定的绝对值对甲状腺癌的鉴别诊断并没有太大的意义，而手术前后Tg的变化对甲状腺癌手术后的随访是有意义的，成功的甲状腺全切除使患者术后血清Tg降到几乎测不到的水平，在术后随访中如果血清Tg水平再次升高，则提示有转移灶或转移的发生。测定Tg水平，可以减少随访过程中 ^{131}I全身扫描的次数。

如果在未经刺激的情况下检出了Tg或在被刺激的情况下Tg > 20μg/L，可行 ^{131}I检查，但要注意如果计划在检查后数月内实施放射性碘治疗，则应避免用碘进行加强扫描，必要时也可颈部及胸部成像检查，如颈部超声和胸部薄层（5 ～ 7mm）螺旋CT，查找肿瘤转移灶。

根据Tg的测定结果综合分析，患者的预后可分为复发转移、Tg阳性而未见其他复发证据和治愈三类。第1类（复发转移）：患者经过甲状腺全切除术及术后 ^{131}I治疗后体内已无 Tg 来源。若随访复查发现血清Tg明显增高，可考虑有复发转移，须结合影像学及病理学活检寻找证实。第2类（Tg阳性而未见其他复发证据）：可能因诊断剂量的 ^{131}I剂量较小致敏感度稍差，推荐予以治疗剂量 ^{131}I后行全身潴留显像寻找定位转移灶。第3类（治愈）：除了第1、2类情况外，排除各种影响因素，长期监测血清 Tg 呈阴性（TgAb亦呈阴性），无肿瘤的临床依据，无肿瘤的影像学依据则判定为治愈。

关于随访过程中Tg测定的频度，宜从 ^{131}I清甲治疗后6个月开始，此时应检测基础（Tg抑制状态下）或TSH刺激后（TSH > 30mU/L）的 Tg。 ^{131}I治疗后12个月，宜测定TSH刺激后的Tg。随后，每6 ～ 12个月复查基础Tg。如无肿瘤残留或复发迹象，复发危险度中、高危者可在清甲治疗后3年内复查TSH刺激后的Tg，低危患者在随访过程中复查TSH刺激后的时机和必要性根据具体情况而定。

（三）超声检查

在对甲状腺癌和甲状腺结节患者治疗过程中，颈部超声检查常用。颈部超声检查是推荐的随访的一线方式。

高分辨率超声检查是评估甲状腺结节的首选方法。颈部超声可证实"甲状腺结节"是否真正存在，确定甲状腺结节的大小、数量、位置、质地（实性或囊性）、形状、边界、包膜、钙化、血供及与周围组织的关系等情况，同时评估颈部区域有无淋巴结和淋巴结的大小、形态和结构特点。超声检查没有放射性，属于无创操作，操作简便，而且可根据超声征象鉴别结节的良（恶）性，比如低回声、边界不清、结节内钙化等，恶性程度较大，此外还可以行超声引导下细针穿刺细胞学检查，因此颈部超声在甲状腺结节随访过程中应用广泛。近年来也有弹性超声及甲状腺超声造影技术等应用于临床。

随访期间可进行超声检查来评估甲状腺床和颈部中央区、侧颈部的淋巴结状态。颈部超声检查是检测甲状腺癌患者复发残留及颈部淋巴转移的高敏感影像技术，有时甚至在 TSH 刺激下尚未检测到血清 Tg 时，颈部超声已可检出转移灶。DTC 局部复发或转移灶主要表现为不规则结节状，不均质低回声，边缘呈浸润状，可对周围组织形成挤压、浸润且血流丰富。DTC 转移淋巴结的声像图特征主要包括点状钙化、边界不规则、淋巴门消失、囊性变、淋巴结长径/短径＜2。同时，需注意到术后肉芽肿、创伤性神经瘤、反应性淋巴结增生结节病等许多良性疾病的超声表现有时类似于甲状腺癌复发。因此，要在超声下仔细探查可疑结节的大小、形态、结节边缘、内部结构、回声特性、血流状况和颈部淋巴结等情况。

建议 DTC 随访期间，颈部超声检查的频率为：手术或治疗后第 1 年内每 3～6 个月 1 次；此后，无病生存者每 6～12 个月 1 次，须依患者复发风险和 Tg 状态定期检查；如发现可疑病灶，检查间隔应酌情缩短。对超声发现的可疑颈部淋巴结，可进行穿刺活检，穿刺冲洗液可送检。研究显示：在对可疑淋巴结进行穿刺后，测定穿刺针冲洗液的 Tg 水平，可提高发现 DTC 转移的敏感度。如果结果为阳性，及时改变随访及治疗策略。如果淋巴结较大，引起临床症状，及时干预处理。

2015 年成人 ATA 指南建议对于细胞学证实是良性的结节，应根据恶性风险分层进行超声随访：①超声高度怀疑恶性的结节应在 12 个月之内进行重复超声和超声引导下的 FNA；②超声低至中度怀疑恶性的结节应在 12～24 个月重复超声，如果超声证实其生长（至少两个切面增长 20% 并且最少增长 2 mm 或者体积增大 50%）或者新出现了可疑的超声征象，可以重复 FNA 或者继续重复超声，若再次出现体积增大，行 FNA；③超声极低度怀疑恶性的结节（如"海绵征"结节），是否以持续的超声监测和结节长大作为重复 FNA 的指标，目前文献证据非常有限，如果要再次行超声检查，应推迟至 24 个月之后；④如果 1 个结节做过 2 次 FNA，2 次都提示良性，则没有必要再对这个结节进行超声监测，但对于体积较大可能需要监测生长情况，当引起临床症状时，即使是良性结节，也可能需要手术治疗。考虑到 FNA 假阴性，个别患者的随访及治疗决策应综合评估后做出。对于首次检查不符合 FNA 的结节：①高度恶性可能者 6～12 个月重复一次 U 超声。②低至中度恶性可能者 12～24 个月重复一次 B 超。③直径＞1cm、极低度恶性可能（如海绵状结节）和纯囊性结节者必要性和具体的时间间隔不确定。如果要行超声检查，需在 24 个月以后。④直径≤1cm、极低度恶性可能（包括海绵状结节）和纯囊性结节不需要常规行超声检查。

（四）^{131}I 全身扫描

甲状腺癌细胞膜与与正常甲状腺细胞膜相似，可以选择性浓聚 ^{131}I，甲状腺癌术后转移灶或复发灶摄取 ^{131}I 的能力远远高于其他的正常组织或器官，故而，可利用 ^{131}I 显示复发或转移灶，尤其是颈部及颈外转移淋巴结。而且 ^{131}I 全身显像与否取决于病变是否摄取 ^{131}I，因此可提供患者复发和转移病变是否适合 ^{131}I 治疗的信息，有利于对患者采取适宜的个体化治疗。

甲状腺癌术后和 ^{131}I 清甲治疗后，可以根据复发危险程度分级，选择性应用诊断性全身扫描（Dx-WBS）。当治疗后没有或仅有少量正常甲状腺组织残留时，Dx-WBS 是最有用的随访方法。对于中高危患者，在长期随访中 Dx-WBS 可以辅助诊断复发或转移病灶。^{131}I治疗后进行的全身扫描（Rx-WBS）的^{131}I剂量远高于Dx-WBS所用的剂量，研究显示Dx-WBS未能显示的转移灶中有部分可通过Rx-WBS显示。因此，在残余病灶行^{131}I治疗（RAI）后可进行第一次RX-WBS，治疗后6～12个月后，对于中、高危险度患者，可行甲状腺激素撤药或给予rhTSH后的Dx-WBS，但须用低剂量的^{131}I完成，以免造成甲状腺"顿抑"现象。在放射性碘治疗后^{131}I扫描的敏感性有所降低。最新的相关指南建议对于临床没有残存肿瘤灶、甲状腺素抑制期间不能检出Tg和TgAb且颈部超声检查阴性的低危患者无须再行Dx-WBS。注意：口腔、鼻咽、腮腺等部位也可摄取^{131}I，属于正常生理现象。

Tg测定与^{131}I-WBS常常配合应用于在DTC患者随访中，是决定患者是否进一步治疗的关键因素。当Tg与^{131}I-WBS均阳性时，提示肿瘤复发或体内存在转移灶，需要继续进行^{131}I治疗；当Tg阴性而^{131}I-WBS阳性时，也需要进行^{131}I治疗；当Tg水平升高，^{131}I-WBS阴性时，需结合其他检查（如X线、CT、超声等）；若其他检查阳性，则提示DTC细胞分化程度较低。

（五）甲状腺球蛋白抗体（TgAb）

TgAb存在于20%～25%的甲状腺癌患者之中，甲状腺癌术后即使没有复发，TgAb仍可持续存在，通常平均3年以后消失。

有学者认为血清TgAb定量测定可以作为预测疾病是否复发的标志物。TgAb升高定义为残留病灶消融后6～12个月后的TgAb水平较消融期间的TgAb水平升高50%以上，TgAb降低定义为下降50%以上。关于12个月以后的评估的相关研究较少。一项研究结果提示TgAb水平稳定或是下降的患者，复发风险可以忽视，不必再行影像学检查。但是如果这些患者Tg水平升高，需要行其他检查（超声、Dx-WBS、^{18}F-FDG、^{131}I PET/CT等）明确有无复发。对于TgAb升高的患者，建议积极检查是否复发。（术后2年TgAb水平持续升高大于50%，需要进一步检查明确有无复发）。也有学者提出TgAb术后如果持续存在超过3年，那么提示复发或疾病持续存在。

（六）降钙素（calcitonin）测定

正常人血清和甲状腺组织中降钙素含量甚微，放射性免疫测定降钙素的水平为0.1～0.2μg/L。甲状腺髓样癌患者血清降钙素水平明显高于正常（＞0.1μg/L），大多数＞50μg/L。如果高敏免疫测定基础降钙素水平不可测定（值为0），考虑行钙刺激试验。

降钙素激发实验：静脉让射钙盐或高血糖素以刺激降钙素分泌，血清降钙素明显升高为阳性，正常人无此反应。

髓样癌虽然大量分泌降钙素，但降钙素对血钙水平的调节作用远不如甲状旁腺激素强大，故血清钙水平大多正常，患者无骨质吸收的X线表现。

手术切除甲状腺髓样癌和转移的淋巴结后，如血清降钙素恢复正常（＜0.1μg/L），说明肿瘤切除彻底；如血清降钙素仍高，表示仍有肿瘤残留或已发生转移；手术后监测血清降钙素，有助于及早发现肿瘤复发，提高治疗效果，增加存活率。

基础降钙素水平正常，术后残留可能性很小。如果钙刺激试验后仍不可测定，每年行应血清标记检查，定期行影像学检查。相反，如果未刺激血清标记不正常，无须再行刺激试验。血清标记不正常需行影像学检测，明确肿瘤位置。许多种不同影像学检查可用于检测残留肿瘤或转移灶，但没有充分证据建议某种特点检查或组合。如果有多发性内分泌腺瘤病2B型或2A型（MEN 2B或2A），每年筛选嗜铬细瘤和甲状旁腺功能充进。

术后3个月行降钙素检测，如果未能测出或者在正常范围，第1年每6个月复查1次，而后每年1次。术后降钙素水平低于0.15μg/L，随访时需行查体、颈部超声检查。如果检查阴性，继续每6个月随访1次，随访内容为：查体，血清降钙素、CEA测定和超声检查。术后降钙素水平高于0.15μg/L，随访时除查体、颈部超声检查外，还需行胸部CT、增强MRI或者肝脏三期增强CT、骨扫描、盆腔及中轴骨骼MRI。

没有症状而出现异常标记的患者，影像学没能发现病灶，应采取非手术治疗，每年随访，反复测定血清学标记，定期行影像学检查，包括满分辨率颈部B超，扫描甲状腺床与相关的淋巴结链。对于血清标志物持续升高者应增加影像学检查的次数。只有血清异常的患者，一般不用介入性治疗。

（七）甲状腺功能

甲状腺癌患者都应进行甲状腺功能检测，包括血浆蛋白结合碘，以及血清T_3、T_4、FT_3、FT_4、TSH及TgA、TgM。

有研究表明，甲状腺结节患者若伴有TSH水平低于正常值，其恶性的比例低于伴有TSH水平正常或升高者。

甲状腺癌术后需行TSH抑制治疗，一方面可以补充术后患者缺少的甲状腺素，另一方面抑制癌细胞的生长。TSH抑制水平与甲状腺癌复发、转移及死亡风险密切相关。在TSH抑制治疗过程中，长期的生理剂量的甲状腺素也可造成亚临床甲状腺功能亢进，引起心血管及骨骼系统等的病变。TSH抑制治疗需同时考虑患者复发危险度及治疗的副反应，因此应当根据复发危险度分层及TSH抑制治疗的不良反应分层，综合制订给予双风险的个体化的随访方案及治疗目标。

最新ATA指南建议对甲状腺激素治疗的患者至少每12个月检测一次血清TSH。

（八）[18]F-FDG PET、CT、MR等

^{18}F-FDG PET在恶性肿瘤中呈阳性现象，[18]F-FDG PET也可与CT结合，称为[18]F-FDG PET/CT显像，可以显示组织结构与代谢之间的关系。[18]F-FDG PET可应用于血清Tg水平升高（通常＞10ng/ml）而[131]I-WBS阴性患者，帮助定位病变。除此之外，对于不摄I病灶或转移后侵袭病变可应用[18]F-FDG PET显像，协助评估并监测病情；[18]F-FDG PET显像还可以协助评估患者的疾病进展率、病死率。对于[18]F-FDG PET显像阳性部位，可以通过其他检查手段如细胞学进一步确定诊断。对于直径＞1cm的结节建议行细针穿刺（FNA）。但是对于弥散现象的慢性淋巴细胞性甲状腺炎患者，不推荐行FNA及进一步的检查。应该注意到，炎性淋巴结、切口肉芽肿等均可导致假阳性表现。当怀疑肿瘤复发或转移时，也可以选择性应用CT、MRI等检查。另外，这些检查费用相对昂贵。

（九）其他监测项目

1.降钙素原（procalcitonin，PCT）　甲状腺髓样癌术后患者随访通常包括体格检查、颈部超声、降钙素测定。由于降钙素测定本身的局限性，以及降钙素水平与髓样癌存在情况并不是完全平行，ATA指南建议降钙素水平低于150pg/ml者不必再行影像学检查。降钙素刺激试验结果对于判断髓样癌是否复发也不是完全让人信服。降钙素原血清浓度水平比降钙素更稳定，而且不需要保持血液标本温度在较低水平。所有的PCT检测方法所获得的PCT值具有高度一致性，故而有助于确定标准范围。PCT的半衰期保持在20～24h，而不依赖于其浓度。PCT/CT值有助于预测高侵袭性髓样癌。需注意，细菌感染也可造成PCT增高。因此，需注意排查。

2.^{99m}Tc-MIBI　^{99m}Tc-MIBI带有正电荷，同时具有亲脂性，可与肿瘤细胞中某些小分子蛋白结合，被多种肿瘤细胞摄取，肿瘤组织常常血供丰富，血管通透性也增加。因此，相对于正常组织，肿瘤组织^{99m}Tc-MIBI摄取较多。对于甲状腺癌而言，分化越差的复发或转移灶，^{99m}Tc-MIBI浓聚越高，与^{131}I恰恰相反。因此，对于^{131}I未能显像的病灶，可应用^{99m}Tc-MIBI显像，进而分析推断癌细胞的分化及^{131}I的治疗效果。但是由于心肌细胞也可摄取^{99m}Tc-MIBI，^{99m}Tc-MIBI经肝胆系统排泄，所以常常造成假阴性。^{99m}Tc-MIBI不能单独用于甲状腺癌术后复发、转移的诊断。

3.外周血TgRNA及TSHR mRNA　外周血TgRNA对于随访分化型甲状腺癌术后患者是有意义的，尤其是针对TgAb阳性的患者，Tg mRNA的检出率和表达量能够弥补免疫学检测Tg时所存在的不足，作为辅助手段，通过对血液Tg mRNA的定量检测，结合血清Tg、TgAb检测结果，以及其他用于DTC患者随访的检测手段，对于判断DTC患者术后是否复发和转移、提高患者的生存率和生活质量非常有价值，但对甲状腺癌的诊断和鉴别诊断无价值。

有学者发现TSHR mRNA的检测在甲状腺癌复发和肿瘤残留方面敏感度100%，特异度98.0%，与Tg mRNA的一致性达到了95.0%。外周血TSHR mRNA取材方便，大规模检验成本明显低于穿刺细胞学，若能证实其确实可以作为甲状腺良（恶）性肿瘤鉴别诊断和甲状腺癌随访的标志物，无疑将成为一种无创、准确、经济的辅助方法。TSHR mRNA可以作为术前诊断甲状腺癌和监测其复发的标志物，适用于FNA结果不明确或者非典型的甲状腺结节，长期随访中的检测效果有待观察。

（十）规范化长期随访

1.规范化长期随访

（1）^{131}I治疗的长期安全性，包括对继发性肿瘤、生殖系统的影响，注意避免过度检查。

（2）伴发疾病，由于某些伴发疾病（如心脏疾病、其他恶性肿瘤等）的临床紧要性可能高于患者本身，所以长期随访中也要对上述伴发疾病的病情进行动态观察。

（3）TSH抑制治疗的效果：包括TSH抑制治疗是否达标、治疗的副作用等。

2.目前指南建议　依双风险评估量表（甲状腺癌复发风险分层及TSH抑制治疗副反应风险分层）评价及调整TSH水平（表10-1）。

表10-1　基于双风险评估的DTC术后患者TSH抑制治疗目标（mU/L）

TSH抑制治疗副作用风险	DTC的复发风险			
	初治期（术后1年）		随访期	
	高中危	低危	高中危	低危
中高危*	<0.1	0.5#～1.0	0.1～0.5#	1.0～2.0（5～10年）***
低危**	<0.1	0.1～0.5#	<0.1	0.5#～20（5～10年）***

*TSH抑制治疗的副作用风险为中高危者，个体化抑制TSH应接近其最大可耐受程度，予以动态评估，同时预防和治疗心血管系统及骨骼系统相应病变。** 对DTC复发风险为高危层次，且TSH抑制治疗副作用风险为低危风险层次者，应定期评价心血管和骨骼系统情况。***5～10年后如无病生存，可仅行甲状腺激素替代治疗。#0.5mU/L，因各实验室的TSH正常参考范围下线不同而异

3.甲状腺癌复发风险分层　见本节三、随访的主要内容（一）

4.TSH抑制治疗副反应风险分层

（1）低危：符合下述所有情况，中青年；无症状者；无心血管疾病，无心律失常；无肾上腺素能受体激动的症状或体征；无心血管疾病危险因素；无合并疾病；绝经前妇女；骨密度正常；无骨质疏松的危险因素。

（2）中危：符合下述任一情况，中年；高血压；有肾上腺素能受体激动的症状或体征；吸烟；存在心血管疾病危险因素或糖尿病；围绝经期妇女；骨量减少；存在骨质疏松的危险因素。

（3）高危：符合下述任一情况，临床心脏病；老年；绝经后妇女；伴发其他严重疾病。

5.TSH抑制治疗期间　对需要将TSH抑制到低于正常参考范围下限的患者，尤其对于绝经后妇女，应在治疗前评估基础骨矿化状态并定期监测，根据医疗条件酌情选用血清钙/磷/24h尿钙/磷、骨转换生化标志物和BMD测定，并接受OP初级预防，达到诊断标准者，启动正规抗OP治疗。

6.对需要将TSH抑制到低于正常参考范围下限的患者　评估治疗前基础心脏情况；定期监测心电图，必要时进行动态心电图和超声心动图检查；定期进行血压、血糖和血脂水平监测，必要时可测定颈动脉内膜中层厚度以协助评估动脉粥样硬化的危险性。

四、随访后的措施

医师在临床工作中应对甲状腺癌术后患者给予足够的重视，做好手术后规范化管理，通过规范化长期随访动态观察病情进展，早期发现肿瘤复发及转移，监控治疗效果并及时调整治疗方案，对降低患者病死率意义重大。

如果随访确诊为局部复发，仍应手术（可能通过手术治愈者）；如果不能切除，可行[131]I治疗（病灶可以摄碘者）、外放射治疗、TSH抑制治疗情况下观察（肿瘤无进展或进展较慢，并且无症状、无重要区域如中枢神经系统等受累者）、化学治疗和新型靶向药物治疗（疾病迅速进展的难治性DTC患者）。对于出现远处转移，局部病灶可切除的

仍可考虑手术切除。同样对于远处转移引起症状（如骨转移）可以考虑手术切除，外加放疗，或其他治疗手段，也可对远处转移没有症状的患者行手术切除，外放疗或其他治疗手段，但也可以随访现察，目前没有资料证实两者之间有明显差异，对于多处远处转移，或弥漫性转移症状明显的患者，可以行综合治疗，外放疗可用于局部症状明显者，全身化疗可考虑用达卡巴嗪（DTIC）单药或联合方案，如果可能参加相关的临床试验，推荐双膦酸盐化合物（骨磷）治疗用于骨转移的患者。最终采取的治疗方案必须考虑患者的一般状态、合并疾病和既往对治疗的反应。

（周文红　陈悦之　林小娜）

参 考 文 献

［1］中华医学会内分泌学分会.甲状腺结节和分化型甲状腺癌诊治指南［J］.中国肿瘤临床，2012，39（17）：1249-1272

［2］Lee YJ. Appropriate Frequency and Interval of Neck Ultrasonography Surveillance during the First 10 Years after Total Thyroidectomy in Patients with Papillary Thyroid Carcinoma［J］.Front Endocrinol（Lausanne），2018，9：79

［3］Jeon MJ. A Follow-Up Strategy for Patients with an Excellent Response to Initial Therapy for Differentiated Thyroid Carcinoma：Less Is Better［J］.Thyroid，2018，28（2）：187-192

［4］Ahn HS. Postoperative Neck Ultrasonography Surveillance After Thyroidectomy in Patients With Medullary Thyroid Carcinoma：A Multicenter Study［J］.Frontiers in Endocrinology，2018，9：102

［5］田文，郗洪庆，王冰.重视甲状腺癌术后规范化长期随访［J］.中国实用外科杂志，2017（9）：937-940

［6］程若川，刘文.中国甲状腺癌术后随访和临床研究现状反思［J］.中国普通外科杂志，2017（11）：1375-1382

［7］Gao M. 2016 Chinese expert consensus and guidelines for the diagnosis and treatment of papillary thyroid microcarcinoma［J］.Cancer Biology & Medicine，2017，14（3）：203-211

［8］余丽.基于微信的随访管理模式在甲状腺癌术后患者随访管理中的运用效果分析［J］.中国卫生产业，2016（4）：43-45

［9］王勤奋，张承刚.分化型甲状腺癌诊疗研究进展［J］.医学综述，2016（10）：1910-1913

［10］Kim SK. Analysis of predictability of F-18 fluorodeoxyglucose-PET/CT in the recurrence of papillary thyroid carcinoma［J］.Cancer Med，2016，5（10）：2756-2762

［11］Haugen BR. 2015 American Thyroid Association Management Guidelines for Adult Patients with Thyroid Nodules and Differentiated Thyroid Cancer：The American Thyroid Association Guidelines Task Force on Thyroid Nodules and Differentiated Thyroid Cancer［J］.Thyroid，2016，26（1）：1-133

［12］郑海涛，郝少龙，姜立新.外周血促甲状腺激素受体mRNA定量检测在分化型甲状腺癌诊断和随访中的研究进展［J/CD］.中华普通外科学文献（电子版），2015（4）：319-322

［13］邵喜艳.高频彩色多普勒超声和血清甲状腺球蛋白在分化型甲状腺癌^{131}I清除残余甲状腺后随访中的应用［J］.中国介入影像与治疗学，2015（10）：621-624

［14］李伏燕.核素显像联合血清Tg检测在甲状腺癌治疗后随访中的价值［J］.标记免疫分析与临床，2012（6）：348-350

［15］穆龙龙，外周血Tg mRNA检测用于甲状腺癌诊断及随访的价值［D］.北京：北京协和医学院，2010

[16] Tuttle RM. Estimating risk of recurrence in differentiated thyroid cancer after total thyroidectomy and radioactive iodine remnant ablation: using response to therapy variables to modify the initial risk estimates predicted by the new American Thyroid Association staging system [J].Thyroid, 2010, 20（12）: 1341-1349